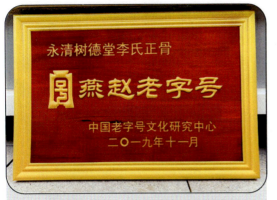
燕赵老字号永清树德堂李氏正骨

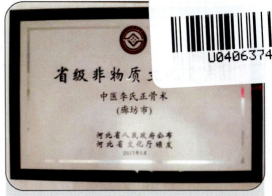
省级非物质文化遗产中医李氏正骨术

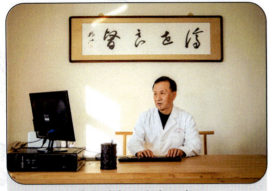
李平院长正在书写病历

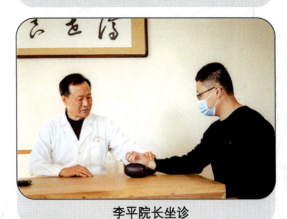
李平院长坐诊

李平院长为患者治疗颈椎病

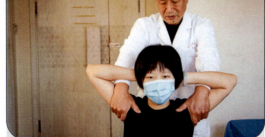
李平院长为患者调整胸椎

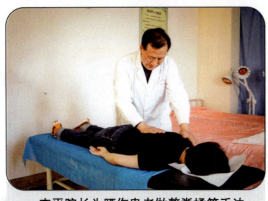
李平院长为腰伤患者做整脊揉筋手法

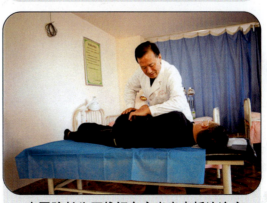
李平院长为腰椎间盘突出患者扳法治疗

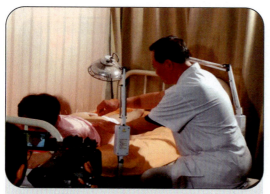
李平院长为患者进行针灸治疗

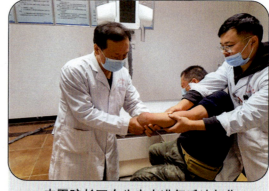
李平院长正在为患者进行手法复位

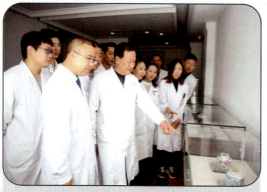
李平院长讲述李氏正骨渊源

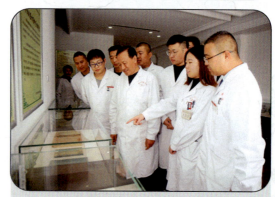
李平院长讲述永清树德堂历史

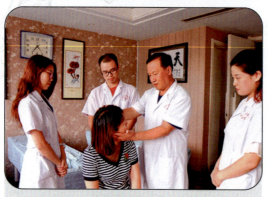
李平院长向医生传授颈椎病治疗手法

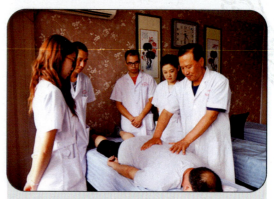
李平院长向医生传授腰椎病治疗手法

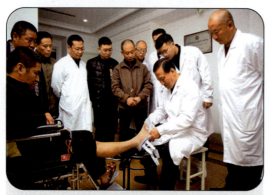
李平院长向适宜技术学员传授脚部固定技术

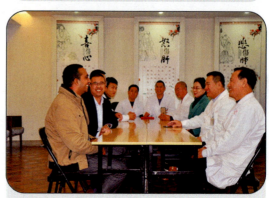
2018年10月9日毛里求斯学者路星来廊坊彦清骨伤科中医医院学习，李平院长主持交流

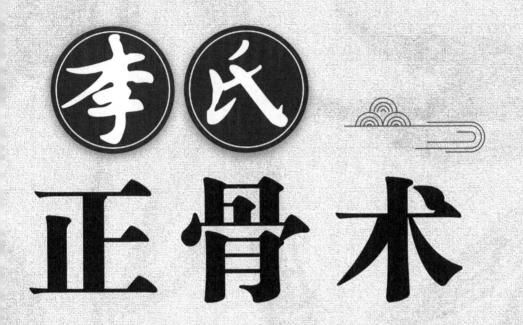

李氏正骨术

李平 ○ 主编

LISHI
ZHENGGUSHU

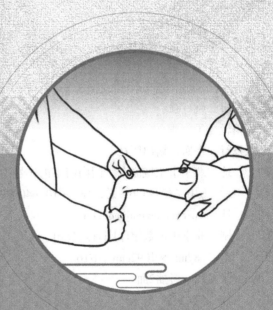

中医古籍出版社
Publishing House of Ancient Chinese Medical Books

图书在版编目（CIP）数据

李氏正骨术 / 李平主编. -- 北京：中医古籍出版社，2023.8
ISBN 978-7-5152-2609-5

Ⅰ.①李… Ⅱ.①李… Ⅲ.①正骨手法 Ⅳ.①R274.2

中国版本图书馆CIP数据核字(2022)第227833号

李氏正骨术

李　平　主编

策划编辑	姚　强
责任编辑	吴　迪
出版发行	中医古籍出版社
社　　址	北京市东城区东直门内南小街16号（100700）
电　　话	010-64089446（总编室）010-64002949（100700）
网　　址	www.zhongyiguji.com.cn
印　　刷	北京中汇数字印刷有限公司
开　　本	787mm×1092mm　1/16
印　　张	22　彩插2面
字　　数	577千字
版　　次	2023年8月第1版　2023年8月第1次印刷
书　　号	ISBN 978-7-5152-2609-5
定　　价	68.00元

编委会

主　编　李　平
副主编　李艳军　李彦清
编　委　何世娟　刘立宽　杜　宇
　　　　李　昕　李　诚　李　淼
主编单位　廊坊彦清骨伤科中医医院

作者简介

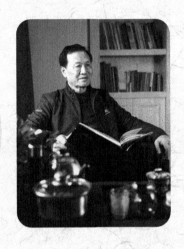

李平，男，1950年出生于中医世家。幼承庭训，秉承家学，十岁随父学习中医正骨，刻苦精研，历经数载，医道与日俱增。于1970年起独立行医，事伤科，兼针，尤善治疗骨折伤痛。

从医60载，具有扎实的理论基础和丰富的临床经验。临床治疗中医伤科四大疾病，骨折、脱位、筋伤、内伤，主张治病务求灵活，不拘泥于成规。在临床实践中形成眼疾手快、稳准轻巧的正骨风格。以李氏正骨手法十九式为基础，重变通、倡轻巧。"揉筋正骨"治疗颈、肩、腰、腿痛，疗效稳定可靠。研究出集功能锻炼、药疗为一体的方法，从而形成了自成一体的揉筋正骨术。

持己修心，无欲无求，唯遵祖训，不苟纤毫。秉承中医李氏正骨"开门应诊，施仁术，济世活人"之祖训，坚持"继承不泥古，发扬不离宗"的学术方向。博采千家妙方之精华，灵活运用中医伤科正骨、推拿、理筋手法、方药，同时注重参研时代科技发展并进行融汇，深究医理、循序渐进，遇病即效。撰写《膝关节骨性关节炎》《腰椎间盘突出症》《脊柱健康资讯》《中医骨伤健康》等作品宣传传统中医中药，服务大众健康。

1994年7月由中国中西医结合学会授予中国当代优秀民医称号，现任廊坊国际中医学会名誉会长，省级非物质文化遗产中医"李氏正骨术"代表传承人。

内容提要

　　李氏正骨术诞生于河北省廊坊市，历经两百余年，通过八代人的辛勤耕耘，现已成为京津冀中医骨伤科主要流派之一。

　　本书全面阐述了李氏正骨术的学术思想，传统李氏正骨术检查、诊断、舒筋、正骨手法，病因病机，临床表现，治疗方法，内外用药，夹板固定，功能锻炼。详细地论述了李氏正骨术治疗伤科常见骨折、脱位、筋伤、内伤四大疾病的具体方法，这些方法简便易行，疗效确切，深受广大患者信赖。

　　本书文笔流畅，图文并茂，既有理论知识，又有丰富临床经验介绍，不失为广大基层医生及中医骨伤科爱好者的参考书籍。

序

从"树德堂"源起至今燕赵"永清李氏正骨",历史悠久、源远流长,特色独具,疗效卓著,流传两百余年,声名远扬,口碑极佳,受益者数不胜数。最难能可贵的是,李氏正骨术不仅是医术,更是中医文化的体现,具有深邃的哲学内涵。

"永清李氏正骨"与"中研院刘氏正骨"同为我国北方著名正骨流派,我作为刘道信先生的入室封门弟子,对永清李氏甚为仰慕,与先生及其公子时有学习切磋,受益匪浅。

拜读《李氏正骨术》,深感其中理论基础扎实,病因病机明晰,辨证诊断完备,所涉骨折、脱位、筋伤、骨错缝诸症的治疗,循古而汲今,规矩中有独创,手法与内服、外用药物同施并用,实可谓"守正鼎新"的典范。

值此《李氏正骨术》一书付梓之际,欣然应允而为之作序,并郑重推荐给正骨同道,期盼共享佳作,共施其术,共承流传,共创中医灿烂辉煌的未来。

田记钧
2022年4月16日

前言

"李氏正骨术"历史悠久,源流清晰,传统中医学文化保存完好。流派发源地河北省永清县,自古历史文化底蕴深厚。通过历代传承人两百余年的不懈努力,已流传广阔、声名远扬、受益众多、独具特色,行之有效的中医骨伤科理论与实践体系,与现代医学科技接轨,不断提升揉筋正骨能力与水平。

李氏正骨术中,手法复位,外敷"白公鸡接骨丹",夹板固定,功能锻炼治疗骨折,方法简单,患者痛苦小,显效快,深得百姓信赖;坚持手摸心会的诊疗方式,运用手法治疗筋骨损伤,四肢关节、颈、肩、腰腿疼痛;正骨理筋手法特色鲜明,以简、便、廉、验的医技,服务大众健康。

自第三代传承人李俊茹起就积极倡导"十三科一理贯之"的整体观念,立足传统中医基础理论,牢牢把握骨伤疾患的病理机制,吸取中医内外各科临床精华,广收博蓄,融会贯通。在长期的医疗实践中,形成一套独特的理论体系和完整的治疗原则及方法,积累了非常丰富的经验。

医者仁爱,源自给予生命至高无上的尊重。心怀济世救人之思,弘扬中医文化之责,以仁心仁术承百年秘法,代代耕耘不息,"李氏正骨术"走出了一条属于自己的,也属于中医骨伤科界的文化之旅,为中医文化的传承和发扬倾尽心力。

"李氏正骨术"疗法作为中医骨伤科已不仅仅是一种医术,而是中医文化的一种体现,具有深刻的学术研讨价值。在诊断、整复、固定、用药等方面形成的独特治疗体系,已引起中医界众多学者和政府相关部门的关注,廊坊市卫生健康委员会、廊坊市中医药管理局"李氏正骨术"列为适宜推广技术。于是再次挖掘、整理、编辑李氏传承人的手稿、医案等,将李氏正骨术"分神复位、小夹板量身定制与固定以及内外用药"传授给广大基层医生。

"中医骨伤科只有传承加创新,才能让更多患者受益。"在中医学理论与临床经验不断积累、丰富和完善的过程中开拓进取。为和其他骨伤学流派进行学术交流,取长补短,我们编写了这本书,力争用简练的文字,图文并茂的形式,全面反映"李氏正骨术"的全貌,详细介绍治伤理论和手法特色。限于我们的水平,书中难免出现一些不足之处,错误也在所难免,敬请同仁不吝赐教,衷心感谢。

作者
2022年3月9日于廊坊

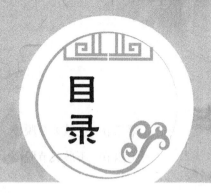

目录

第一章　李氏正骨术形成
- 第一节　历史沿革　\1
- 第二节　学术起源　\2
- 第三节　学术思想　\6
- 第四节　发展现状　\7
- 第五节　医技传承　\10

第二章　正骨手法
- 第一节　检查手法　\14
- 第二节　复位手法　\16
- 第三节　理筋手法　\24

第三章　夹板固定
- 第一节　固定原理　\34
- 第二节　基本操作方法　\37
- 第三节　牵引疗法　\48

第四章　功能锻炼疗法
- 第一节　颈部功能锻炼方法　\57
- 第二节　肩臂功能锻炼方法　\58
- 第三节　肘部功能锻炼方法　\60
- 第四节　腕部功能锻炼方法　\61
- 第五节　腰背功能锻炼方法　\62
- 第六节　腿部功能锻炼方法　\64

第五章　药物治疗
- 第一节　内服药　\67
- 第二节　外用药　\80
- 第三节　李氏正骨外用药特点　\88

第六章　伤科临证
- 第一节　临证概要　\91
- 第二节　伤科六诊　\95
- 第三节　检查方法　\104
- 第四节　影像学检查方法　\113

第七章　骨折
- 第一节　上肢骨折　\115
- 第二节　下肢骨折　\159
- 第三节　躯干骨折　\203

第八章　关节脱位
- 第一节　关节脱位概论　\221
- 第二节　下颌关节脱位　\224

第三节　上肢关节脱位　\227
　　第四节　下肢关节脱位　\242

第九章　筋伤

　　第一节　筋伤概论　\255
　　第二节　颈部筋伤　\262
　　第三节　胸部筋伤　\269
　　第四节　腰部筋伤　\272

　　第五节　上肢筋伤　\282
　　第六节　下肢筋伤　\296

第十章　骨错缝

　　第一节　骨错缝概论　\309
　　第二节　上肢关节错缝　\312
　　第三节　下肢关节错缝　\318
　　第四节　下颌及躯干部关节错缝　\326

第一章

李氏正骨术形成

第一节 历史沿革

中医骨伤科学金镞科是研究防治人体皮肉、筋骨、气血、脏腑、经络损伤与疾患的一门学科,在古代属"折疡""金镞"等范畴。历史上本科有"金疡""接骨""正骨""伤科"等不同称谓。中医骨伤科学历史悠久,是在我国各族人民与外伤疾患长期斗争中创造和发展起来的,并形成了内容丰富的理论体系,成为一门独立的学科,是中国医学的重要组成部分,为中华民族的繁衍昌盛和医学的发展做出了贡献。

在古代农业社会,骨伤的发病率很高,是常见病和多发病,而当时医疗条件很差,加之天灾水患,乡村交通闭塞,一旦发生骨伤,求治十分困难,基于现实的需求,接骨疗伤人才出现在村镇街巷,一招一式,方法简单,但疗效显著。由此,正骨疗法成为我国分布广泛、流派纷呈的一种中医疗法。各种不同学派或者流派的崛起、争鸣与交融,促进中医学术的不断进步、繁荣与发展。

中医药文化伴随着中国五千多年的璀璨文明在不断地被传承与发展。骨伤科作为中国医学的重要组成部分源远流长,在几千年的临床实践中,积累了丰富的临床经验,并世代相传,早已发展成为一门拥有众多学术流派的独特中医学科,随着时代的不断变化,这些流派在学术的传承与发展中发生着巨大变化。

1949年中华人民共和国成立,从此,中医骨伤科也迎来了新生。从分散的个体开业形式向集中的医院形式过渡,各地著名老中医的正骨经验普遍得到整理与继承。近几十年来,现代科学技术与现代医学不断发展,传统中医药面临着巨大挑战和压力。随着国家"十三五"规划的逐步推进和落实,中医药的发展在政策与资金方面得到了很大支持,这将是中医药现代化进程中的良好发展机遇。当今我国正掀起一股全民关注中医健康知识的热潮,政府也加大对中医的扶持力度,人民对中医的信任逐渐增加,可以预见,中医骨伤科学会做出重大突破,迎来蓬勃发展的明天,为促进祖国医药卫生事业发展贡献力量。

李氏正骨术

河北永清李氏中医正骨术，其渊源有文字记载可追溯到清乾隆五十六年，至今历时229年。李氏正骨始终恪守"医乃仁心仁术"的理念，精医术，修医德，悬壶济世，历经八代人的传承与发展，植根于京津冀腹地廊坊市，素有良好传统，以精确的复位手法及独特有效的外敷药而著称于世。接骨疗伤，揉筋正骨，原生态疗法深得百姓喜爱。

第二节　学术起源

正骨是一门专科技术，它是适应客观需要而产生的。人们在生产、生活中，免不了会发生筋骨损伤，因而产生了正骨医生。李氏正骨就是在历史的长河中逐渐发展起来的。在永清县城东南五十华里，永定河左岸的北五道口村始建于明，民风古朴，李氏世居此地，祖传正骨至今。

据《永清县志》记载："李氏正骨世代相传，始于清中，由李达始创。中医世家：永清县里澜城镇北五道口村李氏正骨，第一代：李达；第二代：李顺；第三代：李俊茹；第四代：李豊；第五代：李树章、李树芳、李树香；第六代：李平；第七代：李艳军、李彦清；第八代：李昕、李诚、李淼。"

李达，男，生于清乾隆三十六年，卒于道光三十年（1771—1850年），永清李氏正骨的创始人。

李达生于一个较为殷实的农民家庭，幼年聪明好学，熟读四书五经，记忆力过人，有过目不忘之天赋。家庭寄予厚望，准备举全家之力供其求取功名。虽生于康乾盛世，但受历史条件限制，医疗水平较低。随年龄逐渐增长，目睹周围百姓病痛之苦，特别是本乡骨伤患者无药可治，无处可医，以致终身残疾，甚至丧失劳动能力，李达发誓做一名解除骨伤骨病痛苦的骨伤科医生，15岁便放弃仕宦之途，专攻中医骨伤科医术。

永清周围没有骨伤科名师良医，李达成医皆靠自学。由于他记忆力较强，加之对中医经典和骨伤科著作的学习和理解独具天赋，以及自己的刻苦努力，不经数年便读完了《黄帝内经》《难经》《神农本草经》《肘后救卒方》《诸病源候论》《备急千金要方》《仙授理伤续断秘方》《世医得效方》《普济方·折伤门》《正体类要》《医宗金鉴·正骨心法要旨》等大量专业经典著作。记录了大量的读书笔记和心得体会，打下了坚实的理论基础。

实践出真知。掌握了一定的理论知识后，李达于18岁（乾隆五十四年）正式开"树德堂设诊"，意在以德树人，医者德为先，为民治伤。将"开门应诊，施仁术，济世活人"作为治病救人的准则激励自己。李达边学习边开始医疗实践，在实践当中不断总结经验，和所学理论知识相互印证，在大量的实践中和名堂图绘相互比照，人之筋骨、支节要会莫不审查，摸抚不差毫厘，并把积累的实践经验逐步升华为自己的理论。在长期的临床当中，逐渐形成了自己的一套摸、揉、按、拿、摩、接、推、挤、捏、端、提、捺、滚、拍、抖、挎等正骨理筋手法。手法复位、一次性外敷白公鸡接骨丹、夹板固定、功能锻炼，治疗骨折，方法简单，时间短、显效快。跌打撞摔，榨辗损伤，折断筋绝而骨碎者，天寒暑热雨雪风霜，门庭若市，"间有仪物享之，未尝不裁酌以义守，若金钱则却之，无吝啬"。

由于李达治伤手法独到，用药简单、患者痛苦少。加之他不分昼夜的治疗态度，很快在乡村、城镇及京南地区产生影响，大批患者慕名而来。1793年（乾隆五十八年）暮春，清乾隆近臣刘墉回乡祭祖，小憩运河之滨津西杨柳青，雨后路滑一个趔趄闪了腰（腰椎小关节错缝），腰痛剧烈、腰不能挺直、不敢动弹，活动困难。正巧李达出诊杨柳青石家，摸诊后取坐位分神直腰旋转扳法，只听"咯噔"一声，瞬间复位，顿时刘墉腰部疼痛消失，活动自如。随即刘墉手书"妙手回春"与"树德堂"堂号赠予李达表示谢意。后经刘墉推荐多次进京为王公、贝勒治疗折损挫伤，自此名声大振，大批患者慕名而来，其正骨技术更臻成熟，经验愈加丰富。从此，奠定了李氏伤科的坚实基础，形成新的治伤派系，"树德堂"李氏正骨也走进千家万户。

第二代传人李顺，男，（1802—1888），从小就得到父亲的悉心培养，深得家传医术，天资聪颖不负父望，很快成长为正骨理伤能手，1822年起独立行医，事伤科，兼针，专治伤科疑难杂症，尤善治疗跌伤劳损。遇有穷困患者，不仅分文不收，还慷慨解囊。

第三代传人李俊茹，男，（1829—1911）自幼随父习医，深得父辈真传。他逐求古训，博采众长，医法灵活不拘，又取薛己"十三科一理贯之"之说衍化充实于伤科，并将伤科与针灸、外科相结合。临床擅长伤科内外兼治，疗效卓著。

第四代传人李丰，男，（1859—1939）幼承家学，尽得其传。临床手法精练，善于与患者沟通。作为当地乡绅，威信极高，经常出入府县衙门、地主大户进行接骨疗伤，名冠京南。李丰不仅医道高明，更有一副侠义心肠，凡来寻医求治者，不论贫贱富贵，均亲力亲诊，一视同仁。至今，20世纪20年代永清县董相庄村民赠送李丰先生的戏曲灯盏尚有留存。1939年5月，抗日名将，华北人民抗日联军第27支队司令魏大光，回家乡开展工作，在霸州冯柳村与日寇交战中右肩关节脱臼，半夜用大车拉来求治。李丰当时已重病在身，但仍在家人的扶持下为魏大光摸诊。李丰令魏大光平躺在板车上，李丰右脚蹬在魏大光的腋下，双手抓住魏大光的前臂用力一拽，"咯噔"一声，骨已归位，肩关节即可自由活动，疼痛消失，魏大光竖起大拇指连连称谢。

第五代传人李树章，男，（1888—1958）酷爱读书，博览伤科专著，通晓古今医籍，精通医理药性，善于观察，以脉诊见长，擅长内外用药治疗风湿骨病、痛风等疑难杂症。

第五代传人李树芳，男，（1890—1962）自幼耳濡目染，喜欢钻研骨伤骨病，长期坚持骨伤外治并采取登门服务的行医方式，常年奔波于永清、固安、霸州、安次等地为筋伤骨断、腰腿疼痛患者解除病痛。多次冒着生命危险为抗日军民治疗折伤，赢得赞誉。擅长手法治疗闪腰岔气、筋出槽，骨错缝，掉环脱位，常手到病除，患者痛苦小且无有经济负担，深受百姓爱戴。中华人民共和国成立后积极参加医联会，不分年节为百姓接骨揉筋，人称"妙手神医"。

第五代传人李树香（1904—1970），幼年饱读诗书，后投笔从戎报效祖国，追随妻表兄三联县县长胡春航抗日救国，为抗日游击队战士治疗筋骨损伤。1942年7月21日自太行山区修整后的县大队进驻永清县庞各庄村，由于叛徒告密，天亮之前日伪军包围村庄，战斗持续到入夜。突围时，县长胡春航负伤后遭擒，被抬回县城途中吞棉自尽，宁死不屈。战役前夜，李树香奉命前往天津为部队购买药品，躲过劫难之后隐居乡野，秘密参加抗日活动。1947年7月应邀为战斗在大清河北的八路军战士治疗骨伤；1948年冬至1949年初多次免费配置治伤药品支持大军解放天津；中华人民共和国成立后宜农宜医，多次进京为首钢干部职工治疗骨伤。

李氏正骨第四代传人李丰和第五代传人李树章、李树芳、李树香父子四人，接待四方患者，踵门求医者日近百计，救残起废，扶危济倾，不可胜数，深受骨伤、骨病患者的信赖和推崇。在自家院落，大槐树下，一张木床，一个木凳，一个药碾，一个药钵，筋伤、脱位者手到病除，立竿见影，患者自在回家；骨折、筋绝者随患者回家，或将其留宿家中或周围百姓家，在炕头上为患者手法复位，外敷白公鸡接骨丹、闭板儿砖砌或土坯依靠，一昼夜解除外敷药物，木板或竹片固定，方法简单疗效卓著、名播京津冀。对待患者，不分贫贱富贵，一视同仁，接骨疗伤，解除病痛，济世活人，无论是达官显贵还是平民百姓，看病从不收钱，免费诊治的行医理念得到传承和发扬。

第六代传人李平，幼承庭训，秉承家学，广撷博览，穷究医理，孜孜以求，于中医学造诣殊深，理筋续断尤着专长。于1970年起独立行医，事伤科，兼针，尤善治疗骨折伤痛。求诊者趾踵相接，名著一时。

李平从医六十载，具有扎实的理论基础和丰富的临床经验。临床治疗骨折、脱位、筋伤、内伤等中医伤科四大疾病，主张治病务求灵活，不拘泥墨守成规。续筋驳骨，重在手法。他认为"治病者，先要识其体相，知其部位，手法才能得心应手，运用自如"。家传骨伤秘籍中有"未审其常，不识其变"的记载。李平始终坚持李氏正骨术触摸、对比的检查方法，由轻渐重，从远到近，由浅入深，详细了解患者情况；骨之裁断、碎断、斜断及骨折的重叠、成角、旋转、侧方、分离等畸形变化的情况；脱位的全脱、半脱、前出、后出、上脱、下脱等；筋之驰、纵、卷、挛、翻、转、离、合，了然于胸。结合"望、闻、问、切、摸、比"六诊合参与X线片所显示的情况，以手扪之，自悉其情，法之所施，使患者不知其苦。"一旦临证，机触于外，巧生于内，手随心转，法从手出"，断者续、碎者合、斜者正、拘者舒、气血通畅、筋骨得以康复。

李平擅长外伤后骨折、关节脱位的手法整复及小夹板、塑形支具等外固定；跌打损伤后导致的四肢关节筋出槽、骨错缝的理筋正骨等手法治疗；颈、肩、腰、腿痛揉筋正脊手法治疗。审查虚实，内外兼顾，稳准敏捷，刚柔相济，轻重开合，连贯自然，干净利索。在临床实践中形成眼疾手快，稳准轻巧的正骨风格。以李氏正骨术十九式为基础，重变通倡轻巧。在继承传统正骨手法的基础上，对按摩手法分别归类，临床按部位需要和功能疗法相结合进行辨证施法。其法以轻巧见长，力求不采用暴力，特别是治疗筋伤症，运用各种不同手法，达到开通气血、舒通经脉、理顺经筋的目的。根据病情灵活变通手法，强调受伤初期以疏导气血为主，手法轻松多用揉、捏、拿、摩等以舒松筋络；中期功能障碍或畸形，多先用顺筋归位挤、按、端、提、扳等校正手法；后期症状基本消失，为加速恢复多以调理气血、畅通经络，用推、揉、抖、滚、拍打等法。强调手法虚实轻重应根据患者体质、年龄、性别、受伤部位和病症随机应变，不可拘泥。治筋手法推崇以痛为愈，配合循经取穴、点按穴位，结合关节被动活动，主张动静结合，配合辅助疗法，以取得相应疗效。

医者仁心，造福一方。坚持"继承不泥古，发扬不离宗"的学术方向。博采千家妙方之精华，灵活运用李氏正骨术、推拿、理筋手法，方药均注重参研时代科技发展而融汇，并深究医理循序渐进，遇病既效。

由于业绩突出，李平于1985年当选为永清县人大代表，1986年被永清县人民政府授予双文明户，2010年中华中医学会授予中医骨伤杰出人才称号，现任廊坊国际中医学会名誉会长、省级非物质文化遗产中医"李氏正骨术"传承人。

第七代传人李艳军。生在杏林世家，从小耳濡目染，七八岁的时候，就帮忙熬药打下手，他那时候对中医和祖传的手艺没有概念，只觉得草药味很好闻，于是长大后选择从医。擅长治疗跌打损伤，风湿疼痛，尤其对"筋出槽，骨错缝"有独特的治疗手法。面对林林总总的颈腰痛常见病、疑难杂症，利用家传正骨手法，做到手到病除，避免开刀之苦，造就一个个妙手回春的故事。推按手法治疗因外形未伤之气滞痛，伤力过劳，用力不当，久置不移，用力过猛，力不及物等发生的气血结滞症以及虚滞与痹滞等，促进血液循环，疏解筋经痉挛，解除关节嵌顿，滑利关节。现在永清县北五道口村，李氏祖居地"树德堂"应诊，与妻子何世娟二人共同为筋伤骨断、腰腿疼痛患者服务。李艳军多年来坚持李氏上门服务的传统，减轻患者的舟车劳顿之苦，是永清李氏正骨术坚强的守护者、传承者及发扬者。

第七代传承人李彦清。从小随父亲用心习医，对父亲行医的一招一式过目不忘，熟记于心，全面继承了李氏家学之精髓，以及父辈的医德、医风、医术。又经过系统理论学习，将现代医学与传统医术紧密结合，融会贯通。

1990年独立行医，灵活运用"拔、伸、顺、捋、摸、揉、提、按、推、拿、端、挤、摇、抖"等李氏正骨手法，治疗伤科疾病，诊疗时，将辨证与辨病相结合，动作连贯、一气呵成，以"轻、巧、快"的手法形成了自己独特的治疗风格。

伤有轻重，而手法各有所宜。一是根据病情的需要，轻重适度，该用轻手法的时候，不应用重手法；二是在治疗过程中，无论病情轻重，治疗开始轻，以消除患者的紧张情绪，按照患部的深浅与移位程度，适当的重，但重而不滞，重中有巧，以巧力带重力，以疏通经络气血，轻而不浮，轻重适当；"快"指的是手法纯熟，灵活，轻巧，手法配伍辨证加减得心应手，迅速敏捷，尽量达到"法施骤然人不知，患者知痛骨已拢"的要求。

擅长运用"李氏正骨术"手法治疗脊柱相关疾病。手诊确定脊柱上的阳性反应点，来判断脊柱和脏腑的病变部位与性质，摸揉手法解除外伤、风寒湿邪对机体刺激而产生的反应；推、拍、捏、疏通体内气血筋脉的运行；通过整脊、调曲手法活血舒筋来调整阴阳平衡，舒筋活络，消肿止痛，解除痉挛，理顺经络，整复错位，松解粘连，通利关节，散寒除痹，调和气血，从而解除颈胸腰肌痉挛，恢复脊柱平衡和生理曲度，解除滑膜嵌顿，恢复颈胸腰椎的正常序列和相互关系，纠正小关节紊乱，消除病灶反应点，调整经络系统，促使体内镇痛物质的释放，有效缓解疼痛，从而达到治疗疾病的目的。创新提出"1+6"——整脊+（牵引+推拿+理疗+内服药物+拔罐+熥药）治疗脊柱疾病新模式，获得众多专家、学者的肯定，赢得越来越多腰腿痛患者的信任。

李彦清现任廊坊北方椎间盘突出症研究所所长，廊坊国际中医学会常务副会长，2008年被评为廊坊市科技系统先进个人，2009年被评为河北省科技系统先进个，2011年8月被中华中医药学会授予"全国中医整脊推拿优秀人才"称号，2019年被中共廊坊市委宣传部、廊坊市科学技术协会授予"最美科技工作者"称号。

第八代传承人李昕，2016年于石家庄医学院毕业后，现供职廊坊彦清骨伤科中医医院。五年来专攻骨伤专科，擅长四肢常见骨折、脱位手法治疗，以手法轻柔细腻，赢得患者信赖。李昕认为中医重在传承，中医要把博大精深的精髓传承下来，没有老师是不行的，但是没有继承人，没有立志为中医事业献身的中医专业人才更是不行。

作为"李氏正骨术"第八代传承人，李昕始终坚持以中医传统疗法为患者服务，将中医"简、便、廉、验"的特点发挥到了极致。目前李昕正与一群与其年龄相仿，志同道合的年轻骨伤科医生共同学习钻研李氏正骨医术，他说，将李氏正骨疗法传承下去，不仅仅是传承医术，更重要的是传承文化。他将秉承传承人的精神，毫无保留地将自己的所学传授给同仁。李昕经常鼓励同龄医生用心思考，大胆创新，形成自己的治疗风格，他希望"李氏正骨术"后继有人，并得以不断传承和发展。同时也希望每一位后继者不仅演绎悬壶济世、妙手回春的故事，更荡漾着敦厚和睦、诚实守信的时代新风，用医者仁心传递最美正能量。

第八代传人李诚，2021年7月于沧州医学高等专科学校临床医学专业毕业。2021年9月直招士官应征入伍。2022年初通过西安空军军医大学培训，被分配到石家庄某部队卫生队工作。

李诚自幼不离祖父左右，学习正骨按摩手法。每当祖父为患者手法复位或整脊推拿时在一旁观摩，对祖父手法入路及前后顺序，父亲行医的一招一式过目不忘，熟记于心，并经常出手实践，在手法运用中迅速提高，并保持手法持久、有力，用力柔和均匀，深得家传精华。在不断实践中治疗筋伤手法逐渐娴熟，治疗小儿桡骨半脱位拔伸、回旋一次性成功；治疗常见筋出槽、骨错缝手法灵活多变，根据不同损伤性质，灵活运用点、按、压、拿、捏、推、擦、摩、搓、揉、滚、拍、抖、摇、扳、引、伸等推拿理筋手法，达到舒筋活血，通络止痛的目的。

平日在学校有同学崴脚或前臂筋伤，李诚会主动上前为他们进行手法按摩舒筋，同学疼痛缓解，更增加了他的信心并获得成就感。2012秋季学校召开运动会时，同班同学粟某奔跑时摔倒，左手小指弯曲变形，痛得他在原地打转转，李诚手摸心会认为是左小指中节关节错位。李诚左手握住同学伤肢手掌，右手捏住小指远端，口中说"田老师看你来了"，同学抬头转身瞬间用力拉伸小指远端，"咔"的一声手指伸直了，疼痛消失，脸上露出笑容，周围爆发出一片掌声，随即"正骨小神童"的赞誉传遍校园。

李诚刚到部队一周就成功为一名因锻炼用力不当致右肩关节脱位的新入伍的战友采用拔伸复位法成功复位，李诚时刻鞭策自己用李氏正骨医术报效祖国。

第八代传人李淼，现就读于北京中医药大学中西医结合专业，自"新冠"疫情暴发三年来，很少走出校园，积极参加校内知名教授一对一舌诊实训、脉诊实训，以及中医案例分析。课上，教授对八纲辨证、气血津液辨证、病位辨证、脏腑辨证等中医对病因的认识做了深入浅出的讲解，把枯燥无味的理论讲得妙趣横生，通俗易懂。李淼在充满乐趣的课程中学到了知识，通过中医药系统理论知识学习，提升临床诊疗技巧，进阶高级中医殿堂。

医者德为先。李氏正骨承祖训不分贫富贵贱，只要登门求医，不分昼夜，一律随到随治，让伤痛骨病患者都能看上病，用上药。坚持免费治疗至19世纪80年代初，随着改革开放的深入，李氏正骨也逐步融入市场经济的浪潮之中。但扶危济困，定向救助依然继续，送医送药，上门服务，在李氏祖居地——永清县北五道口村的"树德堂"一直在坚持，方便患者是李氏治伤一贯的宗旨。

二百余年，风雨兼程，李氏正骨术从民间一路走来，少不了广大百姓的支持和厚爱。满怀感恩之心，竭诚为患者提供最优质的诊疗技术及医疗服务，永远是李氏正骨传人前进的方向和动力。

第三节　学术思想

经过几代人的实践与探索，继承与发扬，李氏正骨医术形成了独到的理论体系、正骨手法与用药特色，在骨伤科流派纷呈中，独树一帜，自成一家。

一、宜从气血

调理气血是李氏正骨的理论核心。气血的平衡既是健康的标志，也是伤科疾病康复的表现。伤科疾病的发生，不论在脏腑、经络或皮肉、筋骨，都与气血相关。气血之于形体，无处不到。由此可知，气血学说是骨伤科生理、病理的最基本、最主要的理论。气属阳而血属阴，气血是人体的物质基础，因损伤而致的疾病，都关乎气血阴阳之变。肿胀变形之恢复，百节活动之屈伸，皆依赖气之充盈也；血的化液濡筋，成髓养骨，也依靠气的推动作用。人体遇外力冲击或跌仆闪挫，乃使经脉气血循环失常，以致病变由外及于内，由局部影响到全身。无论手法与药物治疗，首先要从理气滞、散瘀血着手。故治伤当气血兼顾，而以理气为主；积瘀阻道，妨碍气行，又当祛瘀，瘀除气行，故又以血为先。气血通畅，筋骨得以康复。

二、顾及整体

人体本身是一个有机的整体，人体的皮肉筋骨、五脏六腑、气血营卫、经络血脉、五官九窍等都密切相关，哪一处都不是孤立存在的。在中医骨伤科学中，整体观念对于指导疾病的诊治，把握转归方向起到至关重要的作用。外力伤及人体，虽然是某一部分受损，医生仍应从患者的整体出发，看待这一损伤。是直接暴力，还是间接暴力，医生要分清主次、轻重，然后辨证论治，去伪存真、去粗存精、审查判断、仔细分析，结合现代医学检查结果，在中医药理论指导下制定具体治疗方案。初期重用祛瘀生新接骨，中期和营接骨，后期补肝肾接骨。

三、筋骨并重

骨是立身之主干，需要依靠肾脏精气，其主要功用是支持人体，保护内脏免受外力损伤。筋束骨，骨张筋，筋与骨的关系极为密切。李氏正骨注重"筋骨"并重，认为人体筋骨相互依赖、相互影响，把强筋之理融于伤科，更有发挥。在治疗上筋骨并重，特别是骨折、脱位，要求治骨同时治筋。整复、固定、手法上强调骨折固定时要护筋、调筋。提倡"筋骨并重"，并以此贯穿于分型辨证、治疗原则、手法诊治、药物处方等临床论治的整个过程中。

四、内外兼治

李氏正骨术认为，凡跌打损伤，筋每首当其冲，受伤机会最多。临床上，凡挫伤、扭伤，特别是骨折、脱位后，可致筋肉损伤，局部肿痛、青紫、关节屈伸不利。在治疗骨折、脱位的同时，尤其重视对筋的治疗，凡骨折、脱位患者，在手法整复后，在牵引固定下对局部的筋脉按摩捋顺后再固定。既促进局部的肿胀消退，又改善局部的血液循环，同时有利于患者功能的初期恢复。

第四节　发展现状

中医的发展离不开学术流派的传承。经过几代人的不断积累和探索，李氏正骨术逐渐形成了"手法治疗为先，外敷药与内服药相结合"的流派特色。

探根求源，李氏正骨术肇始于先祖李达，奠基于李丰。李氏正骨祖居地永清县位于京津冀腹地，永定河穿境而过，永清县的历史源流悠长，可远溯夏商时期，为中华文明发祥地之一。深厚的历史积淀，为优秀的传统文化和艺术提供了丰厚的土壤，其中也包括中医伤科传统疗法。李家在当地长期行医，以骨伤科见长。据第五代传承人——李树芳生前讲述"李氏治伤流传久远，可惜族谱家书与宋朝元祐年间（1090年）世代相传的绢书：'仁术良医''祖得宋功千载泽，子成孙继万年春'，以及清刘墉手书'妙手回春''树德堂'匾额均毁于光绪十六年（1890年）六月的永定河水患。"由此，上溯千年已成过往，遵从永清县志记载，正骨传承至今。

至19世纪70年代，接力棒传到第六代传承人李平手中。李平幼时天资聪颖，好读书，喜交游。其父李树香在当地行医济世，耳濡目染，潜移默化，李平也对医道产生了浓厚的兴趣，后跟随父亲学习医术。1968年高中毕业后回乡务农，被安排在北五道口村小学当老师，浓厚的学习气氛中，李平如鱼得水，除了教学备课批改作业外，医书不离手，经常挑灯夜读，充实理论知识，一有机会就骑上自行车拜访域内名医高手及具有一技之长者，同他们相互请教、切磋、交流医技，加深印象，增长知识，积蓄能量。1970年3月进入村卫生所，承祖业独立行医。历经数年，逐渐声名鹊起，其家传伤科医术是施展才华的基础。例如，1974年5月7日，本村第二生产队车把式何世缝，惊车被砸在车辕底下伤得不轻，当天李平出诊域内石各庄，连夜赶回村为之诊治。经手摸心会诊断为左4—10肋骨骨折，局部塌陷凹凸不平，压痛明显，出现反呼吸、咳嗽吐痰，痰中带血，皮下气肿4~5厘米厚，舌质红，舌苔薄白，脉弦涩，病情凶险。立即使用推按、挤压、拢归、揉摩等手法复位；外敷白公鸡接骨丹，24小时解除，肿胀消退明显，疼痛减轻，白布缠绕固定；内服"夺命接骨汤"加减，使瘀血祛、新血生、气机畅。服后腹胀大消，呼吸平稳，精神渐佳，连服7日皮下气肿消退，疼痛缓解。2周后下床活动，6周骨折愈合。

李平运用望、闻、问、切、比、摸诊查技术，同时参考X线片，明确骨折移位等情况，用手法将骨折复位，同时断处外敷自制接骨丹，再外用随身携带的软硬两层夹板对患肢夹缚绑扎，既有利于患处局部的血液循环，维持骨折的复位，防止骨折再移位；又允许关节小幅度的功能锻炼，防止关节粘连和肌肉萎缩。又如，1977年，安次区万庄电机厂厂长杜增林的小儿子（小名马来），时年9岁，当年3月在4米多高杏树上玩耍摔下，左前臂尺桡骨多发骨折，辗转京、津多家医院求治未果，很难救治，众人棘手，当年秋请李平大夫治疗。手摸心会：左前臂中部弯曲畸形，中1/3处内侧窦道，浸出黄色液体，手腕下垂，爪形手，五指弯曲不能伸展。X线片检查：左尺桡骨中段骨皮质断裂，桡骨近折端向尺侧移位，远折端向上向外移位；尺骨近折端向桡侧移位，远折端向掌侧移位约1/2。诊断：左桡尺骨中1/3陈旧性骨折，迟缓愈合，骨髓炎，桡、尺神经损伤（左前臂筋膜间室综合征）。制定治疗方案：按摩、针灸、内服药、局部窦道药捻、熏洗药，功能锻炼方案。每日手法按摩一次，松解粘连，调整尺桡骨间隙，纠正成角畸形；针灸一次，随经选穴、阿是穴灵活应用，快针速效，治疗用于神经损伤导致的手腕下垂，手指弯曲；外用熏洗药，每日2次，松解粘连，滑利关节，疏通筋脉；窦道每日清创，内下药捻，清热解毒；内服中药理气通经、散瘀、解痉、生新。经过一周的治疗，前臂畸形缩小，手腕关节下垂松弛度改善。一个月后，患者前臂功能发生了明显的改善，X线检查桡尺骨间隙加大，新生骨痂生长迅速；手腕下垂幅度上升并能自主活动，各手指伸展幅度加大，均可自主运动；骨髓炎窦道黄色积液减少。从九月到春节期间父子俩一直跟随李平出诊永清、霸州、天津、北京等地，寸步不离地配合治疗。经过一段时间的治疗，马来左前臂畸形消失，X线检查尺桡骨对位对线，骨折线模糊，尺桡骨间隙恢复正常，各项检查符合临床愈合标准。左手腕关节下垂症状消失，可自主伸屈，内旋、外展活动自然；拇食指间肌肉萎缩恢复，五指抓握伸屈活动自如；前臂屈伸、内收、外旋恢复正常；骨髓炎窦道已9周未溃破，痊愈。至此，骨折愈合，神经损伤恢复，骨髓炎痊愈，前臂功能恢复正常。

名声日盛，不但源于李平的医术，也源于他的医德。他对待患者从不分贵贱。当时在诊所，李平每天会遇到很多贫穷的患者与孤寡残疾人等，他们容易在做工时受到创伤，但往往无钱看病买药。于是李平经常免费为他们看病，在诊疗之后，甚至赠送药物，分文不取，故而在民间口碑甚佳。另外，中医治病，医药是不能分家的。哪怕是同样的中草药，医家的制作方法不同，效果也可能会相差千里。早年，自祖上创建流派之始，很多内外用药都要自己制作，用于施舍，免费赠送患者。

李平自1976年开始，经常上京下卫接骨疗伤，名噪京华。在京多家医院、急救中心、康复中心应约会诊治疗，赢得大批骨伤患者的信赖。随着李平正骨推拿医疗水平不断提高，影响范围也越来越大，加之改革开放的不断深入，要求联合办医呼声此起彼伏，其中，时任中信集团西南公司经理刘建广，1988年春在霸州其下属公司目睹李平为一女工治疗肱骨干骨折，手法复位，外敷白公鸡接骨丹，夹板固定，方法简单，患者痛苦小，显效快，倍感神奇。回京后多次将李平请进东单公司内洽谈协商，想把李氏祖传正骨手法、方药输出转让至东南亚。并开出全家户口人京、子女转学，安排住房等优惠条件。面对出国行医与子女入京等条件的诱惑，李平更是热爱李氏几代先人留下行医足迹的京津冀这方热土，最终立志将"李氏正骨"发扬光大，延续中医传统正骨理筋绝技，利用自己所掌握的正骨理筋手法、方药继续服务家乡及百姓。

在学术上，李平继承家学，兼收并蓄，力求创新，融家训与新知于一体，把李氏伤科推向一个新的发展时期。他对李氏伤科学术思想进行系统总结，如将李氏伤科临证经验从辨伤、理伤、治伤、疗伤四个方面加以归纳总结；损伤初期活血化瘀，健脾理气；损伤中期和营生新，补脾益胃；损伤后期补益肝肾。他注重李氏伤科手法的传承与研究，明确提出手法揉筋正脊、功能锻炼治疗脊柱及相关疾病，他归纳出手法以正骨理筋、顺气活血、调复平衡，从而达到骨正筋柔、气血以流、愈伤起废，为继承、发展李氏伤科做出了一定的贡献。

经过了二百余年的岁月磨砺，李氏正骨术已经发展成为京津冀知名的骨伤科流派之一。李艳军、李彦清等"李氏正骨"第七代传人已成为李氏正骨术发展的中流砥柱。尤其在第七代传承人李彦清的带领下，李氏正骨术有了更快的发展——在保持原有李氏伤科传统特色的基础上，以李氏中医骨伤科学术为根本，依托现代科学技术助力李氏正骨守正创新发展，为进一步深入阐明中医药作用机制及中医骨伤科疗法机理进行了深入的研究，不断提高临床疗效，更好地为患者服务，也进一步提升了李氏正骨术的社会声誉。

打破门户之见，博采众家之长。在继承中发展，在吸纳中提高，在创新中进步，让李彦清受益匪浅。采用请进来，走出去的方式，在临证中寻找对策，交流经验，拓宽思路，开阔视野，繁荣学术，在廊坊多次举办颈肩腰腿痛学术交流会和全国骨伤骨病专家学者交流学习。中国科学院院士陈科冀、刃针创始人田纪钧等大批知名专家学者云集廊坊，肯定李氏伤科手法、方药，宣传李氏正骨的学术思想。

在传承中创新发展。"李氏正骨"第七代传承人李彦清于2011年10月18日创建廊坊彦清骨伤科中医医院。建筑面积2600平方米，职工80余名，其中高级职称10名，内设骨伤、脊柱、关节、推拿、针灸、康复、放射、检验等科室。临床治疗骨折、脱位、筋伤、内伤等伤科四大疾病及颈、肩、腰腿痛，以外敷、内服、熏洗、推拿、按摩、灸刺、拔罐为主，能简单的不复杂，能手法、针灸治疗的不用药，能外用药物治疗的不内服药，其原生态疗法被越来越多的骨伤骨病患者推崇，散发出强大的魅力！

目前医院拥有先进的医疗设备，同时秉承优秀传统中医治疗特色，治疗方法多样且技艺精湛。传统与现代科技相结合，注重中医药在骨伤骨病治疗中的临床应用，并率先开展后外侧入路椎间孔镜、射频仪治疗、富血小板血浆注射等微创高端治疗，形成了传统与现代科相结合的创伤骨病、颈肩腰四肢骨关节疼痛特色专科，业务辐射北京、天津等周边城市。

坚持特色化，着力提升核心竞争力是廊坊彦清骨伤科中医医院多年来发展的关键要素。医院专门设立了特色手法正骨科和保守治疗颈腰痛的颈肩腰腿痛科，吸纳传统与现代、中医与西医的先进技术，坚持走临床与实验研究相结合的道路，保持特色优势。如采用小夹板固定等传统疗法治疗四肢骨折，采用李氏揉筋整脊疗法治疗腰椎间盘突出症，采用牵引法治疗颈椎病，采用大手法、中药熏洗和小针刀综合治疗骨关节病等都取得了良好的疗效。

建设品牌文化和"非遗"传承与保护体系，着力在传承创新"李氏正骨"上有新作为。一是组织开展中医药文化建设试点工作，提炼"李氏正骨"文化核心理念及文脉，运用传统文化符号、视觉传达技术和艺术表现形式，设计、营造和展示"李氏正骨"文化整体氛围。二是加大非物质文化遗产传承保护力度，举行传承保护活动启动仪式，确定一批传承"李氏正骨"传统疗法和学术思想的传承人，开展院内师徒传承工作。采用现代技术对"李氏正骨"特色技术进行系统地记录、整理。进一步加强对"李氏正骨"特色技术的规范、研究和推广应用。

自廊坊彦清骨伤科中医医院建立之始，每年免费赠送"冷敷凝膏""冷敷贴"累计达百万余元；同时每年坚持进机关、到学校、入社区、下农村，举办健康讲座，进行义诊。

2018年7月至2020年7月，三次随省、市科学技术协会走进张家口市怀安县南刘家窑村开展精准扶贫义诊活动；"李氏正骨"有幸参与了全村为期三年的脱贫工作，实现了全村脱贫。

2016年3月，"李氏正骨"入选廊坊市非物质文化遗产；2017年3月，中医"李氏正骨术"入选河北省非物质文化遗产；2019年8月20日，廊坊市卫生健康委员会与中医药管理局把中医"李氏正骨术"列为适宜推广技术，组织学员开班授课，将李氏正骨手法、方药无偿传授给广大基层医生，进一步推动了李氏正骨的传承与发展；2019年9月18日，中国老字号文化研究中心、燕赵老字号审核认定专家委员会，将中医"李氏正骨术"认定为燕赵老字号，并列入保护名录，颁发牌匾、证书；2019年11月26日，受毛里求斯共和国北部医疗中心（Clinique du Nord）的邀请，廊坊彦清骨伤科中医医院李彦清院长一行十六人，在毛里求斯开展中医药学术交流，通过学术研讨、科普讲座、健康咨询、义诊活动等形式，推广中医骨伤科知识和文化。积极营造了解中医药、认识中医药、研究中医药、体验中医药，全力促进中医药参与"一带一路"建设，让中医药为人类健康服务。

继承永无止境，创新未有穷期。秉承勤求古训，博采众长，刻苦钻研，努力工作，肩负传承李氏正骨医术文化使命与担当，一代代医者的默默奉献，一代代医者的薪火相传，共同筑就李氏正骨术这枝杏林奇葩，不断发展壮大。

第五节 医技传承

一、手摸心会

手摸心会是李氏正骨术临症之首务，既是检查手法又是诊断及复位治疗手法。即通过手摸心会，以了解伤痛情况，确定治疗方法。唐代蔺道人所撰《仙授理伤续断秘方》称之为"相度损处"，多在实行其他整骨手法之前及过程中应用，为诊治折伤之要领。手法宜轻巧，切忌粗暴操作和草率行事，以免增加患者痛苦。治伤首先要用手法摸清伤情，特别是外伤骨折、关节脱位、筋络伤损，不摸清情况就盲目医治会给患者造成不应有的痛苦。如系四肢骨折，可用轻摇、徐转的手法摸到骨擦感或摇动感；若是脱位，可见关节畸形，摸到臼内空虚；若是筋伤，可摸到局部臃肿和瘀结及压痛点。由此可见，只有确实了解肢体损伤在体内的实际情况，理解骨折、脱位的移位机制，通过触摸患肢形态，仔细体会移位方向，对其移位机制进行系统分析，才能对正骨手法的要点了然于心，达到"知其体相，识其部位，一旦临证，机触于外，巧生于内，手随心转，法从手出"的目的。手摸心会是骨伤治疗中医生手部触觉与心中智慧相统一的一种境界，它的认知过程也是相当复杂的。如果说"手摸"是触觉感知的前提，那么，"心会"则是触觉信息传递、编程、加工过程，随着认知水平的提高，手摸与心会自然默契，临症纯熟而准确。即使在检验设备先进的今天，手摸心会依然是李氏正骨门诊治疗首选。

二、六诊合参

李氏正骨术对伤病的了解主要通过"望、闻、问、切、摸、比"六种诊断方法，也是中医诊断学的基本观点之一。中医骨伤科六诊合参，实际上是中医整体观念在诊断学上的具体体现。六诊合参对于全面了解病情、识别真伪、探求本源，具有非常重要的意义。

（一）望诊

是用肉眼观察患者外部的神、色、形、态来推断肢体损伤的方法。

（二）闻诊

是医生通过听觉和嗅觉，分辨伤肢活动时的骨擦音等，作为判断病症的参考。

（三）问诊

是医生通过对患者或知情人进行询问，了解患者的主观症状、疾病发生及演变过程、治疗经历等情况，作为诊断依据的方法。

（四）切诊

主要是切脉，也包括对患者体表一定部位的触诊。根据患者体表动脉搏动显现的部位、频率、强度、节律和脉波形态等因素组成的综合征象，来了解患者所患病症的内在变化。

（五）摸诊

是医生用手指仔细地摸按受损伤的部位，依靠手指的感觉，以辨别损伤的部位与性质，它是在伤科临床中最常用的一种检查方法。

（六）比诊

通过患侧与健侧比形态、比长短、比粗细、比活动功能等，了解患肢受损情况。

"望、闻、问、切、摸、比"六诊，是调查了解骨伤科疾病的六种诊断方法，各有其独特的作用，不应相互取代，只能互相结合，取长补短。六诊之间是相互联系、不可分割的，因此在临床运用时，必须将它们有机地结合起来，也就是要"六诊合参"。只有这样才能全面而系统地了解伤情，做出正确的判断。

三、辨证施治

伤科疾病有其自身特点，病因主要是外力伤害等外在因素。软组织损伤的属初期实症，其病机为经脉受伤、血气受损、血离经脉、瘀积不散。由于病变程度不同、阶段不同，病位往往不同，因为骨折、脱位、筋伤等伤科疾病，临床症状类似，但从病损的位置、病变的深浅看，却是各式各样。李氏正骨辨证是将望、闻、问、切、摸、比等方法所搜集的临床资料作为依据，以脏腑、气血、经络、病因等理论为基础，根据它们内在的有机联系，加以综合、分析、归纳、辨明损伤及筋骨关节疾患的本质，而做出诊断的过程。在辨证时，既要求有整体观念，根据全身证候进行整体辨证，还要结合骨伤科的特点，对损伤局部的肿胀、疼痛、畸形、功能障碍、伤口情况等证候进行局部辨证。骨伤科辨证的方法很多，除有局部辨证外，整体辨证中有脏腑辨证、气血辨证、经络辨证等，还有根据病程的不同阶段的分期辨证，以及根据不同类型的分型辨证等。这些辨证的方法，有各自的特点，但又往往需要互相补充。只有整体辨证和局部辨证相结合，诊断才能臻于完善，对损伤及筋骨关节疾患才能进行更有效的治疗。

四、辨位施法

辨位施法，旨在辨明损伤部位的伤情，为施治提供临床依据，它与辨证施治及辨病施治相辅相成，相得益彰。辨证着眼于疾病的整体的当前状态，辨病着眼于基本病理特点和过程，辨位则着眼于损伤部位的伤情，属于辨病施治的范畴，为李氏正骨所独有外治方法。只有诊断确切，才能根据病损的具体情况，施行有效的治疗方案，从而达到有效治疗的目的。

辨位，一是辨别人体损伤的部位，二是辨别筋骨经脉错乱的位置。施法，则是根据人体损伤的不同部位及损伤情况，采取相应的治疗手法，使损伤的筋骨脉络仍复于旧，使瘀血消散或骨折对位，从而使肢体功能得以恢复。李氏正骨辨位施法讲求的是对不同部位的解剖结构、伤情及损伤后的筋骨紊乱进行总体把握，并采用不同的手法给予准确的治疗，促进治疗效果的提升。比如四肢骨折，在以远就近的原则下，就不同部位需要采用不同的牵引方法，和不同的复位手法。上肢桡骨远端骨折，远端常有外旋移位和远端重叠，需将前臂外旋牵引，纠正重叠和外旋。对于下肢骨折，由于肌肉力量强大，复位困难，常采用手法放松肌肉，并用持续性牵引（骨或皮）使其逐渐复位。只有根据不同受伤部位，辨位施法，才能得心应手，取得满意疗效。

五、手法为先

李氏正骨主张手法与药物治疗并重，手法为先的原则。李氏有一套完整的常规推拿手法：如头部用推、掐、叩、拿；腰部胸肋用三揉和三推：即单指揉、多指揉、掌心揉、直推、横推、圆推；四肢部用揉、捏、按等。临症还要根据病情加减手法，同时根据年龄、病情、体质确定补、泻手法。每种手法运用次数、用力大小要恰到好处，这样疗效才会显著。同时主张施法宜早不宜晚，宜轻不宜重。在正骨按摩的应用过程中，每种手法都是不可缺少的环节，它们相互衔接，又各自起着重要的作用。在治疗过程中，运用触及伤部，查清病情，提拉远端，捏拿病点，按摩肿痛，舒筋活络，推顺正位，活血化瘀。理筋的手法是多种多样的，只有根据病情采用正确的治疗手法，才能将患者的损伤治愈。治疗中应做到"柔中有刚，重中有柔，软中有硬，急中有缓，轻而有力"。只要手法运用得当，就会收到立竿见影的效果。中医正骨手法是以捏拿对位准确、顺气行血、舒通经络为原则。治疗手法遵循"顺行者气血通，逆行者气血阻"的常理，对软组织损伤、筋出槽、骨错位施术，使骨正筋柔，瘀血散，气血通，筋骨得以康复。揉筋、正骨、舒筋为李氏治伤特长。

六、手法特点

手法是治疗骨伤科疾病的重要手段。手法的优劣，直接影响预后，李氏正骨根据多年的医疗实践，总结提出正骨手法，全面概括了骨折脱位的诊断及治疗手法，并根据手法的功用，将手法分为诊断手法、正骨手法、理筋手法、点穴手法和保健手法。突出整体观念、辨位施法，强调各种手法力度的相互运用，以轻而不浮、重而不滞、揉筋正骨、动静结合为其手法特色。强调骨折的整复和关节的复位要依赖手法，非灵丹妙药所能奏效。积极倡导将太极精华融于正骨按摩手法之中，相互渗透、融会贯通；鼓励患者以功能锻炼来调整、恢复，促进伤科疾病的康复。

以李氏正骨手法十六式为基础，重变通倡轻巧，力求不采用暴力，特别是治疗筋伤运用各种不同手法，达到开通气血、舒通经脉、理顺经筋的目的。强调受伤初期以疏导气血为主，手法轻松多用揉、捏、拿、按、摩等以舒松筋络；中期功能障碍或畸形，多先用顺筋归位，挤、按、端、提、搬等校正手法；后期症状基本消失，为加速恢复，多以调理气血、畅通经络，用推、揉、抖、滚、拍打等法。手法虚实轻重应根据患者体质、年龄、性别、受伤部位和病证随机应变，不可拘泥。治筋手法推崇以痛为腧，配合循经取穴、点按穴位，结合关节被动活动，主张动静结合，配合辅助疗法，以取得相应疗效。

七、手法药物并用

突出整体观念、辨证论治，强调各种手法、力度的相互配合，以轻而不浮、重而不滞、刚柔相济、不强拉硬拽，为李氏正骨手法特色。强调骨折的整复和关节的复位全凭手法，同时主张骨伤科疾病内治和外治并重，局部与全身兼顾，静养和活动互补，手法与药物并用，以达到治疗的目的。临床上将内伤证分为伤气、伤血和气血两伤，或根据伤势深浅分为伤皮表，伤经络，筋伤骨，伤脏腑等。由于气血循行于经络，且相辅相成，故伤气必伤血，伤血必伤气，不过两者所伤轻重不同而已。因此，在治疗过程中，要气血兼顾各有偏重。同时，由于经络内联脏腑，外络支节，"肢体损于外，气血伤于内"则"营卫有所不贯，脏腑由之不和"，故除局部施以外治（手法、敷药、固定），还要根据受伤部位、时间、经络脏腑，加以辨证施治，方能收到预期的疗效。

伤科用药，应根据伤之新陈，伤势轻重，伤者年龄大小及体质强弱辨证用药。一般来说，伤证初期有瘀宜破之，失血宜补而行之；中期瘀去而不尽，虚实相兼宜和之；后期气血亏损宜补之。骨伤科医生，必须既精通辨位施法，又要灵活掌握中医辨证施治的原则，手法与药物并用达到整复疗伤，却病强身的效果。

八、温通治痹

损伤日久正气不足或劳逸不当，以致外邪侵袭。风寒湿热之邪，痹阻于肌肉、骨节、经络之间，气血运行失畅，引起痛、肿、重着和麻木等一类症状，以关节疼痛、麻木、肿胀、变形为特征。《黄帝内经·痹论》："风寒湿三气杂至，合而为痹也。其风气胜者为行痹，寒气胜者为痛痹，湿气胜者为着痹也。"风、寒、湿为痹证病因三要素。又有皮痹、肉痹、脉痹、筋痹、骨痹之称。根据痹证的这些特点，其临床症状主要表现为：一是局部疼痛或游走性疼痛；二是局部关节肿胀或重着，引起肢体关节功能障碍，屈伸不利。因此，李氏正骨提出治疗痹证首先应止痛和恢复关节功能，其次是调理气血，恢复经脉之顺畅；第三是补虚，滋养脏腑之精血，以巩固疗效。

温经活血止痛是治疗痹证第一要法。痹证的成因以寒湿二邪为常见，引起的病变又是以"寒邪凝涩""经脉闭阻"为主，症状是以肌肉、关节、筋节等的酸胀、疼痛为主，若日久积深，寒湿与痰瘀凝滞于末梢关节或膝、踝、趾等处形成有形之物，呈梭形肿大之改变。痹证若以关节、肌肉疼痛为主或肿胀酸软、功能受限，不论其兼证的偏寒、偏热，在临床中都有一个特点：得热则痛减，得热则舒，遇冷痛剧。因此，中医辨证论治上都是以温经止痛、温通行滞、温通渗湿为主，即以《金匮要略》乌头汤为主方，再结合偏寒、偏热、偏湿、偏瘀而加减。

第二章 正骨手法

正骨手法在骨伤科，尤其是中医骨伤治疗中占有重要地位，是骨伤科四大治疗方法（手法、固定、药物和功能锻炼）之一，具有方法简便，疗效显著等特点。中医正骨手法历史悠久，流派众多，各具千秋。最典型的是清代吴谦所编撰的《医宗金鉴·正骨心法要旨》中，将基本手法归纳为摸、接、端、提、推、拿、按、摩，习称"正骨八法"。李氏正骨经历八代传承人的长期实践提高，形成了一套完整的检查诊断、复位和理筋手法，其中有些手法既可以用作检查诊断，也可用作治疗，据其运用目的不同，兹分别论述。

第一节 检查手法

摸法又称摸诊。在长期的医疗实践中李氏先人通过手法对患者损伤局部进行认真触摸，以了解损伤的性质、程度，判断有无骨折、脱位、筋出槽，骨错缝，以及骨折、脱位的移位方向等。在没有X线设备的情况下，通过长期临床实践所积累的丰富经验，运用摸法，也能够对许多损伤性疾病做出比较正确的诊断。摸法的用途极为广泛，即使在临床检查如此先进的当今，依然作为临证之首。

一、检查手法主要用途

（一）摸压痛

根据压痛的部位、范围、程度来鉴别损伤的性质、种类，直接压痛可能是局部有骨折或筋伤，而间接压痛（如纵轴叩击痛）常提示骨折的存在。长骨干完全骨折时，在骨折部出现环状压痛。斜形骨折时，压痛范围较横断为大。压痛面积较大，程度相仿，表示是筋伤。

（二）摸畸形

当发现有畸形时，结合触摸体表骨突变化，可以了解骨折或脱位的性质、位置、移位方向以及是否呈现重叠、成角或旋转畸形等情况。

（三）摸肤温

根据局部皮肤冷热的程度，可以辨别是热证或是寒证，并可了解患肢的血运情况。热肿，一般表示新伤或局部积瘀化热、感染；冷肿，说明寒性疾患；伤肢远端冰凉、麻木，动脉搏动减弱或消失，则表示血运障碍。摸肤温时一般用手背测试并与对侧比较。

（四）摸异常活动

在肢体非关节处出现了类似关节的活动，或关节原来不能活动的方向出现了活动即为异常活动，多见于骨折和韧带断裂。检查骨折患者时，不要主动寻找异常活动，以免增加患者的痛苦和加重局部组织的损伤。

（五）摸弹性固定

脱位的关节常保持在特殊的位置，在摸诊时手上感觉有弹性，这是关节脱位的特征之一。

（六）摸肿块

首先应区别肿块的解剖层次，是在骨骼还是在肌腱、肌肉等组织中，是骨性的或囊性的，还须触摸其大小、形状、硬度，边界是否清楚，推之是否可以移动及表面光滑度。

二、常用检查手法

（一）触摸法

即用手指置于伤处细心触摸，范围先由远端开始，逐渐移向伤处，通过对伤处的触摸，辨明损伤部位的情况。了解损伤和病变的确切部位，有无畸形、摩擦征，以及皮肤温度，有无波动感等。（图2-1）

（二）挤压法

用手挤压患处上下、前后、左右，根据力的传导作用来判断骨骼是否折断。检查肋骨骨折时，常用手掌分别按胸骨及相应的脊骨，进行前后挤压。检查骨盆骨折时，常用两手挤压两侧髂骨翼，此法有助于鉴别是骨折还是挫伤。检查骨肿瘤或感染患者，则不宜在局部大力挤压。（图2-2）

（三）叩击法

本法是通过用拳头对肢体远端纵向叩击所产生的冲击力来检查有无骨折的一种方法。检查股骨、胫腓骨骨折，可采用叩击足跟的方法。检查脊椎损伤时可采用叩击头顶的方法。检查四肢骨折愈合情况，常采用纵向叩击法。（图2-3）

（四）旋转法

用手握住伤肢远端，轻轻做旋转活动，以观察伤处有无疼痛、活动障碍及特殊的响声。本法常与屈伸法配合应用。（图2-4）

（五）屈伸法

用一手握住关节部位，另一手握伤肢远端，做屈伸活动，若关节部位出现剧痛，说明有骨与关节损伤，根据屈伸的度数可了解关节活动功能。旋转法与本法常与患者主动的屈伸与旋转活动进行对比。（图2-5）

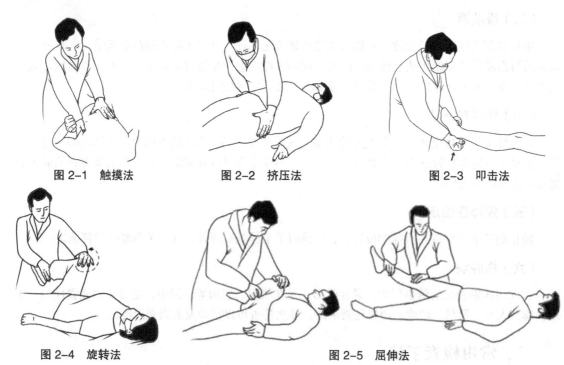

图 2-1 触摸法　　图 2-2 挤压法　　图 2-3 叩击法

图 2-4 旋转法　　图 2-5 屈伸法

摸诊非常重视对比，医者在摸诊时，须注意将患侧与健侧作对比，而后才能正确地分析通过摸诊所获得的资料，应用四诊辨证时也常采用"对比"的方法来帮助诊断，如望诊与量法主要是患侧与健侧比形态、比长短、比粗细、比活动功能等。此外，治疗前后的对比，如对骨折、脱位复位前后的对比，功能恢复过程的对比等，对全面了解患者情况有帮助。

第二节　复位手法

李氏正骨术在长期临床实践的基础上，不断地研习常用正骨手法，总结出李氏正骨十六式（十六种手法）。

一、常用的复位手法

（一）触摸法

用触摸法做初步的诊断，以手触摸患者的伤处，这是至关重要的一个环节。判断是否骨折、骨碎、骨裂或脱臼和有无并发症，以及表里虚实，并所患之新旧也，然后根据伤情进行治疗。结合X线片所显示的骨折端移位情况，在头脑中构成一个骨折移位的立体形象，以达到良好的诊断效果。

【具体操作】 触摸法主要是通过医者之手，接触于患处，细细循摸。手法由轻逐渐加重，由浅及深，从远到近了解损伤轻重程度，再结合其他诊察方法，为治疗提供诊断依据。

（二）拔伸法

一般骨折或关节脱臼，多并有移位，整复必当进行拔伸。这是正骨手法中的重要步骤，用于克服肌肉拮抗力，矫正患肢的重叠移位，恢复肢体的长度。按照"欲合先离，离而复合"的原则，开始拔伸时，肢体先保持在原来的位置，沿肢体的纵轴，由远骨折段做对抗拔伸牵引。然后，按整复的步骤改变肢体的方向，持续牵引。所施牵引力量的大小须以患者肌肉强度为依据，要轻重适宜，持续稳妥，以达到克服肌肉收缩力，矫正重叠移位功效。（图2-6）

【具体操作】或用一人，或用二人、三人，即术者紧握伤肢之远端，先顺势拔伸，再沿肢体纵轴拔伸，借拔伸之外力对抗伤折处肌肉之收缩力，使肌肉收缩所造成之骨关节移位恢复到正常位置。拔伸当视伤势、移位之具体情况，确定用力之大小、方向等。用力应稳而持续，要根据不同的部位和治疗的需要，掌握好拔伸法的力量和方向，切不可突然大力猛烈牵拉，以免引起不良后果。

（三）旋转法

有回旋之意，是指向相反方向用力，被动旋转肢体、躯体的手法。主要用于矫正骨折断端间的旋转及成角移位。骨折端近侧位置不易改变，远侧因失去连续可以活动，故应用旋转、屈伸、外展、内收等方法，主要矫正骨折断端旋转及成角畸形，尤其是靠近关节部位的骨折。（图2-7）

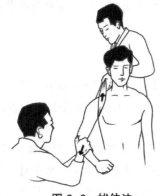

图2-6 拔伸法

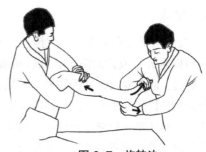

图2-7 旋转法

【具体操作】肢体有旋转畸形时，可由术者手握其远端，在拔伸下，围绕肢体纵轴向内或向外旋转以恢复肢体的正常状态。尤其在关节附近骨折往往须用本法。旋转法可单独使用，如关节内骨折和肱骨外髁翻转骨折可使骨折块逆移位方向转动翻回而复位；与其他方法配合使用，如肱骨内上髁骨折有骨片嵌入肘关节内时，可转动肘关节并配合其他手法使骨片脱出关节间隙而复位。

（四）屈伸法

骨折端常见的四种移位（重叠、旋转、成角、侧方移位），经常是同时存在的，在拔伸牵引下，一般首先矫正旋转及成角移位，即按骨折的部位、类型，明确骨折断端附着肌肉牵拉方向，利用其生理特点，将骨折远端旋转、屈伸，置于一定位置，远、近骨折端才能轴线相对，重叠移位也能较省力的得到矫正。在拔伸下做关节屈伸手法，有直接、间接复位作用和整复归原作用。如在骨折复位后做屈伸法可以整复残余的小异位，使其整复归原。（图2-8）

【具体操作】术者一手固定关节近端，另一手握住远端，沿关节的冠轴摇摆肢体，以整复骨折脱位。如伸直型肱骨髁上骨折，整复时应首先纠正骨折的旋转畸形，在拔伸牵引下屈曲肘关节才可使骨折远端与近端会合。对多轴性关节附件的骨折也是如此。总之，骨折断端的四种移位，重叠、旋转、成角及侧方移位通常是同时存在的，将拔伸与旋转、屈伸手法相结合才可使远近骨折端轴线一致，重叠移位才能得到纠正。

（五）捺正法

针对骨折移位突起的骨折端和脱位的关节骨用力重按的复位手法，分两点捺正法和三点捺正

法两种。捺正法用于横形、短斜形骨折,粉碎性骨折有侧方移位或成角移位以及部分关节脱位等情况。(图2-9)

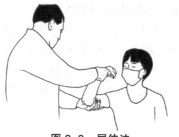

图 2-8　屈伸法

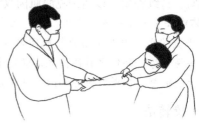

图 2-9　捺正法

【具体操作】对于侧方移位应以手指直接用力按压于骨折断端使其平复。操作时,在持续拔伸下,医者以一手或双手拇指分别挤压移位的两骨端做捺正手法,将患者骨折断端、关节脱位外突之骨按回原位,从而使骨折后骨断端所产生的分离、重叠、成角畸形、侧方移位及关节脱位等情况得到矫正。

(六)接法

《医宗金鉴·正骨心法要旨》:"接者,谓使已断之骨,合拢一处,复归于旧也。凡骨之跌伤错落,或断而两分,或折而陷下,或碎而散乱,或歧而傍突,相其形势,徐徐接之,使断者复续,陷者复起,碎者复完,突者复平。"(图2-10)

【具体操作】骨折发生后,骨折的类型以及骨折端移位的情况是非常复杂的,或分离下陷,或碎散傍突。接法操作时应按照骨折移位情况,术者双手分别握持骨折的两端,两手拇指抵于骨折成角畸形的顶端,拇指与其余四指同时用力使成角畸形得以纠正。接法是对各种骨折复位方法的总称,目的是使错位的骨折回位。

(七)端法

《医宗金鉴·正骨心法要旨》:"端者,两手或一手擒定应端之处,酌其重轻,或从下往上端,或从外向内托,或直端、斜端也。"(图2-11)

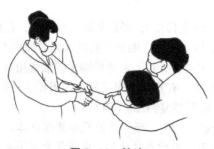

图 2-10　接法

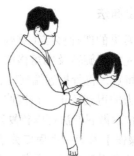

图 2-11　端法

【具体操作】对于骨折前后侧移位者用端法,医者以双手拇指按于突起的骨折一端向下,其余手指提下陷的骨折另一端向上,使骨折两端对合。对骨折内外侧移位者用端挤手法,医者以一手固定骨折近端,另一手握住骨折远端,用四指向医者方向用力谓之端;用拇指反向用力谓之挤,将向外突出的骨折端向内挤迫。要求实施手法时用力要适当,方向要正确,医者手指与患者皮肤稳定接触,避免在皮肤上来回摩擦而引起损伤。

（八）提法

提者，谓陷下之骨，提出如旧也。其法非一，有用两手提者，有用绳帛系高处提者，有提后用器具辅之不致仍陷者，必量所伤之轻重浅深，然后施治。所提之法，应轻重适度，倘重者轻提，则病莫能愈；轻者重提，则旧患虽去，而又增新患。（图2-12）

【具体操作】主要用于纠正骨折之侧方移位。侧方移位可分为前后侧（即上下侧或掌背侧）移位和内外侧（左右侧）移位。实施手法时，医者以掌、指分别置于骨折断端的前后或左右，用力夹挤，迫使骨折复位。

（九）折顶法

肌肉发达的患者发生横断或锯齿形骨折后单靠拔伸牵引力量常不能完全矫正其重叠移位，此种情况下可实施折顶法。（图2-13）

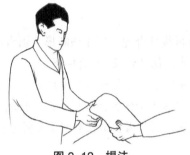

图2-12　提法

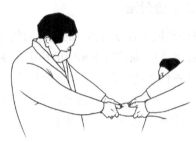

图2-13　折顶

【具体操作】术者双手拇指抵于突出的骨折一端，其他四指则重叠环抱于下陷的骨折另一端，在拔伸下双手拇指用力向下挤压突出的骨折端，加大骨折成角畸形，依靠拇指的感觉估计骨折的远近端骨皮质已经相抵时骤然反折。反折时环抱于骨折另一端的四指将下陷的骨折端猛力向上提起，而拇指则持续向下压迫突出的骨折端，这样较容易矫正重叠移位畸形。折角点的选择要准确，通常选在远、近两骨折突起最高处。折顶时折角注意避开重要血管神经，如果不能避开，术者可加用旋转手法，把靠近血管神经的骨折端转移到安全角度方向去，再做折顶手法。操作时可用捻正、摇摆等动作避开骨折断端齿状突起的阻碍和周围软组织的牵拉，而顺利成功。

（十）挤压法

此手法适用于矫正两骨并列部位骨折的侧方移位。在胫腓骨、尺桡骨等之间有骨间膜或骨间肌附着，发生骨折后受其牵拉而相互靠拢形成侧方移位。（图2-14）

【具体操作】术者用两手拇指及食、中三指由骨折部的掌背侧对向挤压或夹挤两骨间隙，使骨间膜紧张，靠拢的骨折断端便分开，远近骨折段相对稳定，并列的双骨折就能像单骨折一样一起复位。但在操作时手指用力要适当，方向要正确，部位要对准，着力点要稳固。术者手指与患者皮肤要接触稳定，通过皮下组织直接用力于骨折端，切忌在皮肤上来回摩擦，以免损伤皮肤。

（十一）分骨法

用于两骨或多骨之间的骨间隙变窄的骨折移位。（图2-15）

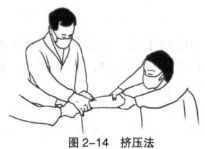
图2-14 挤压法

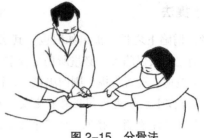
图2-15 分骨法

【具体操作】先通过拔伸牵引法，使两断骨间肌肉放松舒展，术者用拇指、食指和中指并力掐捏伤肢内外两侧，使并列的骨间隙增大恢复到正常位置。如桡、尺骨双骨折，因受骨间膜或骨间肌的牵拉而相互靠拢，使骨间隙变窄，复位时用两手分骨，整复骨折时，可用两手拇指及食、中、无名三指由骨折部的掌背侧对向夹挤两骨间隙，把骨间隙拉扯分开至正常距离。

（十二）合骨法

合骨法是把左右分离移位的远近两侧骨折断端在骨折线处合拢。用于横断形、锯齿形骨折断端有缝隙，而两骨断端缺少相应的稳定性或有软组织嵌入，伤肢延长。（图2-16）

【具体操作】横断形、锯齿形骨折在其他手法基本复位后，骨折断端仍有缝隙，为使骨折面紧密接触，复位后位置相对稳定，术者可固定骨折部，在助手持续拔伸牵引下，轻轻地采用左右或上下方向摇摆、推抵、叩击等手法，使骨折处紧密嵌插，以加强稳定性有利于骨折愈合。

（十三）捏法

捏法用单手或双手拇指、食指和中指先相对用力在患处紧捏，轻重适当。适用于指、趾关节脱位，斜形骨折、横断骨折和其他类型的骨折。（图2-17）

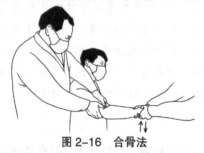
图2-16 合骨法

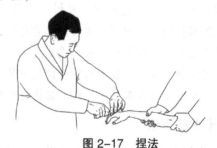
图2-17 捏法

【具体操作】三指捏是用大拇指与食、中两指夹住肢体，相对用力挤压。五指捏是用大拇指与其余四指夹住肢体，相对用力挤压，在作相对用力挤压动作时要循序而下，均匀而有节律。

（十四）摇摆法

这种手法主要适用于横断形及锯齿形骨折。经过上述手法后，骨折一般即可基本复位，但是横断、锯齿形骨折其断端间可能仍有间隙。（图2-18）

【具体操作】为了使骨折端紧密接触，增加稳定性，术者可用双手固定骨折部，由助手在稳定地维持牵引下左右或前后方向轻轻摇摆骨折远端，直到骨折断端间的骨擦音逐渐变小或消失。摇摆手法一般用于横形骨折发生在干骺端时，在骨折整复及夹板固定患肢后，医者可用一手固定骨折部的夹板，另一手轻轻叩击骨折的远端，使骨折断端紧密嵌插，增加稳定性。

第二章 正骨手法

（十五）叩击法

用于骨折紧密嵌插者，横形骨折发生在干骺端时，骨折整复夹板固定后，可用一手固定骨折部的夹板，另一手轻轻叩击骨折的远端，使骨折断端紧密嵌插，复位更加稳定。适用于横断、锯齿形骨折，可使骨折面紧密接触，增加复位的稳定性。（图2-19）

【具体操作】 在骨折整复及夹板固定患肢后，医生用一手固定骨折部的夹板，另一手轻轻叩击骨折的远端，使骨折断端紧密嵌插，增加稳定性。

（十六）疏通法

具有疏通筋脉，活血散瘀的作用。本手法适用于骨折复位后，起到调理骨折周围软组织的作用，可使扭转曲折的肌肉、肌腱随着骨折复位而舒展通达，这对关节附近的骨折尤为重要。视伤处虚实酌而用之，则有宜通补泻之功。（图2-20）

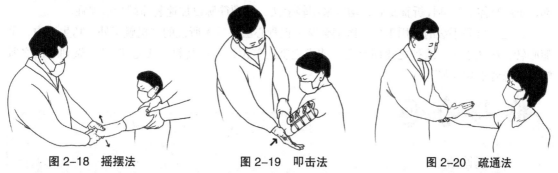

图2-18 摇摆法　　　　图2-19 叩击法　　　　图2-20 疏通法

【具体操作】 操作时用拇指、食指或手掌大小鱼际，手法要轻柔，按照肌肉、肌腱的走行方向由上而下顺骨捋筋达到散瘀舒筋的目的。

二、复位手法的运用

当机体受到暴力作用超过正常限度时，可发生骨折或脱位，又可因残余暴力、肌肉、韧带牵拉或搬运不当而使断端发生移位。临床上常见的移位有成角、侧方、短缩、分离和旋转5种。使用手法的目的就是要纠正移位，使骨对合。正如《医宗金鉴·正骨心法要旨》曰："但伤有重轻，而手法各有所宜，其痊可之迟速，及遗留残疾与否，皆关乎手法之所施得宜，或失其宜，或未尽其法也。"手法是"正骨之首务"。

在临床上使用的手法有触摸、拔伸、旋转、屈伸、捺正、接法、端法、提法、折顶、挤压、分骨、合骨、捏法、摇摆、叩击、疏通等16种，而每个手法皆有其适应证，如拔伸可纠正短缩和成角；横挤可纠正侧移；折顶可纠正成角或用于折骨等，每种手法均应视骨折的具体部位、具体情况而灵活选择应用。由于绝大多数有移位的骨折不是孤立存在的，而是复合移位，如尺桡骨双骨折的短缩移位，必有侧方移位，也可因肌肉牵拉同时发生旋转和成角移位，所以在采用整骨手法进行闭合复位时，单用一种手法就难以奏效，必须同时采用几种手法才能获得满意复位。

在进行正骨手法选用时，有一个主次或先后配合的问题。粉碎性骨折，用捏挤法复位；螺旋形骨折，用旋按法衔接；突起性骨折，用展按法平复；尾椎骨等嵌入性骨折，用钩提按捺和伸压展法整复；肱骨内外髁骨折，用推捏挤法复位；对于骨折断端重叠移位而缩短者，则按"欲合先离，离而复合"的原则进行整复，在施术前轻轻地按压和按摩伤部，使收缩的肌肉放松，疼痛缓解，而后用拔伸牵引的方法，助手双手握持骨折的近折端，术者握持骨折远折端，徐徐用力，恰到好处，勿太过或不及，使重叠的骨折断端复位；对向侧移位者可用提摇按推法复位；对于两根骨并列的部位发生骨折，则用扣挤分骨法使断端分离，然后用夹挤法复位。在正骨过程中，除运用恰当、熟练的手法外，施术必须及时，动作要果敢、细致，准确而敏捷。用力大小、方向都应根据病情而定。如果施术时用力过大，就会有损伤骨软组织的危险；力量过小则达不到复位的目的。施术时，要正确运用手技，力求一次完成整复。反复多次施术，非但有损骨折断端，对愈合亦有不良影响，而且会给患者带来更多痛苦。

手法操作过程中，注意力要集中，仔细体会手下感觉，观察伤处外形的变化，注意患者的反应，以判断手法的效果，并防止意外事故的发生。对于身体甚为衰弱，有其他严重疾病，多处复杂骨折者及孕妇等，正骨复位时应特别慎重。若感复位有困难时，不得勉强行事。宁可暂缓复位，或大体改善骨折移位状况，待采取一定积极措施，条件较成熟时，再设法弥补。不应只顾局部，不顾整体。每例骨折整复后，均应采用轻手法，理顺筋脉以加速复原减少后遗症。

总之，整骨手法的运用正如《医宗金鉴·正骨心法要旨》所说的"机触于外，巧生于内，手随心转，法从手出，或拽之离而复合，或推之就而复位，或正其斜，或完其阙"，做到"法之所施，使患者不知其苦"。

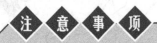

1.明确诊断

复位之前，医者对病情要有充分了解，根据病史、受伤机制和X线检查结果做出明确诊断，同时分析骨折发生移位的机制，选择有效的整复手法。

2.复位原则

骨折后，近侧骨折段的位置不易改变，而远侧骨折段因失去连续性，可使之移动。因此，骨折复位时，是将远侧骨折段对准近侧骨折段所指的方向。以"子求母"是复位原则，即复位时移动远断端（子骨）去对准近断端（母骨）。力争一次手法整复成功。多次反复地整复，往往会加重局部软组织的损伤，使肿胀更加严重，复位更加困难，而且有造成愈合延迟或关节强硬的可能。

3.密切注意全身情况变化

对多发性骨折气血虚弱，严重骨盆骨折发生出血性休克，以及脑外伤等重症，均需暂缓整复，可采用临时固定或持续牵引等法，待危重病情好转后，再考虑骨折整复。

4.掌握复位

标准骨骼是人体的支架，它以关节为枢纽，通过肌肉收缩活动而进行运动，当肢体受到外力或肌肉强烈收缩造成骨折后，骨折断端发生移位，肢体就失去了骨骼的支撑作用，而不能正常活动。因此，在治疗骨折时，首先要进行骨折复位，以恢复骨骼的支撑作用。骨折对位越好，支架越稳定，固定也越稳当，骨折才能顺利愈合，功能亦恢复达满意。对所有骨折都应争取达到解剖复位和接近解剖复位，若某些骨折不能达到解剖复位，也应根据患者年龄、职业及骨折部位的不同，达到功能复位。所谓功能复位，即骨折在整复后无重叠移位，旋转、角畸形得到纠正，肢体的力线正常，长度相等，骨折愈合后肢体的功能可以恢复到满意程度，不影响患者在工作或生活上的要求。如老年患者，虽骨折复位稍差，肢体有轻度畸形，只要关节活动不受影响，自理生活无困难，疗效就还算满意。儿童骨折治疗时要注意肢体外形，不能遗留旋转及成角畸形，轻度的重叠及侧方移位，在发育过程中可自行矫正。

5.抓住整复时机

只要周身情况允许，整复时间争取在骨折后半小时内，局部疼痛、肿胀较轻，肌肉尚未发生痉挛时，最易复位。此时伤肢麻木，尚未发生严重水肿，患部张力小，疼痛轻微，是最佳正整时期；如果有局部肿胀严重，或皮肤破裂等情况，需要经过适当治疗，待肿胀消退，皮肤愈合，筋肉痉挛松解后，再行手法整复。但要防止延误治疗，以免人为造成陈旧性骨折。伤后3~6小时内局部瘀血尚未凝结，复位也较易。一般成人伤后2周内可考虑手法复位，但时间越久复位困难越大。

6.选择适当麻醉

早在元代《世医得效方》、明代《疡医证治准绳》等著作中均已主张"凡骨节、损伤，肘臂腰膝出白蹉跌，须用法整顿归原，先用麻药与服，使不知痛，然后可用手法治之"。说明古人对应用麻药可以消除疼痛，解除肌肉痉挛，使筋络松弛，有利于正骨复位已早有认识。在复位时让患者采用舒适的体位，依每位患者的具体情况选择适当的止痛或麻醉措施。可选用针刺麻醉、中药麻醉、局部麻醉、神经阻滞麻醉、硬膜外麻醉等，完全有把握在极短时间内获得满意复位者，可以不用麻醉。

7.做好整复前准备

（1）人员准备：确定主治者与助手，并做好分工。参加整复者应对伤员全身情况、受伤机理、骨折类型、移位情况等，做全面的了解与复习，将X线片的显示结果与患者实体联系起来，仔细分析，确立整复手法及助手的配合等，做到认识一致，动作协调。

（2）器材准备：根据骨折的需要，准备好一切所需的物品。如纸壳、绷带、夹板、支具、扎带、棉垫、压垫，以及需要的牵引装置等，还须根据病情准备好急救用品，以免在整复过程中发生意外。

8.参加整复人员精力要集中

注意手下感觉，观察伤处外形的变化，注意患者的反应，以判断手法的效果，并防止意外事故的发生。

9.切忌使用暴力

拔伸牵引须缓慢用力，恰到好处，勿太过或不足，不得施用猛力。整复时着力部位要准确。用力大小、方向应视病情而定，不得因整复而增加新的损伤。

三、手法复位禁忌证

（1）急慢性感染，如急性化脓性关节炎，脓肿、疖肿、骨髓炎、骨结核、滑膜结核、关节结核。

（2）高热，传染病，如急性肝炎、猩红热、麻疹等。

（3）急腹症，如肠梗阻、溃疡穿孔、阑尾炎、胰腺炎、腹膜炎。

（4）肿瘤，良性肿瘤手法刺激易恶变，恶性肿瘤手法刺激易转移。

（5）肌腱、韧带完全断裂或部分断裂。

（6）诊断不明的急性脊柱损伤或者伴有脊髓压迫症状，不稳定性脊柱骨折和脊柱重度滑脱。

（7）急性损伤性血肿，严重的心肺功能不全，血液性疾病，血小板减少性紫癜，严重的皮肤病、皮肤破损，孕妇，以及不能与医生配合的精神病患者等。

（8）长期服用激素的患者。

第三节　理筋手法

一、常用的理筋手法

（一）按法

是用指尖、拳尖、手掌、肘等部位在患处垂直用力，按法作用较深，以局部感觉胀痛为度。按而留之，不可呆板，适用于全身各部位。临床上按法又分指按法、掌按法、屈肘按法等。（图2-21）

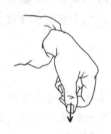 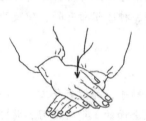 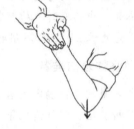

图 2-21　指、掌、肘按法

1.指按法

接触面较小，刺激的强弱容易控制调节，可开通闭塞、散寒止痛。

2.掌按法

接触面较大，刺激也比较缓和，适用于治疗面积较大而较为平坦的部位，如腰背部、腹部等。

3.屈肘按法

用屈肘时突出的鹰嘴部分按压体表，此法压力大，刺激强，故仅适用于肌肉发达厚实的部位，如腰臀部等。

【具体操作】着力部位要紧贴体表，不可随意移动，用力要由轻而重，不可用暴力猛然按压。按法常与揉法结合应用，组成"按揉"复合手法，即在按压力量达到一定深度时，再做小幅度的缓缓揉动，使手法刚中兼柔。

（二）摩法

以掌面或指面附着于穴位表面，以腕关节连同前臂做顺时针或逆时针环形有节律的摩动。作用轻柔而浅，速率较快。摩法又分为指摩法、掌摩法、掌根摩法等。（图2-22）

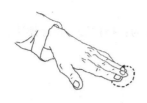 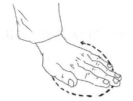 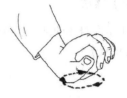

图 2-22　指、掌、掌根摩法

1.指摩法

用食指、中指、无名指面附着于一定的部位上，以腕关节为中心，连同掌、指做节律性的环形运动。

2.掌摩法

用掌面附着于一定的部位上，以腕关节为中心，连同掌、指做节律性的环形运动。

3.掌根摩法

用掌根部大、小鱼际等用力在身体上进行摩动，摩动时各指略微翘起，各指间和指掌关节稍稍屈曲，以腕力左右摆动。操作时可以两手交替进行。

【具体操作】在运用摩法时，要求肘关节自然屈曲、腕部放松，指掌自然伸直，动作要缓和而协调。本法刺激轻柔缓和，是胸腹、胁肋部常用的手法。

（三）推法

四指并拢，紧贴于皮肤上，向上或向两边推挤肌肉。推法可分为平推法、直推法、旋推法、合推法等。现仅以平推法说明之。平推法又分指平推法、掌平推法和肘平推法。（图2-23）

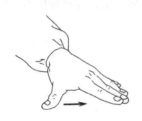 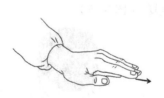 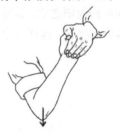

图 2-23　指、掌、肘平推法

1.指平推法

拇指指面着力，其余四指分开助力，按经络循行或肌纤维平行方向推进。此法常用于肩背、胸腹、腰臀及四肢部。

2.掌平推法

将手掌平伏在皮肤上，以掌根为着力点，向一定方向推进，也可双手掌重叠向一定方向推进。此法常用于面积较大的部位。

3.肘平推法

屈肘后用鹰嘴突部着力向一定方向推进。此法刺激力量强，仅适用于肌肉较丰厚发达的部位，如臀部及腰背脊柱两侧膀胱经等部位。

【具体操作】在运用推法时，指、掌、肘要紧贴体表，用力要稳，速度要缓慢而均匀。此种手法可在人体各部位使用，能增强肌肉的兴奋性，促进血液循环。

（四）揉法

用手掌在身体的某一部位做轻而缓和的回旋揉动。揉法又分为：指揉法、鱼际揉法、掌揉法等。（图2-24）

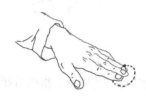 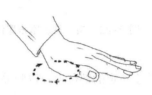 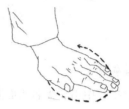

图2-24 指、鱼际、掌揉法

1.指揉法

用拇指或中指或食指、中指、无名指指面或指端轻按在某一穴位或部位上，做轻柔的小幅度环旋揉动。

2.鱼际揉法

用手掌的大鱼际部分，吸附于一定的部位或穴位上，做轻轻的环旋揉动。

3.掌揉法

用掌根部着力，手腕放松，以腕关节连同前臂做小幅度的回旋揉动。

【具体操作】用手指或手掌在皮肤或穴位上进行旋转活动。

（五）拿法

捏而提起谓之拿。此法是用大拇指和食、中指端对拿于患部或穴位上，作对称用力，向上提起，随后又放下。这样一拿一提重复。（图2-25）

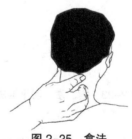

图2-25 拿法

【具体操作】使用拿法时，腕部要放松灵活，指面着力。动作要缓和而有连贯性，不可断断续续，用力要由轻到重，再由重到轻，不可突然用力。

（六）擦法

用手掌的大鱼际、掌根或小鱼际附着在一定部位，进行直线来回摩擦，使之产生一定热量。（图2-26）

【具体操作】用手掌的大鱼际、小鱼际或掌根在受术部位进行直线来回摩擦。

（七）点法

用拇指顶端，或中指、食指、拇指之中节，点按某一部位或穴位。（图2-27）

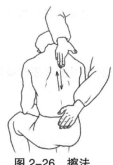

图 2-26　擦法

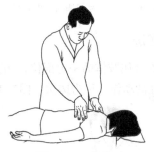

图 2-27　点法

【具体操作】用指端或者指间的关节按压患者的某个地方，然后逐渐向下用力压，一般用在腹部、背部、腰部，有活血止痛效果。

（八）击法

用拳背、掌根、掌侧小鱼际、指尖等叩击体表，称为击法，分为拳击法、掌击法、指击法和棒击法等。主要用于肢体疼痛、麻木不仁、风湿痹痛、疲劳酸痛等病症，宣通气血的作用较为明显。（图2-28）

【具体操作】操作时用力要稳，要含力蓄劲，收发自如。击打的力量要适度，应因人、因病而异。动作要连续而有节奏性，快慢要适中。击打时要有反弹感，一触及受术部位后即迅速弹起，不要停顿或拖拉，避免暴力击打。其中拳击法常用于腰背部；掌击法常用于头顶、腰臀及四肢部；指尖击法常用于头面，胸腹部；棒击法常用于头顶、腰背及四肢部。

（九）扳法

扳法是用双手将肢体向相反方向或同一方向扳动，使关节伸展或旋转，称为扳法。（图2-29）

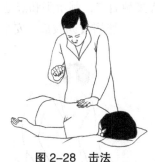

图 2-28　击法

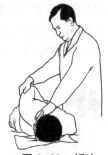

图 2-29　扳法

【具体操作】沉肩垂肘，两手用力要和缓、平稳、协调、准确，扳动时不可施用暴力。扳动的幅度要在正常的生理活动范围内，并结合病变关节的活动度而定，一般应由小到大，循序渐进，不得强求。

（十）摇法

使关节产生被动性的环形运动，称为摇法。根据部位不同，又分为颈部摇法、肩关节摇法、髋关节摇法、踝关节摇法。此法具有滑利关节，舒筋通络，预防和解除粘连，改善关节运动功能等作用。（图2-30）

【具体操作】用一只手抓住患者肢体较远端，另外一只手来扶住需要摇的关节，然后用这个关节作为支点来做最大范围的摇动。以头颈部摇法为例：患者取坐位，术者立于一侧，一手扶住患者头顶，另一手托其下颌，双手相对用力做同一方向的环形运动，使患者头颈得以环转摇动。

（十一）搓法

用两手掌面挟住肢体的一定部位，相对称用力做方向相反的来回快速搓揉或做顺时针回环搓揉，即双掌对揉的动作，称为搓法（图2-31）。

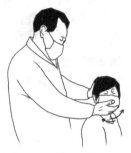
图 2-30　摇法

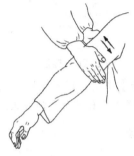
图 2-31　搓法

【具体操作】使用此法时，两手用力要对称，用力要均匀，不宜太重，动作先慢后快而协调，使被搓部位有轻松的感觉。

（十二）捻法

用拇指和食指或者中指相对，捏患者的手指或者脚趾做对称用力捻动。（图2-32）

【具体操作】本法具有理筋通络、滑利关节的作用，适用于手指、手背及足趾。运用时动作要灵活、快速，用劲不可呆滞。

（十三）滚法

以手背部在体表进行连续的滚动，称为滚法。滚法接触面广，刺激平和舒适，且能用于虚证。所取治疗部位无论肌肉丰厚或薄弱均可，多用于项、背、腰臀及四肢部。安全舒适，易于被人接受，具有良好的调整作用。（图2-33）

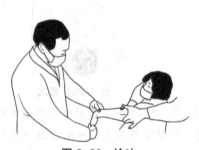
图 2-32　捻法

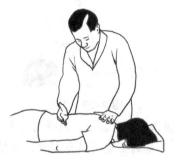
图 2-33　滚法

【具体操作】术者手握空拳，食指、中指、无名指、小指的近侧指间关节置于治疗部位上，腕关节做小幅度的转动，使接触治疗部位的指间关节来回滚动。滚法在移动操作时，移动的速度不宜过快。即在滚动的频率不变的情况下，于所施部位上缓慢移动。

（十四）捏法

用单手或双手拇指和余四指并拢的指腹在患处紧捏，由上而下地提捏，力度、速度要均匀。（图2-34）

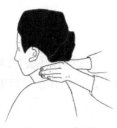

图 2-34 捏法

【具体操作】手指自然伸直,掌关节屈曲,上臂放松。捏动时以腕关节用力为主,指关节做连续不断灵活轻巧的挤捏。在做相对用力挤压动作时要循序渐进,均匀而有节律性。

(十五)掐法

用拇指或食指指甲,在一定穴位上反复掐按,常与揉法配合使用,如掐揉人中,须先掐后揉。(图2-35)

【具体操作】拇指、食指或中指的末节呈屈曲状,以屈曲之指端,在身体某部位或穴位处深掐。使用时可取坐位或卧位,医者将力贯注于指端,施力重按且掐,要求用力要稳,切忌滑动,掐按力量不能太大,以不刺破皮肤为度。掐后应轻揉患部,以缓解不适之感。

(十六)解痉法

用手指腹、掌根部在软组织损伤部位、关节周围做旋转性的按摩。临近处施抚摸、揉、擦、搓、拿、拍击、点压等多变手法。(图2-36)

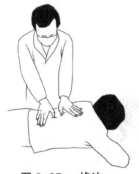

图 2-35 掐法

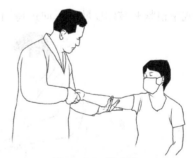

图 2-36 解痉法

【具体操作】此手法灵活多变,摸、揉、擦、搓、拿、拍击、点压等手法并用,变化多端,是缓慢而轻柔的手法,适用于闭合性软组织损伤,局部组织痉挛性发紧僵硬及脊柱疾患整复前。

(十七)脊柱旋转复位法

是使患者前屈,然后脊柱沿纵轴旋转、在牵引下应用了旋转力,在脊柱沿纵轴旋转的瞬间拨正偏歪棘突,使位移的椎体恢复正常的解剖位置,使错缝的关节突关节对位,恢复正常的或代偿的脊柱内外平衡,达到治疗目的。(图2-37)

【具体操作】患者坐凳子上,右前臂弯曲手抓握左侧颈椎,左前臂弯曲搭在右侧腋下,助手固定患者大腿,术者右手自患者右腋下穿过扶持颈椎,左手拇指顶住患椎偏歪的棘突,用力向对侧推按,以拨正偏歪棘突,使脊柱逐渐屈曲,并在向棘突偏歪一侧侧弯的情况下作顺时针或逆时针方向旋转。两手协同动作,推按之手先捻定顶住患椎棘突,在旋转的最后几度用力推按,偏歪棘突复位时手指可触及弹跳感。

（十八）抖法

术者用手握住患肢的远端，用力做上下抖动，使患者肢体呈波浪式抖动，有放松肌肉和关节等作用，有通经络和利于关节恢复的效果，一般在推拿结束后会用到。（图2-38）

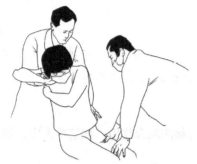

图 2-37　脊柱旋转复位法

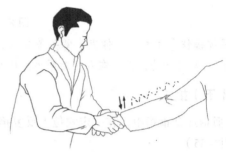

图 2-38　抖法

【具体操作】①抖上肢，患者取坐位或站立位，肩臂部放松。术者以一手按其肩部，另一手握住其腕部，做连续不断地小幅度上下抖动，抖动中可结合被操作肩关节的前后方向活动。②抖下肢，患者仰卧位，下肢放松。术者站其足端，用双手分别握住受术者两足踝部，将两下肢抬起，离开床面30厘米左右，然后上、前臂同时施力，做连续的小幅度上下抖动，使其下肢及髋部有舒松感。

（十九）捋顺法

用手指或掌根紧贴肢体皮肤由近向远捋顺。（图2-39）

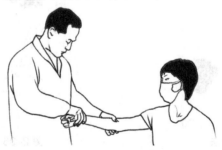

图 2-39　捋顺法

【具体操作】手法要求掌指握力深达肌肉层，运行速度均匀舒缓。常作为理筋手法治疗结束方法。

总之，推拿在对筋伤的治疗过程中始终贯穿着中医学"痛则不通，不通则痛"的理论原则，将揉、顺、松、动四者有机地结合在一起，使拘者舒，斜者正，瘀者通，以取得"通则不痛"的满意疗效。

二、理筋手法的作用

（一）舒筋活络

用按法于穴位时，在血管神经走行方位按压动脉能使血流暂时隔绝，放松压迫时则血骤然流向远端，肢体循环得以改善；按压交感神经时，其血管暂时失去交感神经的控制，则血管舒张，痉挛消除。按压中府、极泉等穴，均有阻滞神经血管束的作用。如按压下肢常用的穴位环跳、殷门、承扶、委中、承山等，可使坐骨神经支配区域麻木；而承扶、委中、承山各穴位所在部位与坐骨神经走行部位一致，所以按此三穴时，下肢均有麻木感，其作用是使痉挛的血管舒张，畅通血液循环。

（二）解除肌肉痉挛

肌肉痉挛是由于人体受伤后，局部神经受了刺激，机能发生反应的结果，是人体的自然保护性反应，可以防止受伤部位继续损伤。如肌纤维断裂、韧带断裂、关节内积血、脂肪垫嵌入关节间隙、半月板破裂、肌腱滑脱、骨缝开错、关节脱位以及骨折等所引起受伤部位发生疼痛。推拿手法可以消除肌肉痉挛，调整机体内部失常平衡。在压痛点处牵拉、按压肌肉纤维，为解除肌肉痉挛的有效措施。推拿消除导致肌肉紧张的病因，其机理有三个方面：一是通过加强损伤组织的循环，加快局部肿胀的吸收，促进受伤组织的修复；二是通过提高局部组织的痛阈，减少受损组织疼痛刺激的保护反应；三是软组织有粘连者，通过手法可帮助松解粘连，恢复原有机能。

（三）活血散瘀

由于软组织受伤后，其损伤部位的毛细血管破裂，则产生积血，刺激局部血管可以产生痉挛。手法在体表操作，局部温度上升，产生热效应，热能逐渐深透，温煦皮毛、肌肉、筋脉，从而加速气血运行而化瘀。通过运用手法能消除血管痉挛，改善血液循环，加速瘀血消散吸收。可排除关节内积血，借以散瘀活血，消肿止痛，恢复关节活动功能。如急性踝关节扭伤时，常由于韧带关节囊撕裂，关节腔内积血，软组织侵入关节间隙，产生严重疼痛，关节活动功能障碍。久之则积血与软组织机化，转变为慢性关节肿胀疼痛，病情顽固，不易治愈。在施用推拿手法时配合踝关节被动活动，可以排除关节内积血，使嵌入关节间隙的软组织整复，肿消痛止，关节活动功能恢复。推拿通过推穴道、走经络而使经络通畅，通过消除肿胀而解除其对经络的压迫，通过缓急解痉而使经脉得以伸展，都能有效地消除瘀血。

（四）整复脱位

凡筋伤患者，其损伤多伴有骨错之症、筋走之情，《医宗金鉴》手法总论中就有筋歪、筋断、筋翻、筋转、筋走的记载。而肌腱滑脱、关节内软骨板损伤、椎间盘突出、脊柱小关节紊乱、关节半脱位伴滑膜嵌顿均须以适当手法理筋整复，使筋顺而骨正。顺则通，通则不痛，以达气血流畅，疼痛立减，功能改善之目的。推拿手法亦能使脱位的关节整复，撕裂的软组织对位，滑脱的肌腱理顺，破裂突出的纤维环还纳，可以解除由于这些病理变化所带来的肌肉痉挛和局部疼痛，以利于损伤的局部组织修复和功能重建。如桡骨小头半脱位，骶髂关节半脱位；又如下颌、肩、肘、髋等关节新鲜脱位，均可通过推拿手法复位。同时对膝踝关节扭伤后韧带撕裂亦可用手法使撕裂的韧带和关节囊的断端对位，将滑脱的肱二头肌腱理正。以上都说明推拿手法有整复脱位的功能。

（五）疏通狭窄

如肱二头肌腱长头腱管、桡骨茎突部腱管和屈拇、屈指肌腱鞘，由于年老体衰而产生增生性病理改变，再加以慢性劳损或遭受风、寒、湿邪的侵袭，可使骨纤维性腱管部位的肌腱、腱鞘肿胀、充血、鞘内渗液等炎性改变。久之纤维机化，鞘壁增厚产生粘连，从而肌腱束缚于腱鞘内，影响关节屈伸活动。轻者腱鞘狭窄、活动时弹拨作响。重者局部粘连硬结，丧失关节屈伸活动。中医学认为"不通则痛，通则不痛"，在有腱鞘狭窄的部位产生疼痛。因此，经常应用推拿的弹拨、理筋、按压手法，可以达到剥离粘连，扩大狭窄，使肌腱在腱鞘内运转自如，消肿止痛，恢复正常滑动功能。

（六）剥离粘连

被动运动是推拿手法的一个重要组成部分。对关节粘连僵硬者，适当的被动活动则有助于松解粘连，滑利关节；对局部软组织变性者，则可改善局部营养供应，促进新陈代谢，增大肌肉的延展性，从而使变性的组织功能逐渐得到改善。软组织损伤后，无论肌肉、肌腱、韧带、关节囊等组织的裂伤，均可因局部出血、血肿机化而产生粘连，成为造成长期疼痛和关节活动功能受限的原因。预防粘连最有效的措施，是运用手法把强直的关节进行活动，撕裂粘连，但手法要精心细致不可粗暴。通过推拿拨离，解除了周围神经粘连，排除邻近物质对神经的干扰，使周围神经外膜逐渐修复完整。神经内部物质停止向外慢性渗漏，恢复周围神经的正常生理功能。限制肌肉、肌腱间的相互滑动，粘连如发生在肌肉、肌腱的周围，使其与其他组织相互固定，当肌肉收缩时，不能与周围组织产生相对滑动，导致运动障碍。最为明显的例子是狭窄性腱鞘炎的粘连期。推拿手法既可直接作用于粘连处，解除纤维性粘连，又可通过被动运动，牵拉肌腱而撕离粘连，使功能恢复正常。

（七）宣通气血

气血为生命之本。血行脉中，阴阳相贯，如环无端。气随血行，濡养周身。若脉络不通或筋骨粘连而致血不能行，则必生灾患。筋骨关节受损，必累及气血，致脉络损伤，气滞血瘀，为肿为痛，从而影响肢体关节的活动。推拿手法作用于经络腧穴，可以疏通经络，行气活血，散寒止痛。首先，通过手法对人体体表的直接刺激，促进了气血的运行。其次，通过手法对机体体表作用，产生热效应，从而加速了气血的流通。

（八）滑利关节

一旦筋伤，由于患者无法忍受疼痛，其肢体多处于强迫体位，又也因为神经的保护性反射，机体软组织处于紧张痉挛状态，肢体关节的活动度也会减小。如果失治或误治，长此以往，在痉挛处形成粘连，将进一步影响肢体关节活动，轻者仅"关节不利"，重者完全冻结、畸形，或"痿废不用"。滑利关节是推拿之所长，即增加关节运动的幅度和灵敏度。①推拿运动关节类手法为关节的各种运动形式设计了相应的手法，如拔伸使之沿纵轴牵拉，扳法使之瞬间旋转或曲折，摇法使之环转等，均能有效地扩大关节的运动范围，且手法运动较之器械更灵活、更有针对性。②通过对相关肌群的推拿，松解粘连，既有利于增强运动肌肉的肌力，又有利于减少其拮抗肌肉的阻力，从而增大关节的活动范围。③推拿练功，神形兼备，动静结合，通过主动运动而改善关节的运动状态。

（九）消肿止痛

一般而言，推拿多以经穴为重点。沿经脉走行顺经推捋可畅通气血，按压与放松交替作用于经络，可改变经气的运行状态；运动关节可导引而行气血；点按穴位，局部疏通经络；摩擦皮肤，温经散寒而通络；揉法活血缓急而止痛，这些都是临床通络止痛的常用方法。不仅如此，适当的手法还可使肌肉间的力学平衡得到调节，使肌肉间不协调的力学关系得到改善或恢复，从而使疼痛减轻或消失。推拿手法可促进循环、减轻疼痛、恢复功能。一是通过手法治疗使局部组织温度升高加强血液循环；二是在适当的刺激下，提高局部组织的痛阈，减轻疼痛刺激；三是将紧张或痉挛的肌肉充分拉长，恢复其功能，从而解除其紧张痉挛，消除疼痛。

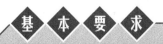

理筋推拿手法的基本要求是持久、有力、均匀、柔和、深透，其中持久、有力、均匀、柔和是手段，深透是目的。

持久：要求一种推拿手法在正确操作的前提下，要在患者身上持续一定的时间，才能保证达到一定的治疗效果，因此，要求手法持续操作5分钟以上，点法要求持续1分钟。

有力：要求每种推拿手法操作要有一定的力度，这个"力"是技巧的力而不是蛮力。由于疾病的不同，体质、性别、年龄、治疗部位各异，手法的力度是不一样的。这种技巧的"力"，要靠实际操作，逐步摸索积累而成，"力"的适度直接影响到治疗效果。

均匀：要求推拿手法在保持一定压力的情况下，根据不同的推拿手法而掌握一定的节奏，不可忽快忽慢、时轻时重，只有保持良好的节奏，才能保证充分的治疗效果。

柔和：是指推拿手法作用在患者肢体时，虽然要求要保持一定的压力，但应让患者基本上感到舒适的情况下来完成治疗，达到治疗效果。不可伤及局部皮肤组织、皮下组织甚至更深层组织。

深透：推拿手法操作时，只有掌握住持久、有力、均匀、柔和，才能保证深透。深透是指"力"达到所要治疗的部（穴）位，也就是古人所指的"适达病所"，过之与不及均不可取，"轻而不浮，重而不滞"更是精辟地概括了推拿手法的要求。"轻"手法的操作只需要使推拿手法的治疗力作用到所要治疗的深度，而不能浮在肌肤的表面；"重"手法的操作不可滞留在不是治疗的部位，而应达到所需治疗的层次。推拿手法在操作过程中，尤其是在穴位上操作时也应有类似针灸"得气"的感觉，除患者本身可出现麻、胀的感觉外，有时还可有舒服、酸痛的感觉。医者在推拿手法操作中，也可感到很舒顺、畅快，这就是常说的"手感"。

简单生硬甚至粗暴的随意性推拿动作不但不会达到防病治病的目的，还会给患者带来不应有的痛苦，甚至加重病情影响康复，不能称为手法。古人对推拿手法的要求十分重视，如《医宗金鉴·正骨心法要旨》说："法之所施，使患者不知其苦，方称为手法也。"要达到熟练精妙的程度，不断实践，乃至得心应手，做到"一旦临证，机触于外，巧生于内，手随心转，法从手出"。

第三章

夹板固定

第一节 固定原理

夹板固定是用扎带或绷带把木板、竹板、三合板或塑料制成的夹板固定在骨折已复位的肢体上，以利于骨折断端在相对静止的条件下愈合，同时配合以循序渐进的功能锻炼，促进骨折愈合和恢复肢体功能的一种治疗方法，又称夹缚疗法。常用器材有大小规格、形状各异的夹板、扎带或绷带、固定垫、衬垫物等。（图3-1）

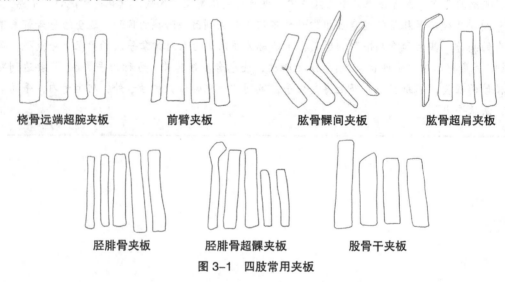

图 3-1 四肢常用夹板

一、夹板固定原理

骨折复位后会发生再移位，因骨骼在折断并移位时，就形成了一系列不稳定的因素，如移位侧骨膜撕裂，移位径路上的软组织遭受损伤等。复位后的骨骼存在着通过这些薄弱环节循原有移位路径再移位的倾向。同时，伤侧远端肢体的重量和肌肉牵拉也容易促使发生再移位。通过夹板进行固定，一是通过布带的约束力、夹板的杠杆力及纸压垫的效应力来平衡引起骨折再移位的倾向力，使骨折远近端处于相对静止状态，即夹板局部外固定不是企图将骨折断端绝对固定，只是保持骨折断端的相应解剖关系，控制造成骨折断端成角、旋转、分离等再移位的活动，又保留对向挤压以利骨折愈合的活动；二是肌肉的收缩活动使骨折断端产生纵向压力，纵向压力使骨折断端保持紧密接触，这是一种生理性刺激，有利于骨折愈合。根据肢体运动学的特点，通过适当的牵引力和反牵引力，将骨折复位，加以夹板的固定包扎，利用夹板固有弹性、韧性和可塑性，从肢体功能要求出发，达到骨折端复位、制动和解除肌肉痉挛等作用，重新恢复肢体内部动力的平衡。

骨折复位后选用不同的材料，如柳木板、竹板、纸板等，根据患者肢体形态加以塑形，制成适用于各部位的夹板，并用系带扎缚，以固定垫配合保持骨折复位时的位置，这种固定方法被称为小夹板固定。小夹板外固定是一种以制动达到动力平衡的固定方法。具有以下优点：

（1）小夹板由于具有合理的构型和力学优势，可以保持骨折部位的相对稳定性，贯彻了功能锻炼的原则，能促进骨痂的形成，并使骨痂在功能状态下得到良好的塑形，这种治疗方法最根本的优点在于它体现的是"动静结合"和"弹性固定"的理念。

（2）小夹板弹性固定为骨折端提供了相对固定的力学环境，在保证骨折部稳定可靠的前提下，允许骨折端有微动。这种微动对骨折愈合是有利的，可促进血肿吸收及防止骨膜反应性肥厚增生，促使骨细胞分化提前、血管再生丰富、骨痂生长及钙化加速，使愈合时间提前。

（3）小夹板外固定对骨折端无应力遮挡效应，对骨血运亦无破坏，对骨折自然愈合的过程无明显干扰。同时，小夹板固定方法无须剥离骨膜，对软组织损伤较轻，对局部血液的供应破坏少，对骨折愈合有利。

（4）小夹板固定骨折无须固定关节，不影响关节活动，能够使肢体功能恢复与骨折愈合过程基本达到同步。

二、李氏小夹板

李氏正骨自创立流派以来，就本着方便于民、就地取材的原则，固定材料主要以当地出产的柳木及竹片为主。柳木和竹片都具有弹性、韧性、吸附性，同时具备可塑性。夹板两端和边缘要呈圆角钝边，木制、竹制的一面衬以毛毡并用棉织套包裹夹板。夹板的规格、长度视骨折的部位不同，分不超关节和超关节两种。不超关节夹板长度以不超过骨折处上、下两个关节为准；超关节夹板用于关节附近或关节内骨折，长度超过该关节。夹板宽度可按肢体形状分为大致相等的四块或两宽两窄的四块，包扎时夹板间留出约1厘米的空隙。

小夹板固定治疗骨折理念是先进的，甚至是超前的，符合治疗骨折的最新趋势。小夹板固定骨折的技术包含的科学内涵十分丰富，因其符合生物学基本规律，所以，具有科学性、合理性、先进性、为中医学闪光部分，是中华民族宝贵的文化技术遗产。具有广泛的群众基础和社会影响力。李氏正骨术沿袭传承采用小夹板治疗骨折，绝大多数骨折患者恢复满意，患者痛苦少，医疗费用低，愈合率高，并发症少。小夹板固定是李氏正骨术的特色，是值得广泛继承和发扬的科学技术。

三、压垫制作

压垫，安放在夹板内，增加局部的固定力量，或弥补夹板塑形上的不足，使固定力更好地作用到被固定的部位。常选用质地柔软、能吸汗、透气、维持一定形态、对皮肤无刺激的材料制作，如毛头纸、棉花、毡垫等，按需要折叠或剪裁成不同形状和大小备用。常用压垫的种类有平垫、梯形垫、塔形垫、葫芦垫、高低垫、合骨垫、分骨垫、抱骨垫等。压垫的面积要足够大，过小易在局部形成压迫性溃疡。（图3-2）

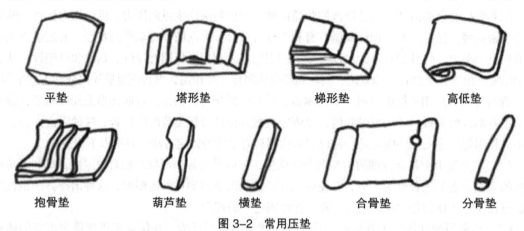

图 3-2　常用压垫

四、适应证

小夹板技术仅适用于四肢长管骨闭合性骨折，适用于在复位后能用小夹板固定、维持对位，以及有条件进行随访的患者；适用于创面较小或经处理创口已愈合的开放性骨折；适用于闭合复位的陈旧性骨折。超关节夹板固定适用于关节面完整的关节内骨折和接近关节的干骺端骨折。腰柱固定适用于胸、腰椎骨折。骨盆兜固定适用骨盆骨折。此外还有可配合皮牵引或骨牵引同时进行的夹板固定等方法。

五、禁忌证

（1）错位明显之不稳定性骨折。
（2）伴有软组织开放性损伤、感染及血循环障碍者。
（3）躯干骨骨折等难以确实固定者。
（4）昏迷或肢体失去感觉功能者。

六、材料准备

（1）根据骨折的具体情况，选好适当的夹板、压垫、绷带、棉垫和扎带等。
（2）向患者及其家属交代小夹板固定后注意事项。
（3）清洁患肢，皮肤有擦伤、水疱者，应先换药或抽空水疱。

七、固定方法

（1）骨折固定后，在骨折处敷好消肿中药。
（2）用脱脂棉包裹伤肢，用纱布绷带缠绕伤肢数圈，以保护皮肤。

（3）纸压垫要准确地放在适当位置上，并用胶布固定，以免滑动。

（4）选好适宜的夹板，按照各部骨折具体要求，依次安放夹板。

（5）捆绑绷带，用四条绷带捆绑夹板；先捆中间两道，近骨折端一道留在最后；用力要均匀，松紧度应使束带在夹板上可以不费力地上下推移约1厘米为宜。

（6）经X线检查，认为复位满意，固定位置适宜后，将夹板外固定注意事项及复诊时间向患者及其家属交代清楚，并认真记录在病历上。

（7）伤肢前臂屈肘90°，三角巾悬吊于胸前；下肢将肢体抬高，足成中立位疗养。

八、注意事项

（1）注意肢体的血液循环：患肢的动脉搏动、温度、颜色、感觉、肿胀程度，手足指/趾能否自主活动等；如果出现肢端冰冷、苍白、麻木、发青、持续性剧痛、伤肢肿胀严重、远端活动受限等表示肢体血液循环不良，应立即放松夹板。

（2）防止骨折再移位，伤后保护好患肢，防止外力碰撞或其他原因导致骨折再移位。

（3）不能私自松解夹板，以免骨折移位。

（4）出现固定的痛点应及时拆开外固定检查，以防发生压迫性溃疡。

（5）根据患肢肿胀消退情况，适时调整夹板的位置与松紧度。

（6）定期做X线检查，固定3天、7天后X线检查各一次，如有骨折错位，应及时纠正或重新复位。

（7）指导与协助患者加强生活护理，预防褥疮。

（8）及时进行功能锻炼，如做肌肉的等长收缩和舒张，邻近关节的活动等，促进肿胀的消失和骨折的愈合。

（9）解除夹板固定的时间应在骨折段达到临床愈合后。

九、护理

（1）抬高患肢，密切观察患肢血运。如有剧痛、严重肿胀、青紫、麻木、水疱等，应随时报告医师及时处理。

（2）按医嘱适时组织、指导和帮助患者，有步骤地进行功能锻炼。

第二节　基本操作方法

一、超肩夹板固定

（一）适应证

肱骨外科颈骨折，肱骨颈骨折合并肩关节脱位，肱骨中段骨折。

（二）夹板制作

超肩小夹板一套4块，后、内、前侧板皆为直板，前后外侧板超肩3厘米，下至肘横纹上3

厘米，内侧板上至腋下，下至肱骨内髁上缘，外侧板头部弯曲，上至肩顶，下至肱骨外髁上缘。（图3-3、图3-4）

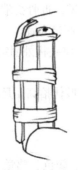
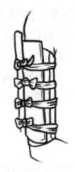

图3-3　超肩夹板固定　　　图3-4　上臂夹板固定

（三）固定方法

骨折复位后，保持对位，长夹板3块，下端达肘部，上端超过肩部，夹板上端可钻小孔系以布带结，以便超关节固定，短板1块。依次放置前、后、内、外侧夹板，内侧夹板放置腋下，先用2根绷带在腋下与肱骨下段缠绕2周固定，然后将超肩前、后、外3块夹板绑扎在一起，再用绷带经健侧腋下捆扎，前臂屈曲90°，三角巾将前臂悬吊于胸前。

（四）护理

（1）捆绑要松紧适宜，绑扎后以带子能上下推动活动约1厘米为度。

（2）固定期间，肩关节禁止做背伸活动，因肱骨外科颈骨折不管哪种类型，多向前突起成角，故不能背伸肩关节避免引起向前突起成角变位。

（3）固定后即可做腕、手关节的伸屈功能锻炼。

二、超肘小夹板固定

（一）适应证

用于肱骨上端骨折，肱骨髁上骨折，肱骨外髁骨折，肱骨髁间骨折。

（二）夹板制作

同超肩夹板，将内侧板作为前侧板，前侧板作为内侧板使用，并将夹板上端颠倒为下端即可。尺寸亦同超肩夹板。（图3-5）

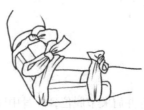

图3-5　超肘夹板固定

（三）固定方法

保持对位，依次放置外、内、前、后侧夹板，使外、内、后侧板超出肘下 3 厘米，先用 3 根带子分别将肘关节以上夹板上、中、下部绕 2 周结扎，最后将内、外、后 3 板用带子交叉结扎，屈肘 90°，三角巾将前臂悬吊于胸前。

（四）护理

肘关节的屈曲度根据骨折复位情况而定。

三、肘部塑形夹板固定

（一）适应证

肱骨髁上屈内型骨折，肱骨外髁骨折，肱骨外髁翻转骨折，桡骨颈骨折，尺骨鹰嘴骨折，尺骨上段骨折合并桡骨头向后脱位。

（二）夹板制作

肘部塑形夹板 1 套 4 块，分前、后、内、外侧板。前侧板上至上臂上段，下至腕横纹上方。后侧板上至上臂上段，下至腕横纹下方。内侧板上至上臂中上段，下至腕横纹。外侧板上至上臂外侧中上段，下至腕横纹。将前、后侧板于上中段处塑成 50°角，内、外侧板中上段制成活动轴，4 块板皆上宽下窄，两端制成略向外弯曲，于前侧板的突面，后侧板的凹面及内侧板的贴皮肤面垫以海绵，外加针织套。根据不同年龄制成不同型号备用。

（三）固定方法

保持对位，依次放置前、后、内、外侧夹板，先用带子于肘部绕两周结扎，然后结扎肘上部的带子，前臂用三角巾悬吊于胸前。

四、前臂塑形夹板固定

（一）适应证

前臂中上段或中下段或中段的单一骨折或双骨折。

（二）夹板制作

前臂塑形夹板 1 套 4 块，分前、后、内、外侧板。前侧板上至肘横纹下，下至腕横纹。后侧板上至尺骨鹰嘴，下至掌骨背侧中上部。内侧板上至尺骨鹰嘴尖平齐，下至小指指掌关节处。外侧板上至肘关节横纹，下至第一掌骨基底部。前侧板塑型符合前臂的生理弧度，内侧板为直板，外侧板上端塑成 50° 弯曲，中上段塑成 10° 弧形，突向尺侧。4 块板皆上宽下窄制成不同的型号备用。（图 3-6）

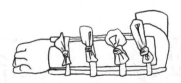

图 3-6　前臂长夹板固定

（三）固定方法

保持对位，依次放置前、后、内、外侧夹板，4根带子依次绕夹板两周结扎。

（四）护理

（1）若为前臂尺、桡骨双骨折，4块夹板依次放置即可。

（2）若为单一桡骨骨折，将外侧板放置于内侧，以便于手向尺侧下垂，对桡侧起支撑作用，避免向尺侧成角。

（3）若为单一尺骨骨折，除4块板常规依次放置外，必要时在手掌侧加长方形棉垫，使手向桡侧偏，以便于对尺骨起到撑拉作用。

（4）固定期间，前臂应保持中立位，不能做旋臂活动，特别是尺、桡骨的中段和上段骨折。

（5）固定期间，应保持肘关节的屈曲位，特别是中段以上骨折，肘关节屈曲度越大骨折端越稳定。

五、前臂超肘塑形夹板固定

（一）适应证

尺骨上段骨折合并桡肱关节脱位，尺骨或桡骨单一骨折，尺、桡骨中段或中段以上骨折。

（二）夹板制作

前臂超肘塑型板1套4块，分前、后、内、外侧板。前侧板上至肘横纹下，下至腕横纹。后侧板上至肘后超出3厘米，下至腕横纹。内、外侧板上至肘后超出3厘米，下至腕横纹。前、后侧板塑形符合前臂生理弧度，内、外侧板远端塑成50°弯曲。4块板皆上宽下窄。制作不同尺寸备用。

（三）固定方法

保持对位，屈肘，前臂中立位，依次放置前、后、内、外侧板，使内、外、后3块夹板超出肘后3厘米，先用带子将中部结扎，在近肘部用带子反折结扎，再结扎最下端的一根带子，最后于肘后将内、外、后3块夹板做交叉结扎。腕颈带悬吊前臂，或将前臂固定于旋后位。

（四）护理

（1）固定后切忌伸肘和旋臂活动。

（2）必要时肘下的两根带子均做反折结扎，以免内、外侧板向后滑脱。

六、腕部塑形夹板固定

（一）适应证

尺、桡小段双骨折，桡骨下端各种类型骨折，腕骨脱位，腕骨骨折脱位，桡腕关节脱位。（图3-7、图3-8）

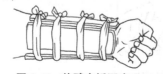

图3-7　前臂夹板固定

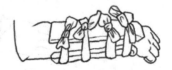

图3-8　前臂超腕夹板固定

(二）夹板制作

腕部塑形夹板1套4块。分前、后、内、外侧板。前侧板上至前臂中段，下至掌心。后侧板上至前臂中段，下至手背中下部。内侧板上至前臂中段，下至腕横纹。外侧板上至前臂中段，下至腕横纹。将前、后侧板于下1/4处，塑成45°的弯曲。内、外侧板在1/5处30°弯曲，制成不同尺寸备用。

（三）固定方法

保持对位，依次放置前、后、内、外侧夹板，用3根带子在上、中、下部位分别各绕两周结扎。腕颈带悬吊前臂。

（四）护理

（1）若为桡骨远端伸展型骨折或脱位，将腕固定于掌屈位。
（2）若为桡骨远端屈曲型骨折、脱位，将腕固定于背伸位。
（3）若为尺、桡骨双骨折，前后侧板应略向下移，弯曲中点放于腕部，切忌置于骨折端，将腕关节固定于掌屈位，以免骨折端向背侧突起成角。
（4）不管尺屈曲型还是伸展型骨折，腕部都应保持于尺偏位，切忌做桡偏活动。
（5）固定一开始，即应鼓励患者做手指伸屈活动。

七、大腿塑形夹板固定

（一）适应证

成人股骨无移位骨折和稳定性骨折，儿童股骨骨折。

（二）夹板制作

大腿塑形夹板1套4块，分前、后、内、外侧板。前侧板上至腹股沟下方，下至髌骨上缘。后侧板上至臀股沟下方，下至腘窝横纹上部。内侧板上至大腿根部下方，下至股骨内髁上缘。外侧板上至股骨大转子，下至股骨外髁上缘。将前侧板上端制成约30°斜形，以符合腹股沟的形状，下端制成鱼尾状，以避免压迫髌骨。后侧板塑成10°~15°的向前突的弓形，以符合大腿下面的弧度。内侧板的上下端皆平头。外侧板的上下两端皆平头。4块板皆上宽下窄。制成不同尺寸的夹板备用。（图3-9）

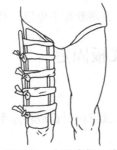

图3-9 大腿夹板固定

（三）固定方法

保持对位，依次放置前、后、内、外侧板，以4根带子依次绕夹板两周结扎。

（四）护理

成人将患肢置于板式牵引架上，儿童将患肢置于桥式牵引架上。近膝上方的带子应相对结扎松些，避免屈膝形成固定太紧。

八、小腿塑形夹板固定

（一）适应证

胫腓骨单一骨折，胫腓骨稳定性双骨折。（图3-10）

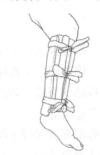

图3-10 小腿夹板固定

（二）夹板制作

小腿塑形夹板1套5块，前内、前外、后内、后外和后侧夹板各1块。后侧板上至腘窝横纹下5厘米，下至跟骨结节上方。后侧板上至腓骨小头后下方，下至外踝后上方。后侧板上至胫骨内髁下缘，下至后踝后上方。前侧板上至腓骨小头前下方，上至外踝前上方。前内侧板上至胫骨内髁下缘，下至内踝上前方。各夹板均塑成上端20°弯曲，下端塑成45°弯曲，以符合肢体的生理弧度。制成大小各尺寸夹板备用。

（三）固定方法

保持对位，依次放置后侧、后外、后内、前外、前内侧夹板，并以4根带子绕夹板两周结扎。小腿中立位，膝关节屈位。下垫软枕，腿两侧沙袋固定。

（四）护理

带子结扎松紧度要掌握牢靠适度，否则断端不稳定，易造成再移位。

九、小腿超踝关节塑形夹板固定

（一）适应证

小腿中段以下稳定性骨折，踝关节无移位骨折或稳定型单踝骨折、双踝、三踝骨折或骨折合并脱位。（图3-11）

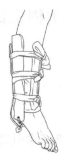

图 3-11 小腿超踝夹板固定

（二）夹板制作

小腿超踝关节塑形夹板 1 套 5 块，分前侧、后侧、内侧、外侧夹板。前侧板分前内与前外 2 块，上至小腿中段，下至距骨头部。后侧板上至小腿中段，下至足底。内、外侧板上至小腿中段，下与足底平行。将前内、前外侧板两端稍塑成 10° 翘头，后侧板塑成符合小腿后侧下端至跟骨结节部肢体弧形，内、外侧板的中下段塑成符合内、外踝的弧形曲度。制成大小不同尺寸规格夹板备用。

（三）固定方法

保持对位，依次放置后侧、外侧、内侧、前外、前内侧夹板，并依次结扎踝关节以上小腿部的 3 根带子，最后结扎足下的带子，将内、外、后侧夹板结扎在一起。小腿中立位放置，两侧沙袋固定。

（四）护理

（1）内、外侧板下端的带子，可分别穿两根带子，亦可以一根带子穿两块夹板，将两块夹板连接在一起。

（2）根据骨折的不同类型和治疗需要，可将踝关节固定在内翻或外翻位，灵活运用，一般内翻型骨折，外翻固定；外翻型骨折，内翻固定。

十、小夹板固定加牵引固定法

小夹板加牵引固定法，是一种将局部固定和肢体牵引相结合的固定方法。因下肢肌力较强，多用于下肢，偶也用于上肢。为了对抗肌肉收缩力和拉力，避免骨折端的重叠和成角畸形，故需在夹板固定控制横向移位的同时，配合力量较大的纵向持续牵引力，弥补夹板局部固定作用的不足，以保证体位，稳定折端，维持对位对线，从而达到治疗的目的。

采用手法复位、牵引、压垫、夹板联合外固定治疗，在不过度牵引的情况下，能维持骨折端的良好复位状态。在夹板的杠杆力及压垫的效应力作用下，对骨折断端提供一种能动的、相对的弹性固定。夹板局部外固定不是企图将骨折断端绝对固定，只是保持骨折断端的相应解剖关系。患者合理的肌肉舒缩活动，使骨折断端的不利活动减小到最低限度，从而保留了使骨折断端持续接触相互嵌插的有利活动。小夹板固定由于贯彻了功能锻炼的原则，能促进骨痂的形成，并使骨痂在功能状态下得到良好的塑形。

十一、小夹板加股骨髁上牵引固定法

（一）适应证

股骨各段、各型骨折。

（二）夹板制作

大腿塑形夹板1套4块，小带子4根，板式牵引架1具。

（三）固定方法

患肢外展 20°~30°，患膝屈曲 30°，置于板式牵引架上，自髌骨上缘近侧1厘米内，画一条与股骨垂直的横线，再沿腓骨小头前沿与股骨内髁隆起最高点，各作一条与髌骨上缘横线相交的垂直线；相交的两点作为标志，以此标志为进针点。自内侧沿进针点向外侧水平进针（用直径2厘米骨圆针），两侧外露的皮外钢针长度相等，加入牵引弓即可行牵引，牵引重量为体重的 1/7 ~ 1/10，然后加小夹板固定并加压垫以防止并纠正侧方移位、成角畸形。

（四）护理

（1）定时检查骨折对位情况，及时加以纠正再变位及畸形。
（2）定时或随时检查牵引的重量和牵引的方向是否合适，及时加以调整。
（3）定时检查夹板固定的松紧度，必要时及时加以调整。
（4）注意牵引针眼的消毒和无菌保持，一旦发现有感染倾向，应及时加以处理。

十二、小夹板加胫骨结节牵引固定法

（一）适应证

股骨中段骨折（各种类型），股骨髁上部位及皮肤情况不佳（破溃、感染或起有水疱等），不适于做股骨髁上牵引的股骨各段骨折。此部位做牵引时，力量被膝关节所吸收，故牵引力较小，有时不足以克服肌肉的收缩力和牵拉力，一般用于老年肌力弱者或维持力线。（图3-12）

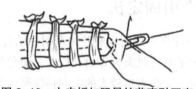

图 3-12 小夹板加胫骨结节牵引固定

（二）夹板制作

大腿塑形夹板1套，小带子4根，板式牵引架1具。

（三）固定方法

同大腿塑形夹板固定法。

（四）护理

同股骨髁上牵引法。

十三、小夹板加跟骨牵引固定法

（一）适应证

小腿各段、各型不稳定型骨折。

（二）夹板制作

小腿塑形夹板1套，小带子4根，板式牵引架1具。

（三）固定方法

同小腿塑形夹板固定法。

（四）护理

同股骨髁上牵引固定法。

十四、小夹板加皮牵引固定法

小夹板加皮牵引固定法，多用于肌肉力量较弱的老年人和儿童，以及某些短骨骨折不能用夹缚固定者和某些小关节脱位的固定，以维持对位和力线。

十五、前臂托板加皮牵引固定法

（一）适应证

单一或多发掌骨体或基底部骨折。

（二）夹板制作

前臂托板1块，3列绷带1卷，胶布，图钉，橡皮筋。

（三）固定方法

先于掌骨骨折相应的指骨前、后侧用胶布作纵行的"V"形粘贴，远端空1~2厘米，再用胶布条2根，在指部做环绕粘贴，以加固纵行粘贴的胶布。取橡皮筋1~2个，穿过纵行胶布远端的空环内，使橡皮筋两端外露部分对等，把胶布对粘。将前臂用绷带缠绕固定在托板上，手平放，手指尖端距托板远端4厘米，然后牵拉手指，整复骨折，保持对位，拉橡皮筋牵引，绕过板端至板下方固定。腕颈带悬吊上肢。

（四）护理

（1）固定时，图钉易脱落，可在图钉上加贴胶布固定。或改为小钉，钉于板的下方，挂牵橡皮筋。

（2）定时检查皮肤是否对胶布过敏，固定是否松脱，及时加以处理。

（3）必要时可在折端加压方形垫或分骨垫。

（4）环形固定胶布，粘贴要松紧适宜，太紧影响血液循环，太松又易脱落。

十六、前臂托板带纸卷加皮牵引固定法

（一）适应证

单一或多发指骨骨折。

（二）夹板制作

带纸卷的前臂托板1块，3列绷带1卷，橡皮筋数量根据需要而定。

（三）固定方法

胶布牵引和固定方法同掌骨骨折，不同点是将骨折整复后置于纸卷上，手指呈屈曲固定，腕颈带悬吊上肢。

（四）护理

（1）纸卷应固定在托板的末端，与板端齐。

（2）纸卷的粗细，应根据骨折端向掌侧成角变位的大小而定，向掌侧突起成角严重者，纸卷应细；向掌侧突起成角轻者，纸卷可稍粗。

十七、小夹板加悬吊牵引固定法

适用于小儿股骨骨折，骨折复位后，外加小夹板固定，牵引法同一般小儿股骨骨折悬吊牵引法。

十八、小夹板加大腿皮牵引固定法

（一）适应证

老年人股骨无移位骨折及股骨中段稳定型骨折，十岁以下儿童的股骨骨折。

（二）夹板制作

大腿塑形夹板1套，扎带4根，下肢牵引带、简易牵引架一套。

（三）固定方法

骨折整复后用小夹板固定，小腿牵引带牵引，平置于床上，牵引绳通过牵引架悬吊固定。

（四）护理

检查患肢位置、牵引方向及牵引重量是否合适；是否有压伤，以及时处理和调整。

十九、连脚小腿托板加皮牵引固定法

（一）适应证

跖趾关节脱位，跖趾关节骨折脱位，单一或多根跖骨骨折，趾骨骨折或骨折脱位。

（二）夹板制作

小腿连脚托板1块，3列绷带1~3卷，胶布数条，图钉、橡皮筋，数量根据需要而定。

（三）固定方法

在骨折相应的足部或趾部做皮牵引（方法如手、指部）后，将小腿用绷带缠绕固定在小腿连脚托板上，牵拉相应跖骨或趾骨进行整复，然后牵拉橡皮筋越过足托板端，将其用图钉固定在托板下方。

（四）护理

同掌、指骨折的护理方法；足弓下方应加垫将足弓垫起，以免足弓下落。

二十、挤垫固定法

一般用沙袋、砖块等物，对挤于患肢两侧，加以固定。一般用纱布垫、棉垫、海绵垫或沙袋，垫于骨折处的适当部位，或肢体下方，帮助复位和固定，也可配合夹板应用，以加强固定作用。

沙袋：多用于腰椎骨折、脱位，骨盆骨折、脱位，下肢骨折。

挤砖：多用于下肢骨折、脱位及小儿股骨骨折。

加垫：多用于不稳定性骨折，或成角移位骨折和骨突处的周围，避免压迫，有长方形、方形、环形垫之分。多用纱布、棉花或海绵制作备用。

二十一、沙袋挤垫固定法

（一）适应证

颈椎骨折、脱位，骨盆骨折。

（二）沙袋制作

根据病情需要，制成大小、宽窄、长短、厚薄不同的沙袋。

（三）固定方法

复位后，以沙袋置于头颈部的两侧或下方、骨盆的两侧对挤固定。

（四）护理

（1）经常检查固定是否松动或移位，固定部位是否稳定、有效。

（2）沙袋是否破漏，局部是否压伤。

二十二、沙袋垫挤配合牵引固定法

（一）适应证

盆骨骨折或骨折合并骶髂关节脱位。

（二）沙袋制作

5×10×20厘米沙袋，2个。

（三）制作压垫

方形或长方形垫，大小、厚薄根据需要而定。

（四）固定方法

不稳定性盆骨骨折的治疗，根据骨折脱位的不同类型，采取相应复位手法，配合单向或双向牵引，或用外固定架、沙袋垫挤等综合措施来保证复位后的稳定和愈合。

（五）护理

（1）加垫部位一定要正确，否则容易起相反作用。
（2）尽量避开血管和神经。
（3）固定带不宜结扎过紧。
（4）主要用于复位后，以维持骨折段的稳定，不能单独依赖加垫复位。
（5）及时检查，避免压伤和注意患肢血循情况，如知觉、温度情况。

第三节 牵引疗法

牵引疗法是通过牵引装置，利用悬垂之重量为牵引力，身体重量为反牵引力，以缓解肌肉紧张和强烈收缩，整复骨折、脱位，预防和矫正软组织挛缩，以及针对某些疾病进行术前组织松解和术后制动的一种治疗方法，多用于四肢和脊柱。

牵引疗法有皮牵引、骨牵引，布托牵引以及自身牵引等，临床根据患者的年龄、体质、骨折的部位和类型，肌肉发达的程度和软组织损伤情况的不同，可分别选用。牵引重量以减小移位程度和患者体质而定，应随时调整，牵引重量不宜太过或不及。牵引力太重，易使骨折端发生分离，造成骨折迟缓愈合和不愈合；牵引力不足，则达不到复位固定的功效。

一、皮牵引技术

（一）皮牵引技术概述

凡牵引通过对皮肤的牵拉使作用力终达患处，并使其复位、固定的技术，称皮牵引。此法对患肢基本无损伤，患者痛苦少。由于皮肤本身所承受力量有限，同时胶布对皮肤粘着不持久，故其适应证有一定的局限性。亦可选用牵引带牵引，灵活方便。（图3-13、3-14）

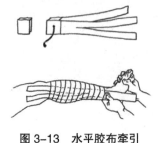 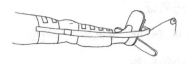

图 3-13 水平胶布牵引　　　　　图 3-14 牵引带牵引

1.适应证

骨折需要持续牵引疗法,但又不需要强力牵引或不适于骨骼牵引、布带牵引的病例。

(1)小儿股骨干骨折。

(2)老年股骨转子间骨折。

(3)成人股骨干骨折或股骨颈骨折的临时制动。

2.操作步骤

(1)准备用具:①宽胶布:长度为骨折线以下肢体长度与扩张板长度之和两倍,宽度同扩张板的宽度。②扩张板:长方形,长度与宽度之比为4∶3,宽度应比足中部宽2厘米。③其他:牵引绳、重锤等。

(2)按肢体粗细和长度,将胶布剪成相应宽度(一般与扩张板宽度相一致),并撕成长条,其长度应根据骨折处而定,即骨折线以下肢体长度与扩张板长度之和两倍。

(3)将扩张板粘于胶布中央,但应稍偏内侧2~3厘米,并在扩张板中央孔处将胶布钻孔,穿入牵引绳,于板之内侧面打结,防止牵引绳滑脱。

(4)防止胶布粘卷,可将胶布两端按三等份或两等份撕成叉状,撕开长度为一侧胶布全长的1/3~1/2。

(5)在助手协助下,骨突处放置纱布,术者先持胶布较长的一端平整地贴在大腿或小腿外侧,并使扩张板与足底保持两横指的距离,然后将胶布的另一端贴于内侧,注意两端长度相一致,以保证扩张板处于水平位置。

(6)用绷带缠绕,将胶布平整地固定于肢体上。勿过紧以防影响血液循环。

(7)将肢体置于牵引架上,根据骨折对位要求调整滑车的位置及牵引方向。

(8)牵引重量根据骨折类型、移位程度及肌肉发达情况而定,小儿宜轻,成人宜重,但不能超过5千克。

3.禁忌证

(1)皮肤对胶布过敏者。

(2)皮肤有损伤或炎症者。

(3)肢体有血循环障碍者,如静脉曲张、慢性溃疡、血管硬化及栓塞等。

(4)骨折严重错位需要重力牵引方能矫正畸形者。

4.护理

(1)须及时注意检查牵引重量是否合适,太轻不起作用,过重胶布易滑脱或引起皮肤水泡。

(2)注意有无皮炎发生,特别是小儿皮肤柔嫩,对胶布反应较大,若有不良反应,应及时停止牵引。

(3)注意胶布和绷带是否脱落,脱落者应及时更换;特别注意检查患肢血运及足趾活动情况,一旦发现血运异常,应及时解除牵引。

(4)经常检查足部两侧与皮肤接触的部位,防止压迫性溃疡。

(二)垂直悬吊皮牵引

1.适应证

适用于3岁以下小儿股骨干骨折。

2.操作步骤

（1）准备用具：①宽胶布：长度为骨折线以下肢体长度与扩张板长度之和两倍，宽度为扩张板的宽度。②扩张板：为长方形，长度与宽度之比为4∶3，宽度应比足中部宽2厘米。③其他：牵引绳、重锤等。

（2）按肢体粗细和长度，将胶布剪成相应宽度（一般与扩张板宽度相一致），并撕成长条，其长度应根据骨折处而定，即骨折线以下肢体长度与扩张板长度之和两倍。

（3）将扩张板粘于胶布中央，但应稍偏内侧2~3厘米，并在扩张板中央孔处将胶布钻孔，穿入牵引绳，于板之内侧面打结，防止牵引绳滑脱。

（4）在助手协助下，骨突处放置纱布，术者先持胶布较长的一端平整地贴在大腿或小腿外侧，并使扩张板与足底保持两横指的距离，然后将胶布的另一端贴于内侧，注意两端长度相一致，以保证扩张板处于水平位置。

（5）用绷带缠绕，将胶布平整地固定于肢体上，勿过紧以防影响血液循环。

（6）用同样的方法将两侧肢体垂直悬挂于牵引架上，牵引重量应使患儿臀部悬空，利用自身重量牵引。

3.禁忌证

皮肤对胶布过敏者，皮肤有损伤或炎症者。

4.护理

（1）将患肢与健肢同时进行牵引。

（2）牵引重量两侧应相等，以患儿臀部刚好离开床面为宜，重量太轻牵引无效，重量太重则容易使患儿倒悬，出现呼吸不畅等不适。

（3）密切观察双下肢远端及末梢血运情况，因为牵引时，双下肢高于心脏水平面，易发生血液供应不足；加上牵引带缠绕的压迫，容易导致末梢血运不良，出现足趾发凉、苍白或麻木、疼痛等。

二、布托牵引

系用厚布或皮革按局部体形制成各种兜托，托住患部，再用牵引绳通过滑轮连接兜托和重锤进行牵引。常用的有以下几种：

（一）颌枕带牵引

1.适应证

（1）无截瘫的颈椎骨折脱位。

（2）颈椎间盘突出症及颈椎病等。

2.操作方法

目前使用的颌枕带一般为工厂加工成品，分为大、中、小号，也可自制。用两条布带按适当角度缝在一起，长条布带托住下颌，短条布带牵引枕后，两带之间再以横带固定，以防牵引带滑脱，布带两端以金属横梁撑开提起，并系牵引绳通过滑轮连接重锤，进行牵引。（图3-15）

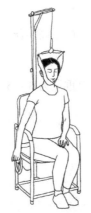

图 3-15　颌枕带牵引

3.禁忌证

（1）主要包括颈椎结构完整性受损害时，如：发生于颈椎及其邻近组织的肿瘤、结核等疾病。

（2）颈椎邻近有血管损害性疾病。

（3）颈椎活动有禁忌的疾病，如：颈椎严重的失稳，颈椎椎体骨折。

（4）颈脊髓压迫症及脊髓型颈椎病。

（5）有尖锐的骨刺且其尖端指向椎动脉及脊髓者应禁用颈椎牵引。

（6）牵引治疗后症状（特别是疼痛症状）易加重的疾病，如：颈部肌肉急性拉伤、扭伤、急性炎症等。

（7）严重的骨质疏松症。

（8）严重的心、肺、肝、肾和脑部疾患。

（9）有高血压、低血压、久病体虚、孕妇、严重神经官能症患者，以及有明显骨质疏松者应慎用颈椎牵引。

（10）椎体间有骨桥形成者不宜使用。

4.护理

牵引重量为 3~5 千克。牵引重量不宜过大，否则影响张口进食，压迫产生溃疡，甚至滑脱至下颌部压迫颈部血管及气管，引起缺血窒息。

（二）骨盆悬吊牵引

1.适应证

（1）耻骨联合分离。

（2）骨盆环骨折分离。

（3）髂骨翼骨折向外移位。

（4）骶髂关节分离等。

2.操作方法

布兜以长方形厚布制成，其两端各穿一木棍。患者仰卧位，用布兜托住骨盆，以牵引绳分别系住横棍之两端，通过滑轮进行牵引。

3.禁忌证

孕妇禁用。有出血性倾向、恶性肿瘤、严重高血压、皮肤损伤患者慎用。

4.护理

以能使臀部稍离开床面即可，一侧牵引重量为3~5千克。

（三）骨盆牵引带牵引

1.适应证

（1）腰椎间盘突出症。

（2）椎间孔狭窄引起的神经根受压。

（3）腰椎小关节紊乱症。

2.操作方法

用两条牵引带，一条骨盆带固定骨盆，一条固定胸部，并系缚在床头上，再以两根牵引绳分别系于骨盆牵引带两侧扣眼，通过床尾滑轮进行牵引，也可以将两侧的牵引带连接到电动牵引床进行牵引。（图3-16、图3-17）

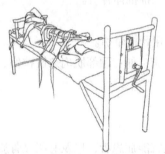
图3-16 骨盆牵引带牵引

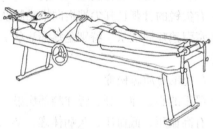
图3-17 颌枕加骨盆牵引带牵引

3.禁忌证

孕妇禁用。腰椎不稳、脊髓疾病、腰椎结核、肿瘤、有马尾神经综合征表现的腰椎管狭窄症、椎弓断裂、重度骨质疏松、牵引区骨折、有出血倾向、恶性肿瘤、严重高血压、皮肤损伤患者慎用。

4.护理

（1）一侧牵引重量为5~10千克。

（2）牵引重量不宜过大，牵引后症状加重可能是牵引力过大。

（3）小关节紊乱者，牵引次数不能太多，症状缓解后不需再牵引。

（4）腰椎不稳者禁用牵引。

（四）悬吊牵引过伸法

1.适应证

适用于屈曲型压缩骨折，其中柱完整，属于稳定性损伤，但可有一定程度的脊椎畸形，以后有可能引起慢性腰背痛。

2.操作方法

（1）麻醉：复位前1小时服用适量的镇静剂与镇痛剂（吗啡等），必要时可在骨折周围组织（棘突，椎板周围的肌肉组织）内注射0.5%普鲁卡因浸润麻醉，以减轻患者疼痛，以及减轻肌肉痉挛。

（2）牵引：患者俯卧床上，以吊带向上牵引两下肢，至腹部离开床面为止，必要时术者可在背部骨折处轻轻加压，加重其过伸体位，帮助骨折复位。

3.禁忌证

脊髓疾病、腰椎结核、肿瘤、有马尾神经综合征表现的腰椎管狭窄症、椎弓断裂、重度骨质疏松、严重高血压、心脏病、出血倾向等。

4.护理

（1）经X线片证实已复位后，即可改为仰卧位，但需保持过伸。

（2）腰椎压缩骨折不稳定患者禁止牵引。

（3）牵引时间不宜过长，要及时拍片复查。

第四章

功能锻炼疗法

骨伤科的治疗原则是"复位、固定、药物、功能锻炼"。无论整复固定还是手术治疗，都只是完成了初步的治疗工作，离骨折的愈合、受伤肢体最大可能恢复功能还很远，要想尽快达到这一目的，就必须在医务人员的正确指导下进行功能锻炼。医务人员要根据患者的伤病程度、身体素质、治疗方法及伤病的不同阶段，制订长期的科学功能锻炼计划。

一、功能锻炼的方法要领

（1）功能锻炼应自骨折复位固定后开始，直至骨折愈合、功能恢复到最大限度为止。在骨伤科治疗及康复的过程中，功能锻炼应贯穿始终，是一个连续的过程。指导患者了解功能锻炼是为了充分发挥患者锻炼的主观能动性，坚定其锻炼的信心并保持耐心。正确掌握动作要领可使患者在锻炼时克服畏痛、焦虑等各种负面情绪，专心致志用意识指导锻炼动作，在肢体运动的同时亦可达到调心宁神的功效，是使患者自觉坚持锻炼，达到疗愈疾病的关键之一。

（2）功能锻炼以主动锻炼为主，被动锻炼为辅。适当被动锻炼可以增加关节的活动度，但只有主动锻炼才可防止肢体肌肉萎缩，恢复肌肉的张力以及更好地增加关节的活动度。锻炼要循序渐进，运动强度、运动量、运动时间都要因病制宜，因人而异。锻炼强度以不引起疼痛为度，即使引起轻微的疼痛，锻炼结束后疼痛感应随即减轻或消失。如果锻炼后疼痛不减或局部肿胀，应及时检查，调整锻炼方法，及时调整或减轻锻炼的运动幅度与运动量，以免加重损伤，延缓恢复。

（3）必须加强重点关节功能锻炼，但又不能忽略相邻的关节，如肱骨髁间骨折，虽然加强肘关节功能锻炼是主要的，但也不能忽视肩关节、腕及手部关节的功能锻炼。

（4）功能锻炼应循序渐进，量力而行，不可操之过猛，活动范围由小到大，次数由少到多。锻炼应以不让患者感到过度疼痛和疲劳为宜，并避免不利于骨断端稳定的活动。不同部位或同一部位不同类型的手术，应采取不同的锻炼方法。

二、功能锻炼的作用

（一）促进消肿

防止关节粘连和僵硬。骨折后骨折处的软组织都有不同程度的出血和水肿，伤后瘀血凝滞，经络阻塞不通引起疼痛和肿胀，导致相应的软组织粘连甚至变硬。这种粘连可发生在肌肉与肌腱、肌腱与滑膜和关节内，从而影响肌肉的舒张和收缩功能。局部与全身锻炼能起到推动气血流通、促进血液循环的作用，达到活血化瘀、消肿止痛的目的。同时，促进血肿吸收，肿胀消退，减少关节液的渗出，防止关节软组织粘连造成关节僵硬。

（二）促进骨折愈合

伤肢肌肉的反复伸缩活动，可使骨折纵向挤压力加强，在夹板固定下锻炼活动，不仅能保持良好的对位，使骨折缝隙变小，骨折部更为稳定，而且可以改善骨折部的营养，促进骨折愈合。功能锻炼还可以促进血液循环，增强肌肉活力。

（三）濡养患肢关节筋络

长期卧床的骨折患者因治疗被迫卧床，肌肉无自主活动，血流减慢，易发生肌肉萎缩，关节僵硬。由于筋肉劳损，局部气血不充，筋失所养，肢体酸痛麻木。锻炼后气血运行通畅，化瘀生新，舒筋活络，筋络得到濡养，关节灵活，屈伸自如。

（四）避免关节粘连和骨质疏松

导致关节粘连和骨质疏松的原因很多，但主要原因还是伤肢被长期固定而缺乏活动。通过功能锻炼，可使气血通畅，增进局部营养，避免关节粘连和骨质疏松的发生。

（五）扶正祛邪利于康复

损伤可致全身气血虚损、脏腑不和，并能由此而致风、寒、湿外邪乘虚侵袭。通过锻炼能调节整个机体，促使气血充盈，肝血肾精旺盛，筋骨劲强，扶正祛邪，有利于损伤的康复。有效的锻炼极大地避免和减少了各种并发症的发生，如骨质疏松、关节僵直、肌肉萎缩及褥疮等。

三、功能锻炼的分类

（一）局部锻炼

指导患者主动进行伤肢的活动，使功能尽快恢复，防止关节僵硬、筋肉萎缩。如肩关节受伤，练习耸肩、上肢前后与内外摆动等；下肢损伤，练习踝关节背伸、跖屈，股四头肌舒缩活动，髋关节与膝关节的屈伸等动作。

（二）全身锻炼

指导患者采取一定的方法进行全身锻炼，可促使气血运行，尽快地恢复整体脏腑功能。全身锻炼不但可以预防、治疗疾病，还能弥补药物与按摩手法之所不及。

（三）器械锻炼

指导患者利用一定的器械进行锻炼，以加强伤肢筋肉的力量。《医说》中除介绍了用竹管锻炼膝关节的功能外,还介绍了脚踏转轴锻炼下肢关节的方法。一般常用足蹬功力车、手拉滑车、搓转钢球等,如肩关节的功能锻炼可拉滑车,手指关节锻炼可搓转合适大小的钢球等。锻炼的体位可分为卧位、坐位与立位,损伤初期或患者不能站立时,多采用卧位或坐位锻炼;损伤后期多采用立位锻炼,或锻炼步行等。伤科各个部位锻炼方法,既能加强脊柱与四肢关节的活动功能,又有促进全身气血运行、增强体力的功效。

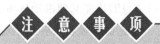

1.辨明伤情,估计预后。在医护人员指导下贯彻不同时期的锻炼计划,尤其对严重损伤的患者,应分期、分部位进行练习,不能生搬硬套。

2.将锻炼的目的、意义与必要性向患者解释清楚,以充分发挥其主观能动性,增强其锻炼的信心并保持耐心。

(1)锻炼上肢的主要目的是恢复手的功能。上肢各个部位的损伤,均应注意手部各指间关节、掌指关节的初期功能锻炼,特别要保持各关节的灵活性,对手部损伤更应如此。

(2)锻炼下肢的目的是恢复负重和行走功能,要注意保持各关节的稳定性。在各组肌肉中,尤其需要有强而有力的臀大肌、股四头肌和小腿三头肌,才能保持正常的行走。

(3)正确选择锻炼方法,以主动锻炼为主,严格遵循循序渐进的原则。每次锻炼的次数由少到多,幅度由小到大,时间由短到长,以锻炼时不加重疼痛,或稍有轻微反应且能忍受为标准。一般每日2~3次,后期可适当增加。具体的锻炼时间应持续多久,运动量应增加多少以及运动方式的变换,都应根据筋骨病损后的修复、治疗效果的变化,患者自我感觉而不断调整,不能做硬性规定。在锻炼过程中,肢体会有轻度疼痛反应,一般会逐渐减轻且活动功能逐渐好转,但若骨折局部疼痛增加时则应检查锻炼方法是否正确。对下肢骨折,从开始的扶拐步行锻炼到负重步行锻炼,需有一个过渡时期。若出现伤肢肿胀,可抬高伤肢休息,待肿胀消退后继续练习负重行走,如此循环反复数十次即能适应。

3.防止因练习而加重损伤。锻炼时应思想集中,全神贯注,局部与整体锻炼相结合,必要时应用器械练习配合。骨折、脱位或筋伤初期,应避免重复其损伤动作,防止再度损伤和影响损伤的愈合。如前臂骨折,应禁止过早的前臂旋转活动;肩关节前脱位,禁止过早的上臂外展、外旋活动;踝关节外侧急性扭伤,禁止过早的足内翻活动等。

4.锻炼过程中要顺应四时气候,注意保暖,特别应注意避风寒,以防引起外感。陈伤或损伤后遗症,可在锻炼前配合中药洗敷,锻炼后做自我按摩等。

5.在锻炼活动中局部锻炼可采用肢体开、伸、起动作时做吸气运动,合、屈、落动作时做呼气运动。调心亦叫调神,指在锻炼时,患者应排除各种杂念以入静。除运动部位外,其他部位尽可能放松,做到用意识引导动作。

6.锻炼次数以每日2~3次为宜,局部锻炼每次15~30分钟,全身锻炼每次为30~60分钟,以不感到疲劳为宜。锻炼时思想要集中,动作正确、缓慢,不宜在疲劳、进食后与饥饿时锻炼。骨折后期的锻炼,可配合热敷、熏洗、搽涂外用药及按摩、理疗等方法。锻炼应选择空气新鲜的地点,室内、室外均可,要注意四时的气候,注意保暖,特别应注意避免风寒等外邪的侵袭,预防其他兼证。实践证明,功能锻炼对治疗损伤能起到加速气血流通,祛瘀生新,改善血液与淋巴循环，促进瘀肿消散、吸收的作用；还能促进骨折的愈合，使关节、筋络得到濡养，防止筋肉萎缩、关节僵硬、骨质疏松等，有利于损伤肢体功能的恢复。

第一节 颈部功能锻炼方法

（一）适应证

颈部损伤，颈椎病，落枕项强，颈部筋扭伤，颈肌痉挛，颈部劳损。

（二）功能锻炼方法

1.前屈后伸

（1）预备姿势：两脚开立，距离与肩同宽（或取坐位），两手叉腰。

（2）动作要领：①抬头望天。②还原。③低头看地。④还原。上身腰部不动，抬头时吸气，低头时呼气，呼吸自然并逐渐加深。

2.左观右看

（1）预备姿势：同上势。

（2）动作要领：①头颈向右后转，眼看右后方。②还原。③头颈向左后转，眼看左后方。④还原。

3.颈项侧转

（1）预备姿势：同上势。

（2）动作要领：①头颈向左侧转。②还原。③头颈向右侧转。④还原。（图4-1）

4.往后观瞧

（1）预备姿势：同上势。

（2）动作要领：①头颈前伸并侧转向右前下方，眼看前下方，似向海底窥探。②还原。③头颈前伸并侧转向左前下方，眼看前下方。④还原。转动时吸气，还原时呼气。

5.回头望月

（1）预备姿势：同上势。

（2）动作要领：①头颈向右后上方尽力转，眼看右后上方，似望向天空月亮。②还原。③头颈向左后上方尽力转，眼看左后上方。④还原。转动时吸气，还原时呼气，头颈转动时不必向前伸出。（图4-2）

6.颈椎环转

（1）预备姿势：同上势。

（2）动作要领：头颈向左右各环绕一周。（图4-3）

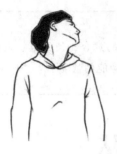 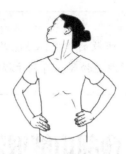 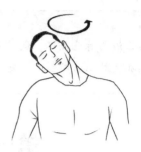

图 4-1　颈项侧转　　　　图 4-2　回头望月　　　　图 4-3　颈椎环转

第二节　肩臂功能锻炼方法

（一）适应证

用于肩部损伤和疾患，疼痛及活动受限。

（二）功能锻炼方法

1.上提下按

（1）预备姿势：两脚开立，距离与肩同宽，两臂下垂。

（2）动作要领：①屈肘上提，两掌与前臂上提到胸前与肩平，掌心向下。②两掌用力下按，至两臂伸直为度。上提时肩部用力，下按时手掌用力，肩部尽量放松。动作宜慢，呼吸均匀自然。

2.左右开弓

（1）预备姿势：两脚分开与肩同宽，两腿膝关节自然伸直。同时两掌向上交叉于胸前，右掌在外，两掌内向内，目视前方。

（2）动作要领：两腿徐缓屈膝半蹲成马步，同时左掌屈指成"爪"向左拉至肩前，右掌成八字掌，右臂内旋，向右侧推出，与肩同高，座腕，掌心向右，犹如拉弓射箭之势，目视右掌方向。（图4-4）

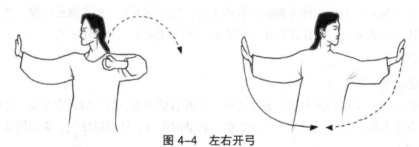

图 4-4　左右开弓

3.按胸摇肩

（1）预备姿势：两脚开立，距离与肩同宽，两肘屈曲，右手压在左手上，掌心向里，放在胸部。

（2）动作要领：①两手相叠自左向右轻按胸部及上腹部、小腹部，逆时针回旋。②两手相叠，自右向左轻揉胸部及上腹部、小腹部，顺时针回旋，眼睛向上看。每一呼气或吸气，两手轻轻按摩回旋一周。③放松站立，两手交叉抱胸，肩部左右转圈摇摆，肘尖的轨迹呈"∞"字形，大约10～20次。

4.双手托天

（1）预备姿势：两脚开立，两掌平屈，两手放在腹部，手指交叉，掌心向上。

（2）动作要领：①反掌上举，掌心向上，同时抬头眼看手掌。②还原。初起可由健肢用力帮助患肢向上举起，高度逐渐增加，以患肢不太疼痛为度。并通过爬墙及拉滑车等辅助锻炼来帮助患肢上举。（图4-5）

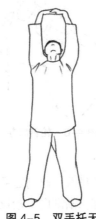

图4-5　双手托天

5.双手上举

（1）预备姿势：两脚开立，距离与肩同宽，两前臂屈肘上举，两手虚握拳，平放胸前，高与肩平。

（2）动作要领：①两手松开，掌心向上，两手如托重物，两臂向上直举，眼随两掌上举而向上看，两掌举过头顶，腕部用力。②两手逐渐下降，恢复预备姿势。上举时吸气，下落时掌渐虚握成拳，手指用力，下拉引身体向上。

6.上举内旋

（1）预备姿势：两脚开立，两臂下垂。

（2）动作要领：①右臂屈肘向上提起，掌心向前，提过头顶，然后向左下落，抱住颈项；左臂同时屈肘，掌心向后，自背后上提，手背贴于腰后。②右掌自头顶由前下垂，右臂垂直后再屈肘，掌心向后，自背后上提于后腰部。左掌同时自背后下垂，左臂垂直后再屈肘，由身前向上提起，掌心向前，提过头顶，然后向右下落，抱住颈项。手臂上提时吸气，对侧手臂上托时呼气，头随手臂上托过顶时仰头向上看，足跟微提起。

7.单臂摘果

（1）预备姿势：同上势。

（2）动作要领：①右臂屈肘向上提起，掌心向外，提过头顶，右掌横于顶上，掌心向上；左臂同时屈肘，掌心向后，自背后上提于后腰部。②右掌自头顶由前下垂，右臂垂直后再屈肘，掌心向后，自背后上提于后腰部。左掌同时自背后下垂，左臂垂直后再屈肘，由身前向上提起，掌心向外，提过头顶，左掌横于顶上，掌心向上。手臂上托时吸气，对侧手臂上托时呼气，头随手臂上托过顶时仰头向上看，足跟微提起。

8.轮转辘轳

（1）预备姿势：一手叉腰，一手下垂。

（2）动作要领：①右臂自下向前，向上，再向后摇一圈。②右臂自下向后，向上，再向前摇一圈。③左臂动作与右臂动作相同，用力要轻柔，臂部应放松。（图4-6）

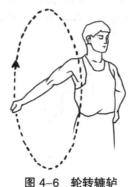

图 4-6 轮转辘轳

9.背手抬拉

（1）预备姿势：两脚开立，双手背于身后，健侧之手握住患侧手。

（2）动作要领：用健手牵拉患肢腕部，渐渐向上抬拉，或用棍棒及手上拉，或用毛巾做搓背动作，反复进行。

第三节 肘部功能锻炼方法

（一）适应证

肘部损伤疾患，肘关节功能障碍，前臂旋转障碍。

（二）功能锻炼方法

1.伸屈活动法

（1）预备姿势：立位或坐位进行。

（2）动作要领：①患手握拳，肘及上臂紧靠胸壁。②肘关节做尽量的伸屈活动，或以健手牵腕，助患手做肘关节的尽量伸屈活动。（图4-7）

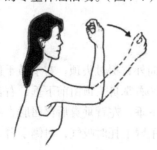 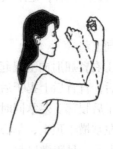

图 4-7 伸屈活动

2.屈肘挎篮

（1）预备姿势：两脚开立，两手下垂。

（2）动作要领：①右手握拳，前臂向上，渐渐弯曲肘部。②渐渐伸直还原。③左手握拳，渐渐弯曲肘部。④渐渐伸直还原。（图4-8）

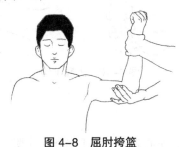

图4-8 屈肘挎篮

3.旋肘拗腕

（1）预备姿势：两脚开立，左手叉腰，右上肢屈肘上举。

（2）动作要领：①右手握拳，做前臂旋前动作。②随后渐渐旋后，上臂尽量不动。③还原。④改右手叉腰，左手做同样动作。

第四节 腕部功能锻炼方法

（一）适应证

手腕部损伤疾患，腕关节功能障碍。

（二）功能锻炼方法

1.抓空增力

（1）预备姿势：立位与坐位均可，两手臂向前平举。

（2）动作要领：将手指尽量伸展张开，然后用力屈曲握拳，左右交替进行。（图4-9）

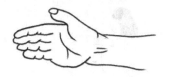 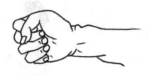

图4-9 抓空增力

2.拧拳反掌

（1）预备姿势：同上势。

（2）动作要领：两臂向前平举时，掌心向上，逐渐向前内侧旋转，使掌心向下变握拳，握拳过程要有"拧"劲，如同拧毛巾一样（故称拧拳），还原变掌，反复进行。

3.上翘下钩

（1）预备姿势：同上势。

（2）动作要领：将手掌翘起呈立掌的姿势，随后逐渐下垂成钩手，动作要缓慢而有力。（图4-10）

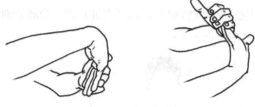

图4-10　上翘下钩

4.青龙摆尾

（1）预备姿势：同上势

（2）动作要领：两前臂平伸，掌心朝下，两手向外徐徐摆，做外展内收动作。

第五节　腰背功能锻炼方法

（一）适应证

腰部损伤和疾患。

（二）功能锻炼方法

1.按摩腰眼

（1）预备姿势：坐位、立位均可，两手掌对搓发热以后，紧按腰部。

（2）动作要领：用力向下推摩到尾骶部，再向上推回到背部。

2.风摆荷叶

（1）预备姿势：两脚开立比肩稍宽，双手自然交叉搭在颈后，目视前方。

（2）动作要领：①腰部自左向前、右、后做回旋动作。②双手分开，屈肘与肩同高，腰部自右向前、左、后回旋，两腿始终伸直，膝部勿屈，回旋的圈子可逐渐增大。（图4-11）

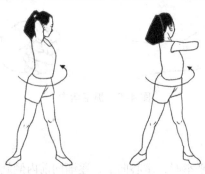

图4-11　风摆荷叶

3.转腰推掌

（1）预备姿势：两脚开立比肩稍宽，两臂下垂。

（2）动作要领：①向左转体，右手呈立掌向正前方推出，手臂伸直与肩平，左手握拳抽至腰际，眼看左后方。②向右转体，左手呈立掌向正前方推出，右手握拳抽至腰际，眼看右后方。推掌的动作要缓慢，手腕稍用力，臂部不要僵硬，转体时头颈与腰部同时转动，两腿不动，推掌与握拳抽回腰间的两臂速度应该一致。

4.弓步插掌

（1）预备姿势：同上势。

（2）动作要领：①右手伸向前方，右掌向右搂回腰际，左掌向正右方伸出（如用力插物状）。身体向右转，成右弓步。②左掌向左方平行搂回腰际，右掌向正左方伸出，身体向左转，成左弓步。右手掌向外插出的动作要快。

5.双手攀足

（1）预备姿势：两脚开立，两手置腹前，指尖向下。

（2）动作要领：①腰向前弯，手指尖向下触地。②还原。两腿要伸直，膝关节勿屈曲。（图4-12）

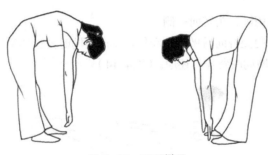

图 4-12 双手攀足

6.前俯分掌

（1）预备姿势：两脚开立，两臂下垂，两手交叉。如左腰或左肩有疾，左手在前，右侧伤痛，右手在前。

（2）动作要领：①上身向前俯，眼看双手，两手交叉举至头顶上端，同时抬起上身，挺直。②两臂上举后向两侧分开，恢复预备姿势。双手上举时如向上攀物状，向两侧分开时尽量使掌心向下成弧线。

7.拧腰后举

（1）预备姿势：两脚开立比肩稍宽，两手下垂。

（2）动作要领：①上身下俯，两膝稍屈，右手向右上方撩起，头随之向上转，眼看右手，左手虚按右膝。②上身仍下俯，两膝仍稍屈，左手向左上方撩起，头随之向上转，看左手，右手下放虚按左膝。头部向左或向右转时吸气，转回正面时呼气，转动时不要用力，手臂撩起时动作要慢，手按膝不要用力。

8.云手转体

（1）预备姿势：同上势。

（2）动作要领：①后移上体左转，左脚尖内扣，左手向下、向右画弧，经腹前至右肩前，右手变掌，掌心向外，眼看右手。②上体左转，右脚向左脚收拢，两脚屈膝半蹲，两腿平行向前，左手经头前向左画弧运转，掌心渐渐由内转向外；右手经下腹前，向左画弧运转，掌心渐渐由外转向内，左手停于身体左侧，高与肩平，右手停于左肩前，视线随左手运转。③上体右转，重心右移，左脚向左横开一步，脚尖向前；右手经头前向右画弧运转，右手停于身体右侧，高与肩平；左手停于右前侧；视线随右手运转。（图4-13）

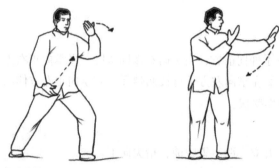

图 4-13 云手转体

9.俯卧背伸

（1）预备姿势：患者俯卧，头转向一侧。

（2）动作要领：①两腿交替向后做过伸动作。②两腿同时做过伸动作。③两腿不动，上身躯体向后背伸。④上身与两腿同时背伸。还原。（图4-14）

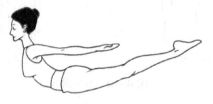

图 4-14 俯卧背伸

10.拱桥功

（1）预备姿势：患者仰卧，以两手叉腰作支撑点，两腿半屈膝成90°脚掌贴在床上。

（2）动作要领：挺起躯干时，以头后枕部及两肘支持上半身，两脚支持下半身，成半拱桥形，当挺起躯干架桥时，膝部稍向两边分开，速度要缓慢，初起做4～6次即可。

第六节 腿部功能锻炼方法

（一）适应证

适用于髋部和大腿部的损伤和疾病，髋、膝、踝关节功能障碍和疼痛等。

（二）功能锻炼方法

1.左右下伏

（1）预备姿势：两脚开立比肩稍宽，两手叉腰，四指在前，两肘撑开。

（2）动作要领：①右腿屈曲下弯，左腿伸直。②还原。③左腿屈曲下弯，右腿伸直。④还原。上体伸直，两眼平视前方，初练时膝部不必过分弯曲。

2.半蹲转膝

（1）预备姿势：两脚立正，脚跟并拢，两膝并紧，身向前俯，两膝微屈，两手按于膝上，眼看前下方。

（2）动作要领：①两膝自左向后、右、前做回旋动作。②自右向后、左、前回旋，每呼吸一次，膝部回旋一周。

3.屈膝下蹲

（1）预备姿势：两脚开立，距离与肩同宽。

（2）动作要领：①脚尖着地，脚跟轻提，随后两腿下蹲，尽可能臀部下触脚跟，两手放开成掌，两臂伸直平举。②两腿立起，恢复预备姿势，下蹲程度根据自己的情况，不应勉强。两臂不需用力，必要时可扶按桌椅进行。（图4-15）

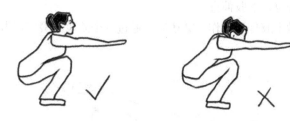

图4-15　屈膝下蹲

4.四面摆踢

（1）预备姿势：两脚并立，两手叉腰，拇指在后。

（2）动作要领：①右小腿向后提起，大腿保持原位，然后右脚向前踢出，足部尽量跖屈。②右腿还原再后踢，以脚跟触及臀部为度。③右下肢抬起屈膝，右脚向里横踢，似踢毽子一样。④右下肢抬起屈膝，右肢向外踢。⑤左下肢做相同动作。

5.虚实换步

（1）预备姿势：立正，两手叉腰。

（2）动作要领：①右脚前进一步，左脚脚跟提起，脚尖点地，小腿肌腱、跟腱放松。②右脚后退一步，左脚脚跟着地，脚尖翘起，小腿肌腱、跟腱绷紧，如此，前进后退变换锻炼。

6.仰卧举腿

（1）预备姿势：仰卧位，腿伸直，两手自然放置于体侧。

（2）动作要领：做直腿抬举动作。抬举开始时举至45°，之后锻炼角度可逐渐增大到70°以上，下肢骨折患者前期可先练习收缩股四头肌，作为准备阶段，随后逐渐锻炼举腿。（图4-16）

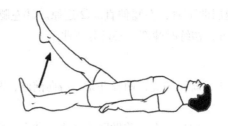

图 4-16　仰卧举腿

7.蹬空增力

（1）预备姿势：同上势。

（2）动作要领：①屈膝，沉髋的同时踝关节极度背伸。②向斜上方进行蹬足，并使足趾尽量前屈。

8.侧卧外摆

（1）预备姿势：侧卧位，下肢伸直。

（2）动作要领：①做下肢外展动作。②还原。通过一个阶段的锻炼可做到扇形摆动而达到腿外展的位置。（图4-17）

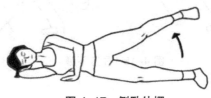

图 4-17　侧卧外摆

9.搓滚舒筋

（1）预备姿势：坐于凳上，患足踏在竹管或圆棒上。

（2）动作要领：膝关节前后伸屈滚动竹管或圆棒。

10.蹬车活动

（1）预备姿势：坐在特制的练功车上。

（2）动作要领：做蹬车活动，模拟踏自行车。

11.背伸跖屈

（1）预备姿势：坐或卧位。

（2）动作要领：伸直下肢，做勾脚趾与绷脚面动作。（图4-18）

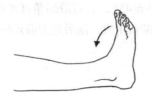 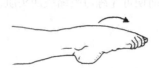

图 4-18　背伸跖屈

第五章

药物治疗

第一节　内服药

　　李氏正骨对损伤内治是根据疾病的不同阶段而采用不同治法，即初期宜攻，中期宜和，后期宜补。《证治准绳》中引述刘宗厚云："皮不破而内损者，必有瘀血，若金刃伤皮出血，或致亡血过多，二者不可同法而治。有瘀血者，宜攻利之，若亡血者，兼补而行之。"闭合性损伤为蓄血证，初期宜攻；开放性损伤为失血证，初期即宜和（攻补兼施），因而不能同法而治。刘宗厚又云："察其所伤，有上下轻重深浅之异，经络气血多少之殊，惟宜先逐瘀血，通经络，和血止痛，然后调气养血，补益胃气，无不效也。"在此理论指导下，确立了初期活血化瘀、中期和血生新、后期固本培元的骨折内治法三期治则。骨折初期因局部血瘀阻滞应祛瘀有利生新，中期既要活血又要养血长骨，后期因伤后气血两虚，肝肾不足，应用补益方药使机体康复。在临床观察中证实三期分治是符合骨折治疗过程中客观规律的，但不能机械划分，应在辨证的基础上灵活应用。开放性骨折的失血证，气随血泻表现虚象者初期即应益气和血，青壮年骨折后期无虚证者亦无须培补，根据症状决定。三期分治是以局部损伤而论，必须与整体辨证相结合，方臻完善。

　　李氏正骨秘籍中曾有："治伤之法，重在效果。"无全身症状则外治，有全身症状则内外兼治。这在《医宗金鉴·正骨心法要旨》中就有："但出血不多，亦无瘀血者，以外治之法治之。"青少年或儿童骨折，尤其是儿童属纯阳之体，骨折后生长修复很快，除初期有症状表现需做内外兼治，中、后期单纯外治即可。

　　内治需注意给药途径和药物剂型的选择。临床应根据损伤后伤情的轻、重、缓、急，选用不同的给药途径和药物剂型，如传统的汤、散、丸剂。汤剂用量宜重；丸剂、散剂用量宜轻。小儿和老人用药量应低于中、青年人，体弱患者可轻于体质壮实者。

　　不拘泥分期，需灵活变通。骨伤疾病因外伤的性质、患者年龄、受伤时间和部位等不同，临床上往往需仔细辨证。在具体治疗时，强调随证选择，多种方法互参而结合使用，还必须根据受伤机理与程度、部位与类型，伤者性别与年龄等的不同而采用不同的方法。把复位、固定、内外用药、功能锻炼四大原则有机地结合运用，选择最佳治疗方案，才能加速骨折的愈合，促进功能的恢复。

总之，在临床上辨证内治时，应从整体出发，全面分析方能获得满意的效果。

初期论治。伤后1~2周，经脉受损，血离经脉，气血运行受阻，血滞不散，气血之道不得宣通，形成血肿产生疼痛，瘀血不散则新血不生，影响损伤的修复，故受伤后对于有瘀血停滞者治疗当以活血化瘀、消肿止痛为主，应采用攻下逐瘀法。此法为下法，是以理气药与活血祛瘀药组方，取其"气行则血行"之意，方如桃仁承气汤、大成汤等，适用于腹胀、便秘、舌红苔黄、脉数等里热实证者。对于气滞血瘀、局部肿痛，因各种原因不能猛攻急下者可采用行气消瘀法，方如活血止痛汤、复元活血汤、桃红四物汤、膈下逐瘀汤。对于创伤感染者可采用清热凉血法（包括清热解毒法、凉血止血法），如犀角地黄汤、五味消毒饮等。创伤后气血逆乱、气滞血瘀、瘀血攻心、神昏窍闭等危重症，分别采用清心开窍法、豁痰开窍法、辟秽开窍法等治法，药用苏合香丸、安宫牛黄丸等。当严重创伤骨折常见失血较多时，多见气随血耗，气血俱损，宜用补气摄血、益气统血之法，以防气随血脱，代表方剂为参附龙牡救逆汤，常用于骨折创伤失血较多见面色苍白、四肢发凉、心烦口渴、冷汗自出、神疲眩晕、脉细无力或芤，多为失血后气血虚衰、亡阴亡阳之危证。

至此，骨折初期，瘀血内停是基本的病理机制，故活血祛瘀为治疗的首务，虽病情有变化，用药有侧重，但不能脱离活血祛瘀这一根本法则。

中期论治。伤后3~6周，应着重于祛瘀生新，接骨续筋，疏风通络，活血舒筋。对虽经消下法治疗而血瘀气滞、肿痛未除者，采用和营止痛法。对骨位已正、筋已理顺，筋骨虽已连接但未坚实者，采用接骨续筋法。对仍有瘀血凝滞、筋膜粘连或兼风湿，筋络发生挛缩、强直，关节屈伸不利者，采用舒筋活络法。骨折中期，治法虽偏于促续接、舒筋络，但活血祛瘀仍为治疗的一个重要方面。

后期论治。伤后7周，骨折已连接，经络疏通，瘀血已去，但筋肉萎缩，肢体乏力，脾胃虚弱。此时应强筋壮骨、固本培元、健脾和胃，治疗应以坚骨壮筋、补养气血为主。对于因外伤筋骨、内伤气血以及长期卧床不能经常活动，日久出现气血亏损、筋骨痿弱者，皆宜采用补气养血法。中气不足，脾胃虚弱者，以四君子汤补气；血虚为主者，以补血为主，方以四物汤为代表；气血俱虚者，宜补血生髓汤、八珍汤等气血双补。损伤日久，耗伤正气，脾胃虚弱，运化失职者采用补养脾胃，化生气血，常用健脾和胃法，方选补脾胃汤等。肝主筋，肾主骨且肝肾同源，补肝肾可壮筋骨，对年老体弱或骨折迟缓愈合，骨质疏松而肝肾虚弱者，采用补益肝肾法，方选强筋壮骨汤等。对损伤后气血运行不畅，或因阳气不足，腠理空虚，风寒湿邪滞留或筋骨损伤日久、气血凝滞者，采用温经通络法。

一、初期治法

（一）攻下逐瘀法

1.适应证

本法适用于损伤初期蓄瘀，症状如大便不通，腹胀拒按，舌红苔黄，脉弦数等的实证患者。临床多应用于胸、腰、腹腔部损伤蓄瘀而致阳明腑实证。症如脊柱骨折、胸腹部挫伤或四肢创伤，肢体肿胀严重，腹胀便秘，急投攻逐实邪、疏通气机药物。

2.常用方

常用方剂有大成汤、桃仁承气汤加减。

方药：

加味大成汤（《仙授理伤续断秘方》）：当归、桃仁、大黄、桔梗、延胡索各10克，柴胡、甘草各6克。若攻下不通者，为气闭不通，加入广木香10克，香附12克，芒硝20克。

【用法】水煎服。

【功效】通下逐瘀。

【主治】伤重在内，瘀血不散。腹胀，二便不通，上攻心腹，闷乱欲死者。

方药：

桃仁承气汤（《奇效良方》）：桃仁3克，芒硝6克，大黄12克，甘草3克。如发热可加金银花、生地黄等；口渴加沙参、天花粉等；上肢受伤加桑枝，下肢受伤加牛膝等。

【用法】饭前，水煎服。

【功效】逐瘀泻热。

【主治】下焦瘀热。热结膀胱，其人如狂，但小腹结血，下者愈。

攻下逐瘀法属峻下法，常用苦寒泻下药以攻瘀血，通泻大便，排除积滞。药效峻猛，对年老体弱、气血虚衰、有宿疾或亡血者，妇女妊娠、经期及产后失血过多者，应当禁用或慎用该法。

（二）行气消瘀法

1.适应证

为骨伤科内治法中最常用的一种治疗方法。适用于损伤后有气滞血瘀，局部肿痛，无里实热证，或有某种禁忌而不能猛攻急下者。凡血凝气滞，肿痛并见，如胸、肋、腰损伤，症见疼痛，转侧不利者，均可采用本法。

2.常用方

常用的方剂有以消瘀活血为主的骨伤散、活血止痛汤、自拟桃仁四物汤、复元活血汤等，以行气为主的柴胡疏肝散以及活血祛瘀、行气止痛并重的膈下逐瘀汤、身疼逐瘀汤、顺气活血汤等。

方药：

骨伤散（李氏用方）：当归12克，自然铜12克，骨碎补12克，土鳖虫9克，丹参9克，桃仁9克，泽兰9克，乳香9克，没药9克，血竭6克，三七6克，甘草6克。

【用法】共研细末，每次5克，每日2次。

【功效】活血化瘀，消肿止痛。

【主治】骨折，脱位，筋伤初期肿胀疼痛。

方药：

活血止痛汤（李氏用方）：生地黄、红花各12克，当归、赤芍、桃仁、泽兰、甘草各10克，三七粉3克，土鳖虫3克。大便不畅，加酸枣仁6克，火麻仁10克；肝气郁结加柴胡6克，陈皮6克；失眠加夜交藤10克。

【用法】水煎服。

【功效】活血止痛。

【主治】损伤瘀血，红肿疼痛。

【方药】：

自拟桃仁四物汤（李氏用方）：熟地黄15克，当归15克，白芍10克，川芎9克，桃仁9克，红花6克。息风加石决明20克，天麻10克，蔓荆子12克；宁神加石菖蒲10克，远志10克；化瘀加郁金10克，三七9克；去浊加茅根12克，木通9克；降逆加法半夏10克，生姜6克；疼痛厉害加枳壳9克，延胡索6克；小便赤涩加炒栀子6克，猪苓9克，滑石6克；口干舌燥加麦冬6克，天花粉9克；引经药加桑枝6克等。

【用法】水煎服。

【功效】清热化瘀，活血止痛。

【主治】跌打损伤，瘀血肿痛。

【方药】：

桃红四物汤加减（《医宗金鉴》）：桃仁6克，红花6克，当归12克，川芎6克，白芍10克，熟地黄12克。上肢骨折加桑枝9克，桂枝10克，羌活10克，防风9克；下肢骨折加牛膝12克，木瓜12克，独活9克，防己9克，泽兰9克。

【用法】水煎服。

【功效】祛瘀养血，通经止痛。

【主治】血虚兼血瘀证。

【方药】：

复元活血汤（《医学发明》）：柴胡15克，瓜蒌根、当归各9克，红花、甘草、穿山甲（炮）各6克，大黄（酒浸）30克，桃仁（酒浸，去皮尖，研如泥）9克。

【用法】除桃仁外，锉如麻豆大，每服一两（30克），水一盏半（250毫升），酒半盏（75毫升），同煎至七分（210毫升），去滓，空腹时大温服之，以利为度，得利痛减，不尽服。

【功效】活血祛瘀，疏肝通络。

【主治】跌打损伤，瘀血留于胁下，疼痛不已。

【方药】：

疏肝理气汤（李氏用方）：当归、红花、白芍各10克，柴胡、枳壳、血竭各9克，桃仁6克。

【用法】水煎服。

【功效】疏肝，理气，止痛。

【主治】跌打损伤后两胁窜痛，脘腹胀满。

【方药】：

柴胡疏肝散（《医学统旨》）：陈皮6克，柴胡6克，白芍5克，香附5克，乌药5克，枳壳5克，甘草3克。

【用法】水煎服。

【功效】疏肝解郁，行气止痛。

【主治】肝气瘀滞证。胁肋疼痛，胸闷善太息，情志抑郁易怒，脘腹胀满，脉弦。

【方药】：

膈下逐瘀汤（《医林改错》）：当归10克，川芎6克，赤芍10克，桃仁9克，红花6克，枳壳6克，牡丹皮9克，香附9克，延胡索12克，乌药9克，五灵脂9克，甘草6克。

【用法】水煎服。

【功效】活血祛瘀，行气止痛。
【主治】治膈下瘀阻气滞，形成痞块，痛处不移，卧则腹坠，肾泻，久泻。

方药：

身疼逐瘀汤（《医林改错》）：秦艽3克，川芎6克，桃仁9克，红花9克，甘草6克，羌活3克，没药6克，当归9克，五灵脂6克，香附3克，牛膝9克，地龙6克。
【用法】水煎服。
【功效】活血祛瘀，祛风除湿，通痹止痛。
【主治】瘀血挟风湿，经络痹阻，肩痛、臂痛、腰腿痛，或周身疼痛，经久不愈者。

方药：

顺气活血汤（《伤科大成》）：苏梗3克，厚朴3克，枳壳3克，砂仁1.5克，当归尾6克，红花1.5克，木香1.2克，炒赤芍3克，桃仁9克，苏木末6克，香附3克。
【用法】水、酒各半煎服。
【功效】行气活血，祛瘀止痛。
【主治】胸腹挫伤，气滞血瘀，胀满作痛。

（三）清热凉血法

1.适应证

本法包括清热解毒与凉血止血两法。适用于跌仆损伤后热毒蕴结于内，引起血液错经妄行或创伤感染，邪毒侵袭，火毒内攻等证。

2.常用方

清热解毒方剂有五味消毒饮、龙胆泻肝汤、犀角地黄汤等。

方药：

五味消毒饮（《医宗金鉴》）：金银花18克，野菊花、蒲公英、紫花地丁、紫背天葵子各3.6克。
【用法】用水400毫升，煎至300毫升，加无灰酒100毫升，再滚二三沸，去渣热服，盖被取汗。
【功效】清热解毒，散结消肿。
【主治】热毒蕴蒸肌肤，致生疔疮痈，红肿热痛，发热恶寒，舌红脉数者。

方药：

龙胆泻肝汤（《太平惠民和剂局方》）：龙胆草6克，黄芩9克，山栀子9克，泽泻12克，木通9克，车前子9克，当归8克，生地黄20克，柴胡10克，生甘草6克。
【用法】水煎服，也可制成丸剂，每服6～9克，每日2次，温开水送下。
【功效】泻肝胆实火，清下焦湿热。
【主治】肝胆实火上扰，症见头痛目赤，胁痛口苦，耳聋、耳肿；或湿热下注，症见阴肿阴痒，筋痿阴汗，小便淋浊，妇女湿热带下等。

方药：

犀角地黄汤（《外台秘要》）：犀角（水牛角代）30克，生地黄24克，芍药12克，牡丹皮9克。若见邪热与瘀血互结，可加大黄、黄芩，以清热逐瘀与凉血散瘀同用；郁怒而夹肝火者，加柴胡、黄芩、栀子以清泻肝火；用治热迫血溢之出血证，可酌加白茅根、侧柏炭、小蓟等。

【用法】水煎服。

【功能】清热解毒,凉血开窍。

【主治】凡身体壮实之人患实热之证用以清热凉血。若身体素虚,脏腑虚寒,饮食素少,肠胃虚滑者均慎用。

(四)开窍活血法

1.适应证

本法是用辛香开窍、活血化瘀、镇心安神的药物,以治疗跌仆损伤后气血逆乱、气滞血瘀、瘀血攻心、神昏窍闭等危重症的一种救急方法。

2.常用方

神志昏迷可分为闭证和脱证两种,闭证是实证,治宜开窍活血、镇心安神,方选安宫牛黄丸、苏合香丸;脱证是虚证,是伤后元阳衰微、浮阳外脱的表现,治宜固脱,忌用开窍。患者面色苍白,四肢厥逆,昏迷不醒,呼吸气微,舌淡白,脉微弱欲绝,代表方剂为独参汤,或方选参附龙牡救逆汤、附子振阳汤、补血汤。

方药:

参附龙牡救逆汤(《中医儿科学》):人参、制附子、煅龙骨、煅牡蛎、白芍、炙甘草各15克。

【用法】水煎服。

【功效】温补心阳,救逆固脱。

【主治】心阳虚衰,突然面色苍白而青,口唇发紫,呼吸浅促,额汗不温,四肢厥冷,虚烦不安,右胁下并可出现瘀块,舌苔薄白,质暗紫,脉象微弱疾数。

方药:

附子振阳汤(《仁端录痘疹》):大附子15克(面裹,炽热),人参6克,肉桂2克,黄芪18克,橘红9克,当归9克,甘草2克。

【用法】水煎服。

【功效】温补心阳,救逆固脱。

【主治】心阳虚衰,突然面色苍白而青,口唇发紫,呼吸浅促,四肢厥冷,虚烦不安,舌苔薄白,质暗紫,脉象微弱疾数。

方药:

补血汤(《回春》):当归3克,白芍3克,生地黄2克,人参5克,白茯神15克,酸枣仁3克,陈皮2克,麦冬3克,五味子6克,栀子2克,甘草2克。

【用法】水煎服。

【功效】补血益气。

【主治】劳心思虑,损伤精神,头晕目昏,心虚气短,惊悸烦热。

二、中期治法

(一)和营止痛法

1.适应证

适用于损伤后,虽经消下法等治疗,肿胀消退,疼痛减轻,但瘀肿虽消而未尽,断骨虽连而未坚，故宜和营生新。

2.常用方

常用方剂有丹参芍药汤、和营止痛汤、三棱和伤汤等。

方药：

丹参芍药汤（李氏用方）：丹参、赤芍、当归、续断各12克，木瓜、木香、骨碎补各10克，桑枝9克，甘草6克。

【用法】水煎服。

【功效】调和气血，行滞化瘀。

【主治】骨折中期瘀血未尽，营卫失和，动则作痛。

方药：

和营止痛汤（《伤科补要》）：当归尾9克，川芎6克，赤芍9克，苏木6克，陈皮6克，续断12克，乳香6克，没药6克，木通6克，甘草6克。

【用法】水煎服。

【功效】活血止痛，祛瘀生新。

【主治】跌仆伤损。

方药：

三棱和伤汤（《中医伤科学讲义》）：三棱，莪术，青皮，陈皮，白术，枳壳，当归，白芍，党参，乳香，没药，甘草。

【用法】水煎服。

【功效】活血化瘀，理气止痛。

【主治】胸胁陈伤，气滞血瘀，隐隐作痛。

（二）接骨续筋法

1.适应证

适用于损伤中期骨位已正，筋已理顺，筋骨已有连接但未坚实，瘀肿已化或渐趋消散，或尚有瘀血未去者。

2.常用方

常用方剂有生骨散、补肾益气活血汤、补肾壮筋汤、补肾活血汤、壮筋养血汤、生血补髓汤、接骨紫金丹等。

方药：

生骨散（李氏用方）：当归、丹参、茯苓、黄芪、牛膝各15克，川芎、白芍、鹿角胶、羌活、延胡索、骨碎补各12克，红花、木香、杜仲、甘草各9克。

【用法】共为细末，每次5克，每日2次。

【功效】活血化瘀，行气止痛，强筋壮骨，补益肝肾，接骨续筋。

【主治】各种骨缺血性坏死，骨延迟愈合及骨不连等。

方药：

补肾益气活血汤（李氏用方）：熟地黄20克，黄芪15克，龙骨、当归各12克，山药、川续断、丹参、骨碎补各10克，川芎、赤芍、山萸肉各9克，红花、甘草各6克。

【用法】水煎服。

【功效】补益肾气，活血化瘀。

【主治】损伤后期，肝肾虚弱。症见筋骨酸痛无力，尤以腰部为甚，舌淡苔白，脉细而弱。

方药：

补肾壮筋汤（《伤科补要》）：熟地黄，当归，川牛膝，山萸肉，云茯苓，川续断，杜仲，白芍，青皮，五加皮。

【用法】水煎服。

【功效】补益肝肾，舒筋壮骨。

【主治】损伤后期，肝肾亏虚。筋骨痿软，腰膝无力，步履艰难，形体消瘦，舌淡脉弱。

方药：

补肾活血汤（《伤科大成》）：熟地黄、补骨脂、菟丝子各9克，杜仲、枸杞子、当归尾、山萸肉、肉苁蓉、没药、独活各3克，红花2克。

【用法】水煎服。

【功效】补肾壮筋，活血止痛。

【主治】损伤后期，肝肾虚弱。症见筋骨酸痛无力，尤以腰部为甚，舌淡苔白，脉细而弱。

方药：

壮筋养血汤（《伤科补要》）：白芍9克，当归9克，川芎6克，川续断12克，红花5克，生地黄12克，牛膝9克，牡丹皮9克，杜仲6克。

【用法】水煎服。

【功效】养血活络，强筋壮腰。

【主治】外筋伤络，筋骨不利，舌边有瘀点，脉沉涩。

方药：

生血补髓汤（《伤科补要》）生地黄，白芍，川芎，黄芪，杜仲，五加皮，牛膝，红花，当归、续断。

【用法】水煎服。

【功效】生血补髓。

【主治】上髎后，气血两虚。

方药：

接骨紫金丹（《疡科选粹》）：土鳖虫（不拘多少，取采焙干，去足，净末）、乳香、没药、自然铜（醋淬7次）、骨碎补、大黄、血竭、硼砂、当归尾各3克。

【用法】上药各研为末，瓷罐收之。每服6克，好热酒调服。

【功效】祛瘀消肿，接骨续伤。

【主治】跌打损伤骨折，瘀血攻心，发热昏晕，不省人事。

（三）舒筋活络法

1.适应证

本法使用活血与祛风通络药，再佐理气药，以达到宣通气血、消除凝滞、舒筋通络之功效。

适用于损伤肿痛缓解后仍有瘀血凝滞、筋膜粘连的筋伤兼有风湿，或受伤之处筋肌发生挛缩、关节屈伸不利等症。

2.常用方

常用方剂有舒筋活络汤、舒筋活血汤、独活寄生汤。

方药：

舒筋活络汤（李氏用方）：葛根、当归、生地黄各15克，续断、威灵仙、鸡血藤、杜仲、牛膝各12克，桑枝、红花、甘草各9克。

【用法】水煎服。

【功效】养血舒筋，通经活络。

【主治】颈项强急，腰背疼痛，四肢关节疼痛，肢体麻木。

方药：

舒筋活血汤（《伤科补要》）：当归、牛膝、杜仲、五加皮各12克，荆芥、防风、羌活、独活各9克，青皮、枳壳、红花、续断各6克，细辛3克。

【用法】水煎服。

【功效】舒筋活络。

【主治】筋络、筋膜、筋腱损伤。

方药：

独活寄生汤（《备急千金要方》）：独活9克，桑寄生、杜仲、牛膝、细辛、秦艽、茯苓、肉桂、防风、川芎、人参、甘草、当归、芍药、干地黄各6克。

【用法】以水1升，煮取300毫升，分2次服。

【功效】祛风湿，止痹痛，益肝肾，补气血。

【主治】肝肾两亏，气血不足，风寒湿邪外侵，腰膝冷痛，酸重无力，屈伸不利，或麻木偏枯，冷痹日久不愈。

三、后期治法

损伤日久，正气必虚，因此损伤后期应调治脏腑经络功能，补益气血，加速损伤的恢复。补法可以分为补气养血、补益肝肾、健脾和胃等法。此外，由于损伤日久，瘀血凝结，筋肌粘连挛缩，复感风寒湿邪，关节酸痛，屈伸不利，故温经通络法也较为常用。

（一）补气养血法

1.适应证

本法是使用补气养血药物，使气血旺盛以濡养筋骨的治疗方法。凡外伤筋骨、内伤气血以及长期卧床，出现气血亏损、筋骨痿弱等症候，如损伤肿胀时久不消等，均可应用本法。补气养血法是以气血互根为原则，临床应用时常需区别气虚、血虚或气血两虚，从而采用补气为主、补血为主或气血双补的方法。

2.常用方

损伤以气虚为主，用四君子汤；损伤以血虚为主，用四物汤；气血双补用补血生髓汤、八珍汤。

方药：

四君子汤（《太平惠民和剂局方》）：人参（去芦）、甘草（炙）、茯苓（去皮）、白术各等份。

【用法】每服6克，用水150毫升，煎至100毫升，口服，不拘时；入盐少许，白汤点亦得。

【功效】益气补中，温养脾胃。

【主治】营卫气虚，脏腑怯弱，面色㿠白，四肢无力，心腹胀满，全不思食，舌质淡，苔薄白，脉虚无力。

方药：

四物汤（《仙授理伤续断秘方》）：当归10克，川芎9克，白芍12克，熟地黄12克。

【用法】水煎服。

【功效】补血活血。

【主治】外伤瘀血作痛。

方药：

补血生髓汤（李氏用方）：党参、当归各12克，熟地黄、枸杞子、黄芪、白芍各10克，川续断、补骨脂、骨碎补、木瓜各9克，三七6克，砂仁、甘草各3克。

【用法】水煎服。

【功效】生血补髓。

【主治】骨折、脱位后期，筋骨无力，气血两虚。

方药：

八珍汤（《正体类要》）：人参3克，白术10克，白茯苓10克，当归15克，川芎6克，白芍10克，熟地黄12克，甘草6克。

【用法】水煎服。

【功效】益气补血。

【主治】面色苍白，四肢倦怠，气短懒言，饮食减少，舌淡苔薄白，脉细弱或虚大无力。

（二）补益肝肾法

1. 适应证

本法又称强壮筋骨法，凡骨折、脱位、筋伤后期，年老体虚，筋骨痿弱，肢体关节屈伸不利，骨折迟缓愈合，骨质疏松等肝肾亏虚者，均可使用本法加强肝肾功能，加速骨折愈合。

2. 常用方

强筋壮骨汤，逍遥散，健步虎潜丸，黄芪桂枝五物汤，阴虚火旺可用知柏地黄汤，气阴两虚可用六味地黄汤。

方药：

强筋壮骨汤（李氏用方）：当归、熟地黄、怀牛膝、杜仲、五加皮各12克，茯苓、白芍、山萸肉、补骨脂、威灵仙各9克，续断6克。

【用法】水煎服。

【功效】补益肝肾，舒筋活络。

【主治】慢性筋伤，瘀阻作痛。

【方药】：

逍遥散（《太平惠民和剂局方》）：柴胡、当归、白芍、白术、茯苓各30克、甘草6克。胸胁隐隐作痛加三棱、莪术、乳香。

【用法】共为细末。每服6克，用水300毫升，生姜1块切破，薄荷少许，同煎至210毫升，去渣热服，不拘时候。

【功效】疏肝养血，健脾和中。

【主治】肝郁血虚，五心烦热，肢体疼痛，胸闷胁痛，脉弦而虚。

【方药】：

健步虎潜丸（《伤科补要》）：龟胶、鹿角胶、何首乌、牛膝、杜仲、锁阳、威灵仙、当归各60克，黄柏、人参、白术各30克，熟地黄60克，附子45克，生姜30克，黄连15克，甘草15克。

【用法】共为细末，炼蜜为丸，每丸重9克。每次服1丸，每日2次。

【功效】舒筋止痛，活血补气，健旺精神。

【主治】跌打损伤，血虚气弱，下部腰胯膝腿疼痛，筋骨酸软无力，步履艰难。

【方药】：

黄芪桂枝五物汤（《金匮要略》）：黄芪15克，桂枝12克，芍药12克，生姜25克，大枣4枚。

【用法】水煎分3次温服。

【功效】益气温经，和营通痹。

【主治】肌肤麻木不仁，或肢节疼痛，或汗出恶风，舌淡苔白，脉微涩而紧。

【方药】：

知柏地黄汤（《医宗金鉴》）：熟地黄24克，山萸肉12克，干山药12克，泽泻9克，茯苓9克（去皮），牡丹皮9克，知母24克，黄柏24克。

【用法】水煎服。

【功效】滋阴降火，主阴虚热盛。

【主治】骨蒸痨热，虚烦盗汗，腰膝酸软，遗精。

【方药】：

六味地黄汤（《医学心悟》）：生地黄12克，山萸肉6克，山药6克，牡丹皮6克，泽泻6克，茯苓6克。

【用法】水煎服。

【功效】滋肾养阴，佐以清虚火。

【主治】肾阴不足，腰酸足软，自汗盗汗，足跟作痛。

（三）健脾和胃法

1.适应证

本法适用于损伤后期，耗伤正气，气血亏损，脏腑功能失调，或长期卧床缺少活动而导致脾胃气虚，四肢疲乏无力，肌肉萎缩。

2.常用方

常用方剂有补脾胃汤、补中益气汤、十全大补汤。

方药：

补脾胃汤（李氏用方）：人参5克，当归、黄芪、白术各10克，苍术、茯苓、白芍各9克，麦芽、陈皮、草豆蔻各6克。

【用法】水煎服。

【功效】益气补中，健脾化湿。

【主治】脾胃虚弱，中脘疼痛，精神疲乏，纳食减少，脉濡细或虚而无力。

方药：

补中益气汤（《内外伤辨惑论》）：黄芪18克，炙甘草9克，人参6克，当归9克，橘皮6克，升麻6克，柴胡6克，白术9克。

【用法】水煎服。

【功效】补中益气，升阳举陷。

【主治】脾虚气陷证。饮食减少，体倦肢软，少气懒言，面色萎黄，大便稀溏，舌淡脉虚。

方药：

十全大补汤（《太平惠民和剂局方》）：人参6克，肉桂3克，川芎6克，熟地黄12克，茯苓9克，白术9克，炙甘草3克，黄芪12克，川当归9克，白芍9克。

【用法】上药为细末。每服9克，用水150毫升，加生姜3片，红枣2枚，同煎至100毫升，不拘时候温服。现今有多种剂型，水蜜丸：每次6克，大蜜丸：每次9克，每日2~3次，空腹或饭后用温开水送服。

【功效】温补气血。

【主治】五劳七伤，气血不足，饮食减少；久病虚损，面色萎黄，腰膝无力，精神倦怠，以及疮疡不敛，妇女崩漏等。

（四）温经通络法

1.适应证

本法适用于损伤后期，气血运行不畅，瘀血未尽，或阳气不足，腠理空虚，复感外邪，以致风寒湿邪入络，遇气候变化则局部症状加重的陈伤旧疾的治疗。

2.常用方

常用方剂有养血荣筋汤、舒筋丹、三痹汤、大活络丹、小活络丹、肾气丸。

方药：

养血荣筋汤（李氏用方）：当归、白芍、熟地黄、威灵仙、鸡血藤各12克，牛膝、白芷、独活、秦艽、续断各10克，川芎、甘草各6克。

【用法】水煎服。

【功效】通络养血，祛风止痛。

【主治】跌打损伤日久引起的筋骨疼痛，肢体麻木等。

【方药】：

舒筋丹（李氏用方）：葛根、白芍、木瓜、鸡血藤各30克，当归、生地黄各20克，川芎、海桐皮、桂枝、姜黄、羌活、独活、白芷、怀牛膝各10克，乳香、没药、甘草各6克。

【用法】共为细末，炼蜜为丸重3克，蜡皮或蜡纸筒封固，每次3克，每日2次。

【功效】强筋壮骨，舒筋活络。

【主治】受风受寒，四肢麻木，筋骨疼痛，腰腿不利，行步艰难。

【方药】：

三痹汤（《校注妇人良方》）：黄芪、续断、人参、茯苓、甘草、当归、川芎、白芍、生地黄、杜仲（姜炒）、川牛膝、肉桂、秦艽、川独活、防风各6克，细辛2克，生姜3片，大枣4枚。

【用法】水煎服。

【功效】益气活血，补肾散寒，祛风除湿。

【主治】肝肾气血不足，风寒湿痹之虚实夹杂者。手足拘挛，或肢节屈伸不利，或麻木不仁，舌淡苔白，脉细或涩。

【方药】：

大活络丹（《兰台轨范》）：白花蛇、乌梢蛇、威灵仙、两头尖（俱酒浸）、草乌、天麻（煨）、全蝎（去毒）、何首乌（黑豆水浸）、龟甲（炙）、麻黄、贯众、甘草（炙）、羌活、肉桂、藿香、乌药、黄连、熟地黄、大黄（蒸）、木香、沉香（用心）各60克，细辛、赤芍（去油）、没药（去油）、丁香、乳香（去油）、僵蚕、天南星（姜制）、青皮、骨碎补、白豆蔻仁、安息香（酒熬）、附子（制）、黄芩（蒸）、茯苓、香附（酒浸焙）、玄参、白术各30克，防风75克，葛根、虎胫骨（已禁用）、当归各45克，血竭21克，地龙（炙）、犀角（水牛角代替）、麝香、松脂各15克，牛黄、冰片各4.5克，人参90克。

【用法】上药共为细末，炼蜜为丸，金箔为衣，如弹子大，重4.5~6克。每服1丸，黄酒化服，或温开水送服，每日1~2次。

【功效】祛风化湿，舒筋活络。

【主治】风寒湿痹证。肢体筋脉疼痛，麻木拘挛，关节屈伸不利，疼痛游走不定，舌淡紫，苔白，脉沉弦或涩。

【方药】：

小活络丹（《太平惠民和剂局方》）：天南星、制川乌、制草乌、地龙各180克，乳香（制）、没药（制）各65克。

【用法】研细末，加炼蜜制成蜜丸，每丸重3克，每次1丸，每日2次，空腹时用陈酒或温开水送服。亦可作汤剂，用量按原方比例酌减，川乌、草乌先煎30分钟。

【功效】祛风除湿，化痰通络，活血止痛。

【主治】肢体筋脉疼痛，麻木拘挛，关节屈伸不利，疼痛游走不定，舌淡紫，苔白，脉沉弦或涩。

【方药】：

肾气丸（《金匮要略》）：干地黄八两（240克），山药和山茱肉各四两（120克），泽泻、茯苓、牡丹皮各三两（90克），桂枝、炮附子各一两（30克）。

【用法】为细末，炼蜜为丸，如梧桐子大，每服15丸（6克），可加至25丸（10克），酒送下，每日2次。

【功效】补肾助阳。

【主治】肾阳不足证。腰痛脚软，身半以下常有冷感，少腹拘急，小便不利，或小便反多，入夜尤甚，阳痿早泄，舌淡而胖，脉虚弱，尺脉沉细。

第二节 外用药

据《理瀹骈文》中说："外治之理，即内治之理；外治之药，即内治之药。所异者法耳。"指出了外治法与内治法只是在给药途径上的不同，外治法使药物直接作用于皮肤和黏膜，通过局部吸收，从而达到治疗目的，这是外科独具且必不可少的重要治法，正如《医学源流论》所说"外科之法，最重外治"，临床外用药物大致可分为敷贴药、熏洗药、熥敷药、热烫药、搽擦药。

一、敷贴药

将中药熬成膏状或研末后调成糊状，使用时将药物制剂直接敷贴在损伤局部，使药力发挥作用。

（一）骨折初期

由于筋骨脉络的损伤，血离经脉，瘀积不散，气血凝滞，经络受阻，故宜以消瘀、活血为主。

1.消瘀止痛类

适用于骨折初期肿胀疼痛者，可选用白公鸡接骨丹、消肿止痛散等。

方药：

白公鸡接骨丹（李氏用方）：龙骨、降香、苏木、制乳香、制没药、土鳖虫、血竭、木香、白芍、麝香。

【用法】共研为末，白公鸡1只（散养隔年1500克）放血、去毛除内脏，捣烂如泥，用食醋调制糊状，外敷患处，纱布包扎，闭板砌砖或沙袋倚靠，24小时后解除。

【功效】活血化瘀，消肿止痛。

【主治】骨断筋伤，瘀肿作痛。

方药：

消肿止痛散（李氏用方）：黄连、黄芩、黄柏各30克，木芙蓉叶、天花粉、紫荆皮、透骨草、侧柏叶、骨碎补各20克。

【用法】共为细末，调拌成糊状，外敷患处，每2日1次。

【功效】消肿止痛，散瘀生新。

【主治】适用于骨伤初期瘀血作痛。

2.活血止痛类

骨折、脱位、筋伤等症，脉络破损，瘀血停滞，局部肿胀疼痛。方选消肿化瘀散、活血止痛散、四黄散。

方药：

消肿化瘀散（李氏用方）：当归、赤芍、生地黄、大黄、栀子各30克，延胡索20克，血竭、乳香、红花各10克。

【用法】共研细末，陈醋调敷患处。

【功效】散瘀消肿，活血止痛。

【主治】骨折，脱位，筋伤初期肿胀，瘀血作痛。

方药：

活血止痛散（李氏用方）：当归、赤芍、丹参、桃仁、红花、地骨皮各20克，骨碎补、海桐皮、苏木、续断、延胡索、桑枝各15克。

【用法】共为细末，炼蜜调成糊状，外敷患处，每2日1次。

【功效】化瘀生新，消肿止痛。

【主治】损伤初期瘀肿作痛。

方药：

四黄散（李氏用方）：黄连、黄芩、黄柏、姜黄各20克，侧柏炭、乳香、没药、甘草各12克。

【用法】共为细末，用陈醋调成糊状，外敷患处。

【功效】活血化瘀，消肿止痛。

【主治】跌打损伤，肢体肿胀，瘀血作痛。

3.清热解毒类

适用于伤后感染邪毒，局部红、肿、热、痛者。可选用清热败毒散、清热消肿散等。

方药：

清热败毒散（李氏用方）：蒲黄60克，乳香、没药、穿山甲各40克，金银花、黄柏、天花粉、大黄、黄芩各30克。

【用法】共为细末，清水调拌成糊状，贴敷患处，每2日1次。

【功效】清热消肿，化瘀定痛。

【主治】跌仆损伤后，气滞血瘀或创伤感染，邪毒侵袭，局部表现为红、肿、热、痛之火毒证候。

方药：

清热消肿散（李氏用方）：黄连、黄芩、黄柏、栀子、生地黄、地骨皮各15克，土鳖虫、苏木、鸡血藤、茯苓、甘草各9克。

【用法】共为细末，用水调拌成糊状，贴患处，每2日1次。

【功效】清热解毒，消肿止痛。

【主治】跌仆损伤后瘀血内留，郁而化热。

（二）骨折中期

此期肿胀逐渐消退，疼痛明显减轻，但瘀肿虽消而未尽，骨尚未连接，故治宜接骨续筋为主。

1.接骨续筋类

适用于骨折整复后，位置良好，肿痛消退之中期患者，方选南星续筋散、藤花接骨散等。

方药：

南星续筋散（李氏用方）：生天南星、生半夏、白芷、油松节各10克，羌活、川续断、红花、血竭、桃仁、当归、制乳香、制没药、土鳖虫、骨碎补、荆芥、防风各9克。

【用法】共研细末，醋调敷患处，每2日1次。

【功效】活血化瘀，接骨续筋。

【主治】跌打仆坠，骨碎筋伤，疼痛不止。

方药：

藤花接骨散（李氏用方）：当归、赤芍、鸡血藤各20克，生地黄、红花、地龙、乳香、没药各9克，柴胡、泽兰、桑枝、甘草各6克。

【用法】共为细末，炼蜜调敷患处，每2日1次。

【功效】活血化瘀，行气止痛。

【主治】跌仆伤损。

2.舒筋活血类

适用于扭挫伤经初期治疗后，肿痛已减，但筋络拘挛，关节伸屈不利。方选舒筋定痛膏、壮骨舒筋膏等。

方药：

舒筋定痛膏（李氏用方）：升麻、生川乌、生草乌、防风、牡丹皮、血竭、泽兰、煅自然铜、红花、续断、苏木、羌活、独活各30克，白芷、五加皮、木香各20克。

【用法】共为细末，清水调拌成糊状，外敷患处，每2日1次。

【功效】舒筋活络，祛风利湿，化瘀定痛。

【主治】用于跌打损伤，慢性腰腿痛，风湿痹痛。

方药：

壮骨舒筋膏（李氏用方）：桃仁、熟地黄、当归、白芍、骨碎补各20克，川芎、续断、补骨脂、延胡索、煅自然铜、伸筋草各15克，红花9克。

【用法】共为细末，凡士林制成膏状，用时贴于患处，2日1次。

【功效】消肿止痛，活血化瘀，舒筋活络，壮骨养骨。

【主治】用于骨折，脱位，筋伤，风湿关节肌肉疼痛。

（三）骨折后期

一般已有骨痂生长，治疗宜以壮筋骨、养气血、补肝肾为主。

1.温经通络类

适用于后期损伤日久，复感风寒湿邪，肿胀疼痛加剧者。方用解痉舒筋散，亦可选用温经通络散。

方药：

解痉舒筋散（李氏用方）：钩藤、当归、丹参各20克，延胡索、伸筋草、续断、香附各15克，乳香、没药各10克。

【用法】共为细末，清水调拌成糊状，外敷患处。

【功效】行气活血，舒筋解痉。

【主治】骨折及软组织损伤后期瘀肿酸痛。

方药：

温经通络散（李氏用方）：桂枝、附子、干姜各9克，当归、川芎、五加皮、苏木、海桐皮、木瓜各12克，乳香、没药、苍术、黄柏各6克。

【用法】共为细末，用水调成糊状，外敷患处，每2日1次。

【功效】温经通络，行气利水，消肿止痛，除湿利痹，疏松关节经络。

【主治】骨折中后期，骨折骨位已正，瘀血未尽。陈伤日久，局部青肿，伸屈不利。

2.舒筋活络类

此时筋骨已接续，肢体关节伸屈不利，筋络拘紧。方选灵仙舒筋膏。

方药：

灵仙舒筋膏（李氏用方）：伸筋草、透骨草、防风、防己、千年健、威灵仙各12克，桂枝、秦艽、独活、路路通、麻黄各10克。

【用法】共研细末，用凡士林调成软膏，外敷患处。

【功效】舒筋活血，散风活络。

【主治】跌打损伤后肢节屈曲不利，拘挛疼痛。

方药：

消瘀膏（《中医伤科学》）：大黄1份，黄柏6份，栀子2份，木瓜4份，蒲公英4份，姜黄4份。

【用法】共为细末，用水、蜂蜜各半，调敷患处。

【功效】祛瘀，消肿，止痛。

【主治】损伤瘀肿疼痛。

二、膏药

膏药古称为薄贴，是中医外用药物的一种特有剂型，将药物碾成细末，配合香油、黄丹或蜂蜡等基质炼制而成。膏药的炼制，是将药物浸于植物油中，主要用香油（芝麻油），加热熬炼后，再加入铅丹（又称黄丹或东丹），经过"下丹收膏"制成富有黏性、烊化后能固定于伤处的膏药。

方药：

万灵膏（《医宗金鉴》）：鹳筋草、透骨草、紫丁香根、当归（酒洗）、自然铜（醋淬7次）、瓜儿血竭、没药各30克，川芎24克，赤芍60克，半两钱（醋淬7次）1枚（15克），红花30克，川牛膝、五加皮、石菖蒲、茅山苍术各15克，木香、秦艽、蛇床子、肉桂、川附子、半夏、石斛、草薢、鹿茸各9克，麝香6克。

【用法】除血竭、麝香、没药3味各研细末另包外，共22味。先将香油5千克，微火煨，浸3日，然后将群药入油内，熬黑为度，去滓加黄丹2.5千克再熬，将至滴水成珠离火，俟少时药温，将血竭、没药、麝香下入，搅匀取起，出火气，备用。

【功效】温经通络，消瘀散毒，止痛接骨。

【主治】跌打损伤，麻木风痰，寒湿疼痛。

注：（1）本方温经活络，强筋壮骨之功可靠，作用也较全面，适用于跌打损伤后期，筋骨寒

凝瘀阻之痹痛症。(2)近代应用凡骨折、筋断、脱位后期、风湿性关节炎，以及内科杂症见肢体麻木疼痛者均可应用。

方药：

冷敷贴（李氏用方）：现代新工艺制成冷敷贴。

【用法】用时取出贴片，揭去薄膜，将药贴贴于患处，每片可持续24小时。

【功效】祛风散寒，通络止痛。

【主治】颈、肩、腰、腿疼痛。

三、药膏

又称软膏。将药粉碾成细末，然后可用水、饴糖、蜜、酒、油、醋、凡士林等，调匀如厚糊状，敷贴患处。用饴糖调制成药膏，硬结后有固定和保护伤处的作用；用蜜水，取其清热解毒之功，有利于药物迅速吸收；醋调有收敛、活血、消肿、解毒之功；以酒调者，取其助行药力；以油类调者，取其柔软润泽肌肤，多种多样，因病而异。临床应根据疾病的性质与阶段不同、位置不同、证候不同、选用不同的基质调制，从而辨证施治，相因相治制，作用更加突出。

方药：

消肿止痛膏（李氏用方）：栀子、大黄、蒲公英各30克，土鳖虫20克，血竭、乳香、没药各10克。

【用法】共为细末，凡士林调敷。

【功效】化瘀，消肿，止痛。

【主治】骨折筋伤初期肿胀疼痛。

方药：

跌打止痛膏（李氏用方）：牡丹皮、黄柏、乳香、没药、冰片。

【用法】共为细末，水、蜂蜜调敷患处，每2日1次。

【功效】化瘀止痛。

【主治】跌打损伤，瘀肿作痛。

四、熏洗药

熏洗疗法，是利用药物煎汤，趁热在皮肤或患处进行熏蒸、浸浴和淋洗的治疗方法。是借助药力和热力，通过皮肤作用于肌体，促进腠理疏通，脉络调和，气血流畅，从而达到预防和治疗疾病的目的。熏洗疗法有经济简便，适应证广，疗效显著等特点。

通常先将药物装在布袋中，置于锅或盆中加水煮沸5~10分钟，放在患处下面熏，伤部周围用毛巾遮盖，以免热气散溢，在水温降至不会烫伤皮肤时，用药液洗患处20~30分钟，每日2次，每剂熏洗4次。

新伤瘀血积聚者，可用宽筋藤汤、海桐皮汤；关节伸屈不利者，用灵仙透骨汤、上肢熏洗剂、下肢熏洗剂，四肢熏洗剂。肢体肿胀，麻木酸痛者，用温筋活络汤、活血强筋洗剂、透骨伸筋汤。

【方药】：

宽筋藤汤（李氏用方）：宽筋藤、钩藤各30克，续断、刘寄奴、大黄、丹参各20克，防己、海桐皮、银花藤各10克。

【用法】磨成粗末，装入布袋，加入清水3000毫升，陈醋200毫升，煮开5分钟，熏洗患处。每日2次，每剂用2天。

【功效】活血通络，舒筋止痛。

【主治】损伤后关节强直拘挛，酸痛麻木。

【方药】：

海桐皮汤（《医宗金鉴》）：海桐皮、透骨草、乳香、没药各6克，当归5克（酒洗），川椒10克，川芎、红花、威灵仙、白芷、甘草、防风各3克。

【用法】共为粗末，布袋装，水煎熏洗患处。

【功效】舒筋活络，行气止痛。

【治疗】治跌打损伤，风湿痹痛。

【方药】：

灵仙透骨汤（李氏用方）：威灵仙、透骨草各20克，乳香、没药、当归、川续断、防风各12克，川芎、红花、白芷各10克。

【用法】共研粗末，装入布袋。加入清水煮沸，熏洗患处。每日2次，每剂用2天。

【功效】化瘀止痛，温通经络。

【主治】肢体损伤肿胀疼痛，伸屈不利。

【方药】：

上肢熏洗剂（李氏用方）：钩藤、苏木各20克，荆芥、防风、伸筋草、透骨草、千年健、升麻、桂枝各15克，川椒、威灵仙各10克。

【用法】水煎熏洗患处，每日2次，每剂用2天。

【功效】活血舒筋，通络止痛。

【主治】上肢骨折或脱臼已愈，关节强直，扭伤后筋络挛缩，酸痛不止。

【方药】：

下肢熏洗剂（李氏用方）：当归、川芎、川续断、木瓜、牛膝、艾叶、透骨草各15克，赤芍、红花、五加皮、威灵仙、鸡血藤、伸筋草各12克，制乳香、没药各10克。

【用法】每剂加陈醋250克，水煎熏洗，每日2次，每剂用2天。

【功效】活血化瘀，软坚散结，消肿止痛。

【主治】下肢骨折、脱位后期及筋伤关节强直，活动受限。

【方药】：

四肢熏洗剂（李氏用方）：补骨脂、苏木、桑寄生、牛膝各15克，木瓜、桃仁、续断、桂枝、当归、刘寄奴各12克，川芎、红花各6克。

【用法】每剂加黄酒90克，水煎熏洗，每日2次，每剂用2天。

【功效】活血舒筋，化瘀通络，滑利关节。

【主治】四肢骨折脱位后期，关节僵硬、外伤性骨化，肢体挛缩酸痛。

【方药】：

温经活络汤（李氏用方）：肉桂、炮姜、艾叶、木瓜、秦艽、防风各15克，千年健、透骨草、石菖蒲、白芷各12克。

【用法】水煎熏洗患处，每日2次，每剂用2天。

【功效】温经通络，活血祛风。

【主治】伤后肢体肿胀，关节不利，气候变化或阴雨潮湿，发生疼痛、酸胀难忍。

方药：

活血强筋洗剂（李氏用方）：当归、川续断、淫羊藿、羌活、独活各15克，秦艽、五加皮、束鹿筋、威灵仙各12克。

【用法】水煎熏洗患处，每日2次，每剂2天。

【功效】舒筋活血。

【用法】筋骨疼痛，腰胯酸痛。

方药：

透骨伸筋汤（李氏用方）：透骨草、伸筋草、五加皮、鸡血藤各12克，桑寄生、木通、桂枝、牛膝、续断、秦艽各9克。

【用法】水煎熏洗，每日2次。每剂用2天。

【功效】舒筋活血，通络止痛。

【主治】筋骨损伤，伸屈不利。

五、熥敷药

将配置好的药物装入布袋制成药包放于容器中，加少量清水（水没过药袋）浸润30分钟，然后上蒸锅蒸5～10分钟，温度适宜时将药袋放于患处，药袋上面置热宝或小型暖水袋，保持温度20～30分钟，每日2次，每剂药用2天。熥敷使药力缓缓渗入病处，促进血液循环，解除组织痉挛，常用于骨折后功能恢复、颈椎病、腰椎间盘突出症、膝关节骨关节炎等。具有药力集中，灵活方便等特点。

方药：

脊柱熥剂（李氏用方）：威灵仙、川续断、怀牛膝、骨碎补各30克，白芷、山药、艾叶、鸡血藤各20克，三棱、莪术各10克。

【用法】制成粗粉，装入布袋，用水浸润半小时，加入适量白酒蒸透，待温度适宜时置于患处，药袋上放热宝或小型暖水袋，每次20～30分钟，每日2次。每剂用2天。

【功效】舒筋通络，解痉止痛。

【主治】脊柱损伤及颈、肩、腰、腿疼痛，肢体麻木。

方药：

腰背挫伤熥剂（李氏用方）：大黄、黄柏、黄芩各20克，白芷、地榆、赤芍、牡丹皮、栀子各15克，红花、泽兰、当归、乌药、延胡索、续断各10克。

【用法】制成粗粉，装袋备用，使用时先用水浸润半小时，加入适量陈醋蒸透、待温度适宜时放在患处，药袋上面置热宝或暖水袋，每次20～30分钟，每日2次。每剂用2天。

【功效】活血散瘀，消肿止痛。

【主治】腰背部损伤，瘀肿作痛。

六、热熨药

热熨法是一种热疗的方法，类似灸法。《灵枢·刺节真邪》说："治厥者，必先熨调和其经，掌与腋，肘与脚，项与脊以调之，火气已通，血脉乃行。"由此可知熨的作用也是借火气来温通经脉，调和血气。本法选用温经散寒、行气活血止痛的药物，将中药加热后装入布袋内，在人体局部或一定穴位上移动，利用温热之力使药性通过体表透入经络、血脉从而达到通经活络、散寒止痛等作用的一种操作方法。取材方便，简便易行。适用风湿痹症引起的关节冷痛、酸胀、沉重、麻木；跌打损伤引起的局部瘀血、肿痛；扭伤引起的腰背不适，行动不便。从熨法取热的方法分类，分为直接熨和间接熨两类，从取用材料分类，则有药熨、葱熨、姜熨、酒熨、盐熨、水熨等多种。

（一）直接熨

直接将温热的物体烫熨于肌肤上的方法。例如将药物等材料煨炒温热后直接熨在皮肤上，或用煨热的石块、盛火的熨斗、贮温水的铜器等在皮肤上直接熨灼都属此类。

（二）间接熨

不直接将温热物体烫熨在皮肤上，而是间接熨在药物上或布帛上的一种方法，目的在借温热的作用使药力透入皮肤组织内，以治疗疾病。

（三）药熨

本法用散寒温经药物，组成处方，借温热烫熨之力，使其透入皮肤而起治疗作用。

方药：

加味拈痛散（李氏用方）：羌活、肉桂、防风、白术、高良姜、麻黄各30克，天麻、吴茱萸、川椒、当归各20克。

【用法】共为细末，加入同等质量盐，同炒极热，布袋熨痛处。

【功效】祛风散寒，除湿止痛。

【主治】风寒湿邪致颈、肩、腰、腿痛。

（四）葱熨

取生葱白500克捣碎，放热锅内炒至极热，加少许白酒，搅拌均匀，装入布袋，趁热熨腰腿患处。此法适于各种风寒痛症，以及气滞血瘀所致的疼痛。

（五）姜熨

生姜有温中散寒的功效，用生姜烫熨胸腹，有开膈宽胸的作用，适于胸膈胀满、风湿性腰腿痛、软组织挫伤等。临床上常配合葱白同用。取鲜生姜250克，洗净捣烂，挤出姜汁，再把姜渣炒熟，用布裹，在患处来回熨。

（六）盐熨

本法可直接将盐炒热熨之，或加入艾叶适量后炒热烫熨，热熨腰背以治肾虚、腰背痛；热熨肩部以治肩周炎；随着所用药物的不同，能起各种治疗作用。

（七）酒熨

用上好白酒，炖热，用布蘸酒熨之，治颈、肩、腰背酸痛。

（八）水熨

以器具贮热水或用热毛巾敷熨，可以起消肿活血作用，用于腰痛及疲劳不适等。

（九）麦麸熨

取小麦麸皮500克，炒热，洒入白酒少许，搅拌均匀，装入布袋，热熨患处，治颈、肩、腰、腿痛。

不同的热熨法有不同的功效，以上热熨法皆以祛风除湿为主，有促进炎症消失、缓解疼痛、保暖等功效，用于治疗风寒、湿邪引起的虚寒性病证。临床应用时须注意观察患者的感觉反应，避免烫伤。

七、搽擦药

搽擦药可直接涂擦伤处或在施行理筋手法时配合涂擦使用，常用有酒剂和油剂。

方药：

舒筋药酒（李氏用方）：羌活、独活、威灵仙、木瓜、山柰各9克，红花、生南星、姜黄、乳香、没药、苏木、生大黄、桂枝各6克。

【用法】共研细末，用60度白酒500毫升浸泡半月后滤渣取酒备用，外用取药酒2~3毫升均匀涂抹患处，每日2次。

【功效】活血化瘀、舒筋止痛。

【主治】伤后患处疼痛、肿胀，功能受限或受风寒所致关节酸痛、拘挛、麻木等症。

方药：

伤油膏（李氏用方）：乳香、没药各30克，血竭、红花、儿茶、琥珀各20克，冰片10克。

【用法】上药熔化加入精炼的香油内，加入黄蜡制成油膏外擦患处。

【功效】活血化瘀，消肿止痛。

【主治】跌打损伤、肿胀疼痛。

第三节　李氏正骨外用药特点

一、伤科用药，侧重外治

伤由外受，治宜外取。李氏正骨术将骨科疾病分为骨伤、骨病。主张骨科疾病"外治为主，内治为辅""骨伤手法治疗先行，药物治疗随后；骨病药物治疗为主，手法治疗为辅"。骨伤手法治疗，宜多用药膏、熏洗、外熨伤处。外用药局部停留时间较长，药物通过皮肤、肌肉、经脉直接作用于病变部位，充分发挥药效，既节省药料，物尽其用，又可以祛伤痛。药力渗透到各贴敷部位并持续释放，能改善局部血液循环，消除周围软组织的炎症、水肿、肌肉痉挛和病理代谢产物，促进骨痂生长。局部外治，药力直达病所，不受病情部位的限制，既使是老人、儿童、孕妇，因治在外，均可根据伤损情况用药。

二、辨证施治，灵活用药

外治法的运用同内治法一样，要进行辨证施治。根据疾病不同的发展阶段，选用不同的治疗方法；对不同的证候，采用不同的处方。一般在损伤过程中，无单一的伤气、伤血、伤筋、伤骨，所谓证只是一个相对的概念，对于"证"应以动态的、发展的眼光去观察和认识它。因此，治疗损伤一证，不能"专从血论"，应气血兼顾和有破有立，方能达到又快又好的治疗效果。在遣方用药时，必须根据病因、症状、年龄、性别、体质等特点辨证论治。在辨证准确的基础上，组方用药，应以药投证，而不是以病投药，不可拘泥于一方一法。李氏伤科的外敷药分单方和复方，临症时根据伤筋、伤骨、伤气、伤血，孰轻孰重、属寒属热等之不同，增减配制用药，对症下药。做到法随证转，方随法出，法从方现，药从方出，据症加减用药。前提和依据是先明确病变的阴阳、表里、虚实、寒热等属性，抓住疾病的本质，把握病证的标本、轻重、缓急，才能施治正确，达到预期效果。

三、中药熏洗，治伤选方

骨关节损伤属于中医"筋伤"的范畴。筋伤引起的肿胀、疼痛，是由于人体受外力损伤后，累及气血经脉，气血运行不畅所致。筋脉破损，血溢脉外，气血凝滞，流通不畅，故见肿痛。治宜活血化瘀，消肿止痛。中药熏洗具有行气散瘀、温经通络的作用，通过药物的直接治疗作用以及水蒸气和水的温热效应，增进局部组织的血液循环，促进肌肉、肌腱、骨组织的修复。药力从外到内、从筋到骨，层层渗透，温通关节，松解局部肌肉、肌腱及韧带的紧张、挛缩及僵硬。若配合手法按摩、功能训练，则能加快关节功能的恢复，故此，熏洗是骨折损伤后期的一种重要康复治疗方法。

常见颈肩、腰腿痛，多因扭闪外伤，慢性劳损及感受风寒湿邪所致，李氏正骨将其分为寒湿型、肾虚型及瘀血型，因此，在中药熏洗方面根据辨证施治进行选方选药。

（一）寒湿型

颈肩、腰部冷痛并伴有重着感，转侧不利，遇寒或气候变化时加剧，舌苔腻，脉沉细而迟缓。治以温经通络，止痛为主。病因为寒湿凝滞筋脉肌肉，则血脉不通，不通则痛，因此熏洗用药主要以散寒祛湿为主，辅以活血止痛，补益肝肾。

（二）肾虚型

熏洗用药方面可着重于补益肝肾辅以活血止痛。

（三）瘀血型

同理，着重于活血止痛通经，辅以补益肝肾，用时化方裁之。

四、伤科治疗，以通为用

外治之法继承家学，依前人之经验，察其病机，明其病理，结合骨伤外治特点，取其医理之精华，善用敷贴、涂擦、熏洗、熥敷、热熨等外治之法。以通为主，即通气阻、通血凝、通瘀痰之结。通药多由温窜、行气、活血、消结之品构成，所谓"气寒则凝，气温则通"，多用温散走窜之药，可谓，李氏正骨外治组方的一大特点。同时，加入行气、活血、消结之药，行气以通脉，活血以祛瘀，消结以除痰凝郁阻，使伤损瘀肿得以消散，气血得以流畅，疼痛得以驱除。伤肿疼痛有时易化热传变，常辅以既能散结祛瘀，又能清热凉血的药物，伤损之筋脉首当其冲，故还辅以舒筋活络之品以助药力。伤损来势较猛，疼痛尤为显著，用消肿定痛之药以提高效力，使伤损疼痛较快消除。

五、临症用药，法无一定

李氏正骨术除了采用辨证施治外，在不断的临床实践中，运用外用药治疗伤损疾患或骨病时，采取了对不同部位、不同症状，外用不同中药的方法，明显地提高了治疗效果，缩短了治疗周期。如腰骶关节损伤并双侧腰肌劳损的病例，在腰中部的腰骶关节区域，活动疼痛，有明显压痛点，一般无结节和条索状肌肉组织；而在腰两侧，有较大面积之酸胀痛感，无明显压痛点，喜按压，得热痛缓，有的双侧腰肌板结，甚至可扪及条索状之肌痉挛块，认为此病腰中部及腰两侧有不同的"证"，据证选方用药，无不药到病除。临症用药不必拘泥一方一法，无论单方复方，制定剂型，随症加减，在剂量上，可大可小，可轻可重；在药力上，可缓可急，可温可凉，重在用之得法。局部外治，药力直达病所，不受病情部位的限制，连续贴敷亦无伤阴败胃之弊，确能补内治之不足，而又能捷于内治。在外治的同时视病情、病症情况配合内治，相辅相成，以收速效。

第六章

伤科临证

损伤是人们最常见的疾患之一。损伤是因外来暴力作用于人体，而使之受伤的总称。它是由外界刺激突然作用于人体，引起组织器官在解剖或生理上的紊乱，且伴有局部及全身性反应。轻者妨碍日常工作与生活，重者威胁生命。所以，对各种损伤性疾病的防治，必须予以足够的重视。

为了正确地认识伤科疾病，为治疗提供依据，运用望、闻、问、切、摸、比六诊，结合检验科、放射科、病理科等检查，将收集的病史、症状、体征和相关检查资料作为依据，按辨证规律，进行综合分析，判断属何病症，即谓辨证诊断。

第一节 临证概要

一、病因病机

损伤是指人体受到外界各种创伤性因素引起的皮肉、筋骨、脏腑等组织结构的破坏及其带来的局部和全身性反应。外来暴力、跌打闪挫、牵拉压迫、慢性劳损、风寒湿邪侵袭、正气亏损等均可导致骨伤科疾病的发生，包括了现代医学所述的脊柱与四肢骨折、关节脱位、软组织损伤、肌腱断裂、各种颈肩腰腿痛、骨性关节病、骨髓炎、颈椎病、腰椎间盘突出症、肩周炎、股骨头坏死、强直性脊柱炎、风湿/类风湿性关节炎、痛风、跟痛症等。

（一）按损伤部位分类

外伤是指皮肤、肉、筋、骨、脉损伤，致病因素多为外力损伤，可根据受伤的部位分为骨折、脱位、筋伤；内伤是指脏腑损伤后引起的气血、脏腑、经络功能紊乱，致病因素多为七情内伤。

（二）按受伤性质分类

分急性损伤和慢性损伤，急性损伤是由于急骤暴力引起的损伤；慢性损伤是由于劳逸失度或以不正确体位使外力长期积累作用于人体所致病症。

（三）按受伤时间长短分类

分新伤和陈伤，新伤是指伤后立即就医或两周内就医的损伤；陈伤是指新伤失治，日久不愈，或愈后又因某些诱因隔一段时间在原伤位复发的损伤。

（四）按受伤时皮肤、黏膜有无破裂分类

闭合性损伤是指遭受外力损伤但皮肤完好；开放性损伤是指锐器、火器、钝性暴力使皮肤、黏膜破损而有创口，深部组织暴露于外界环境，外邪可以从伤口侵入，易发生感染。

（五）按受伤程度分类

损伤的严重程度取决于致伤的因素、性质、强度，作用时间的长短，受伤的部位及面积大小、深度等。

（六）按职业特点分类

根据患者的职业特点可分为生活、工业、农业、交通和运动损伤。

（七）按致伤因素的理化性质分类

根据致伤因素的理化性质可分为物理、化学和生物损伤等。

二、损伤的病因

李氏正骨术认为中医骨伤主要是外力因素引起的损伤，只有掌握骨、关节及其周围筋肉损伤的病因才能循因辨证、审因论治，对损伤的性质和程度做出正确的估计，对损伤的治疗和预后有着重要的指导意义。骨伤科疾病无外乎两种，一是外力、外因伤害，外感六淫邪毒侵袭；二是内因，如年龄，解剖结构，先天因素等。

外力因素及其致病特点：直接暴力在外力直接作用部位造成挫伤、骨折；间接暴力是在远离外力作用的传达暴力、扭转暴力可引起相应部位的骨折、脱位，肌肉损伤。过度强烈收缩如股四头肌强烈收缩引起髌骨骨折。长时间持续劳损或姿势不正确使肢体某部位之筋骨受到持续或反复多次慢性牵拉、摩擦亦可筋伤损骨。风、寒、暑、湿、燥、火是自然界六种不同的气候，若太过或不及引起人体发病被称为"六淫"外感。六淫外感可引起筋骨、关节疾患，导致关节疼痛或活动不利，风湿、类风湿、痛风等；毒邪感染外伤或毒邪从伤口乘虚而入，郁而化热，热盛肉腐，附骨成脓，脓毒不泄，蚀筋破骨，则可引起局部和全身感染，出现各种病症。

内因是指由于人体内部变化的影响而致损伤的因素，如年龄、体质、局部解剖结构等。

（一）年龄因素

不同伤病的好发部位及发生率不一样。如跌倒时臀部着地，外力作用相同，但老年人易引起股骨颈骨折或股骨粗隆间骨折，其中股骨粗隆间骨折的发病年龄又相对大些，青少年则较少发生。小儿因骨骼柔软尚未坚实所以容易发生骨折，但其骨膜较厚且富有韧性，骨折时多发生不完全性骨折。

（二）体质因素

体质强弱与损伤的发生有密切的关系，年轻体壮、气血旺盛、肾气充足、筋骨坚固者不易发生损伤；年老体虚、气血虚弱、肝肾亏虚、骨质疏松者容易发生损伤，如突然滑倒臀部着地，外力虽很轻微也很可能发生股骨颈骨折。

（三）解剖结构

损伤与其局部解剖结构也有一定的关系，暴力作用于某一部位时，骨折常常发生在密质骨与松质骨交界处。

（四）先天因素

损伤的发生与先天不足也有密切关系。如骶椎隐性脊柱裂常因棘突缺失，如棘上与棘间缺失，缺失依附降低了腰骶关节的稳定性，容易发生损伤。先天性脆骨病可造成骨组织脆弱，易产生骨折。

（五）病理因素

伤病的发生还与组织的病变关系密切，如内分泌失调可影响骨的成分；骨组织疾病如骨肿瘤、骨结核、骨髓炎均可破坏骨组织，导致局部结构被破坏。

（六）职业工种

损伤的发生与职业工种有一定的关系，手部损伤多发生在缺乏必要的防护设备下工作的机械工人身上；慢性腰部劳损多发生于经常弯腰负重操作的工人中；运动员、舞蹈、杂技、武打演员容易发生各种运动损伤；经常伏案工作者容易患颈椎病。

（七）七情内伤

内伤与七情（喜、怒、忧、思、悲、恐、惊）变化关系密切。慢性骨关节炎患者若情志郁结，则内耗气血，可加重局部病情。在创伤骨折患者中，性格开朗，意志坚强者有利于创伤修复；如果情志薄弱，忧虑过度，则加重气血耗损，不利于康复。

三、损伤的病机

人体是一个有机整体，脏腑、气血、津液，通过全身的皮肉筋骨等组织，保持着平衡、依存、制约、生理/病理变化等不可分割的联系。整体上来看，辨证皮肉筋骨外伤的同时，还应重视外伤引起的气血、津液、脏腑、经络功能的病理变化，认识损伤本质和病理现象的因果关系。局部与整体的统一，是伤科治疗损伤疾患的原则。

（一）伤皮肉

外邪侵入、局部皮肉组织受毒邪感染，营卫运行机制受阻，气血凝滞。症状如局部红、肿、热、痛。

（二）筋伤

临床上筋伤情况甚多，其证候表现、病理变化复杂多端，如筋急、筋缓、筋缩、筋挛、筋痞、筋结、筋惕等。

（三）伤骨

直接或间接暴力损伤后出现肿胀、疼痛、畸形、活动功能障碍是骨折、脱位的临床表现。

（四）伤气

胸肋部遭受外力撞击致气滞，胸肋胀闷疼痛。气虚：伤痛绵绵不休，气闭、昏厥、不省人事、窒息；气脱：昏迷，呼吸浅促，二便失禁；气逆：嗳气频频，作呕欲吐。

（五）伤血

跌打、挤压、挫伤等，伤及血脉。血瘀：肿胀青紫，痛有定处；血虚：面色不华、头晕、心悸，爪甲唇舌色淡；血脱：四肢冰冷，大汗淋漓，昏厥；血热：发热，口渴心烦，舌红，脉数。

（六）损伤与津液

损伤而致血瘀时，由于积瘀生热，热邪灼伤津液，可使津液出现耗损，而使滋润作用不能很好发挥，出现口渴、咽燥、大便郁结、小便短少、舌苔黄而干燥等症。

（七）损伤与脏腑

肝主筋，藏血，肝血不足，血不养筋，则出现手足拘挛、肢体麻木、伸屈不利等症状；肾主骨，主生损，肾精不足，骨软无力，骨筋发育畸形；胃主收纳，为气血生化之源，对损伤后的恢复起着重要作用；心主血，肺主气，心肺调和，气血正常输布，筋骨损伤得到痊愈；经络为气血循行通道，脏腑的损伤可以累积于经络，经络损伤亦可内传脏腑出现症状如内脏损伤、恶血留内，从其所属，疼痛多发生于胁肋少腹处。

四、损伤的症状

（一）疼痛

肌肉皮肤或脉络受伤，局部红肿疼痛、拒按为实证；皮色正常，痛无定处，喜按为虚证。一般新伤瘀血多刺痛，伤气多窜痛。由于病变部位不同，所以疼痛的表现亦有差异。如腰椎间盘突出症，疼痛自腰沿大腿后侧放射到踝足外侧；髋关节痛则由大腿内侧放射到膝部；骨折、韧带急性扭伤呈锐痛；伤口感染化脓则跳痛；神经根受刺激则烧灼痛或刺痛；骨恶性肿瘤、儿童髋关节结核常在夜间痛甚；劳损性疼痛在休息时减轻，活动时加重，增生性关节炎则与此相反；受过损伤的肢体，由于感受风、寒、湿邪，多在冬、春季或天气变化时痛。

（二）麻木

局部红肿，发生畸形而感麻木，甚或不仁不用，多属经络或骨骼受伤。

（三）肿胀

损伤后经脉壅滞即出现肿胀。肿胀严重，明显可见青紫者，可能有骨折或筋断存在；肿胀较轻，稍有青紫或无青紫者多属轻伤。感染性疾病，多是先肿后痛；外伤性疾病，多是先痛后肿。

(四）畸形

骨关节的破坏、移位、增生或软组织的损伤、挛缩是畸形的主要表现，所以在问诊时要了解畸形的发生时间及演变过程。

(五）功能障碍

骨关节的脱位，骨折或软组织、脊髓、周围神经等损伤均可出现功能障碍，在问诊时要注意损伤的时间及损伤的情况，再配合其他检查找出原因。

(六）神志

损伤后神志清醒，能正确回答问题，伤轻；神志恍惚，精神委顿，答非所问，伤重；损伤后突然出现神色颓变，面色苍白，口唇发绀，汗出肢冷，胸闷气憋，呼吸微弱，不能正确回答问题，多属气脱；四肢厥冷，心悸，唇下淡白，多属血脱。一般来说，神志昏迷的时间越短，伤越轻；神志昏迷的时间越长，伤越重；损伤后昏迷，苏醒后再昏迷，多属危候。

第二节　伤科六诊

一、望诊

骨伤科望诊，是指对神色、舌象、姿态和损伤局部等做全面的观察。除了望全身外，主要是望形态和伤病局部的畸形、肿胀、伤口等情况。注意不能只关注损伤明显部位，而忽略其他部位。

（一）望全身

1. 望神色

精神镇静自然，面色润泽者伤势较轻；精神委顿，面容憔悴，表情痛苦，面色不华，伤势较重。若伤者神志昏迷或有谵语，汗出如油，四肢不温，口开目闭，瞳孔缩小或散大，呼吸急促或微弱等多为危症。

2. 望形态

即看伤者的体态或姿态。在严重的骨折脱位、筋伤及先天性畸形的患者中可发生姿态改变，如下肢骨折则不能行走；肩、肘关节脱位时，患者多以健侧手臂扶持患侧的前臂，身体也易向患侧倾斜；小儿桡骨小头半脱位呈前臂旋前、肘半屈曲状态；腰部急性扭伤，身体多向患侧屈曲，且呈用手支撑腰部等姿态。注意观察体态，可为诊断提供重要依据。

（二）望局部

1. 望肤色

主要是视皮肤的色泽与外形变化。新伤出血者，肤色青紫，肿胀范围比较集中；陈旧损伤出血时间较长，肤色变黄，肿胀范围比较广泛；损伤后肤色青紫不断加深加大，为内部渗血不止的现象，应注意进一步检查或采取措施；损伤部位肤色紫黑，应防组织坏死。

2.望畸形

畸形是骨折和脱位后特有的症状。如骨折可出现成角、旋转、短缩。脱位，如肩关节脱位的方肩畸形；髋关节脱位的下肢外展或内收畸形。此外，还有类风湿脊柱炎的后凸强直畸形；腰椎间盘突出的脊柱侧弯畸形等。

3.望肿胀

肿胀和瘀斑是肢体损伤的一般症状，提示肢体外伤，气血内损，经络瘀阻，并见紫色外泛。肿胀较轻，稍有青紫或无青紫者多属轻伤。

4.望创口

望伤口主要是注意其大小、深浅，创缘整齐与否，以及污染的程度，如已感染，注意其脓液的稀稠和色泽等。

5.望肢体功能

主要观察伤肢功能及活动情况，严重骨折脱位可有功能丧失，一般损伤则有肢体功能障碍。如肩臂抬举不利，提示肩关节粘连；下颌关节张口不利者，提示颞下颌关节紊乱。

6.望舌

舌为心之苗，脾胃之外候，望舌是中医辨证的重要依据。从中可以辨别脏腑的虚实，分辨病位浅深，区别病邪性质，判断邪正盛衰，分析病势进退，推测病情及预后。

（1）望舌质：正常人舌色为淡红色，色泽红润而鲜明。舌色淡白，为气血不足或气血耗损；舌色深于正常为红舌，可见于实热或阴虚内热，严重损伤初期血瘀化热亦属常见；舌色深红为绛舌，主热证及阴虚火旺，多见于感染发热和创伤；舌色红中带青紫或蓝色，称为青紫舌，主瘀血，伤后气血运行不畅，瘀血凝聚；局部紫斑表示血瘀程度较轻；全舌青紫表示血瘀程度较重；青紫而滑润，表示阴寒血凝；绛紫而干，表示热邪深重，津伤血滞。

（2）望舌形：主要是通过望舌老嫩，胖瘦，有无点刺，裂纹的变化进行辨证。舌质纹理粗糙，坚敛苍老者为老，属热证、实证；舌质纹理细腻，浮胖而娇者为嫩，属虚证、寒证；舌体增大，边有齿印者，多为气虚、阳虚；舌体瘦小而薄，称为瘦薄舌，为津液不足，或气血两虚；体积增大有芒刺，表示热邪亢盛；舌面呈明显裂沟，称为裂纹舌，大多是阴虚所致，伴有干燥为津液不足。

（3）望舌苔：主要是望苔之厚薄、润燥。舌苔厚为邪盛，苔薄为邪轻浅；舌苔由薄变厚者，为病情加重；舌苔由厚变薄，为病情好转；舌苔干燥者为津液不足；苔腻者体内有痰湿邪滞留；苔薄或光，为阴虚内热，阴虚津液不足。

（4）望苔色：主要望白苔、黄苔、灰苔、黑苔，薄白润泽为正常舌苔。白苔主表证，主风寒湿邪，苔白而滑，属寒证或痰湿；薄白干苔，为津液不足；厚白干燥，为湿邪化热伤津；白腻苔为湿痰阻滞。黄苔主里、主热。深黄色或黑色属里热，湿热聚积。黄白相兼表示病邪由表入里，由寒化热。灰苔主里证，可主里热证，亦可主里寒证；灰苔白而润，多为寒湿内阻或痰饮内停。黑苔主里证，主热极，主寒盛；黑而燥裂，甚至舌面生芒刺者，为热极津枯；黑而润滑者，多属阳虚寒盛。

二、闻诊

骨伤科闻诊着重听声音和闻气味两个方面。具体包括听患者的语音、呼吸、喘息、咳嗽、呃逆，以及闻其身体、口腔和各种排泄物的气味等，对损伤闻诊应特别注意闻骨擦音、入臼声、筋的响声、小儿啼哭声等。

（一）闻气味

闻气味主要指闻分泌物的气味，如伤腐感染时分泌物有恶臭味。

（二）听声音

1.听骨擦音

骨擦音，即骨折后伴随骨的异常活动而出现的骨折端之间的摩擦或碰撞声音，是完全骨折的特有体征之一。从不同的响声可判别骨折的不同类型，如骨擦音重短而清脆，为横断骨折；音低而长为斜形骨折；音散乱为粉碎性骨折。关节周围肌腱或韧带在骨突起部位滑动也能产生弹响；正常关节可有生理性弹响，但无症状，临床上宜加细辨。

2.听入臼声

当关节脱位复位成功时常发生"咯噔"的入臼声，医生常可听到或感觉到。

3.听骨的传导音

对肢体远端纵向叩击，通过所产生的叩击声有无阻断来判断骨折的存在与否。

4.听关节或筋的响声

被动检查关节或筋伤时发出的声音。

（1）关节摩擦音：摩擦音柔和者多为慢性劳损，声音粗糙者多为骨性关节炎或关节内游离体形成，若清脆的弹响声多为关节内软骨损伤。

（2）筋伤响声：腱鞘炎伸屈手指时发出弹响声；筋伤（肌腱周围炎）可出现"捻发音"或"握雪音"。

（3）听弹响声：关节活动时发出不同的响声，如弹响肩、弹响髋等。

（4）皮下气肿摩擦音：如肋骨骨折后若断端刺破胸腔，气体积存于皮下组织时可形成皮下气肿。检查时有一种特殊的"捻发音"或"捻发感"。

5.听啼哭声

主要用于检查小儿患者时，触及伤部，小儿啼哭加剧，如小儿牵拉肘及小儿锁骨骨折时。

三、问诊

问诊是"诊治之要领，临证之首务"，包括询问受伤或发病的情况、局部情况和全身情况等。问诊时应首先抓住患者自诉的主要症状，然后围绕主要症状和体征，详细分析有关的病情资料，找出主要矛盾，为判定病位、掌握病性及辨证治疗提供可靠的依据。

（一）致伤情况

1.原因

应详细询问患者的发病情况和变化的急缓。若是伤员自己跌倒，扭伤等原因造成的，一般伤势单纯；因外力压、砸、轧、撞、击等原因所造成的，一般伤势较复杂，如由高处坠落或平地猝倒时，应尽可能问清楚着地姿势，肢体是屈曲位或伸直位，何处先着地；受重物压砸或打击时，须具体询问重物的种类、形状、重量、着力点在何部位，以估计暴力的大小、方向、性质等。有些疾病，外伤只是诱因。

2.时间

询问受伤时间以判断损伤的新旧，损伤在两周以上为陈旧性损伤。新伤多实、陈伤多虚。新伤骨折、脱位、筋伤复位手法较易，预后较佳；陈旧骨折、脱位、筋伤的治疗较烦琐，预后欠佳。

3.受伤时的体位

问清暴力的性质、轻重、受伤时的体位及着力方向，可以初步判断损伤的部位。如自高处坠落臀部着地，多易发生脊柱压缩性骨折或尾骨骨折；若足跟着地多易发生跟骨骨折与距骨骨折及内外踝骨折；跌倒时前臂着地易造成前臂远端骨折；老年人跌倒后，不能走路，常发生股骨颈骨折；若有轻微的闪挫而不能站立活动时，多为腰部扭伤；跌倒时身体斜向一侧肩部着地时，多易发生锁骨骨折。

（二）局部情况

1.疼痛

要询问疼痛的部位、性质、时间与发病的关系。一般新伤瘀血多刺痛，伤气多窜痛。局部红肿疼痛，拒按为实证，皮色正常，痛无定处，喜按为虚证。由于病变部位不同，所以疼痛的表现亦有差异。骨折、韧带急性扭伤呈锐痛；伤口感染化脓则跳痛；神经根受刺激则烧灼痛或刺痛，如腰椎间盘突出症疼痛自腰沿大腿后侧放射到踝足外侧，髋关节痛则沿股内侧放射到膝部。

2.肿胀

须询问肿胀出现的时间，判断血肿的大小及新旧。如有增生性的肿物，更需问清肿痛出现前后的情况，肿物不红不热，增生快、边缘不清，多属恶性肿瘤；肿物红肿热痛，发展快，多属痈肿；慢性骨髓炎、骨结核则发病慢，病程长，肿物增长亦慢。

3.畸形

肢体畸形多由骨关节的破坏、移位、增生或肌肉组织的瘫痪、挛缩所致，所以在询问时要了解畸形的发生时间及演变过程。

4.功能

骨折、关节、筋伤均可出现功能障碍。要详细询问功能障碍的具体情况。一般来说，股骨颈嵌入性骨折，患者仍能跛行或能骑自行车；有些单纯的轻度腰椎压缩性骨折，患者仍能坐立或行走，对这样的病例，应特别注意询问其受伤的现场情况，从而了解其受伤机制，并认真地检查，才不致漏诊。对合并有脊髓或周围神经损伤的脊柱骨折、脱位患者，要询问瘫痪症状是出现在受伤当时，还是出现于经过搬动及处理之后，以便判断造成这种合并症的真正原因及时间。

（三）全身情况

1.神志

对各种不同程度的意识障碍（包括表情淡漠、神志不清、昏迷等），应注意询问其发生的时间及与各种症状之间的先后关系等，判断是否属于外伤性疾病所引起。精神镇静自然，面色滋润者伤势较轻；精神委顿，面容憔悴，表情痛苦，面色不华，伤势较重。如果是颅内损伤，还应询问是否伴有呕吐及记忆力减退，有无中间清醒期或再度昏迷，以估计颅内损伤的程度。

2.麻木

如脊柱骨折要询问躯干四肢的功能，皮色如常，不红不肿，甚或麻木不仁，多属筋骨与经络严重病变，疑有肌腱断裂或神经损伤时，一定要问肢体活动、功能、感觉等情况。

3.寒热

要询问恶寒、发热的程度和时间。如系感染性疾病，则恶寒与发热并见；颅脑损伤，可引起高热；外伤性疾病，可由瘀阻经络而化热，出现几天的低热，甚至积瘀蕴生热毒而成痈，出现高热寒战；骨关节结核，可有午后潮热；恶性骨肿瘤，后期可出现持续性发热。

4.汗

通过询问汗液的排泄情况，可以了解脏腑、气血、津液的情况。严重损伤或严重感染的病例，可出现四肢厥冷，汗出如油的危急现象；化脓性感染可出现大热、大汗；结核性感染则出现潮热、盗汗。

5.饮食

应查询饮食的时间、食量、饮水情况及味觉等情况。对腹部损伤，应询问其发生于饱食后或空腹时等各种情况，以估计胃肠破裂后腹腔污染的程度。还应询问其是否感觉口渴，是否饮食及喜冷或热饮，以估计津液消耗的情况。

6.二便

对脊柱、骨盆、腹部损伤疾病，应询问其大小便的次数、量、颜色等。对尾骨骨折移位者，要询问其大便是否困难，形状有无改变等。

（四）一般情况

1.性别、年龄

伤科疾病的发生与性别有关，如先天性髋关节脱位多见于女性儿童。

2.籍贯、住址

有些伤科疾病的发生与地区有关，且评定疗效，必须长期随访，故应详细询问患者的籍贯和住址。

3.职业、工种

为了更好地诊断和防治伤科疾病，应该询问患者的具体职业、工种和工作的情况，了解其工种与发病有无关系。

4.既往史

过去的健康状况与现在的疾病常有密切的关系，故应从出生起详加追询。按发病的年月顺序，记录主要的病情经过，当时的诊断治疗，有无合并症或后遗症，特别是外伤和骨关节疾病的病史，更应详细询问。

5.个人史

应询问患者所从事的职业或工种的年限，劳动的性质、条件及劳动时的体位，患者病后的思想情况、要求以及精神状态等。对妇女要注意询问其月经、妊娠、哺乳等情况。

6.家族史

主要询问患者家族内的成员,如父、母、兄、弟、姐、妹和子女的年龄及健康情况,对于故去的亲人,则应追询其死亡原因、年龄,以及有无可能影响后代的疾病。这对骨肿瘤、先天性畸形的诊断,尤有参考价值。

(五)治疗情况

既往治疗都用过什么方法?其结果如何?现在情况如何?为下一步处理做好准备。

四、切诊

切诊亦称脉诊。骨伤科切诊主要是通过脉诊,来判断损伤及筋骨关节疾患的轻重、虚实、寒热以及肢体的血运情况,作为辨证用药的依据。损伤性疾病常见的脉象有下列几种:

(一)浮脉

轻取应指,重按之后反觉其搏动力量稍减而不空,举之泛泛而有余。新伤瘀肿疼痛者多见,亦见于休克或虚脱之症。

(二)沉脉

轻按不应指,重按觉有搏动。沉脉为里证,内伤气滞血瘀时常见。腰及脊柱损伤后期,或见于因损伤所致肝肾精气不足的久病患者。

(三)迟脉

脉搏缓慢,每息脉来不足四至。迟脉为寒症主脉,迟而有力者为实寒,迟而无力则为虚寒。多见于损伤后期瘀血凝滞,气血未充,复感寒邪等症。

(四)数脉

脉搏快,每息脉来超过六至。数脉为热证主脉,数而有力多为实热;数而无力者多属虚热。浮数热在表,沉数热在里,虚细而数为阴亏,浮大虚数为气虚。损伤感染或新伤发热时亦见数脉。

(五)细脉

脉细如线,应指显然,按之无力,多见于严重损伤出血之患者,久病体虚、气血不足者亦可出现细脉。

(六)洪脉

脉动有力,脉体宽大,如波涛汹涌,来盛去弱,一般表示邪毒内侵,经络热盛或多见于伤后血瘀化热之症。

(七)弦脉

脉形直长,如按琴弦,主诸痛,常见于损伤引起的剧烈疼痛,如胸肋部损伤等症。

（八）濡脉

浮而细软，脉气无力以动，与弦脉相对，在虚损劳伤、气血不足、久病虚弱时多见。

（九）芤脉

脉形浮大而中空，重按无力，多见于创伤出血过多者，为血虚不能固气，亦为休克脉象之一。

（十）滑脉

脉搏往来流利，如珠走盘，应指圆滑，多见于胸部挫伤血实气壅时及妇女妊娠期。

（十一）涩脉

脉形不流利，细而迟缓，往来艰涩，如轻刀刮竹，血亏津少不能濡润经络，气滞血瘀的陈伤多见此脉。

（十二）结、代脉

脉来至数缓慢，时一止，止无定数为结脉；脉来动而中止，不能自还，良久复动，止有定数为代脉。主脏器虚弱，心气亏损，多见于损伤初期疼痛剧烈时。

脉诊用以别阴阳、辨脏腑、断病机、定治则，在骨伤科临床治疗中被广泛运用。依靠切脉可得知全身虚实、伤之浅深和推断预后，并根据脉诊确定病变部位而采用针对性的治疗药物。

一般而言，无论何种外损内伤，皆以脉和缓有力，不急不慢，往来流利，节律均匀为正常脉。若按之脉急数，多为热毒火毒所致之热证，属阳证；脉缓慢多为寒毒阴邪内积，属阴之证；脉按之有力者为毒盛正旺；脉应指无力主虚证；若脉微欲绝，冷汗淋漓者，主危候；脉往来不畅，甚则间隔，或节律不整，为有瘀毒。伤情瘀血停积者，多系实证，邪热炽盛可见洪数；亡血出现休克危及生命系虚证，可见芤脉或细脉；内伤气血，久病体弱，肝肾气衰者，可见沉、细脉；各种损伤剧烈疼痛时多见弦脉；损伤日久气血凝滞而致虚寒可见沉、迟脉；在重伤痛极时偶然出现结、代脉，系疼痛而引起的暂时脉象，并非恶候；六脉模糊者，证虽轻，而预后恶；外证虽重，而脉来缓和有神者，预后好。

五、摸诊

即触诊。是医者用手触摸伤病局部进行诊断的方法。通过对损伤局部的认真触摸，可以查明损伤部位的形态、硬度、温度等有无改变，借以了解肿胀、畸形、筋肉的硬度、皮肤的温度，患肢的功能状况等，从而判断伤情。触摸的方法，要由轻渐重，由浅而深，沿着肌间隙才能触摸清楚骨骼。在门诊检查时应该注意下列几个方面：摸压痛点、摸畸形、摸异常活动、摸弹性固定、摸肿块、叩击远端等。

（一）摸痛点

根据压痛的部位、范围、程度来鉴别损伤的性质和种类。压痛明显而尖锐者，多为骨折；压痛较轻，范围广泛者，多为筋伤；压痛深并向肢体远端放射者，多系神经根受压（如椎间盘突出症等）。

（二）摸肿胀

触摸局部肿胀与观察包块皮肤颜色、温度是否正常，是否有皮下出血。按之即起或按之肿硬，多系损骨筋伤后内出血及组织反应性水肿所引起，常见于骨折、筋伤初期，为气滞血瘀，经络阻塞。肿胀较硬，肤色青紫者，为新鲜损伤；损伤日久，瘀血凝滞不化，亦可肿胀而硬。肿胀较软，青紫带黄者，为陈旧损伤；新鲜损伤溢于脉外之血，瘀于皮下或由里及表，亦可肿胀而软。根据病史结合损伤的深浅、演化，进行诊断。如腱鞘囊肿，包块多呈圆形，边界清楚，推之可动、质软。胫骨结节骨软骨炎时，可在胫骨结节处触及一质地坚硬、形状不一的明显突起，且有推之不动的压痛。

（三）摸畸形

触摸患部出现的高凸、凹陷、成角、旋转等畸形，并结合触摸骨性标志有无异常，可以判断骨折的性质、位置、移位情况，骨折复位是否平整，以及关节脱位时的方向和筋伤的程度。如肘关节脱位时，肘后三角关系改变，而肱骨髁上骨折时，该关系无改变。

（四）摸异常活动

在非关节的部位出现类似关节的活动称之为异常活动，表示骨折的存在，治疗后异常活动消失说明骨折已经连接，陈旧性骨折仍有异常活动者表示迟延愈合。各关节出现的异常活动，多表示相应韧带的完全断裂。

（五）摸弹性固定

关节脱位的专有体征，由于关节周围的肌肉痉挛收缩，使患肢保持在某一位置上，被动活动时虽然有一定的活动度，但会感到弹性阻力，关节复位后弹性固定随即消失。

（六）叩击远端

以拳叩体表来测知患者疼痛部位的深浅和疼痛程度，或者于肢体远端纵向叩击以测知是否骨折及愈合的程度。

（七）摸诊常用手法

（1）触摸法仔细体验指下感觉，检查时常最先使用。
（2）挤压法有助于鉴别是骨折还是挫伤。
（3）叩击法检查有无骨折或骨折是否愈合，常采用纵向叩击法。
（4）旋转法常与屈伸关节的手法配合应用。
（5）摇晃法判断是否有骨与关节损伤。
（6）屈伸法作为测量关节活动功能的依据，常以主动与被动活动进行对比。首先要熟悉正常关节的运动特点及活动幅度，以了解正常运动的情况。一般先做主动运动，后做被动运动，并对比其运动范围相差度数，借以区别是关节本身病变引起或神经肌肉麻痹所致。

临床摸诊时，应善于将患、健侧进行对比，在辨证时亦要求用"对比"的方法来帮助诊断。进行治疗前后的对比，如对骨折脱位行手法复位前后的对比，功能恢复过程的对比，对诊断都很有帮助。

六、量诊

骨伤科量诊是通过测量两侧肢体是否对称、各关节活动功能是否正常进行诊断的一种诊法。一般用软尺或布带，按损伤的部位，量其粗细、长短，与健侧相比较。

（一）测量肢体长短粗细

1. 长于健侧

伤肢显著变长，常为脱位的标志，多见于肩、髋关节向前或向下脱位，亦可见于骨折过度牵引等。

2. 短于健侧

伤在肢体，多为骨折短缩畸形，伤在关节，多因脱位而引起，如髋关节及肘关节后脱位。

3. 粗于健侧

有畸形者多为骨折脱位；无畸形者多为筋伤肿胀。

4. 细于健侧

伤后因治疗不当而致肌肉萎缩或因神经疾患而致肢体瘫痪。

（二）肢体长短测量法根据人体解剖标志量取

1. 上肢长度

肩峰至桡骨茎突（或至中指尖）的距离。

2. 上臂长度

肩峰至肱骨外上髁的距离。

3. 前臂长度

肱骨外上髁至桡骨茎突（或中指尖）的距离。

4. 下肢长度

方法有二，一是髂前上棘至内踝尖下缘，二是脐至内踝尖下缘。

5. 大腿长度

髂前上棘至膝关节内缘。

6. 小腿长度

膝关节内缘至内踝。

（三）肢体周径

测量周径时，要求两肢体取相应的同一水平位置，测量肿胀时应取最肿处，测量肌肉萎缩时应取肌腹部。也可用双手对称合抱肢体，观察双拇指指尖的距离而测定之。

（四）关节活动幅度的测量

各个关节均有其正常的活动范围，筋伤、脱位及骨折后，关节的正常活动必然受到不同程度的阻碍，通过测量关节活动的幅度，对确定损伤的轻重程度有很大作用。

第三节 检查方法

临床检查是诊断伤科疾病最基本的手段,是通过患者客观体征以判断其病变的有无或部位、性质的重要方法。一般要求在全面了解病史之后再进行检查,但对急症可以一面了解病史,一面进行检查。对病情复杂或诊断困难的患者,还要定期反复检查。检查时要与健肢正常的解剖结构和运动功能进行对比。应从病变以外的区域开始,先检查健肢或症状较轻的肢体,让患者理解检查动作,对小儿更应如此。

一、一般检查

首先要熟悉正常关节的运动特点及活动幅度,以了解其正常运动状态。例如球窝关节可主动进行屈伸、内收外展和内外旋转运动,屈戌关节仅可做屈伸活动。如果一个关节的运动幅度不足,或某一运动方向的活动幅度超过了正常范围,均应视为异常。肢体非关节处出现类似关节活动,被称为假关节活动,这是骨折的主要特征。检查时,一般是被动运动大于主动运动,但也可能因年龄、性别、生活方式及熟练程度而不同,相邻关节的运动范围也受影响或起补偿作用,检查时应考虑到这些特点而做出正确判断。检查时一般先做主动运动,后做被动运动,并对比其运动范围相差度数,借以区别是关节本身病变引起或是神经肌肉麻痹所致。如关节僵直时,主、被动运动均有障碍;周围神经损伤或疾病引起肌肉瘫痪者,不能做主动运动,而被动运动一般良好。

二、头部检查

注意有无伤口、血肿、压痛或凹陷,并记录其大小、范围;五官有无溢血、溢液的情况;瞳孔是否对称,是否缩小或散大;语言对答、视觉、听觉、嗅觉是否正常;鼻骨、颧骨及上颌骨骨折有否颜面畸形或触及是否有骨擦感等。下颌骨折、颞下颌关节脱位,常可引起咬合困难。外耳道流血水,常提示颅底骨折。创伤后出现不同程度的神志昏迷、血压升高、脉象洪大而迟缓、呼吸慢而深,则提示严重的颅脑损伤。两侧瞳孔不等、散大与固定,则是病危的征象。

三、胸部检查

应观察呼吸情况,注意胸部有无畸形、肿块、挤压痛、皮下气肿及异常的清浊音区。肋骨骨折初期,X线片不一定能显示骨折征象,故应仔细检查胸壁,其间接压痛更有临床诊断意义。

四、腹部检查

应检查是否有压痛、反跳痛;肌紧张的部位、程度;是否存在肠鸣音,有无亢进或减弱;肝浊音界有无缩小或消失;有无肿物,肿物之大小、部位、硬度,可否移动,边缘是否清楚。胸部损伤出现咖啡样呕吐物时,是上消化道创伤的重要症状。疑有内脏破裂或穿孔时可做腹腔穿刺,检查有无积血或积液。

五、上肢检查

（一）肩部

1. 望诊

观察两肩的外形是否对称，有无畸形或肌肉萎缩。正常锁骨的外下方是凹陷的，肿胀时则该处膨隆。肩关节正常时，直尺两端不能同时接触到肩峰和肱骨外上髁，若三角肌瘫痪或肩关节脱位时则出现方肩畸形，直尺两端可同时接触到肩峰和肱骨外上髁，称为直尺试验阳性。肩部闪扭筋伤多肿胀轻微；肩关节脱位时呈弥漫性肿胀；肩关节脱位合并肱骨颈骨折者，多肿胀严重；肱骨颈骨折除肿胀外，有些可见向前、向内的大片瘀血斑。肩前上部的肿胀，多为锁骨骨折；肩前部的局部性肿胀，可能为大结节骨折；肩后的肿胀，可能为肩胛骨骨折；肩关节上部高突伴肿胀，可为锁骨骨折或肩锁关节脱位；肩前部高突伴上臂后伸，为肩关节前脱位的表现；肌肉萎缩是肩部疾患或损伤后期的常见表现。

2. 触诊

触疼痛点和压痛部位。患者主诉某一部位疼痛，很难反映出其病变部位的具体情况，必须依靠触诊并要反复触摸，才能了解清楚。压痛的范围、部位、程度如何，可用来鉴别是筋伤还是伤骨。压痛明显而尖锐者，多为骨折；压痛较轻，范围广泛者，多为筋伤。肩锁关节处压痛及隆起、肩峰下陷，检查者用一手按压锁骨外端，另一手自肘部向上托起其上臂，若畸形消失，即说明肩锁关节脱位；锁骨两端的台阶状高突，按之可平、离手复起者，为锁骨或胸锁关节脱位；锁骨体摸到高突伴骨软活动者，为锁骨骨折；沿肩胛骨两侧缘凹凸不平，为肩胛体骨折；肩关节脱位时，可触到肩峰突出其下空虚，缘突下或腋下有圆形突起；大结节下部的台阶状凸起为肱骨颈骨折的表现。

3. 运动检查

肩关节的活动包括肩肱关节、肩锁关节、胸锁关节、肩胛骨与胸廓壁之间的活动性连接四个部分，只要其中任何一个关节发生损伤或疾病，就会影响整个肩部活动，肩关节的主要运动有前屈、后伸、内收、外展、上举和内旋、外旋及环转。

正常外展时，上肢可由躯干旁直举（平肩后并外旋）过头。这个动作包括肩肱关节和肩胛骨与胸廓壁之间的活动，故在检查肩肱关节的外展活动时，应固定肩胛骨。患者取坐位或站立位，肘关节取屈曲位，将手搭于对侧肩部，且肘部能贴近胸壁为正常，如果能搭于对侧肩部，但肘部不能贴近胸壁，或肘部能贴近胸壁，但手不能搭于对侧肩部，均为阳性，提示可能有肩肱关节或肩锁骨关节脱位。检查肩关节内旋和外旋时，应先将患者上臂紧贴躯干侧面，屈肘 90°位才能进行观察。肩关节周围炎症时，肩关节各方向活动均受限制，其中以外展、外旋及后伸动作受限最明显，并引起疼痛，但在限度以内的活动则不痛。肩关节化脓性、类风湿性、结核性关节炎时，各方向的活动均明显受限制且疼痛。

（二）肘部

1. 望诊

肘关节后脱位及伸直型肱骨髁上骨折时，肘部呈靴样畸形。正常的肘关节伸直时，肱骨内、外上髁与尺骨鹰嘴三点在一条直线上，称肘直线；屈肘 90°时，此三点则形成一等腰三角形，称为肘三角。这种解剖关系在肘关节脱位时发生异常，肱骨髁上骨折时则不变。当肘关节伸直时，前臂与上臂的纵轴呈 5°到 15°的外翻角（女性一般较大），称为携带角，此角增大称为肘外翻，反向则称为肘内翻。肘关节积液或积血时，屈肘观察后方，可见肱三头肌腱两侧胀满，严重肿胀则呈梭形，肱桡关节部位的凹陷消失。如肘半屈鹰嘴向后上呈突出的靴状畸形，为肘关节后脱位的象征；肘窝上部突起，为伸展型肱骨髁上骨折的表现；肘关节横径增宽，为肱骨髁间骨折和肱骨内髁四度骨折征象；肘外侧高突者，为肱骨外髁骨折或桡骨小头脱位的表现。

2.触诊

肘关节损伤后，肱骨外髁或桡骨小头无压痛者或压痛轻者可能为外侧副韧带损伤，重者为外髁或桡骨小头骨折；内髁部压痛伴异常活动者，为肱骨内髁骨折；鹰嘴部压痛且触到裂隙者，为尺骨鹰嘴骨折；肘窝上的环周压痛伴骨软活动，为肱骨上或髁间骨折。肘部劳损的压痛点，常在肱骨内、外上髁部。

损伤后肘窝部触到钝性突起者，为肘关节后脱位；外髁部触到菱形突起者，为肱骨外髁骨折；肱桡关节部的高突，为桡骨小头脱位；肘关节后触到囊性肿块，为尺骨鹰嘴滑囊炎；肘窝部触到硬性肿块伴活动障碍，为骨化性肌炎。运动检查肱尺关节的运动为屈伸，上、下尺桡关节的运动为旋前旋后（又称内旋外旋活动），肱桡关节则同时参与屈伸和旋转，肘关节的功能位置是屈肘 90°、旋中位。

3.运动检查

检查关节的主动伸直活动，应采取肩外展或高举位观察。主动屈曲活动，应在上肢下垂位置进行观察。若抗力伸肘、被动屈肘时，肘后部疼痛，可推知是该关节伸侧的病变；若抗力屈肘、被动伸肘时，肘前部疼痛，可推知是肘关节屈侧的病变。肘关节脱位、关节部骨折、感染、骨化性肌炎等，都可以引起屈、伸功能的明显障碍。在肘关节伸直位时，应没有侧方收展活动，如有，则说明关节侧方韧带松弛或断裂。

检查前臂旋转活动时，应采取肘关节屈曲 90°位观察，可让患者两手各握一小棍棒，同时做前臂旋转加以对比。上、下尺桡关节任何一端有病变，桡、尺骨任何一骨折或折后畸形愈合都会出现旋转障碍。若被动旋转前臂，在正常时桡骨头处亦可摸到转动；当桡骨骨折不连时，摸不到桡骨小头的转动；但桡骨小头脱位时，则可摸到突出而转动的桡骨小头，前臂固定于旋前位置，而不能旋后。

（三）腕、手部

1.望诊

手掌皮肤厚，其下有纤维组织与深筋膜相连，缺乏活动性或弹性；手背部皮肤松弛薄弱，活动性和弹性较大。手部感染或受到外伤肿胀时，背侧比掌侧明显。伸直型桡骨下端骨折，骨折远端向背侧移位时，腕及手部呈餐叉样畸形；劈裂型骨折严重移位时，腕掌背侧径增大呈枪上刺刀状畸形；腕部外侧凹陷的消失，为腕舟骨骨折的表现；腕关节前后径的增厚，为腕骨间关节脱位的征象；手指末节下垂无力伸直者，为手指伸肌腱止点部撕脱的表现，称作锤状指；腱鞘囊肿，常在腕关节背侧或屈指腱上出现圆形、边缘清楚的肿物；类风湿性关节炎，初期掌指关节、指间关节呈梭形肿胀，后期呈典型的尺偏屈曲畸形；缺血性肌挛缩的典型畸形是掌指关节过伸，而指间关节屈曲，极度屈腕时手指可以伸直些，伸腕时则手指又屈曲。

2.触诊

腕、手部筋肉组织较薄，寻找出压痛点，对确定病灶部位有重要意义。腕和手部的损伤和骨折、脱位常在相应部位有压痛；腕舟骨骨折时，阳溪穴处有压痛；伸拇短肌和外展拇长肌腱鞘炎时，桡骨茎突部有压痛；掌、指骨骨折时，则有局部压痛和纵轴挤压痛。

腕掌侧正中部的压痛，伴有叩击时向掌指的放射痛，为腕管综合征的表现；桡骨茎突背外侧的压痛，为腱鞘炎的症状；拇或食指关节掌侧的压痛，或伴伸展时的弹响，为屈肌腱鞘炎，又称"扳肌指"。

腕和手部的骨折、脱位及某些疾患，常可在相应部位触到不同的畸形，如伸展型桡骨远端骨折，可在腕掌侧触到近折端的高突；腕掌侧正中触到骨性突起，可能为月骨脱位或月骨掌侧脱位；指掌关节掌侧触到钝圆突起，指背伸而不能掌屈者，为指掌关节脱位；指间关节掌侧的钝圆突起，手指偏斜或过伸，为指间关节脱位；手掌背侧触到尖锐突起，为掌骨骨折。

3.运动检查

正常腕关节可做背伸、掌屈、桡倾、尺偏及旋转活动，各掌指关节可做屈伸、收展活动，各指间关节可做屈伸活动，拇指还可做对掌活动。手的休息姿势，是腕关节轻度背伸约15°、拇指靠近食指旁边，2到5指的屈曲度逐渐增大，而诸指呈放射状指向舟骨。手的功能位置是腕背伸约30°、尺偏约10°，拇指在外对掌屈曲位，其余四指屈曲。测量两腕关节的屈伸活动，可将两手手指及两掌相贴，两腕充分背伸而对比之，然后再使两手手背贴近，两腕部充分掌屈而对比之，如果一侧运动受限制即可明显测出。

桡骨茎突部腱鞘炎，可见拇指外展、背伸受限，若将该侧拇指握于掌心，就引起桡骨茎突部疼痛，再做尺偏活动则疼痛加重，称为握拳尺偏试验阳性。屈指肌腱狭窄性腱鞘炎时，手指屈伸可发生弹跳样动作，屈曲后不能主动伸直，或伸直后又不能主动屈曲，称为"弹响指"或"扳机指"。

（四）肌腱损伤

指深屈肌和拇长屈肌的功能，分别是辅助屈指和屈拇的末节，发生断裂时，末节不能屈曲；指浅屈肌腱和拇短屈肌腱的功能，分别是辅助屈曲近侧指间关节和拇指的近节，由于其功能可分别由指深屈肌和拇长屈肌所代替，故发生断裂时，手指屈曲动作可仍然存在。

拇长伸肌主要伸拇指末节，拇短伸肌伸拇指的掌指关节，伸指总肌是伸其余四指的掌指关节。这些伸肌瘫痪或断裂时，除食指和小指因尚有食指固有伸肌和小指固有伸肌可以背伸外，其余相应关节的背伸功能丧失。骨间肌和蚓状肌屈掌指关节和伸指间关节，当此二肌瘫痪时，可引起掌指关节伸和指间关节屈的爪形手。若伸肌腱损伤在手指末节，则末节弯曲形成锤状指畸形。

六、下肢检查

（一）髋部

1.望诊

创伤性骨折、脱位，可因骨折的部位、程度而出现相应的肿胀和瘀血斑。如髋关节后脱位时，臀部呈弥漫性肿胀；前下方脱位时则会阴部肿胀伴瘀血斑；股骨颈骨折时，多无明显肿胀；粗隆间骨折多肿胀严重，且可伴大腿内侧沿内收肌向下出现大片瘀斑。股骨上端骨折典型移位者，同侧下肢呈外旋、短缩畸形。髋关节后脱位者，肢体多呈屈曲、内收、内旋及短缩畸形；髋关节前脱位，则下肢呈外展、外旋畸形；股骨颈、粗隆间或股骨干骨折，常有外旋畸形；髋关节感染，下肢常挛缩在半屈伸位；先天性髋关节脱位，则臀部向后凸，腰部代偿性前凸。

若伤肢短缩，可做下肢长度对比检查。方法是让患者仰卧，双髋、膝关节屈曲并拢，两足并齐平放床面。如双膝出现高低差即为阳性，多见于髋关节后脱位或股、胫骨的短缩。

若患者尚能步行，应注意其步态和负重能力，是否需扶拐，两侧髋骨、臀皱襞是否同一高度，有无肌萎缩，并做髋关节承重功能试验。以检查右髋为例，嘱患者抬起左下肢，若能单独用右下肢站立同时左臀皱襞、髂骨翼均上提为阴性；若左臀皱襞、髂骨翼下降则为阳性。陈旧性髋关节脱位和股骨颈骨折，或臀大肌、臀中肌、臀小肌麻痹时，此试验均为阳性。

2.触诊

髋关节感染、股骨颈骨折，初期的压痛点多位于腹股沟韧带中点的外下方一横指处；股骨粗隆间骨折的压痛点则位于大粗隆处；若在下肢伸直时，对足跟部加压或叩击，髋关节部即出现疼痛。

臀部触到圆形突起，为髋关节后脱位的表现；腹股沟外侧触到圆形突起者，为髋关节前上脱位；会阴部触到圆形突起，为髋关节前下方脱位；粗隆间骨折或骨折后内翻愈合者，可触到比正常明显的大粗隆高突；股骨粗隆下骨折时，由于近折端的外展、外旋畸形，可在该部前、外侧触到近折端高突畸形；股骨干骨折时，可在骨折的相应部位触到高突畸形。

髋关节病（感染、骨折、脱位等）引起的下肢缩短，可触摸到大粗隆向上移位。常用下列方法测量：

（1）将髂前上棘与坐骨结节的中心连一直线，正常时股骨大粗隆的顶点不高于此线；若大粗隆上移，则超过此线。

（2）将两侧股骨大粗隆与髂前上棘的连线向腹部延伸，正常交点应在脐上中线，若一侧大粗隆上移时，则交点在脐下的对侧腹面。

3.运动检查

正常髋关节的运动，应包括内旋和外旋、内收和外展、屈曲和伸展等。

（1）内旋和外旋：①单侧测量法：患者取仰卧位，下肢伸直，检查者用手握住伤侧下肢使之向内、向外旋动。若髋关节挛缩不能伸直时，可将髋、膝关节均屈曲90°，把小腿当作杠杆，而将髋关节内旋、外旋。②双侧同时测量法：嘱患者仰卧，同时屈曲髋、膝关节，两足跟并列不动，两膝尽量分开，观察两髋关节的外旋度；然后两膝并拢，两足尽量分开，观察两髋关节的内旋度。关节感染、骨折，股骨头骨骺炎、类风湿性关节炎等疾患，内旋与外旋均受限制并疼痛；而先天性、陈旧性的髋关节后脱位，则可发现内旋范围增大而外旋活动受限制。

（2）内收和外展：①单侧测量法：患者取仰卧位，术者一手固定骨盆，另一手握住下肢踝部，然后使下肢在伸直位外展、内收，并记录其度数。②双侧同时测量法：嘱患者仰卧，两下肢平伸，检查者用双手分别托握两足跟，将两腿尽量交叉，观察两侧髋关节的内收度；将两腿尽量分开，观察两髋关节的外展度，髋关节后脱位、髋内翻及炎症疾病时，均有外展受限；髂胫束挛缩时，则髋内收受限。

（3）屈曲和伸展：患者取仰卧位，将一侧髋、膝关节极度屈曲，使腰部平贴床面，另一侧大腿也能完全贴床属正常；若另侧大腿离开床面，或强令该大腿贴床，但腰部却挺起以代偿，则说明髋关节有屈曲挛缩畸形。患者取俯卧位，检查者一手固定骨盆，另一手握住踝部，屈膝90°向后提起下肢，髋关节屈曲挛缩时，则后伸受限，甚至不能完全俯卧。

（4）推拉大腿：患者仰卧，检查者一手固定骨盆，另一手握住膝部，沿股骨纵轴上下推拉，如髋关节脱位，则有过多的上下活动移位感。

（二）膝部

1.望诊

下肢正常生理轴线，是髂前上棘与第1趾蹼间连线通过髌骨内缘，两膝及内踝部同时并拢。膝内翻时，两踝并拢而双膝分开（O形腿）；膝外翻时，则双膝并拢而两踝分开（X形腿）。测量分开的距离可判断畸形的程度。正常膝关节能轻度超伸，若过度超伸即称为膝过伸（膝反张）。此外，还要了解步行姿势，股四头肌瘫痪时，患者用手将伤侧大腿向后压，以伸直膝关节而行走。膝内翻、外翻及过伸畸形，常由佝偻病、小儿麻痹后遗症引起。

一般筋伤肿胀较轻，骨折、脱位肿胀多较严重；损伤后膝关节弥漫性肿胀，应考虑关节内骨折和韧带损伤；髌骨骨折后，关节前部呈弥漫性肿胀伴瘀血斑；关节两侧的明显肿胀，多为股骨和胫骨内髁或外髁骨折；股骨和胫骨髁间骨折时，膝关节多有严重肿胀；腘窝部的严重肿胀，应注意骨折、脱位合并腘窝血管损伤；股骨内髁的局限肿胀，多为内侧副韧带损伤或撕脱性骨折。

非创伤性的膝部肿胀较为复杂。髌前半球形的肿胀突起，为髌前滑囊炎表现；髌上部的肿胀膨隆，为髌上滑囊炎；膝关节滑膜炎少量积液时，两膝眼饱满，大量积液时膝关节轮廓不清。

2.触诊

膝关节内侧副韧带损伤时，多在股骨内髁部有压痛；髌骨下方压痛伴凹陷，可能为髌韧带损伤；髌骨内侧部压痛伴肿胀，为髌骨支持韧带损伤或髌骨脱位；腓骨小头部的压痛，可能为膝关节外侧副韧带损伤；髌骨骨折时，可在相应部位触到压痛及裂隙；膝关节间隙压痛，常为同侧半月板或侧副韧带损伤。髌骨两侧边缘部的压痛，多为髌股关节的劳损性病变；膝关节的劳损性病变，多在两侧关节间隙及"膝眼"部有压痛；髌韧带劳损，常在其止点胫骨结节部有压痛；髌下缘及髌韧带两侧的深压痛，常为髌下脂肪垫的劳损。

不同的损伤可触到不同的畸形表现。如髌骨骨折，在局部触到台阶状或裂隙；髌上方触到台阶状畸形，为股骨远端骨骺移位表现；髌下方触到突起，为膝关节前脱位；而触到空虚者，为膝关节后脱位；髌韧带部触到裂隙凹陷者，为髌韧带损伤；髌上方触到空虚者，可能为股四头肌损伤。触摸关节内、外有无肿胀或肿物，慢性滑膜炎（包括结核性滑膜炎）时，触之有柔韧、肥厚感，可将两侧进行对比；股骨下端及胫骨上端的肿瘤（骨肉瘤或巨细胞瘤），触之则有坚硬感而且推之不能移动。关节内积液的肿胀则有波动感，用一手压迫髌骨上囊将液体挤入关节腔，以另一手的手指反复压迫髌骨，可感觉髌骨有漂浮现象，即为浮髌试验阳性。髌前滑液囊的积液与关节腔不相通，故无浮髌现象。内/外侧副韧带损伤、胫骨结节骨骺炎等均可找到相应的压痛点。正常的膝关节活动不应有摩擦音响，关节内骨折、损伤、劳损、退化等，伸屈活动时，可听到摩擦音响，如髌股关节炎，伸屈活动时，也可出现音响。关节内游离体，伸屈活动或推压髌骨时，可感或听到摩擦声响；半月板损伤，膝关节伸屈活动时常有声响；慢性滑膜炎引起滑膜粗糙，可在股骨侧方触到粗糙的摩擦感。

3.运动检查

（1）侧向运动试验：膝关节的主要运动是屈伸。在伸直位，膝关节不能做侧向内收、外展运动；内、外侧副韧带断裂时，可有被动的外展、内收运动。

（2）抽屉试验（又称推拉试验）：嘱患者屈膝 90°，足平放床上，检查者用一肘部压住伤肢足背以固定之。同时用双手握住小腿上端做前后推拉，正常可有轻度（在 0.5 厘米左右）的前后活动；若向前活动度过大与疼痛，则说明前十字韧带断裂或松弛；向后活动度过大与疼痛，则提示后十字韧带断裂或松弛。

（3）回旋挤压试验：检查右膝外侧半月板损伤时，检查者立于患者右侧，用右手握住右足，左手放在右膝部以稳定大腿和感触异常响音或跳动，先使小腿在内旋位充分内收、屈曲，然后外展、伸直，注意在伸直过程中有无弹响及疼痛；检查内侧半月板损伤时，先使小腿在外旋位充分外展屈膝，然后内收伸直。响声清脆者多为半月板损伤，声音大而伴有跳动者多为盘状半月板。

（4）浮髌试验：仰卧膝关节伸直位，医者用一手置髌骨上方挤压髌上囊，并用手指按压髌骨两侧，使滑液流回关节腔，再用另一只手轻按髌骨，若髌骨有撞击股髌关节感，即为阴性，说明积液不多，若髌骨随手指上抬而浮起，则表示积液较多。

（三）踝、足部

1.望诊

通过观察了解足踝部的情况。先让患者赤足行走，观察其步态，并在负重情况下观察其外形与站立姿势。常见的足部畸形有下列数种：

（1）扁平足：正常足，站立后足弓下方可插入一个手指；轻度扁平足足弓下部手指不能插入，但足弓尚未全部着地；较重的扁平足则足内缘着地，足舟骨明显向内隆起甚至接触地面，足呈外翻外展姿态。检查其鞋底则内侧磨损较多。柔软性的扁平足，在不负重的情况下足弓外形尚正常，但站立时足弓即塌陷；痉挛性扁平足则活动受限，在不负重情况下亦有明显畸形。

（2）马蹄足：在站立时仅能前足掌着地，跟腱有挛缩，日久则前足掌增大且有胼胝，足后跟部显小。

（3）内翻足：站立或行走时，仅以足外侧负重，跟腱向内偏斜。足外侧或第五趾骨头下方有胼胝，鞋底或鞋面外侧有磨损。马蹄足与内翻足多合并存在，称为马蹄内翻足。

（4）外翻足：畸形与内翻足相反，足内侧纵弓下陷，鞋底内侧磨损。

（5）仰趾足（又称跟足）：站立时负重以足跟为主，走路时足前部不能用力着地，日久则前足掌变小，足后跟增大且有胼胝。

（6）高弓足：足弓较正常高，仅部分患者有症状。

（7）拇外翻（常合并扁平足）足拇趾向外侧偏斜，较重者拇趾位于第二、第三趾下面将第二趾顶起。此时可并发第二、第三趾锤状趾畸形。

2.触诊

（1）压痛：两踝骨折时，可在踝关节两侧触到压痛；跟骨两侧的压痛，是跟骨骨折的表现；第五跖骨结节的压痛，为该部撕脱性骨折；第二、第三、第四跖骨干的压痛伴纵向顶痛，可能为跖骨疲劳性骨折；扁平足多在距舟关节内下方和外侧的跟骨关节部有压痛；压痛点在跟腱上，可能是跟腱本身或腱旁膜的损伤；跟腱止点处压痛，可能是跟腱后滑囊炎；在足跟部后下方压痛，可能是跟骨骺炎；压痛在跟骨跖面正中偏后，可能是跟骨骨刺或脂肪垫损伤；跖部压痛可能是跖腱膜损伤引起；踝关节内翻或外翻损伤，压痛点则在内侧或外侧。

（2）畸形：外踝下触到骨性突起，为跟骨压缩性骨折的表现。距骨周围性附骨脱位时，可在距舟关节背侧触到距骨头的钝圆突起；舟骨部触到高突时，可能是舟骨脱位或骨折脱位或副舟骨；内踝部触到裂隙或棱形凸起，为内踝骨折；距骨骨折脱位时，可在内踝部触到距骨体的钝圆突起。

3.运动检查

踝关节的活动主要是背伸和跖屈。足的内翻及外翻动作，主要在跟距关节。前足部的内翻、外翻及内收、外展活动是在跟骰及距跟舟关节，足趾的屈伸活动主要靠跖拇及跖趾关节。关节部骨折、脱位、肌腱断裂、神经损害等，是足踝部运动阻碍的主要原因。

七、脊柱部检查

（一）颈部

1.望诊

通过观察了解颈部的情况。首先观察颈部形态，头部能否自由转动，需要旁视时，是否要将身体一齐转动，能否支撑头部的重量，是否需用手扶持下颌。其次观察颈椎的生理轴线。颈椎骨折、脱位、结核等可出现后凸、侧弯或扭转畸形。寒性脓疡多由颈椎结核所致，高位者可见于咽后壁，低位者可见于颈旁。先天性斜颈可见单侧肌肉痉挛和短缩，甚至影响到颜面及两肩不对称。

2.触诊

扭伤或"落枕"，压痛点多见于棘间韧带或两侧项肌。颈椎棘突间触到痛性硬结或条索状结节，可能是项韧带钙化。颈椎病或颈椎间盘突出症，压痛多在伤侧下部颈椎旁及肩胛内上角处，且向伤侧上肢放射。颈椎骨折、结核的压痛点位于患椎棘突部。

（1）压痛：首先触摸压痛的部位，是在棘突的中线还是在两侧。颈椎病的压痛常在棘突旁及肩胛骨内上角处，且按压时疼痛可放射到同侧上肢及手部；棘突间的压痛多为闪扭筋伤或"落枕"；颈部外侧及锁骨上方压痛可能是臂丛神经疾患；乳突与枕下中线中间的压痛多为颈椎间盘或关节突病变；颈椎骨折、脱位，可在相应中线区触到定点不移的压痛。

（2）畸形：触摸棘突有无偏斜。颈椎半脱位时，可有棘突偏斜；颈椎骨折、脱位时，可触到相应颈椎棘突的后突畸形；棘突连线触到硬结或条索状结节，为项韧带钙化的现象。

3.运动检查

脊柱颈段可做前屈、后伸、左右侧屈及左右旋转等活动。检查时要固定双肩，使躯干不参与运动。寰枕关节和寰枢关节的功能最重要，如有病变或功能受限时，可使颈部的旋转及屈伸功能丧失50%左右，颈椎结核，可使颈部前屈、后伸及侧屈受限制。颈椎间盘突出症则一般向患侧屈及后伸受限。颈椎骨关节病变，则在旋转活动时，出现摩擦音响或摩擦感。

（二）胸、腰椎和骶髂部

可根据情况，选取立位、坐位、俯卧位、仰卧位、侧卧位等体位进行检查。

1.望诊

通过观察了解胸椎、腰椎和骶髂部的情况。急性腰扭伤或腰椎结核患者，由于腰部不能负重，常以双手扶持腰部行走，坐下时常用两手撑在椅子上。腰椎间盘突出症的患者行走时，因疼痛的下肢不敢用力着地而表现为跛行。从背面或侧面可观察脊柱有无后凸、前凸及侧弯畸形，上身是否前倾。脊柱后凸有两种类型，一种呈弧形，又称圆背，常见于姿势性后凸、椎体骨骺炎、类风湿性脊柱炎等；另一种呈角状或称驼背，常见于脊柱结核，椎体屈曲型压缩性骨折等。轻度角状后凸不明显者，可用滑动触诊法，手指放在棘突上由上而下迅速滑动，即可触到后凸的部位。前凸增加常见于脊椎滑脱症、先天性髋关节脱位或炎症所致的髋关节屈曲畸形。

脊柱侧弯应记明方向及部位，是"C"形或反"C"形，是"S"形或反"S"形。侧凸不明显者，可用滑动触诊法，即用中指放在棘突上，食、无名指紧贴在棘突旁用力由上而下滑动触摸，测定有无弯曲，同时可观察触摸后的充血带是否正直。脊柱侧弯常兼有纵轴旋转，外观棘突连线并无弯曲，仅表现为两侧肋骨、腰肌的不对称，当患者向前弯腰时可看出两侧肩胛骨、腰肌的高度有明显差异。

正常情况下，背肌在脊柱两侧隆起，脊柱在中央呈现一条沟状。经常处在弯腰位工作或缺乏锻炼者，两侧背肌萎缩变平，而中央的棘突呈现一条隆起。腰痛患者有时会出现保护性腰肌紧张或痉挛。

2.触诊

棘上韧带或棘间韧带的损伤，以及腰肌扭伤常有明显固定的潜在压痛点。下腰部及骶骨部某些韧带损伤，其疼痛可沿坐骨神经向下肢放射。椎间盘突出，常于第三、第四、第五腰椎棘突旁1.5厘米处有深在的压痛，同时向伤肢远端放射。腰椎的横突上有腰肌的起止点，腰肌急慢性损伤时，常在横突上有不同程度的压痛。椎体骨折或结核，可有棘突压痛、纵横挤压或叩击痛。

3.运动检查

脊柱的运动主要在颈段及腰段。腰段的运动包括前屈、后伸、左右侧屈及左右旋转。腰椎间盘突出症，向伤侧的侧屈及前屈受限明显，然而在其可能活动的范围内，脊柱的活动曲线是较柔和而均匀的。脊柱结核或强直性脊柱炎，则各方向运动均受限制，失去正常的活动曲线，病变部脊椎僵硬。检查腰、骶部病变，还常用下列方法：

（1）拾物试验：通过拾取一件放在地上的物品，观察脊柱的活动是否正常。腰椎有病变，则下蹲时必须屈曲两侧膝、髋关节，而腰部仍是挺直的。

（2）直腿抬高试验：一般能自主直腿高举80°～90°，除腘窝部有拉紧感觉外，无其他不适者为正常。直腿抬高不能达到正常角度，且沿坐骨神经有放射痛者为阳性。为了鉴别其阳性是否为坐骨神经受牵扯所引起，可于抬高到疼痛的角度放低5°，放射痛消失，再使足踝用力背伸，如放射痛加重，即非腰骶、骶髂部病变所引起。

（3）腰骶关节：屈曲两髋与两膝关节，使臀部离开床面，腰部被动前屈。下腰部筋肉组织劳损，或腰骶椎有病变时则感疼痛。

（4）"4"字试验：试验右侧时，将右侧足置于左膝上部，然后医生左手压左髂前上棘，右手将右膝向下压，检查右侧骶髂关节部是否有病变，若出现疼痛则为阳性，如同侧髋关节有病变也呈阳性。

（5）脊柱被动伸展试验：患者俯卧，将其双腿上提，观察腰部伸展是否正常或是否有僵直现象等。

第四节 影像学检查方法

一、X线检查

（一）X线检查的作用

创伤性骨折多可根据病史、症状及临床检查来确定诊断。然而，X线检查对骨折的诊断有其独特的意义。它不但可确定骨折、关节脱位的有无，而且对损伤程度、类型、移位情况及并发症的诊断、分析意义更大，对骨折的整复和复位效果也有很强的临床指导意义，对骨折愈合情况的鉴定也有很高的参考价值，并能发现一般临床检查难以确定的骨折，如疲劳性骨折、裂纹性骨折、小片撕脱性骨折、轻度压缩和嵌入性骨折，以及关节内和近关节部的骨折和骨折合并脱位等，对骨的病理性改变，以及牵涉事故、法律纠纷的损伤等，都需要做X线检查来确定。因此，为证实诊断，进一步掌握分析骨折局部的详细情况，提高诊断和治疗水平，积累和保存病历资料，对每个骨伤患者进行常规X线检查以及定期复查，是非常必要的。当然，也不能过分地依赖X线检查，因为即使最先进的检查仪器，也不是绝对的，如某些股骨颈、腕舟骨和疲劳性骨折的初期，X线片难以显示，只有待两周后X线复诊时才能显示出来。因此，应密切结合临床体征，以免误诊，贻误治疗。

（二）骨与关节X线摄片检查常规位置

X线片是一张前后所有器官和组织重叠在一起的复合像，为了清晰地显示病变的情况，一般常须用某种固定位置、某种角度来投照检查，个别病例则需用特殊位置来投照。X线检查有以下几种常规位置。

1.正位

又分前后正位和后前正位。X线球管在患者前方、成像板在体后是前后位，如尺桡骨、肱骨、骨关节、肩胛骨、胫腓骨、踝关节、膝关节、骨盆、腹部等部位的检查，常用此位；若X线球管在后方向前投照，则为后前位，如胸骨、胸部、腕关节等常用此位。常规是采用前后位，特殊情况方用后前位。

2.侧位

将X线球管置侧方，成像板置另一侧，投照后获得侧位照片，与正位照片结合起来，即可获得被检查部位的完整影像。

3.斜位

拍摄正位片时仍会遇到重叠信息而妨碍观察时，可以拍摄斜位片。检查手、足部位时会常规拍摄斜位片；为了更好地显示椎间孔或观察椎板病变，在检查颈椎、腰椎时也会拍摄斜位片。另外，由于骶髂关节在解剖上是偏斜的，为了看清骶髂关节间隙也需要拍摄斜位片。

4.轴位

轴位是相对正位和侧位而言的体位。拍摄轴位片时，X线沿检查部位的长轴方向进行投照。需要轴位检查的部位有髌骨、跟骨等，拍摄轴位片更容易显示这些部位的骨折、脱位情况。

5.开口位

由于第一、第二颈椎在正位上与门齿和下颌骨重叠而无法看清，此时，拍摄开口位X线片便可以发现寰枢椎脱位、齿状突骨折、齿状突发育畸形等病变。

6.过伸过屈位

在检查颈椎及腰椎时，除了常规正侧位X线检查外，为了解椎间盘退变情况、椎体间稳定情况等，我们还需要拍摄颈椎、腰椎的过伸过屈位。

二、CT检查

CT检查在显示横断面方面明显优于X线片，尤其是对密度高的骨骼组织显像清晰。CT血管造影能清晰地显示血管走向及血管病变，对肿瘤的检查灵敏度明显高于普通X线片，而且多排螺旋CT能进行三维成像，有助于立体显示骨折形态和结构，利于诊断和确定骨折的治疗方案。CT比MRI更清晰，但MRI的组织细节更丰富。

三、磁共振成像（MRI）检查

磁共振成像检查与X线检查、CT检查最大的不同在于检查过程中没有X线辐射，对机体的损害很小。其主要用于发现软组织疾病，在骨科主要用于发现椎间盘病变、脊髓病变、半月板病变、炎性病变和出血性病变等。通过不同的处理技术能更早发现骨折，如椎体骨折、骨盆骨折，还可以判断骨折是否为新鲜骨折。MRI不需使用对比剂即可显示血管结构。尽管相对CT分辨率低，但是各种组织的性质性差异显示较好，有高于CT数倍的软组织分辨能力，对颅脑、脊椎和脊髓病的显示优于CT。

综上所述，这三种检查不能单独说哪个好或哪种更好，应该具体问题具体分析，三种检查都有自己的特点，不能互相替代。对于一些复杂的病情，有时甚至需要做两种检查，通过两者的对比得以确诊。

第七章

骨折

第一节 上肢骨折

一、锁骨骨折

锁骨呈"S"形，是人体上肢与躯干的唯一骨性连接。锁骨位于皮下，表浅，受外力作用时易发生骨折，多数情况下的锁骨骨折为间接暴力导致，常见的情形为跌倒后上肢撑地，外力上传冲击锁骨形成骨折。患者局部肿胀、皮下瘀血、压痛或有畸形，畸形处可触到移位的骨折断端，如骨折移位并有重叠，肩峰与胸骨柄间距离变短。

（一）病因病机

间接与直接暴力均可引起锁骨骨折，但间接暴力较多。

（1）摔伤是锁骨骨折的主要原因。以儿童最为多见，大约50%的锁骨骨折发生于7岁以下的儿童。

（2）直接外力，如从前方打击、撞击锁骨，或摔倒时肩部直接着地，均可造成锁骨骨折。

（3）摔倒时手掌着地，外力通过前臂、上臂传导至肩，再传至锁骨，遭受间接外力和剪切应力也可造成骨折。因着力点不同而异，多为粉碎或横行，幼儿多为青枝骨折。

（二）临床表现

主要表现为局部肿胀、皮下瘀血、压痛或有畸形，畸形处可触到移位的骨折断端，如骨折移位并有重叠，肩峰与胸骨柄间距离变短。伤侧肢体功能受限，肩部下垂，上臂贴胸不敢活动，并用健手托扶患肘，以缓解因胸锁乳突肌牵拉引起的疼痛。（图7-1）

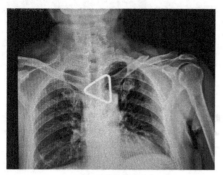
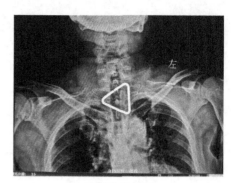

A 手法复位前　　　　　　　　　　B 手法复位后

邵xx，女，58岁，左锁骨中1/3骨折

图 7-1　锁骨骨折

（三）检查

触诊时骨折部位压痛，可触及骨擦音及锁骨的异常活动。幼儿青枝骨折畸形多不明显，且常不能自诉疼痛部位，但其头多向患侧偏斜，颌部转向健侧，此特点有助于临床诊断。

1.X线检查

一般，中1/3锁骨骨折拍摄前、后位及向头倾斜45°斜位相。外1/3锁骨骨折，一般可由前、后位及向头倾斜40°位X线片做出诊断。有时需拍摄双肩应力线X线片，以帮助诊断喙锁韧带是否损伤。锁骨外端关节面骨折，常规X线片有时难以做出诊断，常需拍摄断层X线片或行CT检查。

2.CT检查

CT检查是目前确定该处骨折的最好的辅助检查手段，能清楚地显示骨折的部位和程度，尤其对关节面的骨折优于X线检查。

（四）诊断

（1）有外伤史。

（2）肿胀，皮下瘀斑，畸形明显。

（3）触诊，可触及骨折端，压痛。

（4）特殊姿势：头偏向患侧，下颌转向健侧，健侧的手托着患侧肘部。

（5）幼儿多为青枝骨折，要仔细问问病史。

（6）X线检查：可确诊（横断、粉碎、青枝）。

（五）治疗

锁骨骨折绝大多数可用保守治疗。手法复位后，外敷药促进骨痂生长。然而，对有明显移位的锁骨骨折，单纯手法复位很难达到骨折良好的复位，而外固定亦不能维持骨折的良好对位，仅能达到限制骨断端过度的异常活动的目的。可考虑手术治疗。

婴幼儿的无移位骨折或青枝骨折，均不需要手法整复，可给予适当外固定以限制活动。对于儿童或成人骨折有重叠移位或成角畸形者，则应予手法整复及固定。因骨折端轻度移位，日后对上肢功能妨碍不大，故又不必强求解剖复位，对于粉碎性骨折，若用力按压骨折片，不但难以使垂直的骨折碎片平复，反而有可能造成锁骨下动、静脉或臂丛神经损伤，故忌用按压手法。

【手法复位】膝顶复位法：患者坐凳上，挺胸抬头。双臂外展，双手叉腰。助手站于患者背后，一足踏在凳缘上，将膝部顶在患者背部两面肩胛骨之间，双手握患者两肩外侧，向背后徐徐拔伸，使患者肩部后伸，以矫正骨折端重叠移位，并使骨折远端向上后接对骨折近端。术者面对患者，以两手拇指、食指、中指分别捏住骨折近远端，用捺正手法矫正侧方移位。（图7-2）

【手法复位】外展牵引复位法：患者坐凳上，挺胸，健侧上肢自然下垂，术者站立患者后外侧，一手握住患肢前臂，向后上方徐徐牵引拔伸，另一手拇指抵住远折端，行推挤、按压、捺正手法矫正移位。（图7-3）

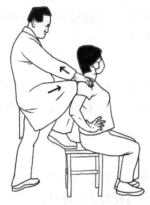
图 7-2 膝顶复位法

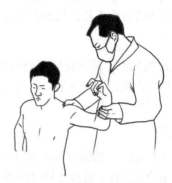
图 7-3 外展牵引复位法

【手法复位】仰卧复位法：适合于体质瘦弱或为多发性骨折的患者。患者仰卧位，在两肩胛之间（背部正中线）纵向垫一枕头。助手站于患者头侧，两手按压患者两肩部前方，使患者呈挺胸、耸肩状，以矫正重叠移位和成角。术者站在患侧，用两手拇指、食指、中指在骨折断端进行端提、捺正，使之复位。

整复过程中应注意：切忌使用粗暴手法，切忌反复手法推按，无须强调解剖对位，对粉碎性骨折严禁反复手法。整复中，注意观察患者情况，防止意外发生，尤其是老年体弱患者。

1.固定方法

（1）"8"字绷带固定法

患者坐位，两腋下各置棉垫，用绷带从患侧肩后经腋下，绕过肩前上方。横过背部，绕对侧腋下，经肩前上方，绕回背部至患侧腋下。包绕8～12层，包扎后，用三角巾悬吊患肢于胸前。（图7-4）

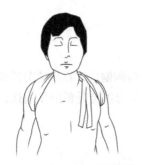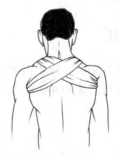
图 7-4 锁骨骨折"8"字绷带固定

（2）斜"8"字绷带固定法

固定时两腋垫以棉垫，用绷带从患者伤侧肩上经肩前方绕过腋下至肩后，回至肩上方，横过胸前，绕过对侧腋下、前方，如此反复包绕8～10层。

（3）双圈固定法

患者坐位，选择大小合适的纱布棉圈，分别套在患者的两肩上，胸前用布条平锁骨系于双圈上，然后在背后拉紧双圈，迫使两肩后伸，用布条分别在两圈的上下方系牢，最后在患侧腋窝部的圈外再加缠棉垫1～2个，加大肩外展，利用肩下垂之力，维持骨折对位。

固定后应注意：观察有无上肢压迫情况，如出现桡动脉搏动减弱、手麻、疼痛加剧，均说明固定过紧，应适当放松至解除症状为止；对有重叠移位的骨折，经整复固定4～6周，拍片可见骨折线模糊，有少许骨痂生长，达到临床愈合后方可解除固定。

2.药物治疗

初期，宜活血化瘀，消肿止痛，药用骨伤散，每次5克，每天三次，口服。中期，宜和营接骨续筋，药用生骨散，每次5克，每天2次，口服。后期，宜补益肝肾，药用舒筋丹，每次3克，每天2次，口服。

3.功能锻炼

采用保守方法治疗，初期要制动患肩4～6周。复查拍片视骨愈合情况，指导患肩进行肩关节的多方向自主功能锻炼，骨折2周内应避免做大幅度的肩内收与前屈练习。

（1）握拳、伸指、分指、腕屈伸、腕绕环、肘屈伸、前臂内外旋等主动练习，幅度尽量大，逐渐增加用力程度。

（2）骨折后2周可增加捏小球，抗阻腕屈伸运动及被动或助力的肩外展、旋转运动等。

（3）骨折后3周可增加抗阻的肘屈伸与前臂内外旋转；仰卧位，头与双肘支撑做挺胸练习。

（4）骨折愈合解除外固定后，应开展全面练习肩关节活动：站立位上肢向患侧屈，做肩前后的摆动；患肢上举、抗阻牵拉肩、肘屈伸练习。

4.观察护理

幼儿锁骨骨折无移位情况时，只要用三角巾悬吊即可；如发现有移位，用"8"字形绷带固定1～2周。

在用"8"字形绷带固定期间，护理时要注意保持两肩部外展位置，避免其内收，以免发生骨折断端重叠移位而影响愈合。

让患儿平卧木板床，肩胛部垫以小枕头，使肩部后伸。在卧床期间要鼓励患儿练习握拳、伸屈肘部和双手叉腰后伸动作。

二、肩胛骨骨折

肩胛骨为一扁宽形不规则骨，位于胸廓上方两侧偏后，在肩关节活动中起重要作用。肩胛骨上附着多层肌肉，肌肉层可以缓冲外伤暴力，以及保护免受低能量损伤，只有直接高能创伤才是肩胛骨骨折的主要原因。

（一）病因病机

多为强大的直接暴力或火器伤引起。如重物或火器伤直接损伤肩胛骨体部，多为粉碎性骨折,有时亦有横形或斜形骨折,因肩胛骨前后均有肌肉保护,多无明显骨折移位,但须注意有无肋骨骨折或胸腔脏器伤。

(二)临床表现

疼痛限于肩胛部,肩关节活动时尤为明显,其压痛部位多与骨折线相一致。粉碎性骨折者因出血多,肿胀明显易见,甚至皮下可有瘀斑出现。而一般的裂缝骨折则多无肿胀。患侧肩关节活动范围受限,尤以外展为甚,并伴有剧痛而拒绝活动。

(三)检查

嘱患者坐位,脱去上衣,取正位,术者从背侧观察两肩部外形,可以发现肩关节部位的明显肿胀、疼痛、压痛,可能会触及局部明显的骨擦感,上肢活动时可以诱发疼痛加剧;一侧(或双侧)肩胛骨短小,位置明显升高,肩胛胸壁活动受限,即为高位肩胛骨,本征提示先天性肩胛骨畸形。

X线片检查、CT扫描和CT三维结构重建可清晰显示肩胛骨骨折。

(四)诊断

有明确的外伤史,多为直接暴力打击,如砸伤或摔伤。肩胛部出现疼痛、肿胀、皮下瘀血、压痛,患侧肩关节及上肢活动功能受限。

X线检查,大多可获得确诊,对诊断困难者可借助CT扫描;在影像学检查中且应注意有无胸部伴发伤。

常见骨折:肩胛骨体部骨折、肩胛颈及肩胛盂窝骨折、肩峰骨折、肩胛骨喙突骨折。(图7-5)

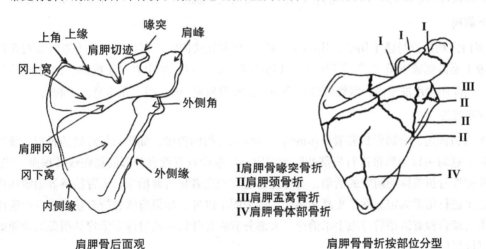

图 7-5 肩胛骨骨折按部位分型

(五)治疗

1.肩胛骨体部骨折

原因多为直接暴力,如重物压砸或火器伤(如枪伤)直接作用于肩胛骨体部,多为粉碎性骨折,有时也有横形或斜形骨折,因肩胛骨前后均有肌肉保护,多无明显的骨折移位。

【手法复位】患者坐位。助手站立于患者前方,双手固定患者双肩,医生站在患者背后。无移位者,先用手法疏通气血缓解疼痛,有移位者,嘱患者大声咳嗽,同时术者分别用双手拇指、食指用力推挤两骨折端，向中心推挤，骨折即可复位。

2.肩胛颈及肩胛盂窝骨折

原因多为间接暴力，如摔倒时肩部外侧着地或手掌撑地，外力经肱骨传导冲击肩胛盂或肩胛颈造成骨折，也可由火器直接致伤。多为斜形或嵌插性，移位多不明显。无明显移位者，仅行手法舒筋活血，用三角巾悬吊伤肢于胸前即可。

【手法复位】骨折移位严重者，可采用举臂内收提拉法复位。患者坐位，助手立于患者前方，双手托扶固定伤侧肩关节，术者立于患者背后，用手掌压着骨折部，一手摸拿肩胛骨，令患者深呼吸，另一手拿着肘关节部向前上外展内收，前上提动之时捏拿对位复平。对位后伤侧手放于胸前，手法完毕。

3.肩峰骨折

多为自上而下的直接暴力打击，或由肱骨突然强烈的杠杆作用，引起肩峰骨折，多为横断或短斜形骨折。肩峰远端骨折，骨折块较小，移位不明显；肩峰基底部骨折，远侧骨折块受上肢重量作用及三角肌的牵拉，向前下移位，影响肩关节的外展活动。

【手法复位】患者坐位，助手立于患者前面，双手托扶患侧腋下，术者双手分别压持断端上下部位，令患者深呼吸大声咳嗽，术者双手用力推挤即可复位。

4.肩胛骨喙突骨折

极为罕见，多伴发于肩锁关节脱位或肩关节脱位。如单纯骨折，可行手法舒筋活血，外敷白公鸡接骨丹药即可。如合并肩关节脱位，首先整复肩关节脱位，喙突骨折的治疗同单纯骨折。

5.外敷药

先将白公鸡接骨丹敷于伤处，用绷带"8"字形包扎法固定。再用一大块方形纱布对角折叠从伤侧腋下至健侧腋下呈"8"字形结扎，患侧屈肘90°，以三角巾悬吊于胸前。24小时后解除外敷药，局部用清水洗干净，继续绷带缠绕固定，前臂屈肘90°，以三角巾悬吊于胸前。

6.固定方法

肩膀骨折固定，肩膀骨折要看具体的骨折部位和骨折的程度，如果只是轻微的骨折，没有明显的移位，这时可以用胸带进行肩部的贴胸固定，注意检查有没有肺部的损伤或者积血、积液。如果有粉碎性骨折或影响前臂的活动，有可能需要支架或者将前臂抬举、上臂抬举等固定在功能位，用绷带进行辅助固定。除了支具和胸带、绷带固定以外，如果肩膀骨折有粉碎或者疼痛比较严重，需要综合检查清楚后考虑手术治疗。大部分肩胛骨骨折可通过保守治疗和积极的功能锻炼而康复且取得良好的临床效果。

7.药物治疗

（1）内服药

遵照李氏正骨三期用药原则，初期内服骨伤散，每次3克，每日3次。以后按期对症用药。

（2）外敷药

伤后外敷白公鸡接骨丹，后期用四肢熏洗剂。

8.功能锻炼

1周内锻炼肘、腕部功能，2周后可活动肩关节以恢复功能。一般预后均良好，即使有明显移位而畸形愈合者亦多无影响。

9.观察护理

随时注意观察并调整绷带的松紧程度，嘱患者不要压挤伤侧。观察腋窝下垫棉花或软垫，避免压迫血管及臂丛神经、腋神经。

三、肱骨外科颈骨折

肱骨外科颈位于解剖颈下2~3厘米，即肱骨大结节之下，胸大肌止点之上，也就是肱骨干坚质骨与肱骨头松质骨交接处，此部位最易发生骨折，故名为外科颈骨折，此种骨折好发于中年和老年人。

（一）病因病机

此骨折多为间接暴力所致，如跌倒时手或肘着地，外力沿肱骨干向上传导冲击引起骨折，肩部外侧直接暴力亦可引起骨折。

同样的外力作用于肱骨外科颈，由于年龄因素以及骨与关节韧带结构的强度不同，可发生不同类型的损伤。正常的肱骨上端由较致密的网状骨松质骨小梁构成，其强度大于关节囊和韧带。

造成肱骨外科颈骨折最常见的是上肢伸展位摔伤，外力多较轻微，而发生骨折的内在因素是骨质疏松、骨强度减弱。年轻患者遭受严重的外力，可造成严重的损伤，常表现为骨折伴盂肱关节脱位。

造成肱骨上端骨折的另一种外伤机制是上臂过度旋转，尤其在上臂外展位同时有过度旋转，肱骨上端与肩峰相顶触时易发生骨折，常见于老年患者。

还有一种外伤原因是肩部侧方遭受直接外力所致，可造成肱骨大结节骨折。

造成肱骨近端骨折的其他少见原因是癫痫发作时，由于肌肉痉挛性的收缩可造成肱骨近端骨折脱位。肿瘤、转移性病变，可使骨质破坏，遭受外力即可发生骨折。

（二）临床表现

一般有明确外伤史，伤后患肩疼痛、肿胀、活动受限。外伤24小时后肩部可出现皮下瘀血斑，范围可延及胸背部，由于肩部肿胀，局部畸形可不明显，但主动、被动活动时均可引起疼痛加重，骨擦音产生。同时，必须明确有无神经、血管损伤。（图7-6）

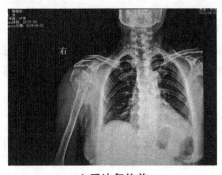
A 手法复位前

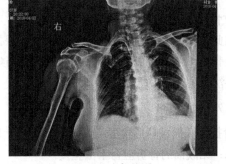
B 手法复位后

杨XX，女，67岁，右肱骨外科颈外展型骨折

图7-6 肱骨外科颈骨折

(三)骨折类型

(1)裂纹型骨折,即由直接暴力所致。

(2)外展型骨折,由于跌倒时上肢外展位所致,并使骨折远端呈外展,近端相应地内收,形成两骨折端向外成角移位,且常有两骨折端互相嵌插的情况。

(3)内收型骨折,跌倒时上肢内收位,使骨折远侧端内收,近侧端相应地外展。形成两骨折端向内成角移位,两骨折端内侧常有互相嵌插的情况。(图7-7)

(4)肱骨外科颈骨折合并肩节前脱位,多为上肢外展外旋暴力导致肩关节前脱位,暴力继续作用,再引起肱骨外科颈骨折。

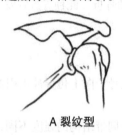 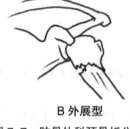 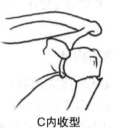

A 裂纹型　　　　　　B 外展型　　　　　　C 内收型

图 7-7　肱骨外科颈骨折分型

(四)检查

根据肩部正位X线片可显示外展或内收骨折类型。还必须有侧位片(穿胸位)了解肱骨头有无旋转、嵌插、前后重叠移位畸形,以便明确有无骨折端向前成角。

(五)诊断

1.外伤史

了解受伤历史及发病机理,伤后肩部疼痛、肿胀、皮下瘀血、肩关节活动受限,大结节下方骨折处有压痛。

2.影像学检查

常规X线片可显示肱骨外科颈骨折线及成角畸形与移位情况,大多可明确诊断。

(六)治疗

肱骨外科颈接近盂肱关节,骨折又多发生在中老年人,特别是老年患者,极易因此引起冻结肩。因此,仔细了解病情,选择治疗方法,保持肩关节一定的活动度,是治疗所必须考虑的。对无移位骨折:用三角巾悬吊患肢 2~3 周,当疼痛减轻后尽早开始肩关节功能锻炼,有移位骨折首先手法复位。

1.外展型骨折

骨折有嵌插且畸形角度不大者无须复位,以三角巾悬吊患肢 2~3 周,并逐步开始肩关节功能锻炼;无嵌插的骨折应行手法整复。

【手法复位】外展型,取仰卧位,一助手用一条宽布带绕过患肢腋窝向上提拉,屈肘 90°,前臂中立位,另一助手握其肘部,沿上臂纵轴方向牵引并维持数分钟,纠正重叠移位,而后双手握骨折部,两拇指按于骨折近端外侧,其余各指握骨折远端内侧向外牵拉,助手在向下牵引同时

内收其上臂即可复位。（图7-8）

2.内收型骨折

有移位者皆应复位。

【手法复位】取仰卧位，屈肘 90°，前臂中立位，一助手用布带条绕过患者腋窝向上牵引，另一助手握其肘部沿上臂纵轴牵引，纠正重叠。然后术者两拇指压骨折部向内推，其余各指使骨折远端外展，助手在牵引下将上臂外展，即复位。（图7-9）

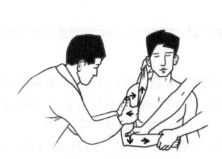

图 7-8　肱骨外科颈骨折外展型复位

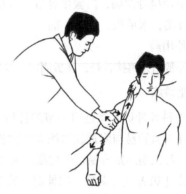

图 7-9　肱骨外科颈骨折内收型复位

3.外科颈骨折合并肩关节脱位者

先整复脱位再整复骨折较适宜。

【手法复位】患者仰卧位，一宽布带绕过患侧腋窝，肩外展位，另一助手双手握持腕部做牵引，术者两拇指置腋窝将肱骨头向外上推顶，余指按住肩部作支点，使肱骨头纳入关节盂，术者可有肱骨头进入关节盂的复位感，然后用肱骨外科颈骨折的手法整复骨折。

4.固定方法

肱骨外科颈骨折患者无移位的裂缝骨折或嵌插骨折，仅用三角巾悬吊患肢 2 周即可开始活动。超肩关节夹板固定：长夹板三块，下达肘部，上端超过肩部，长夹板上端可钻小孔系以布带结；短夹板一块，由腋窝下达肱骨内上髁，夹板的一端用棉花包裹，呈蘑菇头样，即成蘑菇头样大头垫夹板。助手维持牵引下，将棉垫 3~4 个放于骨折部的周围，短夹板放在内侧，若内收型骨折，大头垫应放在肱骨内上髁的上部；若外展型骨折，大头垫应顶住腋窝部，并在成角突起处放一平垫，三块长夹板分别放在上臂前、后、外侧，用三条横带将夹板捆紧，然后用长布带绕过对侧腋下固定。（图7-10）

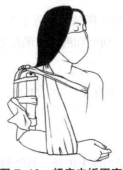

图 7-10　超肩夹板固定

5.药物治疗

肱骨外科颈骨折初期宜活血祛瘀、消肿止痛；老年患者则因其气血虚弱，血不荣筋，易致肌肉萎缩，关节不利，在中后期宜养气血、壮筋骨、补肝肾。

（1）内服药

初期活血散瘀，活血止痛汤方加减：大便不畅者，加酸枣仁6克，火麻仁10克；肝气郁结者加柴胡6克，陈皮6克；失眠者加夜交藤10克；引经药加桑枝9克，桂枝10克。水煎服，每日1剂；中期接骨续筋，内服生骨散，每日2次，每次5克；后期养气血，补肝肾，壮筋骨，内服强筋壮骨汤，水煎服，每日1剂。

（2）外用药

伤后外敷白公鸡接骨丹，夹板固定，骨折愈合解除夹板外固定后，外用四肢熏洗剂，每日2次。

6.功能锻炼

肱骨外科颈骨折是接近肩关节的骨折，周围肌肉比较发达，肩关节的关节囊和韧带较松弛，骨折后，局部血肿易与附近软组织发生粘连，骨折移位直接影响结节间沟的平滑，易与肱二头肌长腱粘连。若长期固定容易发生肩凝。所以，复位后即开始功能锻炼是非常必要的。

初期先让患者进行握拳，屈伸肘、腕关节，舒缩上肢肌肉等活动，3周后锻炼肩关节各方向活动。活动范围应循序渐进，逐步增加。初期外展型骨折忌做外展活动，内收型骨折忌做内收活动。一般在4周左右即可解除外固定。后期应配合中药熏洗和手法理筋，以促进肩关节功能恢复。先点按肩髃、天宗、曲池、合谷等穴，然后在肩部进行揉按、拿捏、侧滚等理筋手法。

7.观察护理

（1）患肢应置于屈肘90°位，前臂中立位。平时以托板悬挂胸前；卧位时，宜取半位。为防止肩部后伸，骨折向前成角度者睡眠时应将患肢垫高，或将上臂固定在胸侧。

（2）因肘部血管丰富，骨折后经拔伸、牵拉整复，往往在原有损伤的程度上加重其损伤，所以血肿严重，应在医生指导下放松外固定程度，保持正确体位。患肢用黄药水或自制药丹香酒湿敷，促进患肢血运循环，利于消肿。

四、肱骨干骨折

肱骨干骨折系肱骨外科颈以下1~2厘米至肱骨髁上2厘米之间的骨折，多发于骨干的中部，其次为下部。中、下1/3骨折易合并桡神经损伤，下1/3骨折易发生骨不连。

（一）病因病机

肱骨上、中1/3骨折大都由直接暴力所致。肱骨干下1/3骨折多由间接暴力所致，多为斜形骨折或螺旋骨折。移位常因暴力方向、前臂和肘关节的位置，大多有成角移位。

1.直接暴力

如打击伤、挤压伤或火器伤等，多发生于中1/3处，多为横形骨折、粉碎骨折或开放性骨折，有时可发生多段骨折。

2.间接暴力

如跌倒时手或肘着地，地面反向暴力向上传导，与跌倒时体重下压暴力相交于肱骨干某部即发生斜形骨折或螺旋形骨折，多见于肱骨中、下1/3处，此种骨折尖端易刺插于肌肉，影响手法复位。

3.旋转暴力

如投掷手榴弹、标枪或翻腕赛扭转前臂时，多可引起肱骨中、下1/3交界处骨折，所引起的肱骨干骨折多为典型螺旋形骨折。

由于骨折部位肌肉附着点不同，暴力作用方向及上肢体位的关系，肱骨干骨折可有不同的移位情况。如骨折于三角肌止点以上者，近侧骨折端受到胸大肌、大圆肌和背阔肌的牵拉作用向内侧移位；远侧骨折端因三角肌牵拉的作用而向外上移位。如骨折于三角肌止点以下者，近侧骨折端因受三角肌和喙肱肌的牵拉作用而向外、向前移位；远侧骨折端受到肱二头肌和肱三头肌的牵拉作用，而发生向上重叠移位。如骨折于下1/3部，由于伤员常将前臂悬吊胸前，引起远侧骨折端内旋移位，手法整复时均要注意纠正。

（二）临床表现

肱骨干骨折常见于成年人，直接暴力引起的骨折多为粉碎性或横形；由间接暴力引起的多发生于肱骨干下部，为斜形或螺旋形骨折；旋转暴力多见于肱骨中、下1/3，为螺旋形骨折。一般有外伤病史，局部肿胀、压痛、畸形、反常活动及骨擦音等症状。合并桡神经损伤时，有垂腕，各指的掌指关节不能伸直，拇指不能背伸及手背桡侧皮肤有不同程度的感觉麻木。（图7-11、图7-12、图7-13）

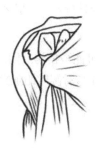 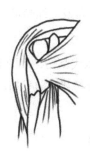 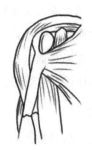

A 肱骨上1/3骨折　　　　B 肱骨中1/3骨折　　　　C 肱骨中1/3骨折

图 7-11　肱骨干骨折分型

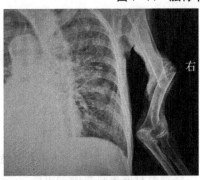 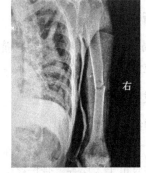

A 手法复位前　　　　　　　　B 手法复位后

徐XX，女，102岁，左肱骨干中段骨折

图 7-12　肱骨干中段骨折

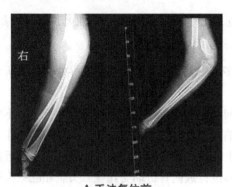 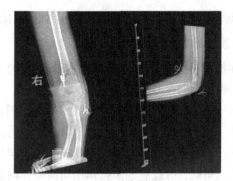

A 手法复位前　　　　　　　　　　　　B 手法复位后

孙XX，女，9岁，右肱骨下段骨折

图 7-13　肱骨下段骨折

1.疼痛

表现为局部疼痛及传导叩痛等，一般均较明显。

2.肿胀

完全骨折，尤其粉碎性者局部出血可多达200毫升以上，加之创伤性反应，因此局部肿胀明显。

3.畸形

在创伤后，患者多先发现上臂出现成角及短缩畸形，除不完全骨折外，一般多较明显。

4.血管神经损伤症状体征

患者神经干紧贴骨面走行，易被挤压或刺伤，周围血管亦有可能被损伤。因此在临床检查及诊断时务必对肢体远端的感觉、运动及桡动脉搏动等加以检查，并与对侧对比观察。

（三）检查

（1）查体可发现异常活动，骨摩擦感。

（2）X线片可确定骨折的类型、移位方向。

（3）对怀疑有神经损伤的患者，注意神经探查。

（四）诊断

外伤史，局部肿胀，疼痛及传导叩痛，异常活动及成角、短缩畸形，正侧位X线检查能确诊骨折部位及移位情况。

（五）并发症

1.合并桡神经损伤

特别在中、下 1/3 骨折时易产生。骨折无移位，神经多为挫伤，下夹板外固定，观察 1～3 个月，神经无恢复可手术探查。骨折移位明显，桡神经有嵌入骨折断端可能。

2.合并肱动脉损伤

在肱骨干骨折并发症中并不少见，一般肱动脉损伤不会引起肢体坏死，但可造成供血不足。

3.骨折不愈合

常发生在肱骨中、下 1/3 骨折，导致骨折不愈合的原因有很多，其中与损伤暴力、骨折的解剖位置及治疗方法有较大关系。

4.其他继发骨质疏松

可因骨折端硬化，骨髓腔闭锁，骨折端吸收及肩肘关节的严重功能障碍等引起。

（六）治疗

1.无移位肱骨干骨折

肱骨干有较多肌肉包绕，骨折轻度的成角或短缩畸形不影响外观及功能者，包括闭合性横形、短斜形、粉碎性或线形无移位骨折，不需麻醉，用轻柔手法纠正成角或旋转畸形，小夹板固定6周后，X线片显示有少量骨痂即可解除外固定，开始功能锻炼。

2.有移位肱骨干骨折

【手法复位】患者坐位或平卧位。前臂在中立位向下，一助手用布带通过腋窝向上提拉，另一助手将断端分离移位。沿上臂纵轴徐徐用力拔伸牵引，一般牵引力不宜过大，待重叠移位完全矫正后，根据骨折不同部位的移位情况进行复位。

【手法复位】肱骨干上 1/3 骨折：在助手维持牵引下，术者两拇指抵住骨折远端后外侧，其余四指环抱近端前内侧，将近端托起向外，使断端微向外成角，继而拇指由外推远端向内，即可复位。

【手法复位】肱骨干中 1/3 骨折：在助手维持牵引下，术者以两手拇指抵住骨折近端外侧推向内，其余 4 指环抱远端内侧向外拉，使两骨折断端内侧平齐，并微向外成角，然后两拇指再向内推，纠正成角，使两骨折断端平复归原。

【手法复位】肱骨干下 1/3 骨折：多为螺旋形或斜形骨折，复位时仅需轻微力量牵引，骨折断端可留少许重叠，术者用按捺手法矫正成角畸形，再用两手掌将斜面相对挤紧捻正。对螺旋形骨折，应分析是由于内旋暴力还是由于外旋暴力所造成。复位时可握住骨折远端做与旋转暴力方向相反的较轻的旋转手法以矫正旋转畸形。（图7-14、图7-15）

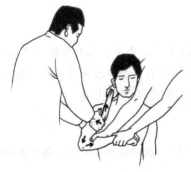 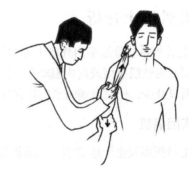

图 7-14　肱骨干骨折复位　　　图 7-15　肱骨干骨折复位

3.固定方法

小夹板固定时应根据骨折部位的不同，选用长度适宜的夹板，肱骨上 1/3 骨折时，夹板应超肩关节固定；肱骨下 1/3 骨折则需超肘关节固定；肱骨中 1/3 骨折，夹板位于肩肘之间或适当上下延长固定。应注意前侧夹板的下端不能压迫肘窝，宜向前弯成 90°左右的弧度。其他夹板的两端也应根据生理弧度及骨折需要塑形，压垫的大小、形态及放置方法和部位，主要根据骨折的部位及移位成角的方向选用，常用二垫式或三垫式压垫。（图7-16）

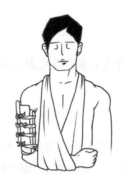

图7-16 肱骨干骨折夹板固定

4.药物治疗

中药内服外用药依据三期用药原则即可。

5.功能锻炼

本病主要是由于外伤性因素引起,故平时要注意安全,而本病预防的重点是要预防并发症的发生。肱骨干中下段骨折易合并桡神经损伤,术前需详细检查,术中应避免损伤。不同平面骨折,移位方向不同,须根据X线片进行复位固定。骨折端过度分离者易发生骨不连接形成假关节。骨折固定后初期进行上臂肌肉主动舒缩活动,并在伤后2~3周做肩、肘关节活动,防止关节功能障碍。

6.观察护理

(1)患肢固定后,前臂宜屈曲90°中立位悬吊于胸前,卧位时,患肢抬高、保持固定位置不变。

(2)有夹板或石膏外固定者,观察患肢血运情况,如出现患肢青紫、肿胀或剧痛等,应立即处理。

(3)严密观察患肢是否有桡神经损伤症状,如发现有垂腕、指掌关节不能伸直,拇指不能外展或手背桡侧皮肤有大小不等感觉麻木区,要及时查找原因,尽快解除压迫或行神经探查术。

五、肱骨髁上骨折

肱骨髁上骨折系肱骨远端内外髁上方的骨折,以小儿最多见,多发年龄为5~12岁,处理不当容易引起缺血性肌挛缩或肘内翻畸形。虽然各种治疗方法都有改进或提高,危害严重的缺血性肌挛缩已明显减少,但肘内翻畸形仍时有发生,治疗时必须加以注意。

(一)病因病机

肱骨髁上骨折多发生于运动伤、生活伤和交通事故。系间接暴力所致,各个类型骨折损伤机制不尽相同。

1.伸直型

跌倒时肘关节呈半屈状或伸直位,手心触地,暴力经前臂传达至肱骨下端,将肱骨髁推向后方,由于压力将肱骨干推向前方,造成肱骨髁上骨折,近侧端向前移位,远侧端向后移位。按骨折移位情况又分尺偏型和桡偏型。

(1)伸直尺偏型:外力来自肱骨髁部的前外侧,肱骨髁受力的作用,使肱骨髁上骨折的远侧段向尺侧和后侧移位。内侧骨质可能部分被压缩,外侧骨膜有时尚完整。

(2)伸直桡偏型:外力来自肱骨髁部的前内侧致骨折后,远侧骨折端向桡侧和后侧移位,这种骨折不易发生肘内翻畸形。

2.屈曲型

肘关节在屈曲位跌倒，肘后着地。外力自下而上，尺骨鹰嘴直接撞击肱骨髁部使髁上部骨折。骨折远侧端向前移位，近侧端骨端向后移位。

（二）临床表现

肱骨髁上骨折患者多见于儿童，有外伤史，伤后肘关节局部不能活动。

1.伸直型

肘部出现疼痛、肿胀、皮下瘀斑，肘前窝饱满，并向前突出，肘部向后突出并处于半屈位，呈"靴状畸形"。

2.屈曲型

此类型骨折较少，骨折线自前上方斜向后下方，很少发生血管、神经损伤。（图7-17）

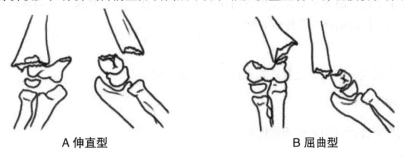

A 伸直型　　　　　　　　　　B 屈曲型

图7-17　肱骨髁上骨折分型

（三）检查

肱骨髁上骨折的检查主要为以下几点：

（1）外伤史：以生活及运动意外为多发，且多见于学龄前儿童。

（2）肘部肿胀（多较明显）、剧痛及活动受限为主，髁上部位压痛明显，并可触及骨擦感和反常活动。

（3）桡动脉搏动减弱或消失，上肢温度降低，颜色变白，感觉障碍，实则是血管、神经受压迫或损伤的征兆。

（4）影像学检查：常规正、侧位X线片即可确诊及分型。伸直型肱骨髁上骨折骨折线位于肱骨下段鹰嘴窝水平线或其上方，骨折线前下至后上，骨折向前成角，远侧段向后移位；屈曲型肱骨髁上骨折，骨折线由后下斜向前上方，骨折向后成角，远侧段向前移位；粉碎性肱骨髁上骨折的特点：多属肱骨髁间骨折，骨折线形状可为T形和Y形。

（四）诊断

（1）关节脱位：肘关节肿胀、疼痛、弹性固定，肘后三角异常。

（2）肱骨远端骨骺分离，亦称低位髁上骨折。

（3）肱骨小头骨骺分离：后面局限在外侧，同时在外侧可摸到一较大的骨头块，X线片显示桡骨纵轴线不通过肱骨小头中心，而肱骨远端骨骺分离时，其纵轴线可通过肱骨小头中心。

（五）并发症

1.缺血性肌挛缩

肱骨髁上骨折常见且严重的并发症。其初期症状为剧烈疼痛，桡动脉搏动消失或减弱，末梢循环不良，手部皮肤苍白发凉，被动伸直屈曲手指时引起剧痛等，这种并发症重点在于预防，及时发现血运障碍后，给予合理治疗。

2.神经损伤

正中神经损伤较多见，桡神经及尺神经损伤少见，主要因局部压迫、牵扯或挫伤，断裂者少见。随着骨折整复，大多数于伤后数周内可自行恢复，若伤后8周仍无恢复，做适当处理。

3.肘内翻

是常见的髁上骨折后期畸形。肘内翻发生的原因如骨折时肱骨内髁骺线发育不均衡，骨折远侧段旋转未矫正，或在复位后由于前臂的自然旋前位与上臂形成一向内侧的夹角，又导致旋转移位；因尺偏发生率高，故要求对尺偏型骨折应准确复位或使之轻度桡偏。肘内翻畸形并不影响肘关节的伸屈活动，但影响外观及患者心理。

4.肘外翻

肘外翻很少发生，可见于肱骨外髁骨折复位不良病例。

（六）治疗

无移位肱骨干骨折仅用夹板固定即可。

1.伸展型

【手法复位】患者仰卧位，一助手握患儿上臂，另一助手握住患儿前臂，两助手对抗持续牵引，当骨折端的重叠移位纠正后，术者用两手掌分内外两侧抱住肱骨的两髁部，用力向中心挤压，纠正髁间的分离移位。若患肢骨折远端有旋前畸形，在助手牵引下，先使前臂旋后，然后左手握住骨折近端，右手握住远端，两手相对挤压，直至使旋转和侧方移位矫正后，术者两手拇指从肘后推尺骨鹰嘴向前，两手四指重叠环抱骨折近端向后拉的同时，令远端助手在牵引下徐徐屈曲肘关节，常可听到骨折复位骨擦音。尺偏型骨折复位后，术者一手固定骨折部，另一手握住前臂略伸直关节，并将前臂向桡侧伸展，使骨折断端桡侧骨质嵌插或稍有桡偏，以防止肘内翻发生。

2.屈曲型

【手法复位】顺势拔伸牵引，纠正重叠移位，在牵引下，纠正旋转移位。复位的顺序同伸直型骨折，但方向相反。复位后轻轻摇摆，骨块稳定，骨擦音消失，肱骨外上髁显露，肘关节后方圆滑，靴形消失。

3.骨折合并桡神经损伤

骨折无移位，神经多为挫伤，小夹板固定，观察1~3个月，神经无恢复可手术探查。骨折移位明显，桡神经有嵌入骨折断端可能，应及时给予处理。

4.骨折合并血管损伤

观察伤肢血运变化情况，缺血的症状是：剧痛、桡动脉减弱或消失，末梢循环不良，手部皮肤发白、发凉，被动伸屈手指可引起剧烈疼痛。肌肉缺血4~6小时出现神经和肌肉组织损伤，

24~48小时内可造成肢体缺血性痉挛、坏疽，发现问题及时采取减压措施，挽救肢体。一般采取的措施：将肘伸展，松解固定物及包扎的辅料，如情况短时间内不能改善，常行手术减压探查。

5.夹板固定

伸展型复位后固定肘关节于屈曲90°位，夹板长度应上达三角肌中部，内、外侧夹板下达或超过肘关节，前侧板下至肘横纹，后侧板远端呈向前弧形弯曲，并嵌有铝钉，使用柳木夹板时，最下一条布带能斜跨肘关节缚扎而不致滑脱。为防止骨折远端后移，可在鹰嘴后方加一梯形垫；为防止内翻，可在骨折近端外侧及远端内侧分别加塔形垫。夹缚后用颈腕吊带悬吊。屈曲型骨折可用超关节的四块木板固定，将肘关节固定在伸直位两周左右，以后改肘关节屈曲位上臂夹板固定。如外固定后患肢出现血循环障碍，应立即松解全部外固定，并注意观察患肢血运情况，及时调整扎带的松紧程度。

6.药物治疗

中药内服外用无特殊治法，依据三期用药原则即可。

7.功能锻炼

初期合理的功能锻炼，可促进患肢血液循环，减少肌肉萎缩，保持肌肉力量，防止关节僵硬，促进骨折愈合。所以，被固定的肢体，均要做适当的肌肉收缩和放松锻炼。对于没有固定的关节，应及时鼓励患者做主动的功能锻炼，当骨折段已达临床愈合就逐渐加强负重锻炼。

主动运动锻炼是根据患者的活动能力，在不影响骨折断端移位的前提下，尽早进行肌肉收缩放松运动及未固定关节的各向运动，来促进血液循环，增强体质，减轻创伤对全身影响，防止关节僵硬，因此主动运动应自始至终贯穿在整个骨折修复过程中，具体可分为两个阶段：

第一阶段：骨折1~2周内，此时锻炼主要形式是通过肌肉收缩放松运动及在不影响断端再移位的情况下，进行上下关节屈伸活动，以帮助血液回流，促进肿胀消退，防止肌肉萎缩，同时也通过肌肉收缩和舒张使压力垫效应力增强，对稳固断端和逐渐整复残余畸形有一定作用。

骨折2~3周后肢体肿胀疼痛已明显减轻，软组织创伤已基本修复，此时加强进行肌肉收缩与放松运动外，其他关节均可逐渐加大主动活动度。

第二阶段：此时骨折已达到临床愈合标准，外固定和牵引拆除后，除了固定期间所控制的关节活动需继续锻炼修复外，某些患者由于初期锻炼比较差，固定拆除后，还可能存在关节粘连、关节囊挛缩、肢体水肿等症状，那么必须继续鼓励患者加强功能锻炼，配合中药外洗和推拿来促进关节活动和肌肉力量的迅速恢复。

功能锻炼必须在医务人员指导下进行。功能锻炼应根据骨折的稳定程度，可从轻微活动开始逐渐增加活动量和活动时间，不能操之过急，若骤然做剧烈活动容易造成骨断端再移位，同时也存在一些患者在医务人员正确指导下不敢进行锻炼，对这样的患者应做耐心说服工作。

8.观察护理

（1）夹板固定后密切观察伤肢血运变化情况，缺血的症状是：剧痛，桡动脉减弱或消失，末梢循环不良，手部皮肤发白、发凉，被动伸屈手指可引起剧烈疼痛，应及时调整外固定松紧度。

（2）一般来说肱骨髁上骨折有血管、神经损伤症状者，多为骨折段压迫、刺激等机械性原因而致，但也有极少数情况，可能有血管、神经断裂损伤。遇有血管、神经损伤症状者，应立即手法复位，解除骨折对血管、神经的压迫、刺激。如复位后症状不能缓解，应行手术探查。

（3）注意夹板有无移动位置，应保持有效的外固定，过松则固定不足，过紧则易引起血循环障碍。最初1周内可X线检查1~2次，以观察骨折复位后的稳定情况。

（4）指导患者行伤肢主动的握拳、伸指、腕关节屈伸及肩关节活动，解除固定后增加关节活动范围，包括肘关节的屈伸功能锻炼及旋前、旋后动作。

六、肱骨髁间骨折

肱骨髁间骨折主要是指肱骨内髁带肱骨小头或肱骨外髁带肱骨小头和部分滑车骨骺的关节内骨折。

（一）病因病机

当跌倒时，肘关节处于伸展位，手掌支撑力和人体重力向上、向下传导并集中于肱骨髁部，暴力作用于尺骨，向上撞击使肱骨内、外髁向两侧分离，造成骨折。骨折近端向前移位，骨折远端分裂为两块或多块并向后方移位。

（二）临床表现

肘关节外伤后有剧烈疼痛，压痛广泛，肿胀明显，可伴有皮下瘀血。骨折移位严重者可有肱骨下端横径变宽，重叠移位严重者可有上臂短缩畸形。肘关节呈半伸位，前臂旋前，肘后三角形骨性结构紊乱，可触及骨折块，骨擦感明显。有时可合并神经、血管损伤，检查时应予以注意。（图7-18）

1.伸直内翻型

肘伸直位受伤，肘部轴位受力致肱骨下端纵向劈裂，骨折块向尺侧及后方移位。

2.屈曲内翻型

肘关节在屈曲位受伤，使髁上位置劈裂并嵌插其中，骨折块向尺侧及肘前方移位。

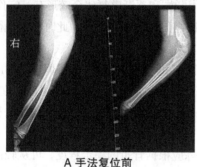
A 手法复位前

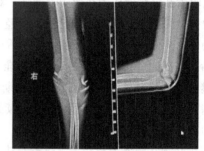
B 手法复位后

孙XX，女，9岁，右肱骨髁间骨折

图7-18 肱骨髁间骨折

（三）检查

根据外力的作用方向及骨折的移位情况及形状，肱骨髁间骨折分为伸直内翻型与屈曲内翻型。

进行肘部正、侧位X线检查，不但可明确诊断，而且对于骨折类型和移位程度的判断也有重要意义，对合并的肘部其他损伤也可清楚显示。正位X线片能显示骨折线方向、骨折块的大小、移位程度；侧位X线片能显示骨折块前后方向的移位。（图7-19）

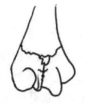 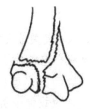 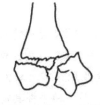 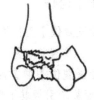

A 无分离及移位　　B 有轻度的分离　　C 骨折有分离，两髁　　D 骨折为粉碎性
　　　　　　　　　　及移位　　　　　　有旋转移位

图 7-19　肱骨髁间骨折分类

（四）诊断

有明显外伤史，伤后肘部剧烈疼痛，压痛广泛，肿胀明显。肘呈半伸位，前臂旋前，肘后三角形骨性结构紊乱，可触及骨折块，骨擦感明显。

（五）鉴别诊断

1.肱骨髁上骨折

伤后两者均有肘部肿胀瘀斑，有同样畸形，局部均有压痛，移位骨折有骨擦音及异常活动。但肱骨髁间骨折肘后三角关系改变，压痛范围更加广泛，肱骨髁上骨折肘后三角关系正常。影像检查肱骨髁间骨折波及关节面，关节面破坏，肱骨髁上骨折未波及关节面。

2.肘关节脱位

伤后两者均有肘部肿胀瘀斑，肘后三角关系改变。肱骨髁间骨折有骨擦音及异常活动，肘关节脱位呈弹性固定。通过影像检查可做出明确诊断。

（六）并发症

1.神经损伤

骨折发生时，常可导致神经损伤。常表现为神经功能的异常，如皮肤表面感觉减退或消失等。

2.血管损伤

血管损伤包括动脉挫伤、栓塞、裂伤和动脉痉挛。肱动脉损伤后，患肢动脉搏动消失，肢端血循环不良，呈暗灰色，或皮肤发白，皮温降低。常需进行手术治疗，以解除栓塞及压迫，或修复血管等。

3.关节僵硬

同其他部位的骨折一样，长期的固定可造成肘关节的活动受限，治疗期间尽可能缩短肩肘关节的固定时间，还应向患者强调功能锻炼的重要性，以减少关节活动障碍的程度和持续的时间。

4.畸形愈合

骨折严重地破坏了肘关节的对位关系，可导致肘关节损伤性关节炎，进而可导致畸形愈合。

5.肘关节功能障碍

由于长时间固定和缺少初期锻炼，可使肘关节功能出现障碍。应避免长时间使用固定，尽早加强肌肉、关节功能锻炼，若已经发生肘关节功能障碍，更要加强其功能锻炼。

(七)治疗

【手法复位】 无移位型和分离移位者无须特殊处理,仅用超关节夹板固定后,令助手握前臂旋后位,伸手纵向轻轻牵引。术者双手合掌,从内、外侧用掌根合抱夹挤内、外髁使之合拢复位即可。

【手法复位】 伸直内翻型是临床最常见病例,以右侧为例,患者仰卧位,上臂外展70°位,一助手顺势牵引握其上臂中段,另一助手握其前臂于后旋位拔伸牵引,术者立于前臂外侧,用两手握持两髁,在助手慢慢对抗牵引下,待骨折重叠移位纠正后,术者以右手拇指按外髁向内、向上,余四指提拉内髁向内外、向下,左手握推肱骨干向内,同时令远端助手外展前臂,众力合施,即可纠正尺偏及滑车、肱骨小头在冠状面上的旋转、分离;术者再以右手紧扣两髁,左手拇指推鹰嘴向前,余四指拉近折断向后,同时令远端助手在牵引下屈肘90°,即可纠正前后移位。对屈曲内翻型,整复分离、旋转及纠正尺偏的手法同上,纠正后术者仍以右手紧扣两髁,左手拇指推肱骨干向前,余指从肘窝前侧拉向后,远端助手牵引下屈肘可加大术者从肘前向后的拉力,有利于远端后倾复位。如骨折块有旋转及翻转移位,应从X线片辨明移位方向和程度,助手固定上臂,术者一手持前臂将肘关节伸直,并外展内旋,扩大肘关节内侧间隙;另一手握患手四指背伸位将腕指牵抖数次,将骨块拉出关节间隙,然后屈曲肘关节,用拇指将骨块向内上推按复位。经X线检查证实骨折对位对线良好,即可外固定。(图7-20)

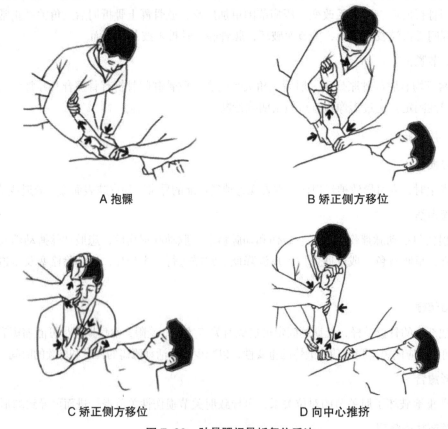

A 抱髁　　　　　　　　　　B 矫正侧方移位

C 矫正侧方移位　　　　　　D 向中心推挤

图7-20　肱骨髁间骨折复位手法

【手法复位】 粉碎性患者,因碎块较多,难以复位理想,但主要骨块不外旋转、分离及前后移位,整复方法同上,可辅以尺骨鹰嘴牵引,以维持复位后的稳定。

【手法复位】各型骨折整复后稳定者均用超肘关节夹板固定，固定之后术者以一手从夹板的内、外侧紧扣肱骨内、外髁，稳定住复位后的骨折端，另一手握前臂在 100°～150°范围内反复缓慢屈伸肘关节数次，以使滑车关节面更趋平整、光滑。

1. 夹板固定

用 4 块夹板分别放置在肱骨外侧超肘关节、前侧、后侧以及内侧，肘前侧放一平垫，外侧放一塔形垫，使用捆扎带将夹板捆扎固定，保持适当的紧张度，一般打结以后捆扎带上下活动度不超过 1 厘米。同时肘关节需要屈曲，用三角巾悬吊，利用夹板和患肢的重力保持骨折端的稳定。固定过程中定期复查，了解骨折对位与愈合情况，骨折愈合后尽快解除夹板固定。（图7-21）

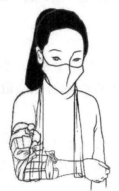

图 7-21　超肘夹板固定

2. 药物治疗

中药内服按三期用药原则。初期拟桃红四物汤加减；中期和营生新，接骨续损，方用和营止痛汤加减；后期方选舒筋丹养血舒筋，活血通络。外用药，初期手法复位后外敷白公鸡接骨丹，解除夹板固定后，配合中药熏洗，舒筋活络，滑利关节。

3. 功能锻炼

肱骨髁间骨折的功能锻炼主要包括这两个方面，第一是肌肉本身的锻炼，第二是附近关节的功能锻炼。复位固定后开始练习上臂肌肉的主动收缩，加强两骨折段的挤压力，禁止上臂旋转运动；被动、主动屈伸指间关节，练习腕关节伸屈，练习握拳，伸指及肘关节运动。2～3 周开始做肩肘关节活动（伸屈肩、肘关节，旋转肩关节，双肩上举）。4～6 周解除固定后可全面练习肘关节活动。如果患者怕疼有抗拒，可以在机器辅助下进行功能锻炼，以保证每次锻炼角度可靠性和有效性。锻炼时一定要遵循循序渐进的道理，不能操之过急，以免加重肌肉损伤或者发生骨折的二次移位。

4. 观察护理

（1）夹板固定后抬高患肢，促进静脉回流，减轻肿胀。

（2）观察夹板有无压迫与松动，特别要注意肘关节的肿胀情况，肢端血循环情况，手部是否发凉，发绀，麻木，桡动脉是否减弱或消失，及时调整夹板松紧度，以防外固定过紧使肢体内压力增高，加重肿胀。

（3）向患者解释此骨折为关节内骨折，若能及时做正确的功能锻炼，有整复骨折端残余移位的作用且对损伤的关节面有塑形作用，有利于骨折的愈合和功能恢复，以取得患者合作。

（4）指导患者功能锻炼，防止关节强直。骨折整复固定后即可开始做手指、腕、肩关节的屈伸活动，4 周左右解除固定后，要以自主锻炼为主，避免被动的强力伸屈肘关节。

七、尺骨鹰嘴骨折

尺骨鹰嘴呈弯曲状突起于尺骨近端，形似鹰嘴。鹰嘴突与冠状突相连而构成半月切迹，为有较深凹陷的关节面，是肘关节屈伸的枢纽。尺骨鹰嘴骨折是常见的肘部损伤之一，又称鹅鼻骨骨折，多发生于成年人。

（一）病因病机

1.间接外力

摔倒时肘关节处于关节伸直位，外力传达至肘，肱三头肌牵拉而造成撕脱骨折，骨折线可能为横断或斜行，两骨折端有分离。

2.直接外力

尺骨鹰嘴较表浅，易于遭受直接暴力损伤。跌倒时，肘关节屈曲，肘后部着地，使尺骨鹰嘴受到直接撞击，或外力直接打击于肘后尺骨鹰嘴处，亦可造成尺骨鹰嘴骨折，多为粉碎性骨折。

（二）临床表现

无移位骨折可有肿胀、压痛。有移位的骨折及合并脱位的骨折，肿胀范围较广泛。肘后方可触到凹陷部、可触及骨折端的间隙和向上移位的骨折片及骨擦感，严重粉碎性骨折可伴有肘后皮肤挫伤或开放性损伤，或尺神经损伤等。

（三）检查

通过肘关节侧位X线片，可准确掌握骨折的特点。前、后位X线片也很重要，它可以呈现骨折线在矢状面上的走向。若桡骨头也同时发生了骨折，在侧位X线片上可以沿骨折线出现明显短缩，并且没有成角或移位。

（四）诊断

有外伤史，肘部明显肿胀，可有皮下瘀血，压痛较剧烈，可能触及骨折裂缝或骨擦感。肘关节呈半屈状，伸屈功能障碍。X线片较易诊断。

（五）治疗

无移位骨折或老人粉碎性骨折移位不显著者，不必手法整复。有分离移位者，则必须进行整复。尺骨鹰嘴骨折多数为关节内骨折，故骨折整复应力求达到解剖复位。

【手法复位】患者仰卧或坐位，肘关节呈微屈位。助手握持患肢前臂，术者站在患肢外侧，面向患肢远端，先用轻柔手法放松关节周围肌肉，然后以两手拇指分别按压移位的尺骨鹰嘴上端的内、外侧，由近侧向远侧推挤，使骨折近端向远端靠拢，两手其余四指使肘关节徐徐伸直，两手拇指再将骨折端轻轻摇晃，使两骨折端紧密嵌合。将患肢置于微屈位，术者拇指、食指仍推按住已复位的骨折近端，夹板固定。

1.夹板固定

无移位的裂缝骨折或移位不大的粉碎性骨折，可用上肢后侧超肘夹板固定于肘关节微屈曲位置4周。有移位骨折手法整复后，在尺骨鹰嘴上端置骨垫，前、后侧超肘夹板固定肘关节微屈位4周，改为屈肘90°固定2周。

2.药物治疗

内、外用药与肱骨髁间骨折相同。

3.功能锻炼

无移位或轻度移位骨折,通过主动的功能锻炼,常可获得迅速和良好的功能恢复。老年人应适当缩短夹板固定时间,尽早开始肘关节的屈伸功能锻炼。有移位骨折在4周以内只做手指、腕关节屈伸抓空握拳活动,禁止肘关节屈伸活动,第4周以后才逐步做一定范围的肘关节主动屈伸锻炼,严禁暴力被动屈肘。此外,可配合进行肩关节功能锻炼,夹板固定约3~4周。解除固定后,可用骨伤洗剂熏洗患肢。

4.观察护理

手法复位夹板固定后严密观察患肢末梢血运、感觉、运动情况,观察有无神经压迫症状。协助患者加强功能锻炼,防止肘关节强直。粉碎性骨折且关节面不平者,5周后可开始做中幅度(60°以内)的肘关节屈伸活动,拆除夹板固定后加大肘关节活动幅度,使关节模造塑形,保持光滑,避免后遗创伤性关节炎。

八、桡骨小头骨折

桡骨小头骨折是常见的肘部损伤,属于关节内骨折,有一部分患者合并关节其他部位损伤。

(一)病因病机

本病由直接外力引起的骨折很少见。常见的是肘关节伸直位摔倒,手掌着地,外力使桡骨头在外翻位与肱骨小头撞击而产生骨折。

(二)临床表现

伤后肘外侧局限性肿胀、疼痛,桡骨头周围有明显的压痛。前臂旋转活动受限,被动活动时疼痛,尤其是在旋后时明显。肘关节功能障碍,屈伸疼痛加重。(图7-22)

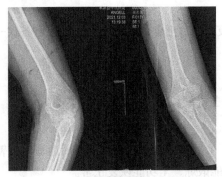
A 手法复位前

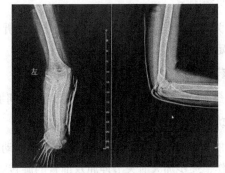
B 手法复位后

周XX,男,12岁,左桡骨小头骨折

图7-22 桡骨小头骨折

1.裂纹骨折

骨折线多从外下斜向后上达关节面,为线状骨折无移位。

2.塌陷骨折

桡骨头关节面被压而塌陷。

3.粉碎骨折

桡骨小头呈粉碎状，移位或无移位。有时骨折片呈爆裂状向周围分离移位，也有呈塌陷型骨折。（图7-23）

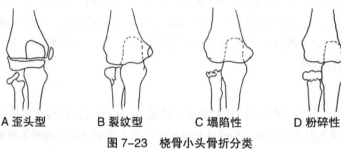

A 歪头型　　B 裂纹型　　C 塌陷性　　D 粉碎性

图 7-23　桡骨小头骨折分类

（三）检查

对桡骨小头骨折的患者主要是进行X线检查，包括肘关节脱位的复位前、后X线片，避免漏诊，并判断桡骨小头骨折的损伤程度，这对确定治疗方法及判断预后有直接影响。

（四）诊断

根据患者的外伤病史，一般可以做出初步诊断，必要时进行线X检查。

（五）治疗

【手法复位】一般移位不多者，在伸直位牵引，并在内收位旋转前臂，使骨折的桡骨头恢复圆形或接近圆形，以免阻碍前臂旋转活动。移位明显者，助手握住上肢近端，术者一手放在患者肱骨近端内侧，然后纵向向近端牵引。对前臂施加内翻应力，用拇指对倾斜的桡骨头直接推挤复位。保持前臂 90°屈曲和旋前位。

1.夹板固定

肘关节伸直位，所用夹板与肱骨外髁骨折夹板相同，上臂的下端与前臂的上端各放一平垫，扎带固定，外用绷带包扎。

2.药物治疗

中药内、外用药按照三期用药原则，后期加一些舒筋利节药物。

3.功能锻炼

功能锻炼夹板固定后，即做伸指、握拳动作；1周后加做屈肘锻炼；2周后加做前臂旋前、旋后动作，逐步加大肘关节伸屈及前臂的旋转等功能锻炼，至功能恢复正常。

4.观察护理

桡骨小头是前臂骨，具有旋转功能，因此桡骨小头骨折相当于关节内骨折，保守治疗期间护理主要是限制前臂旋转，防止骨折错位导致畸形愈合，平时多做五指屈伸运动。

九、桡骨干骨折

桡骨干单一骨折比较少见，多发生于青壮年。因有尺骨支持，桡骨骨折重叠移位不多，但因肌肉牵拉形成的旋转移位常见。

（一）病因病机

1. 直接暴力

直接打击或挤轧前臂桡侧面致骨折为重要原因。

2. 间接暴力

跌倒时以手掌按地，外力自腕部沿桡骨干向上传导，并伴有过度的旋前外力，亦可造成桡骨干骨折。

骨折多为横形、短斜形或楔形。因有尺骨的支撑可无明显短缩移位，但因肌肉的牵拉，常出现骨折端的旋转畸形。桡骨远端有旋前方肌附着，中段有旋前圆肌附着，近侧有旋后肌附着。骨折后由于上述肌肉的牵拉，不同部位的骨折将出现不同的旋转畸形。如骨折在旋前圆肌止点远侧，近折端受旋前圆肌及旋后肌作用，基本处于中立位，而远折端受旋前方肌作用，处于旋前位。骨折发生在旋前圆肌止点近侧时，骨折近端受旋后肌作用，处于旋后位，而远折端受旋前圆肌及旋前方肌作用，处于旋前位。

（二）临床表现

前臂肿胀，移位不多者畸形常不明显，疼痛及压痛，活动时疼痛更甚，前臂旋转功能丧失。被动旋转前臂时，桡骨头不能随之旋转，即说明桡骨骨折，局部可触及骨擦感及异常活动。

（三）检查

外伤后肢体畸形，旋转功能受限。完全骨折有骨擦音。X线检查，拍摄包括肘关节、腕关节在内的前臂正位、侧位X线片。

（四）诊断

前臂外伤后疼痛、活动障碍，结合正、侧位X线片，可明确骨折类型及移位情况。

（五）治疗

1. 无移位者

多为青少年人，可视骨折部位不同而将前臂置于旋后屈肘位（中、上 1/3 段骨折）或中立位（中、下 1/3 段骨折），可用夹板固定。

2. 有移位者

儿童青枝骨折，多有成角畸形，轻柔手法牵引纠正，夹板或石膏固定 4~6 周。成人桡骨干骨折，先施以手法复位，并按骨折近端的移位方向，远端对近端将其复位。

【手法复位】将患者肘关节屈曲 90°，前臂摆放在中立位或者旋前位，助手握住前臂的近端，握持部位可以垫块纱布，防止牵拉的过程中滑动。术者面对患者，将双手拇指放在骨折远段背侧，双手食指的桡侧托住骨折近端的掌侧，与助手缓慢用力持续牵引，纠正骨折短缩；在牵引下，用一手将骨折远端向尺侧推挤，另一手将骨折近端向桡侧推挤，纠正骨折的桡偏；之后双手拇指向下压骨折远端，其他手指向上托骨折近端，加大牵引力度，突然发力纠正骨折段背侧移位。

【手法复位】若上法失败者，可令牵手的助手将前臂远端旋后（远折端向后内侧移位者），术者推远折端与近折端成角接触，然后反折，同时牵手的助手将前臂旋前而复位。如远折端向前内移位者，将前臂旋前，术者推远折端成角接触，而后反折，同时牵手的助手将前臂旋后而复位。

【手法复位】若远折端向外侧移位者，采用牵拉推挤法即可复位。桡骨下段或中下段骨折，往往合并下尺桡关节脱位，应引起重视。

3.夹板固定

手法复位后选用木质材料夹板，分尺侧板、桡侧板、掌侧板、背侧板四块。在持续牵引下，如系上1/3骨折（旋前圆肌止点以上），前臂要置于旋后位；中下1/3骨折（旋前圆肌止点以下），前臂要置于中立位。按三点挤压原理放好纸垫，各纸垫用胶布固定后，放置掌、背侧及桡、尺侧夹板。先捆中间，后捆两端的布带。X线检查证明复位满意，屈肘90°，前臂中立位，用三角巾悬挂胸前。

4.药物治疗

中药内、外用药按照三期用药原则，后期用舒筋利节熏洗剂。

5.功能锻炼

骨折复位固定后，即鼓励患者积极进行指间关节、指掌关节屈伸锻炼、肩肘关节及上肢肌肉舒缩活动。握拳时尽量用力，充分伸屈手指，以促进气血运行，使肿胀消退。然后根据骨折复位后的稳定程度及临床愈合情况做各范围的肩肘活动，解除夹板后做前臂的旋转活动。

6.观察护理

固定期间，避免伸肘及旋前臂，以免引起再移位。固定期间要注意观察肢端血循环，防止发生缺血挛缩。肿胀消退后，及时调整外固定松紧度，注意观察和纠正骨折再移位。肌肉和神经缺血的初期症状是肢端感觉迟钝，严重疼痛，手指僵硬，不敢活动，稍一拨动即疼痛难忍。关键在于密切观察，初期发现，及时处理，否则将造成严重后果。一旦发现，立即去除外固定，血运如无改善，立即进行妥善处理。

十、尺骨干骨折

单纯的尺骨干骨折，多见于尺骨的中段、中下段或下段。

（一）病因病机

多为直接暴力所致，往往是被打击致伤。当棍棒打来时，抬臂保护而致前臂尺骨被打折，称之为迎击伤。由于桡骨的支撑作用，骨折往往移位不大，有时也可致粉碎性骨折。

（二）临床表现

外伤后局部疼痛、肿胀、肢体畸形，旋转功能受限，完全骨折有骨擦音。单纯尺骨干骨折极少见，多发生在尺骨下1/3，由直接暴力所致，骨折端移位较少。

（三）检查

受伤后，前骨肿胀、畸形，可触及压痛点，动则疼痛加剧和产生骨擦感。裂纹骨折时常发生漏诊，因此类骨折无畸形，无骨摩擦音，仅有局部的肿胀和压痛，此时，需通过X线检查确诊。

（四）诊断

依据外伤史，临床症状，即可确诊。结合X线片，可确定骨折类型和骨折移位方向。

（五）治疗

采用牵拉推挤复位法。因骨折移位不大，故整复较容易。患者坐位或仰卧位，肘关节屈曲90°，肩关节外展位，一助手固定上臂下段，一助手牵拉腕部，施力于尺侧，术者站于患侧，以手推挤骨折远端复位。

1. 夹板固定

手法复位后取木质尺侧板、桡侧板、掌侧板、背侧板4块。尺侧板要长，并于远端加长方形纸垫，将手固定于桡偏位4～6周。

2. 药物治疗

同桡骨干骨折。

3. 功能锻炼

同桡骨干骨折。

4. 观察护理

同桡骨干骨折。

十一、尺骨上段骨折合并桡骨头脱位

尺骨上1/3骨折合并桡骨头向前脱位的一种联合损伤。属于不稳定性损伤，可见于各年龄组，但以儿童和少年多见。

（一）病因病机

1. 间接暴力

较常见，多发生于儿童。肘关节伸直或过伸位跌倒，前臂旋后、手掌触地，身体重力沿肱骨传向下方，先造成尺骨上1/3斜形骨折，残余暴力迫使桡骨头向前外脱位，骨折断端向掌侧及桡侧成角。

如跌倒时肘关节微屈曲，前臂旋前位掌心触地，作用力先造成尺骨较高平面横形或短斜形骨折，桡骨向后外方脱位，骨折端向背侧和桡侧成角。

如跌倒时肘关节伸直、前臂旋前、上肢略内收位向前跌倒。暴力自肘内推向外方，造成尺骨喙突处横断或纵行劈裂骨折，移位较少，桡骨头向外脱位。

2. 直接暴力

直接暴力造成骨折的多为成年人。如暴力直接作用于尺骨上段，暴力向前，外力作用，使尺骨骨折向掌、桡侧成角移位，桡骨小头脱向前外侧，形成伸直型骨折，如暴力向后、外力作用，形成屈曲型骨折。因直接暴力致伤者，骨折多为横断形或粉碎性。

（二）临床表现

外伤后肘部疼痛，活动障碍。肘部及前臂肿胀，移位明显者尺骨上段有成角或凹陷畸形，局部压痛，在肘关节的前外或后外方可触摸到脱出的桡骨头。肘关节在半屈曲位活动受限，前臂多在中位不能旋转。

（1）伸直型可于肘窝触到桡骨头，前臂短缩，尺骨向前成角。

（2）屈曲型可于肘后触及桡骨头，尺骨向后成角。

（3）内收型可于肘外侧触及桡骨头和尺骨近端向外成角。

（4）特殊型桡骨头处于肘前，尺桡骨骨折处有畸形及异常活动。

（三）检查

凡尺骨上段骨折都应拍摄包括肘关节在内的正、侧位X线片，以观察桡骨头是否有脱位。正常情况下正、侧位X线片显示：桡骨小头与肱骨小头相对应，桡骨干的纵轴线向上延长，一定通过肱骨小头中心，如有偏移者，应视为脱位。

（四）诊断

患者有明显外伤史，患肢疼痛，活动受限，局部压痛。X线片可确定骨折部位及移位情况。X线片显示在尺骨1/3交界处，横形或短斜形骨折多无严重粉碎。如尺骨骨折移位明显，桡骨小头将完全脱位。在前后、位X线片、尺侧位片可见桡骨头脱位。

（五）治疗

先整复脱位，后整复骨折，当脱位复位后骨折的重叠移位可自行拉开，成角畸形也自然相应得到改善。

【手法复位】伸直型：患者平卧肩外展，屈肘90°。前臂中立位，对抗牵引后，术者两拇指分别放在桡骨头外侧及掌侧，用力向尺侧、背侧推挤桡骨头使之复位。一助手固定复位桡骨头并维持对抗牵引，术者一手捏住尺骨骨折近端，另一手握住骨折远端，使之向掌侧成角徐徐加大，然后向背侧提拉，使之复位。

【手法复位】屈曲型：患者平卧肩外展，肘关节伸直位对抗牵引后，术者两拇指用力向内，向掌侧推按桡骨头，复位后一助手用拇指固定桡骨头，并继续牵引。两手分别握住尺骨骨折远、近两端，向背侧徐徐加大成角，然后向掌侧挤按复位。

【手法复位】内收型：手法复位桡骨头后，尺骨多可自行复位，如轻度成角，桡骨头位置无明显改变，则不需复位，仅用长臂夹板固定2~3周。矫正尺骨向桡侧移位及成角，有时比较困难，在维持牵引下，肘关节屈曲外旋90°，捏住骨折端，使肩关节及上臂外展90°，然后术者捏住骨折近端向尺侧提拉，固定远位助手用力牵引手腕向桡偏，以复位桡骨头为支点，使尺骨远端向尺侧偏斜而矫正尺骨向桡侧移位。

合并桡神经损伤：初期复位后可观察1~3月，多可自行恢复，3个月后不恢复者应手术探查松解处理。

1.夹板固定

伸直型和内收型骨折将前臂屈肘90°，前臂充分旋后略外展，在尺骨骨折掌、背侧各放一个分骨垫，伸直型骨折在掌侧骨折处，屈曲型骨折在背伸骨折处放一平垫；在桡骨小头处放一横向长条压垫，伸直型放在前外侧，屈曲型放在后外侧，内收型放在外侧，包压桡骨小头，压垫放好后，放置夹板，用4条绷带包扎固定，松紧适宜，三角巾悬吊于胸前。

2.药物治疗

中药内、外用药按照三期用药原则,后期应用舒筋利节熏洗药,每日2次。

3.功能锻炼

复位固定后,应做指、掌关节的屈伸、握拳活动和肩关节的活动功能锻炼,如"抓空增力""双手托天"等。3周内伸直型和粉碎性,禁止做伸肘活动,屈曲型禁止做屈肘活动。3周后骨折初步稳定,可逐步做肘关节伸屈活动,如"小云手"等。拆除夹板后,加强肘部屈伸活动,并开始进行旋转活动,如"拧拳反掌""旋肘拗腕"等。

4.观察护理

尺骨上段骨折合并桡骨头脱位属于不稳定损伤,要加强观察。注意尺骨骨折的再移位和桡骨小头有无脱位,一旦发现立即纠正。复位固定后,应做指、掌关节的屈伸、握拳活动和肩关节的功能锻炼等。肘关节不要过早活动,禁止做前臂旋转活动。

十二、尺桡骨双骨折

尺桡骨双骨折是指尺骨干和桡骨干同时发生的骨折,多见于青少年。直接、间接(传导或扭转)暴力均可造成尺桡骨双骨折。由于解剖功能的复杂关系,两骨干完全骨折后,骨折端可发生侧方、重叠、成角及旋转移位,复位要求较高。

(一)病因病机

1.直接暴力

多为重物砸伤,撞击伤和压轧伤。两骨多在同一平面骨折,呈横断、粉碎或多节骨折,软组织损伤较重,骨折不稳,愈合慢,功能恢复差。

2.间接暴力

跌倒手掌触地,暴力向上传达导致桡骨中或上1/3骨折,残余暴力通过骨间膜转移到尺骨,在较低平面尺骨斜形折断。桡骨骨折为横形或锯齿状,尺骨骨折为短斜形,骨折移位。

3.扭转暴力

受外力同时,前臂又受扭转外力造成骨折。跌倒时身体同一侧倾斜,前臂过度旋前或旋后,发生双骨螺旋性骨折。多数由尺骨内上斜向桡骨外下,骨折线方向一致,尺骨干骨折线在上,桡骨骨折线在下。

(二)临床表现

桡、尺骨干双骨折后局部疼痛、肿胀,前臂活动功能丧失,动则疼痛加剧。有移位的完全骨折,前臂可见短缩、成角或旋转畸形,有骨擦音,前臂旋转功能丧失。儿童常为青枝骨折,有成角畸形而无骨折断端移位。有时合并正中神经或尺神经、桡神经损伤,要注意检查。(图7-24、图7-25)

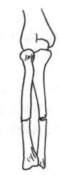 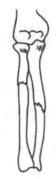 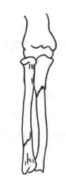

A 尺桡骨横形骨折　　B 桡骨横形尺骨斜形骨折　　C 尺桡骨长斜形骨折

图 7-24　尺桡骨双骨折分类

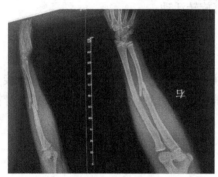 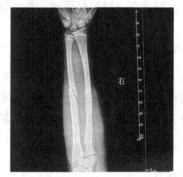

A 手法复位前　　　　　　　　B 手法复位后

肖XX，男，11岁，右尺桡骨中段双骨折

图 7-25　尺桡骨双骨折

（三）检查

正、侧位X线片检查不仅能明确诊断，且有助于分型，随访观察及疗效对比，应常规拍摄，并包括尺桡上关节及尺桡下关节，以防漏诊。

（四）诊断

（1）局部肿胀、疼痛、活动障碍，可见缩短、成角或旋转畸形。

（2）明显压痛，纵轴叩痛，前臂异常活动，骨擦音及旋转功能丧失。X线片可明确骨折类型及移位情况。

（五）治疗

【手法复位】儿童青枝骨折多有成角畸形，轻柔手法牵引纠正，夹板固定4周即可。

【手法复位】尺桡骨双骨折整复时必须纠正重叠、成角、旋转及侧方移位畸形，特别是成角和旋转畸形应彻底矫正。尺桡骨干上1/3骨折整复时前臂应置于旋后位，宜先整复尺骨，后整复桡骨；尺桡骨干中1/3骨折，整复时前臂取中立位，应根据两骨相对稳定性决定，先整复稳定性好的骨干，若两骨的稳定性相同，宜先整复易触摸的尺骨；尺桡骨干下1/3骨折，整复时前臂宜采取中立位或旋前位，宜先整复桡骨，后整复尺骨；不同平面的尺桡骨双骨折，宜先整复骨干粗且骨折断端较稳定的骨干。结合X线片所显示的骨折不同类型、部位及特点，认真分析，以决定先整复尺骨还是桡骨。

【手法复位】患者仰卧位或坐位,肩外展屈肘 90°,一助手握肘上,另一助手握手部大小鱼际。二助手先顺势拔伸牵引数分钟,以矫正骨折的重叠和成角畸形。经拔伸牵引而重叠移位未完全矫正者,易采用折顶法。术者两手先将桡、尺骨骨折近远端侧方移位矫正为单纯的同一方向的掌背侧重叠移位,然后术者用两手拇指在背掌侧按住突出的骨折端,两手其余四指托住向掌侧下陷的骨折另一端,待各手指放置位置准确后,在轻轻地牵引下,慢慢地向原成角移位的方向加大成角,同时两手拇指由背侧推按骨折端。残余的重叠移位越多,加大的成角应越大。待成角达到一定程度,感到两骨折端同一侧的皮质对端相顶后,骤然向回反折。反折时拇指继续向掌侧推按向背侧突出的骨折断端,而食、中、无名三指用力向背侧拖顶下陷的骨折另一端。其方向可正、可斜,力量可大、可小,完全依骨折断端移位程度及方向而定。

【手法复位】桡、尺骨干骨折后,骨间膜松紧不均,骨折端容易互相成角向前臂轴心靠拢,影响前臂的旋转功能,故必须使其骨间隙恢复正常。夹挤分骨,是整复前臂骨折的重要手法,术者两手分别置于患臂桡侧和尺侧,两手的拇指及食、中、无名三指分别置于骨折部掌、背侧,沿前臂纵轴方向夹挤骨间隙。在夹挤的同时两手分别将桡、尺骨向桡、尺两侧提拉,使向中间靠拢的桡、尺骨断端向桡、尺侧各自分开,两骨间的骨间膜恢复其紧张度,以牵动桡、尺骨的骨间嵴,使其恢复两骨正常的相对的位置,并可矫正部分侧方移位。

【手法复位】斜形或螺旋骨折,如骨折断端有背向侧方移位,其背向重叠较多时,单靠拔伸牵引无法矫正背向重叠移位,若暴力推按复位,则容易将骨尖折断,甚至造成骨折端劈裂,利用回旋捺正可较省力地进行复位。两助手略加牵引,术者一手固定近端,另一手将骨折远端按压,造成骨折背向移位的路径,紧贴骨折近端逆向回旋,矫正背向移位,使两骨折面对合,再相对挤按捺正。(图7-26、图7-27)

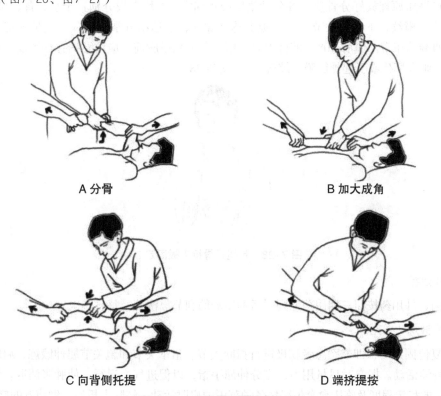

A 分骨　　　　　　　　　　　　B 加大成角

C 向背侧托提　　　　　　　　　D 端挤提按

图 7-26　尺桡骨双骨折复位手法

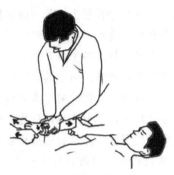　　　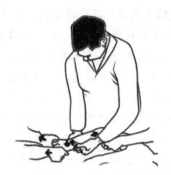

A 挤平掌背侧移位　　　　　　　B 桡尺侧向中心扣紧下桡尺关节

图 7-27　整复下桡尺关节

【手法复位】经过上述手法复位后，若锯齿状横行骨折仍有轻微侧方移位，可采取摇晃捺正法。术者两手拇指及食指分别由掌、背侧紧紧捏住已复位的骨折部，先嘱牵引远侧的助手，轻轻地小幅度地旋转，并向桡、尺侧微微摇动骨折远端。

【手法复位】按摩舒筋，术者在分骨情况下，一手固定骨折部，另手沿骨干纵轴往返摸揉，顺骨捋筋，以舒筋脉散瘀肿，止疼痛。

1.夹板固定

两助手持续牵引不松动，将整个前臂用绷带缠绕数层，如上 1/3 骨折，前臂要置于旋后位；中、下 1/3 骨折，前臂要置于旋转中立位，以纠正旋转畸形。骨折线在同一平面时，分骨垫占骨折线上下各一半，骨折线不在同一平面时，分骨垫放在两骨折线之间，应在掌背侧放置一个分骨垫，按三点挤压原理放好分骨垫，各分骨垫用胶布固定。4 块夹板分别置于掌、背、尺、桡侧，掌侧板上达肘横纹，下齐腕关节，背侧板上达鹰嘴突，下达第五掌骨中部。扎带固定，先捆中间，后捆两端的布带。屈肘 90°，前臂中立位用三角巾悬吊胸前。应注意捆扎松紧度，避免压迫引起皮肤、肌肉坏死或引起骨筋膜室综合征。（图 7-28）

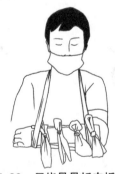

图 7-28　尺桡骨骨折夹板固定

2.药物治疗

中药内、外用药按照三期用药原则，后期用舒筋利节熏洗药，每日 2 次。

3.功能锻炼

骨折复位固定后，即鼓励患者积极进行指间关节、指掌关节和腕关节屈伸锻炼，肩肘关节及上肢肌肉舒缩活动。握拳时尽量用力，充分伸屈手指，以促进气血运行，使肿胀消退。然后根据骨折复位后的稳定程度及临床愈合情况做各种范围的肩肘活动，解除夹板后，做前臂的旋转活动。

4.观察护理

固定期间要注意观察肢端血循环，防止发生缺血挛缩。肿胀消退后，及时调整外固定松紧度，注意观察和纠正骨折再移位。肌肉和神经缺血的初期症状是肢端感觉迟钝，严重疼痛，手指僵硬，不敢活动，稍一拨动疼痛难忍。关键在于密切观察，初期发现，及时处理，否则将造成严重后果。一旦发现，立即去除外固定，血运如无改善，立即行深筋膜和肌外膜切开术。

十三、桡骨远端骨折合并尺桡关节脱位

桡骨下端骨折常合并下尺桡关节损伤，并伴有下尺桡关节脱位或半脱位。临床上往往只重视骨折的治疗，而忽略了脱位的存在，以致下尺桡关节脱位得不到良好治疗，导致患者后期腕关节功能障碍及疼痛。

（一）病因病机

前臂极度旋前直接暴力，腕背屈，手掌桡侧触地间接暴力致伤最常见。暴力通过桡腕关节造成桡骨骨折，同时撕裂三角纤维软骨或尺骨茎突撕脱骨折，致下桡尺关节脱位，骨折多为短斜形、横断形骨折，远端向上重叠移位，少数骨折为粉碎性。

（二）临床表现

前臂及腕部肿胀、疼痛，下段或中段呈向尺侧的凹陷畸形，下尺桡关节有异常活动，尺骨茎突突出，移位多者畸形明显，前臂旋转活动受限。

（三）检查

X线片检查包括腕关节，明确下尺桡关节脱位情况，骨折类型及移位方向。X线片检查：在拍片时，保持腕关节处于真正的侧位至关重要，只有在此位置上，舟、月骨与三角骨重叠，尺、桡骨远端重叠，才能判断出下尺桡关节是否脱位或尺骨远端是否移位，必要时可双侧对比X线检查或复位前后对比以防漏诊。

（四）诊断

根据临床检查与表现，结合正、侧位X线片可确诊。

（五）治疗

按前臂双骨折方法复位。手法复位比较容易，小夹板固定效果很好，如复位后骨折、脱位不稳定者，手术复位内固定。

【手法复位】整复下尺桡关节脱位：患者平卧，肩外展、肘屈曲、前臂中立位，两助手行拔伸牵引3~5分钟，将重叠移位矫正。然后术者用左手拇指及食、中指挤平掌侧移位，再用两拇指由尺桡侧向中心扣紧下尺桡关节。

【手法复位】整复桡骨骨折：桡骨远折端向尺、掌侧移位时，术者一手做分骨，另一手拇指按近折端向掌侧，食、中、无名三指提远折端向背侧，使断端对位；桡骨远折端向尺、背侧移位时，术者一手做分骨，另一手拇指按远折端向掌侧，食、中、无名三指提近折端向背侧，使断端对位。骨折整复后再次扣挤下尺桡关节。（图7-29）

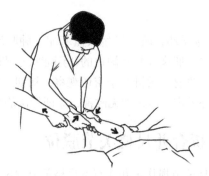

图 7-29 矫正远端掌侧移位

【手法复位】对尺骨仅有弯曲而无骨折者,须先将尺骨的弯曲畸形矫正,桡骨骨折及下尺桡关节脱位才能一起复位。

1.夹板固定

在维持牵引和分骨前提下,术者捏住骨折部,再用绷带松松缠绕 3~4 层,掌、背侧各置一个分骨垫。分骨垫在骨折线远侧占 2/3,近侧占 1/3,用手捏住掌、背侧分骨垫,各用二条胶布固定。根据骨折远端移位方向,再加用小平垫。然后,放置掌背侧夹板和尺、桡侧夹板。桡侧夹板下端稍超过腕关节,以限制手的桡偏;尺侧夹板下端不超过腕关节,以利于手的尺偏。对于桡骨骨折线自外侧上方斜向内侧下方者,分骨垫应置于骨折线近侧,尺侧夹板超过腕关节,以限制手的尺偏,利于骨折对位。

2.药物治疗

内、外用药与尺桡骨双骨折相同。

3.功能锻炼

与尺桡骨双骨折相同。

4.观察护理

观察外固定的松紧程度,松动后及时调整,注意皮肤温度和颜色、动脉搏动及腕关节被动活动时的反应,桡神经损伤的情况下,垂腕、伸指、肘、腕、拇指功能障碍。

十四、尺骨远端骨折合并尺桡关节脱位

本病主要是由于外伤性因素作用而造成,本类型的骨折较少见,常合并其他损伤和骨折。

(一)病因病机

多为直接暴力所致,如直接打击尺骨下端致伤,骨折远端向桡侧及掌侧移位,因尺骨支撑力丧失加上肌肉韧带牵拉,使尺桡关节被波及而损伤,引起轻度错位。间接外力,摔倒手撑地,均可造成这种骨折。

(二)临床表现

本病患者移位不明显者,仅有疼痛、肿胀及压痛,前臂旋转活动受限。移位明显者,前臂下端肿胀,以尺侧为甚,局部压痛,骨擦音存在。严重者有明显畸形,尺骨茎突向背侧突起,压之

有浮动感，腕关节伸屈与旋臂功能障碍。

（三）检查

本病的辅助检查方法主要是X线检查：X线片显示在尺骨下 1/3 交界处，横形或短斜形骨折，多无严重粉碎。如尺骨骨折移位明显，下尺桡关节将完全脱位。在前、后位X线片上，尺骨短缩，远侧尺桡骨间距减少，尺骨远端向桡骨靠拢。侧位片上，尺骨向掌侧成角，尺骨头向背侧突出。（图7-30）

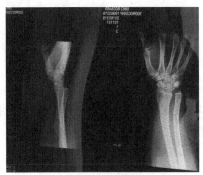
A 手法复位前

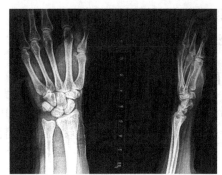
B 手法复位后

高XX，男，36岁，右尺骨中段骨折

图 7-30　尺骨远端骨折合并尺桡关节脱位

（四）诊断

根据临床检查与表现，结合正、侧位X线片可确诊。

（五）治疗

【手法复位】患者仰卧或坐位，一助手固定前臂上段，一助手牵拉大小鱼际处，对抗牵拉，使前臂旋前，术者站于患侧，用食指提骨折远端向后，拇指按压尺骨小头向前，矫正前后移位，后以拇指推挤骨折端，矫正侧方移位。（图7-31）

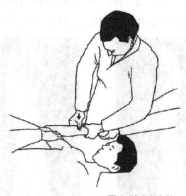

图 7-31　矫正尺骨向桡侧移位

1.固定方法

在维持牵引前提下，术者捏住骨折部，再用绷带松松缠绕 3～4 层。在掌侧和尺骨小头背侧加垫，以保证对位。以腕部塑型夹板固定腕关节于掌屈位 6～8 周。因骨折不稳定，固定后容易引起再移位，应及时检查，发现问题及时处理。尺骨下段愈合较慢，加上断端不稳定，故应注意不能过早解除固定。

2. 药物治疗

参照桡骨下端骨折。

3. 功能锻炼

按照腕关节功能疗法。

4. 观察护理

同桡骨下端骨折。

十五、桡骨远端骨折

桡骨远端骨折极为常见，约占平时骨折 1/10，多发生于老年妇女、儿童及青年。骨折发生在距离桡骨远端关节面 2～3 厘米范围内，多为闭合骨折。

（一）病因病机

直接暴力和间接暴力均可造成桡骨远端骨折，但多为间接暴力所致，骨折移位方向、损伤程度，与暴力强弱和作用力的方向以及受伤时的姿势和体态有密切关系。

直接暴力：若被重物打击、冲撞轧砸等所致伤者，多为粉碎性骨折，因暴力作用的方向不同，骨折远端可向背侧或掌侧移位。

间接暴力：最常见，跌倒时腕关节处于背伸及前臂旋前位、手掌着地，暴力集中于桡骨远端松质骨处而引起骨折。骨折远端向背侧及桡侧移位。儿童可为骨骺分离；老年人由于骨质疏松，轻微外力即可造成骨折且常为粉碎性骨折，骨折端因嵌压而短缩。粉碎性骨折可累及关节面或合并尺骨茎突撕脱骨折及下尺桡关节脱位。

（二）临床表现

腕部肿胀、压痛明显，手和腕部活动受限。伸直型骨折有典型的餐叉状和枪刺样畸形，尺桡骨茎突在同一平面。屈曲型骨折畸形与伸直型相反。（图7-32、图7-33）

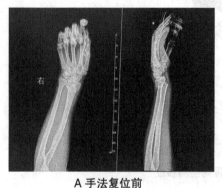

A 手法复位前

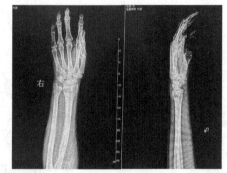

B 手法复位后

王XX，女，55岁，右桡骨远端骨折

图7-32　桡骨远端骨折

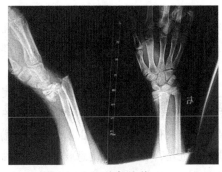 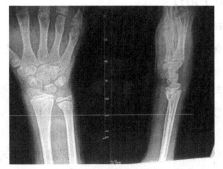

A 手法复位前　　　　　　　　　　　B 手法复位后

秦XX，男，12岁，右桡、尺骨远端骨折、桡腕关节脱位

图7-33　桡、尺骨远端双骨折

1.伸直型骨折

腕部呈背伸，腕上方掌侧突起，手偏向桡侧，尺骨小头向尺侧或背侧突起。

2.屈曲型骨折

骨折发生原因与伸直型相反，跌倒时腕掌屈，手背触地发生桡骨远端骨折。但手桡偏一致，腕部呈掌屈，腕上方向背侧突起，手偏向桡侧，尺骨小头撬起。骨折远端向掌侧移位，骨折近端向背侧移位。

3.粉碎性骨折

肿胀严重，畸形显著或不典型，可有瘀斑和水泡，疼痛剧烈，功能障碍。（图7-34）

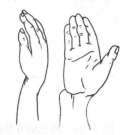 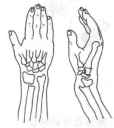 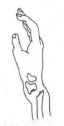

A 常见桡骨远端骨折外形　　　　B 伸直型　　　　C 屈曲型

图 7-34　桡骨远端骨折分类

4.开放性骨折

皮肉损伤破裂，骨折端外露或与外界相通，极少见。

（三）检查

X线片可清楚显示骨折及其类型。伸直型桡骨骨折远端向背桡侧移位，关节面掌侧及尺侧倾斜角度变小、消失，甚至反向倾斜。桡骨远折端与近侧相嵌插，形成一典型餐叉状畸形，有的合并尺骨茎突骨折及下尺桡关节分离，屈曲型骨折桡骨远端向掌侧移位。

（四）诊断

依据外伤史、临床症状，结合正、侧位X线片，即可确诊。

（五）治疗

【手法复位】新鲜有移位桡骨远端骨折，应尽早整复、固定。主要包括拔伸牵引、屈腕、尺偏。拔伸牵引主要纠正伸直型桡骨远端骨折的嵌插畸形，屈腕主要纠正桡骨远端骨折的移位，尺偏主要纠正伸直型桡骨远端的桡侧移位。

【手法复位】伸直型复位手法（以右侧为例）：患者取坐位，助手立于患者背后，固定患者躯干及患肢肘部，患肢前伸，前臂放中立位，术者左手反握患部近端，拇指按压骨折近端，右手虎口按压骨折远端桡侧，拇指压住骨折远端背侧，双手对抗徐徐拔伸后，虎口下压以纠正骨折端桡偏移位，再在牵引下，右拇指推压骨折远端，左拇指推顶骨折近端，右手用劲使患肢腕关节屈曲，使背侧移位纠正，再以右手食指压骨折近端，牵引下松开左手，徐徐使患肢旋后，进行固定。

【手法复位】屈曲型复位手法（以右侧为例）：患者取坐位或仰卧位，术者立于伤侧，然后将患肢置于屈肘前臂旋前位，一助手紧握患肢肘臂，另一助手握持患手，对抗拔伸牵引 2~3 分钟，矫正骨折的嵌插或重叠移位。然后，术者用两手拇指由掌侧将骨折远端向背侧推挤，同时，用食、中、无名三指将骨折近端由背侧向掌侧按压，与此同时，嘱牵引手部的助手缓缓将腕关节背伸尺偏，骨折即可复位。

【手法复位】适用于老年患者，骨折累及关节，粉碎性骨折患者。患者平卧屈肘 90°，前臂中立位，一助手握住拇指及其他四指，一助手握上臂对抗牵引，待嵌插骨折矫正后，术者先矫正旋转移位及侧方移位，然后双拇指挤按骨折远端背侧，其他手指置近端掌侧向上端提，骨折即可复位。（图7-35、图7-36、图7-37）

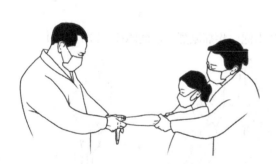

图 7-35 桡骨远端骨折拔伸矫正重叠及旋转移位

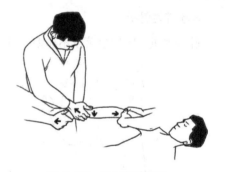

图 7-36 矫正侧方移位

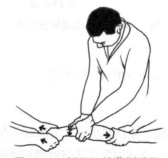

图 7-37 矫正远端背侧移位

1.夹板固定

骨折复位满意后，在维持牵引下，先用纱布缠绕前臂，然后在患肢掌、背、尺、桡侧放置杉树皮夹板，夹板近端达肘横纹下二指，远端掌侧块达掌指关节，桡侧块达第一掌指关节，尺、背侧块平腕横纹，手掌根部及手掌中放置棉垫用橡皮膏粘贴固定，4条系带扎紧固定夹板，调整松紧适度。使腕背伸15°～30°，患肢屈肘90°，掌心朝上，用三角巾悬挂于胸前，于1周内拍摄X线片以观察骨位，防止骨折再次移位，固定4～6周。（图7-38）

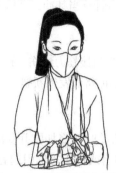

图7-38　桡骨远端夹板固定

2.药物治疗

（1）内服药

骨折初期：活血化瘀，消肿止痛。方选红桃四物汤加减，水煎服，每日1剂，具有活血祛瘀，行气止痛作用。

骨折中期：和营生新，接骨续筋。方选生骨散，每日2次，每次5克。

骨折后期：补益肝肾，强壮筋骨。方选补肾益气活血汤，具有补益肾气、补益气血、活血化瘀的功效。

（2）外用药

手法复位后可直接外敷白公鸡接骨丹，亦可用活血化瘀、消肿止痛制剂，栀黄止痛散、活血接骨膏等；中、后期宜温经通络、化瘀止痛，采用中药汤剂熏洗局部，以舒筋通络，通利关节，可选用如海桐皮汤或四肢熏洗剂等。

3.功能锻炼

初期即进行大量的伸指握拳动作，要求自然伸直和握紧，使指间关节和指伸、屈肌腱得到充分活动，改善局部血液循环，有利于消除和控制水肿，减轻疼痛，促进关节滑液分泌与流动，防止关节、肌腱、肌肉间粘连、挛缩。粉碎性骨折，骨折线通过关节面，关节面遭到破坏，愈合后常易继发创伤性关节炎，应尽早进行腕关节的功能锻炼，改善关节功能，预防遗留创伤性关节炎。解除固定后，做腕关节屈伸、旋转及前臂旋转活动。后期着重进行肌力、关节活动度的锻炼，使骨折断端获得高质量的骨微细结构的重建，预防骨质疏松，防止软骨退变，预防创伤性关节炎，以达到骨折愈合良好的效果，使肢体功能全面恢复。

4.观察护理

置患肢于有效治疗体位，三角巾将前臂悬吊于胸前，夹板固定者应随时调整松紧度，以夹板可上下移动1厘米为宜。保持有效固定，并观察手指的血液循环，是否有疼痛、肿胀等情况，发现异常疼痛及肿胀随时复诊，每次复诊拍片时即使位置良好，医生仍应向远端轻力拔伸患手拇指与食指，这样可以减少腕关节的粘连。成人患者保持固定4～6周，儿童患者则固定3周。

十六、腕舟骨骨折

腕骨分二排,舟骨靠近排桡侧,其状如舟,故其名,但不规则,背面狭长,粗糙不平,与桡骨形成关节。跌倒受伤时,掌心着地,舟骨首当其冲,受压于桡骨与头状骨之间,形成骨折。

(一)病因病机

多发于青壮年,老年人则少见,多为间接暴力致伤。跌倒后,臂垂直,手触地,腕处于极度背伸位,舟骨受桡骨下端背侧缘及头状骨的撞挤而发生断裂。

(二)临床表现

伤后腕部桡侧肿胀疼痛,腕关节活动时疼痛加剧并受限。鼻烟窝及舟骨结节处有明显压痛。腕关节桡偏,沿第一、第二掌骨长轴叩击或挤压时均引起骨折处疼痛。另外,腕关节的疼痛(尤其是桡侧疼痛)也是一个重要的临床表现,部分患者会出现腕关节活动受限。

(三)检查

舟骨骨折的确诊有赖于可靠的影像学检查。X线片是最初的筛查手段,在疑诊为舟骨骨折时,应拍摄多体位的X线平片(正位、侧位、斜位、舟骨位等),只要在任何一个体位的X线片上明确看到骨皮质或骨小梁影中断,即可确立诊断。按骨折发生的部位分为舟骨中段骨折、近端骨折和结节部骨折。

(四)诊断

通常情况下,依据典型的症状、体征和影像学检查,明确诊断应该并不困难。但是,在明确舟骨骨折的诊断的同时,还应该明确骨折的部位,区分是新鲜的骨折还是陈旧的骨折,骨折是否有移位,是否存在骨缺损,有无其他合并损伤等。

(五)鉴别诊断

临床体检腕部肿胀较明显,腕关节畸形。此外,X线检查是腕部骨折及骨折脱位诊断与鉴别诊断的主要依据。

(1)有无腕舟骨骨折存在,腕舟骨骨折是否伴有其他腕骨排列紊乱。

(2)如腕关节正、侧位片仅有舟骨骨折线可见,而其他腕骨排列正常,此为单纯舟骨骨折。

(3)如舟骨骨折同时有关节间隙消失或增宽,腕骨排列紊乱,头状骨移位于桡骨纵轴线之外,则应诊断为骨折脱位。

(六)治疗

1.新鲜舟骨骨折的治疗

腕舟骨骨折很少移位,一般不须整复。若有移位时,可在用手牵引下使腕关节尺偏,以拇指向内按压骨块,即可复位。新鲜舟骨骨折,或者超过一个月以上骨折,治疗原则是严格固定。固定方法可采用塑形夹板或纸壳夹板固定腕关节伸直略向尺偏、拇指于对掌位,2周复查。固定时间依骨折部位不同而异,舟骨结节及其远端骨折血供较好,需固定6～8周;舟骨腰部和体部骨折,远侧骨折块血供较差,所需固定时间较长,可能需要固定3个月或更长。如果固定4～6个月以上都没有愈合的迹象,即可考虑是否需要手术干预。

2.陈旧骨折

陈旧性骨折,可见骨折线明显增宽,骨折端硬化或囊性变,这是骨不连接的表现,若近端骨块密度增加、变形等则为缺血性坏死。

陈旧骨折无症状或轻微疼痛者,暂不治疗,适当减少腕关节活动,随访观察症状明显但无缺血性坏死的,可继续夹板固定,往往需6～12月才能愈合。

3.药物治疗

新鲜骨折可外敷白公鸡接骨丹药,24小时后解除后小夹板固定,内服骨伤散,迟缓愈合口服生骨散。解除固定后用熏洗药。

4.功能锻炼

从固定开始初期进行肩、肘、指的主动活动功能锻炼,解除固定后,循序渐进地练习腕关节活动。

5.观察护理

稳定型:骨折无移位,韧带无明显损伤,不因伸腕、腕骨中部旋后、尺偏或牵引而移位,掌屈位可保持骨折稳定。不稳定型:韧带有中度或重度的损伤及舟骨周围不稳,由于有韧带损伤,掌屈位不能保持骨折位置的稳定。

十七、掌骨骨折

多由直接暴力如打击或挤压伤所造成,可以为单一或多个掌骨骨折。骨折类型以横断形和粉碎性者多见,因扭转和间接暴力亦可发生斜形或螺旋形骨折。

(一)病因病机

多为直接打砸、挤轧所致骨折,多为粉碎性骨折或横行骨折。间接暴力:多因扭转暴力所致,骨折多位于基底部,折断多为横断形,也有斜形者。掌骨骨折以第一掌骨基底部、第五掌骨颈部多见,第一掌骨基底部骨折常合并脱位。

(1)第一掌骨基底部骨折:多由间接暴力引起,骨折远端受拇长屈肌、拇短屈肌及拇收肌的牵拉,近端受外展拇长肌的牵拉,断端向桡背侧突起成角。

(2)第一掌骨基底部骨折脱位:亦由间接暴力引起,骨折线呈斜形经过第一掌腕关节,第一掌骨基底部内侧的三角形骨块,因有掌侧韧带相连,仍留在原位,而骨折远端从大多角骨关节面上脱位至背侧及桡背侧移位。

(3)掌骨颈骨折:由间接或直接暴力所致,骨折后断端受骨间肌与蚓状肌的牵拉,而向背侧突起成角,掌骨头向掌侧屈转;又因手背伸肌腱牵拉,以致近节指骨向背侧脱位,掌指关节过伸,手指越伸直,畸形越明显。

(4)掌骨干骨折:为单根或多根骨折。直接暴力致伤,多为横断形或粉碎性骨折。扭转及传达暴力引起则多为斜形或螺旋形骨折。

(二)临床表现

(1)一般表现为伤后局部肿胀、疼痛、压痛、骨擦音存在。除无移位骨折外,成角及短缩畸形明显。掌骨头骨折后,骨折远端向掌侧移位;掌骨干骨折通常因骨间肌牵拉而背侧成角;近节指骨骨折,一般都有掌侧成角移位。

（2）第一掌腕关节肿胀，可触及骨擦感，弹性固定，拇指外展。（图7-39）

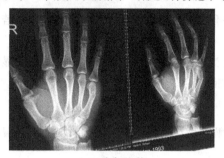
A 手法复位前

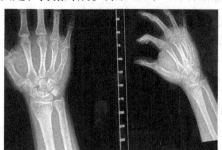
B 手法复位后

王X，男，22岁，右手第五掌骨骨折

图 7-39　掌骨骨折

（三）检查

正、斜位X线片可明确诊断。第一掌骨基底部骨折，骨折线为关节面斜向尺侧，尺侧骨块呈三角形，腕掌关节脱位或半脱位。

（四）诊断

依据外伤史、临床症状，结合X线片可确诊。

（五）治疗

【手法复位】以左第一掌骨基底骨折为例，术者以右手的中、无名指的近节夹住患者拇指近节的过端后屈曲中、无名、小指，这样就能紧紧地夹住患者的拇指，并使掌指关节处于屈曲位进行牵引。在持续牵引下，将食指置于患者拇掌骨头的掌侧向背侧推挤，并以拇指按压患者骨折部以纠正骨折的向背向桡侧成角，以达到解剖复位。第一掌骨基底部骨折脱位，整复方法相同。

【手法复位】掌骨颈骨折：术者持相应的手指向远端牵拉，一手持骨折端，先以推挤法矫正侧方移位，再以拇指按压向背侧突起成角移位的断端向前，食指提掌骨头向后，然后捏持骨折端保持对立，同时牵指并使掌指关节屈曲 90°位时，使指骨基底部位于掌骨头之侧，将骨断片向背侧顶，才能保证断端的稳定。

【手法复位】掌骨干骨折：在牵引下先矫正向背侧突起成角，然后用食指与拇指在骨折的两旁自掌侧与背侧行分骨按压。（图7-40、图7-41）

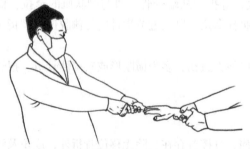
图 7-40　掌骨骨折拔伸复位

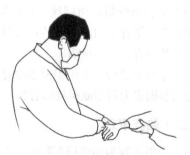
图 7-41　掌骨骨折按压复位

1.固定方法

第一掌骨基底部骨折与掌骨干稳定型骨折，应用外展夹板固定，掌骨干不稳定型骨折，用前臂托板加牵引固定，在掌骨两旁各放一分骨垫以胶布固定，最后在掌侧和背侧各放一块夹板，以胶布固定，外加绷带包扎，前臂用三角巾悬吊于胸前4周。合并脱位且复位后不能稳定时，可采用细克氏针经皮肤做闭合穿针内固定。

2.药物治疗

按骨折三期辨证用药，局部外敷白公鸡接骨丹，解除外固定后用中药熏洗。

3.功能锻炼

初期功能锻炼，去外固定后加强活动。

4.观察护理

注意皮肤温度和颜色，观察外固定保持应有程度，发现松动及时调整。

十八、指骨骨折

指骨骨折是手部最常见的骨折，亦称竹节骨骨折，骨折可发生在近节、中节或末节，可单发或多发，多见于成人。

（一）病因病机

直接暴力和间接暴力均可造成指骨骨折，其中闭合骨折以横断形骨折较多见，斜形骨折次之。开放性骨折则以粉碎性骨折多见。

1.近节指骨骨折

多由间接暴力所致，以骨干骨折多见，因骨折近端受骨间肌、蚓状肌的牵引，骨折远端受伸肌腱的牵拉，常造成向掌侧成角畸形。若颈部骨折，由于受伸肌腱牵拉，远端可向背伸旋转达90°，使远端的背侧与近端的断面相对，而阻碍骨折的整复。

2.中节指骨骨折

中节指骨受直接暴力打击可引起横断骨折，受间接暴力可引起斜形或螺旋形骨折。由于骨折部位不同，可发生不同的畸形。骨折部位如在指浅屈肌腱止点的近侧，则远侧骨折端被指浅屈肌腱牵拉，形成向背侧成角畸形。如骨折部位在指浅屈肌腱止点的远侧，由于指浅屈肌腱的牵拉，使近侧骨折端向掌侧移位，形成向掌侧成角畸形。

3.末节指骨骨折

多因直接暴力所致，如被重物砸伤、挤压伤等。轻者仅有骨裂纹，重者可裂成骨块。多合并有软组织裂伤。手指伸直时，间接暴力作用于指端，使末节指骨突然屈曲，由于伸肌腱的牵拉，末节指骨基底背侧可发生撕脱骨折，骨折后末节手指屈曲，呈典型的"锤状指"畸形。

（二）临床表现

骨折后局部肿胀、疼痛、手指屈伸功能受限。有明显移位时，近节、中节指骨骨折可有成角畸形；末节指骨基底部背侧撕脱骨折有锤状指畸形，手指不能主动伸直。（图7-42）

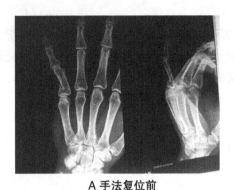 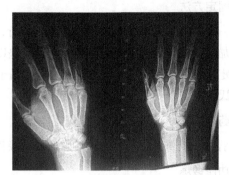

A 手法复位前　　　　　　　　　　　B 手法复位后

吕X，男，18岁，右手小指近节骨折

图 7-42　指骨骨折

（三）检查

X线检查可明确骨折部位和类型。

（四）诊断

骨折后局部肿胀、疼痛、手指屈伸功能受限，有明显移位时，近节、中节指骨骨折可有成角畸形；末节指骨基底部背侧撕脱骨折有锤状指畸形，手指不能主动伸直。有移位骨折可触及骨擦音，有异常活动。X线检查可明确骨折部位和类型。

（五）治疗

【手法复位】近节指骨骨折整复时，患者取坐位，术者以拇、食指捏住骨折近端，另手拇、食指牵引骨折远端。然后，拇指顶住骨折部的掌侧作为支点，继续牵引患肢并屈曲而复位。指骨颈整复时，握其远侧断端向背侧呈 90°牵引，然后以拇指按压近侧断端的掌侧并屈曲而复位。

【手法复位】中节指骨骨折整复时，若骨折在指浅屈肌附着点以上，应伸直位拔伸牵引，然后再用挤捏手法和提按手法分别矫正侧方移位及向掌、背侧成角。若骨折在指浅屈肌附着点以下，应屈曲位牵引复位。

【手法复位】末节指骨末端粗隆及骨干骨折整复时，术者用拇指和食指在骨折处内外侧和掌背侧进行捏挤，以矫正侧方和掌侧移位。末节指骨基底背伸撕脱骨折整复时，只要将近节指间关节屈曲，远侧指间关节过伸，便可复位。（图7-43）

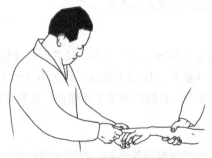

图 7-43　指骨骨折捋顺复位

【手法复位】骨折必须正确整复对位，尽量做到解剖复位，不能有成角、旋转、重叠移位畸形,以免妨碍肌腱的正常滑动,造成手指不同程度的功能障碍。对闭合骨折可手法复位、夹板固定。指骨开放骨折应彻底清创,再行复位固定。复位时须用骨折远端对近端。手指应尽量固定在功能位,既要充分固定,又要适当活动。对手法复位不成功或斜形骨折不稳定者,可考虑手术治疗。

1.夹板固定

除骨折部位在指浅屈肌腱止点远侧的指骨骨折外。患肢应固定在功能位,不能将手指完全伸直固定,以免引起关节囊和侧副韧带挛缩而造成关节僵直,无移位骨折可用塑形竹片夹板或铝板固定手功能位4周左右。

有移位的近节指骨干或指骨颈骨折,复位后根据移位情况置小平垫,其长度相当于指骨,不超过指骨关节,然后用胶布固定。对于有掌侧成角的骨折,可置绷带卷或小圆柱状固定物,手指屈在其上,使手处于功能位,用胶布固定,外加绷带包扎。

中节指骨骨折复位后,骨折部位在指浅屈肌腱止点远侧端者,固定方法同近节指骨骨折;骨折部位在指浅屈肌腱止点近侧者,则应将手指固定在伸直位。末节指骨末端或指骨干骨折复位后,可用塑形竹片夹板或铝板固定于功能位,末节指骨基底背侧撕脱骨折复位后,可将患指近侧指间关节于屈曲位,远侧指间关节于过伸位固定6周左右。(图7-44)

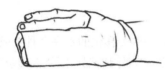 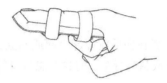

图7-44 掌骨、手指固定

2.药物治疗

三期辨证用药,后期如无兼证,可免服药物。解除固定后,可用上肢熏洗方或四肢熏洗方。

3.功能锻炼

初期功能锻炼,去外固定后加强活动。

4.观察护理

注意观察外固定,保持应有程度,发现松动及时调整。

第二节 下肢骨折

一、股骨颈骨折

股骨颈骨折系指股骨头下至股骨颈基底部之间的骨折,是一种常见于老年人的损伤,但也见于中年人和儿童,各种年龄段均可能发生股骨颈骨折,但以50岁以上的老年人最为多见,女性多于男性。

(一)病理病因

造成老年人发生骨折多因骨强度下降,骨质疏松,使股骨颈脆弱。另外,因老年人髋周肌群退变,反应迟钝,不能有效地抵消髋部有害应力,加之髋部受到应力较大,局部应力复杂多变,因此不需要多大的暴力，如平地滑倒，由床上跌下，或下肢突然扭转，甚至在无明显外伤的情况下都可以发生骨折。而青壮年股骨颈骨折，往往由于严重损伤，如车祸或高处跌落致伤，偶有因过度过久负重劳动或行走，逐渐发生骨折者，称之为疲劳骨折。

（二）临床表现

1. 疼痛

髋部除有自发疼痛外，移动患肢时疼痛更为明显。在腹股沟韧带中点下方会有压痛，患侧的髋关节处会有纵向的叩击疼痛，疼痛可能会累及膝关节。

2. 肿胀

股骨颈骨折多系囊内骨折，骨折后出血不多，又有关节外丰厚肌群的包围，因此，外观上局部不易看到肿胀。

3. 畸形

患肢多有轻度屈髋屈膝及外旋畸形。患肢短缩，有移位骨折，远端受肌群牵引而向上移位，因而患肢变短。

4. 功能障碍

移位骨折患者在伤后就不能坐起或站立，但也有一些无移位的不完全骨折或嵌插骨折病例，在伤后仍能走路或骑自行车。对这些患者要特别注意，不要因遗漏诊断使无移位稳定骨折变成移位的不稳定骨折。

5. 活动受限

腿部活动受限，难以自主活动，不能站立和行走，不过少数患者在骨折后仍能行走，但随着疼痛逐渐加重，也会出现无法行走的症状。

按股骨颈骨折部的形态，分为嵌入性和错位型骨折。这两型股骨颈骨折的骨折线可表现为致密线或透亮线。致密骨折线表示两骨折端的骨小梁有重叠嵌插，而透亮骨折线则意味着两骨折端有分离。（图7-45、图7-46、图7-47）

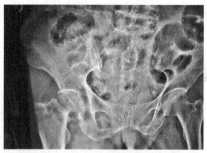 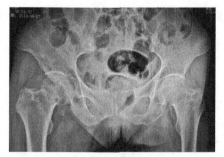

A 手法复位前　　　　　　　　　　　　B 手法复位后

宋X，女，82岁，右股骨颈头下骨折

图 7-45　股骨颈骨折

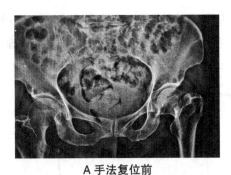
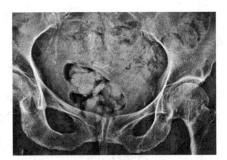

A 手法复位前　　　　　　　　　　B 手法复位后

陈XX，女，71岁，左股骨颈中骨折

图 7-46　股骨颈骨折

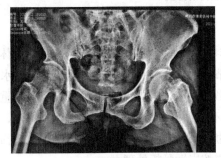
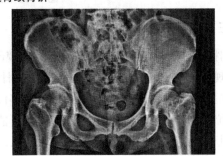

A 手法复位前　　　　　　　　　　B 手法复位后

金XX，女，68岁，左股骨颈基底骨折

图 7-47　股骨颈骨折

（1）嵌入性：股骨颈骨折无明显错位，通常股骨颈可见模糊的致密骨折线，局部骨小梁中断，局部骨皮质出现小的成角或凹陷，股骨干的外旋畸形不明显，此型骨折属较稳定性骨折。由于骨折发生时外力作用的不同，股骨头可发生不同程度的内收、外旋，前倾或后倾的成角畸形。如出现嵌入端成角畸形较明显，或骨折线的斜度较大、骨折端部分有分离，或股骨干外旋明显时，提示骨折不稳定。

（2）错位型：股骨颈骨折中较常见，亦称为内收型股骨颈骨折，两折端出现旋转和错位。股骨头向后倾，骨折端向前成角，股骨干外旋向上错位，骨折线分离明显。

按骨折部位可分为：

（1）头下型：骨折线完全位于股骨头下，整个股骨颈均在骨折远端，股骨头可在髋臼和关节囊内自由转动。这类骨折在老年患者中最为多见，股骨头血供损伤严重，骨折愈合困难，股骨头缺血坏死发生率高，预后差。

（2）颈中型：全部骨折面均通过股骨颈，实际上此型较少见，特别老年患者中更少见。

（3）基底型：骨折线位于股骨颈基底。骨折端血运良好，复位后易保持稳定，骨折容易愈合。（图7-48）

中医辨证分型：

（1）气滞血瘀型：多见于骨折初期，伤后2周内。症见髋部疼痛，肿胀不显，屈伸活动受限，动则痛甚，舌质红，苔薄白，脉弦涩，症属气滞血瘀。

（2）营血不调：伤后2~4周。症见痛减肿消，新血渐生，筋骨虽续而未坚，活动仍有受限，舌质淡红，苔薄白，脉弦细，症属营血不调。

（3）肝肾气亏虚：伤后4周以上。髋部疼痛基本消失或时有隐痛，肿胀不显，可轻微活动，但尚未负重行走，因病久必虚，舌质淡，胖嫩，边有齿痕，苔薄白，脉弦细。肝肾气亏虚。

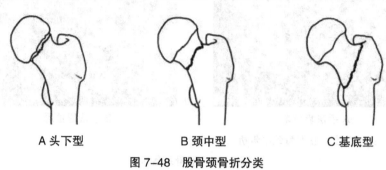

A 头下型　　　　　B 颈中型　　　　　C 基底型

图7-48　股骨颈骨折分类

（三）检查

股骨颈骨折，髋前方有压痛，叩击足底髋部疼痛，称为间接叩击痛，是骨折的重要体征。查体可发现患侧大粗隆升高，大粗隆在髂—坐骨结节连线之上；大粗隆与髂前上棘间的水平距离缩短，短于腱侧。X线片可确定骨折部位及移位情况，尤其对线状骨折或嵌插骨折更为重要。有些无移位的骨折在伤后立即拍摄的X线片上可能看不见骨折线，当时可行CT、MRI检查，或者等2～3周后，因骨折处部分骨质发生吸收现象，骨折线才清楚地显示出来。因此，凡在临床上怀疑股骨颈骨折的，虽X线片上暂时未见骨折线，仍应按嵌插骨折处理。

1.X线检查

拍摄髋关节正、侧位X线片，可明确骨折部位、类型和移位情况。

2.CT检查

对于严重粉碎骨折，X线片不能完全显示清楚，需行CT三维重建，以明确骨折移位情况，对决定治疗方案及预后均有帮助。

（四）诊断

（1）有明确的外伤史。

（2）股骨颈骨折后有髋部疼痛，肿胀不显著，髋关节主动或被动活动都引起局部疼痛加重，腹股沟附近有压痛，在患肢足跟部或大转子部有叩击痛。

（3）有移位骨折，伤肢多数呈外旋，缩短畸形，髋关节、膝关节轻度屈曲，不能站立或行走。

（4）拍摄髋关节正、侧位X线片，可明确骨折部位、类型和移位情况。

（五）治疗

【手法复位】拔伸挤按法：患者仰卧位，下肢伸直，一助手按压两髂前上棘固定骨盆，另一助手手持小腿下段顺势牵拉，术者立于患侧以手掌根部向上推挤大粗隆部，同时牵拉小腿之助手在保持牵拉力下，逐步使患肢外展、内旋即可复位。做掌跟实验，如患肢外旋畸形消失，双侧下肢基本等长，表示复位成功。（图7-49）

【手法复位】拔伸旋转法：患者仰卧，下肢伸直，一助手按压两髂前上棘固定骨盆，术者立于患侧，双手固定大粗隆，另一助手前臂拊住患肢腘窝部，另一手握患侧踝部，屈髋、膝关节至90°并向上牵引，矫正缩短畸形。然后，继续将髋内旋，外展以矫正外旋内收成角畸形，并使骨折面扣合，在内旋和外展的情况下伸直下肢立位，此时，术者叩击大转子，使骨折断端嵌入更紧密。最后做手掌实验，如患肢能维持在外展中立位，表示复位成功（图7-50）。

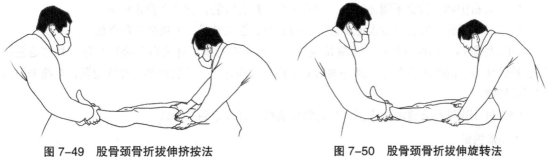

图 7-49　股骨颈骨折拔伸挤按法　　　　　图 7-50　股骨颈骨折拔伸旋转法

1.牵引复位

对于有移位的股骨颈骨折，临床常采用胫骨结节骨牵引 3～7 日，牵引重量维持在体重的1/10 左右即可。牵引 2～3 天后，要在床头拍摄X线片，以观察牵引重量是否需要调整。骨牵引治疗可使骨折复位，亦可行皮肤牵引，减轻患者痛苦。

2.牵引固定

（1）手法复位满意后，即可行患肢持续牵引以保持骨折不再发生移位。一般高龄、体弱、伴有内科疾病的患者，患肢都采取泡沫牵引，重量不宜过大，否则出现过牵将直接影响骨折的愈合。体健、体胖，无内科疾病患者手法复位后一般行股骨髁上牵引。牵引针一定要穿得正确，保证牵引力良好。牵引重量 5～8 千克，患肢内旋 15°，外展 30°。手法复位不理想切忌反复多次复位加大损伤，可通过牵引自动调整复位，持续牵引两天后可拍床旁正、侧位X线片，要求骨折正、侧位达解剖对位，骨折端如有 0.3 厘米以内的嵌入最好，如骨折重叠、移位都应牵开，对位好，但骨折端扣合不紧密，可减轻重量维持在 3～4 千克持续牵引一至两天后，可用手法叩击患髋大转子，使折端扣合更紧。骨折复位的好坏是决定骨折能否良好愈合的重要因素。

（2）无移位或嵌插性骨折可直接贴皮牵引，外展板固定髋关节和膝关节，保持伤肢于中立位，持续牵引，重量为 4～6 千克；移位骨折可在手法复位后行皮牵引及外展固定伤肢于中立位，牵引重量为 6～8 千克，牵引时间为 8～10 周，伤肢保持外展 15°左右牵引固定。骨折愈合解除牵引，改穿"丁"字鞋在床上坐立锻炼活动 1～2 周，再下床持拐半负重行走锻炼，并逐渐弃单拐行走活动，再弃双拐行走活动。

（3）"丁"字鞋固定适用于手法复位成功者和稳定骨折者，患者仰卧于固定床上，患足穿一鞋底带有木板的"丁"字鞋，患肢外展 30°，膝关节略屈曲，足踝中立位。如牵引复位固定者，可配合"丁"字鞋固定，一般固定 6～8 周。（图7-51）

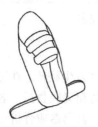

图 7-51　股骨颈骨折皮牵引

3.药物治疗

（1）骨折初期：气滞血瘀证治法，活血化瘀、消肿止痛，方选自拟桃仁四物汤加减。

（2）骨折中期：营血不调证治法，和营止痛、接骨续筋，方选和营止痛汤。

（3）骨折后期：肝肾气亏虚证治法，补益肝肾，强筋壮骨，方选强筋壮骨汤。

（4）外敷白公鸡接骨丹：手法复位成功后或稳定性骨折，外敷白公鸡接骨丹，具有活血化瘀、接骨续筋、消肿止痛之功。24小时后解除固定洗净擦干，伤肢继续足穿固定鞋，持续牵引固定于外展位。

（5）外用熏洗药方选海桐皮汤，具有舒筋活络、行气止痛之功效。

4.功能锻炼

初期指导患者锻炼股四头肌收缩和做踝关节跖屈背伸锻炼；同时做健侧的抱膝运动，要求髋膝关节屈曲超过90°；健侧的直腿高举运动，要求提离床面15°。除进行局部功能锻炼外，卧床休息期间还应加强全身锻炼，每天练气功或做深呼吸。复位固定后，即可取半卧位休息，禁止做髋关节的内收活动，以防止肌肉萎缩以及关节僵直和骨折发生再移位，解除牵引后可在床上做主动或被动的髋膝关节锻炼，但不宜做髋关节内收和外旋运动。

2～3个月扶拐步行锻炼，一般不宜负重太早，先用助行器行走，重心稳定后，改持双拐。

5.观察与护理

（1）心理护理：老年人意外致伤，常常自责，顾虑手术效果，担忧骨折预后，易产生焦虑、恐惧心理。应给予耐心的开导，介绍骨折的特殊性及治疗方法，并给予悉心的照顾，以减轻或消除患者心理障碍。

（2）牵引护理：①皮牵引和骨牵引是股骨颈骨折常用的牵引方法。骨牵引时将患肢放在勃朗氏架上，肢体呈外展内旋位。保持上半身处于床纵中轴线上，患肢外展20°～30°。皮牵引时，为防止患肢外旋可同时穿"丁"字鞋。②牵引力：皮牵引重量不宜超过5千克，骨牵引者其牵引重量视情况适当调节，维持量一般为体重的1/7。牵引重锤必须悬空，牵引绳要与患肢长轴平行，防止断裂或滑脱。防止患肢内旋、外旋、内收和外展动作，要求患者做到：不盘腿、不侧卧、不下地。

（3）预防并发症的护理：保护患肢皮肤，保持床面整洁干燥，患者每2～3小时翻身一次，预防褥疮发生，翻身时避免过多活动患肢。大、小便后要及时清洁，防止尿路感染。对长期卧床者，应定时拍背，翻身时鼓励其咳嗽、咯痰，以预防肺部感染。每日按摩双上肢和健侧下肢，促进全身血液循环，预防血栓形成，防止关节僵硬和肌肉萎缩。

二、股骨粗隆间骨折

股骨粗隆间骨折常见于老年人。由于粗隆部血运丰富，骨折后极少出现不愈合或股骨头缺血坏死的情况，但甚易发生髋内翻，高龄患者长期卧床引起的并发症较多。

（一）病因病机

粗隆间骨折可因间接暴力或直接暴力作用引起，在跌倒时，身体发生旋转，在过度外展或内收位着地，或跌倒时侧方倒地，粗隆间受到直接撞击，均可发生股骨粗隆间骨折。老年人骨质疏松，肢体不灵活，当下肢突然扭转、跌倒或使大转子直接触地致伤，甚易造成骨折。粗隆部骨质松脆，故骨折常为粉碎型。

（二）临床表现

粗隆间骨折患者多为老年人，伤后髋部肿胀、疼痛，不能站立或行走。仰卧时脚呈外翻状态，小腿有半屈曲状态，患腿缩短，大转子处明显高起有畸形，髋骨不对称，还可伴有内收畸形，两条腿伸直后脚后跟不能并齐，腿一长一短。无移位的嵌插骨折或移位较少的稳定骨折，症状比较轻微。（图7-52）

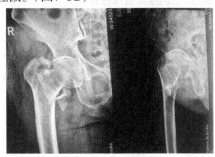
A 手法复位前

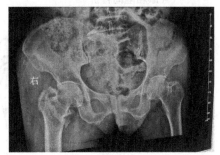
B 手法复位后

邵XX，女，86岁，右大粗隆间粉碎性骨折

图7-52 粗隆间骨折

（1）按骨折线走行方向和部位一般可分为4种

顺粗隆间骨折：骨折线自大转子顶点的上方或稍下方开始，斜向内下方走行，到达小转子的上方，骨折线的走行方向大致与粗隆间线或粗隆间嵴平行。小转子或保持完整或成为游离骨片，但股骨上端内侧骨支柱仍保持完整，因此髋内翻不严重，远端因下肢重量而轻度外旋。若小转子为游离骨块且股骨内侧骨支柱破碎则为顺粗隆间粉碎型，该型髋内翻严重，远端明显上移外旋。

顺粗隆间粉碎性骨折：骨折线走行方向与部位基本与顺粗隆间骨折相同，只是骨折局部呈粉碎，小转子游离，股骨干上端内侧骨皮质粉碎，骨折不稳定，骨折远端向上移位，呈髋内翻趋势。

反粗隆间骨折：骨折线自大转子下方斜向内上方走行，到达小粗隆上方，骨折线的走行方向与粗隆间线大致垂直。骨折近端因外展肌及外旋肌的收缩而外展、外旋，远端因内收肌与髂腰肌的牵拉而向内、向上移位。

粗隆间下骨折：骨折线经过大小转子的下方，为横形、斜形、锯齿形，骨折近端可屈曲、外展、外旋移位，远端向内并外旋移位。（图7-53）

（2）按骨折稳定程度分两型

稳定型粗隆间骨折：常指顺粗隆间骨折，即骨折线由大粗隆向下至小粗隆，其走行与粗隆间线平行，称为稳定型，治疗较容易。

不稳定型粗隆间骨折：即骨折线由大粗隆下方向内上达小粗隆的上方，称为不稳定型。有时骨折线难以分辨走向，呈粉碎性骨折，其稳定性亦差，治疗有一定困难。

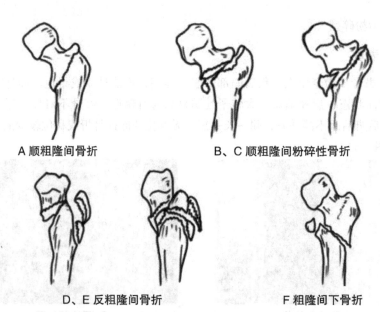

A 顺粗隆间骨折　　B、C 顺粗隆间粉碎性骨折　　D、E 反粗隆间骨折　　F 粗隆间下骨折

图 7-53　粗隆间骨折分类

（三）检查

检查时可见患侧粗隆间升高，局部可见肿胀及瘀斑，局部压痛明显，髋关节活动功能受限，骨折的下肢可以出现短缩、外旋、屈曲畸形、双下肢不等长等。局部叩痛阳性，腹股沟区叩压痛阳性，叩击足跟部常引起患处剧烈疼痛。髋关节可以触及骨擦感，甚至可以触及反常活动。

本病的辅助检查方法主要是影像学检查，包括X线检查、CT检查及MRI检查。

1.X线检查

常规X线检查可以发现骨折，但在一些特殊的骨折类型中，如不完全性骨折、疲劳性骨折，由于骨折无移位，仅有不规则裂隙，X线片上不能显示，另外X线片上股骨大、小转子，转子间线、嵴及软组织影像重叠，骨折极易漏诊。

2.CT检查

CT检查明显降低了股骨颈基底或转子及粗隆间裂隙骨折的漏诊率，能显示骨皮质连续性及骨断层层面内部结构，但由于股骨颈基底或转子及粗隆间骨不规则，滋养血管影干扰，漏扫层面等因素，也给诊断造成一定的困难。

3.磁共振（MRI）检查

MRI扫描敏感度高，明显优于X线检查及CT检查。股骨颈基底或转子及粗隆间裂隙骨折中不完全性骨折、疲劳性骨折等无法为X线片显示的骨折类型，MRI检查具有明显优越性。

（四）诊断

（1）有外伤史。

（2）根据临床症状和体征：髋部肿胀，有时髋外侧可见皮下瘀血斑，疼痛、压痛、外旋畸形等有助诊断。

（3）X线片可见骨折。

第七章 骨折

（五）鉴别诊断

股骨粗隆间骨折和股骨颈骨折的受伤姿势，临床表现大致相同，两者容易混淆，应注意鉴别诊断，一般说来，粗隆间骨折因局部血运丰富，肿胀、瘀斑明显，疼痛亦较剧烈，都比股骨颈骨折严重；前者的压痛点多在大转子部，后者的压痛点多在腹股沟韧带中点的外下方。粗隆间骨折与股骨颈骨折的区别是：伤腿缩短，大转子处有畸形，肿胀、压痛明显，髋骨明显不对称，脚外旋比股骨颈骨折时的脚外旋要重，脚内旋较少见。X线片可帮助鉴别。

（六）治疗

患者多为老年人，首先注意全身情况，预防由于骨折后卧床不起而引起危及生命的各种并发症，如褥疮、肺炎、泌尿系感染和下肢静脉血栓形成等。骨折治疗目的是防止发生髋内翻畸形，具体治疗方法应根据骨折类型、移位情况、患者年龄和全身情况，分别采取不同方法。

【手法复位】 粗隆间骨折屈髋屈膝复位（此复位手法适用于各型粗隆间骨折）：①两人复位法：（以右侧为例）先以 2% 普鲁卡因 15～20 毫升麻醉，患者仰卧位，患肢屈膝屈髋中立位，一助手双手按住髋部骨盆处，术者立于患肢外侧，右肘关节套住患肢膝关节，左手前臂托住患膝下部向上用力提拉，感觉远折端滑动后徐徐外展内旋髋关节，逐渐伸直膝关节至屈髋外展 30°，远端中立位。②三人复位法：患者仰卧，助手一两手插于患者腋下固定上身并牵拉，助手二双手握住患者脚踝部（脚尖朝上）往正下方拉动，术者两手扶拿转子间的断端，一手在上，一手在下，根据断端的角度用拉力适当转动，由轻变重予以矫正对位。在助手二往正下方向拉动时外翻、内收、转动性拉动，术者借此拉力推拿捏正骨折骨块。当指下感觉对位后，即令助手停止拔伸牵引，患者脚尖朝上，X线检查满意后，随后进行固定。（图7-54）

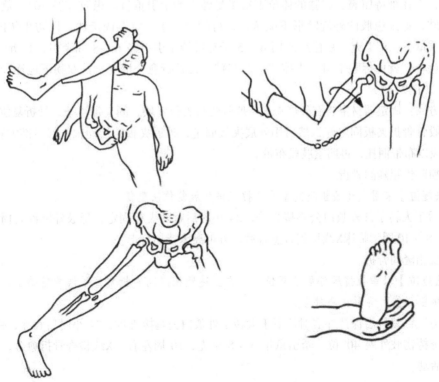

图 7-54 粗隆间骨折屈髋屈膝复位

1.夹板固定

用夹板4块,外侧夹板上端超过髂嵴,下至髌骨外缘,内侧夹板上端到达大腿根部,下端至髌骨上缘水平,上侧夹板上端至腹股沟,下端至髌骨上缘,下侧夹板上端至臀横纹,下端至膝关节,宽度均为6~10厘米,先用绷带将肢体缠绕,放置夹板,用4条扎带固定。

2.分型治疗

(1)无移位粗隆间骨折

无移位或嵌入性骨折无须手法复位,直接外敷白公鸡接骨丹,24小时后解除,仅用丁字鞋及沙袋保持患肢外展(30°~40°),足稍内翻成中立位即可。4~6周后,骨折稳定,骨痂生长良好,嘱患者离床,在外展夹板的保护下,持双拐步行(患肢不宜负重),待骨折愈合后,再开始患肢负重。

(2)顺粗隆间骨折

【手法复位】以左侧为例:近端助手双手固定患者骨盆两侧髂嵴,远端助手的右手扶住患者左侧腘窝及膝外侧,左手握住左内髁及后髁。术者立于患者左侧,左手由内侧握住骨折远端小转子部,右手由外侧扶住骨折近端大转子部。远端助手使患者左下肢屈髋屈膝并外展外旋,然后内收内旋顺势牵引左下肢向下,与此同时,术者左手卡住小转子,右手向下推挤大转子并内旋患肢,远端助手将患肢拉直放平,左下肢置于外展中立位,矫正内翻、外旋及短缩畸形,通常可获得满意复位,测量双侧髂前上棘至内踝尖等长,左下肢不外旋,则复位成功。

牵引治疗:根据患者具体情况选择皮肤牵引、踝套牵引、股骨髁上或胫骨结节骨牵引。一般高龄患者皮肤条件较差,应以骨牵引为主。骨折近端受髂腰肌牵引而出现近端向前,远端向后移位者,应在维持屈髋、屈膝的体位下给予足够大的牵引重量。患肢外展30°、旋中位,同时抬高患肢,如果患肢的外旋畸形不能矫正,可配合"丁"字鞋固定法,以防止髋内翻发生。一般牵引重量6~8千克,复位后改用4~5千克维持牵引。经6~8周牵引,骨折经X线片证实已临床愈合,就可拆除牵引,去掉"丁"字鞋,视骨折愈合情况再扶双拐下地逐步进行负重功能锻炼。(图7-55)

固定方法:固定器材主要有外展夹板,股骨骨折夹板4块,固定带4条,骨折复位后,将患肢大腿用股骨骨折夹板固定好,然后用外展夹板固定,外展夹板的活动轴正好对准大转子顶部,先将躯体段以布带捆扎,再捆紧肢段布带。

(3)粉碎性粗隆间骨折

【手法复位】采用上述顺粗隆间型的牵拉推挤外展复位法整复。

复位后于大转子部外敷白公鸡接骨丹,24小时后解除夹板固定,患肢外侧沙袋倚靠,维持外展40°,8~10周,临床X线检查骨愈合后,方可离床持拐行走。

(4)反粗隆间骨折

【手法复位】以牵拉挤压外展法复位。即在上述顺粗隆间骨折整复手法的基础上,加两手掌内外相对挤压,使两斜形骨端对合。

固定方法:复位后保持外展对位下于大转子外敷白公鸡接骨丹,24小时后解除,夹板固定,以外展板维持伤肢外展40°位,牵引重量5~8千克,10周左右。X线检查骨折愈合,可去牵引扶拐下床活动。

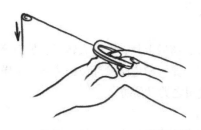 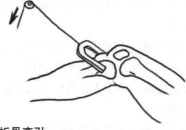

图 7-55　粗隆间骨折骨牵引

3.药物治疗

股骨粗隆间骨折临床常见证候初期：血瘀气滞证；中期：瘀血凝滞证；后期：肝肾亏虚证。

（1）内服药

初期活血化瘀，方选自拟桃仁四物汤加减。

中期和营生新，方选丹参芍药汤。

后期补益肝肾，方选强筋壮骨汤，并根据患者的症状，辨证施治以调整全身气血和脏腑功能。

（2）外用药

外用初期活血化瘀、消肿止痛，方选白公鸡接骨丹；中期以接骨续筋，方选四黄散，外敷患处，化瘀生新，促进骨痂生长。

后期舒筋通络，方选透骨伸筋汤，熏洗患处，每日 2 次。改善局部血液循环，促进髋关节功能恢复。

4.功能锻炼

（1）骨折初期：固定期间不能盘腿，不能侧卧，卧床期间应加强全身锻炼，医护人员要亲自指导患者进行肌肉收缩锻炼，股四头肌等长收缩（静力舒缩）及足部的跖屈（向下伸脚尖）、背伸运动（向上勾脚尖）等踝关节运动，每日 3 次。足趾的屈伸活动可使经脉流通，肿胀消退，以防止肌肉萎缩、关节僵硬的发生。

（2）骨折中期：具体锻炼方法应根据患者全身健康情况、伤情及固定稳定性而区别对待。主要是防止粘连和肌肉萎缩，促进骨痂生长，指导患者做自主性关节屈伸活动，即伸膝、伸髋，两手撑床抬臀、挺胸运动。

（3）骨折后期：主要目的是完全恢复体力功能，护理人员要协助患者拄拐行走，加强活动。锻炼时间以不感疲劳为宜。帮助患者做关节被动活动，以不使患者感觉骨折处疼痛为原则，切不可实行强力的手法牵动，应使患者动作协调、对称、平衡、全面，尽快恢复肢体功能。

5.观察护理

第 1 周每 3～4 天检查 1 次。患者躺在硬板床上，足穿丁字鞋，辅以沙袋固定。1 周后X线检查，以后定期复查X线片。此部位血管供血丰富，只要对位理想，一般情况愈合与骨痂形成都比较快，4～6 周便可解除固定（年老体弱者可适当延长）。长期卧床可引起褥疮、尿路感染、坠积性肺炎等并发症，严重影响老年人健康，甚至威胁生命，因此，生活照顾和护理尤其重要。

（1）坠积性肺炎

为长期卧床患者较常见的并发症，尤其是老年人。由于长期卧床，肺功能减弱，痰涎积聚，咳痰困难，易引起呼吸道感染，甚至危及生命。因此，对长期卧床的患者，应早、中、晚定时扶起患者上身拍打后背，应鼓励其多做深呼吸及咳嗽排痰。

（2）褥疮

长期卧床不能活动的患者，在骨突出部，如骶骨、髂后上棘、股骨大转子、足跟等处容易因经常受压而形成溃疡。对此应加强护理，以预防为主，保持褥疮好发部位的清洁、干燥，定时翻身，进行局部按摩，并注意在骨突出部加放棉垫、气圈之类以预防。

（3）尿路感染

长期卧床易发生尿路感染和尿路结石，应鼓励患者适当多饮水，保持小便畅通。大、小便后用清水清洗干净，更换尿垫，保持臀部干燥。

（4）维持牵引

①牵引重量要足够，约占体重的1/7，否则不足以克服髋内翻畸形。②持续牵引过程中，要保持足够牵引重量，一旦髋内翻畸形矫正后，不可减重太多，以防髋内翻畸形再发。③牵引应维持足够时间，一般为6~8周，骨折愈合初步坚实后再去掉牵引。下床负重练习不宜太早，应根据X线检查显示愈合情况，再考虑患肢负重锻炼。

三、股骨干骨折

股骨是人体中最长的管状骨。股骨干骨折为股骨小转子下至股骨髁上部位骨折。股骨干被三组肌肉所包围，由于大腿的肌肉发达，骨折后多有错位及重叠。骨折远端常有向内收移位的倾向，已对位的骨折，常有向外突倾向，这种移位和成角倾向，在骨折治疗中应注意纠正和防止。

（一）病因病机

股骨干是全身最粗的管状骨，强度最高，多数骨折由强大的直接暴力所致，如汽车撞击、重物砸伤、碾压或火器伤等，骨折多为横断形或粉碎性，故骨折断端移位明显，软组织损伤也较严重。内出血量较大可并发休克，如有头、胸、腹部复合伤或多发骨折则更易发生休克。工农业工伤最常见，生活外伤和运动外伤次之，坠落伤骨折多为间接暴力所致，斜形骨折或螺旋形骨折常见，少年儿童可发生嵌插骨折或不完全骨折，骨折发生部位以股骨干中、下1/3交界处为最多，上1/3或下1/3次之。骨折因受暴力作用的方向，肌群收缩，下肢本身体重的牵拉和不当的搬运，可能发生各种不同的移位。

（二）临床表现

多数患者有受伤史，伤后肢体剧痛，有异常活动及骨摩擦感，局部肿胀压痛，患肢短缩。合并多处伤或内脏伤及休克者较常见，注意股骨粗隆及膝部体征，以免遗漏同时存在的其他损伤，如髋关节脱位，膝关节骨折和血管、神经损伤。(图7-56)

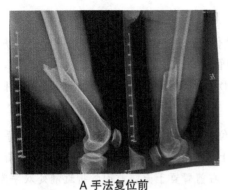
A 手法复位前

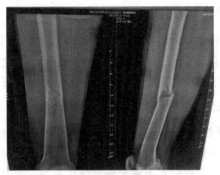
B 手法复位后

廖X，男，56岁，左股骨干中段骨折

图 7-56　股骨干骨折

股骨干骨折可分为以下三种情况：

（1）股骨干上 1/3 骨折时，骨折近端因受髂腰肌，臀中、小肌及外旋肌的作用，而产生屈曲、外展及外旋移位；远骨折段则向后上、内移位。

（2）股骨干中 1/3 骨折时，骨折端移位，无一定规律性，因暴力方向而异，若骨折端尚有接触而无重叠时，由于内收肌的作用，骨折向外成角。

（3）股骨干下 1/3 骨折时，由于膝后方关节囊及腓肠肌的牵拉，骨折远端多向后倾斜，有压迫或损伤腘动、静脉的危险，而骨折近端内收向前移位。（图7-57）

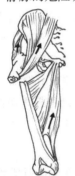
A 股骨干上1/3骨折

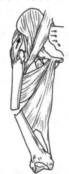
B 股骨干中1/3骨折

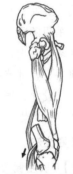
C 股骨干下1/3骨折

图 7-57　股骨干骨折分类

（三）检查

一般有受伤史，伤后肢体剧痛，活动障碍，局部肿胀压痛，纵向叩击痛，有异常活动，患肢短缩，可触及骨擦感，下肢活动功能严重受限。须特别注意的是检查股骨粗隆及膝部体征，以免遗漏同时存在的其他损伤，如髋关节脱位，膝关节骨折和血管、神经损伤。X线片检查可以做出诊断。

（四）诊断

有外伤史，大腿局部肿胀变形，皮肤呈青紫色瘀斑，下肢短缩，搬动时有明显异常活动和骨擦音，下肢活动功能严重受限。正、斜位X线片可明确骨折的部位、类型和移位的情况。

（五）治疗

股骨干骨折应首先观察全身情况，防止创伤性休克。在现场就做简单有效的固定，防止在搬运过程中，因疼痛刺激而加重休克症状，或造成血管损伤，减少并发症的发生。

目前常用的治疗方法有：手法复位，夹板外固定配合持续牵引，具体可分为以下几种。

1.提按推挤复位法

【手法复位】（以左侧股骨干为例）患者仰卧位，第一助手固定骨盆，第二助手左手固定小腿，右前臂套过腘窝轻度屈膝行对抗牵引。股骨上段骨折屈髋外展牵引，股骨下段骨折屈膝牵引。术者左前臂从大腿后面穿过置骨折远折段处，右前臂置于大腿前面骨折近端处双手掌交叉，根据骨折侧方移位的不同方向，双前臂向骨干轴线推挤使骨折变为前后移位，同时左前臂外旋，右前臂内旋，先顺骨折移位方向后逆向，利用腰、肩、肘、腕协调用力使两前臂完成提按动作以整复骨折前后移位。如骨折呈横断形或短斜形，则嘱第一助手加大骨折成角；如长斜形或粉碎性，则嘱第一助手轻轻内外旋转上下小幅度摆动远折段，使骨折端部分软组织嵌入得以解脱、碎骨片归巢，共同完成提按推挤连贯手法使骨折复位。检查骨折处无明显骨擦音，双下肢等长，横形骨折做轴冲试验无滑动感即为复位满意，依不同骨折部位放置压垫，四块小夹板外固定，将伤肢置于双横软枕上中立位维持牵引。X线检查以明确骨折对位对线情况，并及时调整牵引重量。

2.拔伸按压复位法

【手法复位】（以左侧为例）适用于横断、斜形骨折，碎片不多者。手法复位时，患者取仰卧位，第一助手固定骨盆，第二助手用双手握小腿上段顺势拔伸，并徐徐将患肢屈髋、屈膝90°，再按不同部位，采用不同手法。上1/3骨折：将患肢外展，略加外旋，然后由助手握近端向后挤按，术者握远端由后向前提；中1/3骨折：将患肢外展，术者用手自断端外侧向内推挤，再以双手在断端前后、内外夹挤；下1/3骨折：患者仰卧位，将患肢平放，膝屈曲位牵引，第一助手用或用布带固定股骨近端，第二助手握小腿上段向远端牵引，第三助手握踝部向上牵引，在同时牵引下，术者从腘窝处向前挤压骨折远端向前，使之复位。（图7-58）

3.推挤回旋复位法

【手法复位】（以左侧为例）患者仰卧位，近端助手双手按住患者骨盆两侧髂嵴，远端助手以右手扶住患侧腘窝外侧，左手握住患侧内后髁，术者立于患侧，左手由内侧握住骨折远端，右手由外侧握住骨折近端，与远侧助手一起屈膝外展，同时嘱远侧助手拔伸牵引，当重叠矫正后折顶、反折，同时以回旋触顶手法使断端吻合，使下肢中立位，远端助手维持牵引，使骨折复位。屈膝屈髋外展角度，上中段骨折屈髋大，屈膝小，下段骨折反之。

【手法复位】若股骨干骨折重叠移位较多，手法复位未能完全矫正时，若有侧方移位，可用双手掌指合抱，肌力大的患者，还可用两前臂或上臂相对夹挤，术者一臂置于近侧骨折端的前外方，另一臂置手远侧骨折端的后内方，两手交叉，同时用力，在左右两臂之间，形成一个钳式剪力，使骨折对位，或纠正骨后或侧方移位。（图7-59）

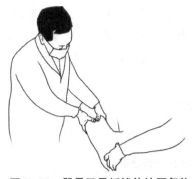
图 7-58 股骨干骨折拔伸按压复位

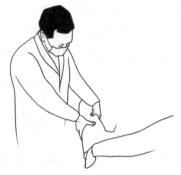
图 7-59 股骨干骨折推挤回旋复位

4.持续牵引复位

此法多用于粉碎性、斜形或螺旋形骨折。可用皮肤牵引或骨骼牵引。此类骨折，多不用手法复位，或在牵引过程中，略加手法复位即可，然后加夹板固定。对于粉碎性骨折，若碎片分离较严重，可在牵引初期，以两手掌夹挤即可。按照患者年龄、性别、肌力的强弱，分别采用持续皮牵引或骨牵引。皮牵引适用于儿童和年老、体弱的成年人；骨牵引适用于下肢肌肉比较发达的青壮年。儿童牵引重量约 1/6 体重，时间为 3~4 周；成人牵引重量约为 1/7 体重，时间为 8~10 周。一周后临床X线片复查，如骨折对位良好，即可将牵引的重量逐渐减轻至维持重量，一般成人 5 千克左右，儿童 3 千克左右。在维持牵引的过程中，应注意调整牵引的重量和方向，检查牵引的装置，保持牵引效能，防止过度牵引，以达到维持骨折良好对位对线的目的。

（1）悬吊皮牵引：适用于三周岁以下儿童，先用胶布两条，宽度以不超过大腿周长一半为宜，贴于两下肢的内、外侧，达大腿根部。在足底远端 2 厘米左右，用带孔小木板撑开胶布，并在胶布处钻一孔，以作牵引穿绳之用。将两髋屈曲 90°，垂直向上，双下肢同时牵引。重量以患儿臀部离开床 1~2 厘米为度。若牵引后骨折处稳定，对位可，牵引 3~4 周后，根据X线片显示骨愈合情况，去掉牵引改夹板固定。若牵引后骨折处有侧方移位，可在牵引下用夹板固定，纠正侧方移位，维持断端的接触对合，直至愈合。（图7-60）

（2）水平皮肤牵引：用胶布贴于患者骨折远端内、外两侧，用绷带缠绕，或使用下肢牵引带牵引，将患肢置于托马斯架上，牵引重量 2~3 千克，上 1/3 骨折屈髋 50°~60°、屈膝 45°、外展 30° 位牵引；中 1/3 骨折行轻度屈膝屈髋位牵引；下 1/3 骨折屈髋屈膝各 45° 牵引，以使膝后关节囊、腓肠肌松弛。每周X线检查一次，了解股骨干骨折对位情况，同时每日测量患肢长度，并加以记录，要根据X线片及测量情况，及时调整肢体位置、牵引重量和夹板。要防止牵引不够或牵引过度。4~6 周X线复查视骨折愈合情况决定是否去除牵引。（图7-61）

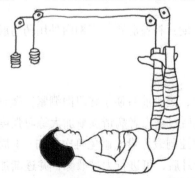
图 7-60 儿童股骨干骨折悬吊皮牵引

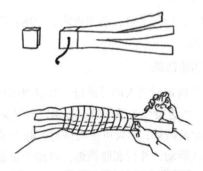
图 7-61 股骨干骨折水平皮肤牵引

（3）骨牵引：适用于各类型骨折的治疗，对股骨上 1/3 及中 1/3 骨折，可选用胫骨结节牵引；下 1/3 骨折，可选胫骨结节或股骨髁上牵引。对于斜形、螺旋形、粉碎性、蝶形骨折，于牵引中自行复位，横形骨折的复位需待骨折重叠处完全被牵开后才能复位。（图7-62）

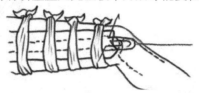

图 7-62　股骨干骨折夹板固定骨牵引

5.固定方法

根据不同年龄，不同部位，选用不同的固定方法。新生儿产伤的移位不多或无移位骨折，可用竹帘或硬纸板固定 2～3 周，或将患肢极度屈曲后固定于自己的躯干上。移位较大者，可在复位后，再绑竹帘或自身固定。因新生儿生骨能力及矫形能力强，有少许成角或旋转一般都能自行矫正。儿童的稳定骨折，用夹板固定 3 周即可，不稳定骨折，则须夹板固定配合持续牵引。

夹板固定：股骨干的夹板固定，有其特殊性。部位亦要根据实际情况而定。

四块夹板，内侧板、外侧板、前侧板、后侧板，均有其特殊性。根据上、中、下 1/3 不同部位骨折而放置固定垫，然后放夹板固定。①上 1/3 骨折时，平垫放近端的前方和外侧；②中 1/3 骨折时，平垫放在断端的外侧和前方；③下 1/3 骨折时，平垫放在近端的前方，然后放置夹板。内侧板由腹股沟至股骨内髁；外侧板由大转子到外髁；前侧板由腹股沟至髌骨上缘，后侧板由臀横纹至腘窝上缘并放置一较长的塔形垫，以保持股骨正常的生理弧度。夹板放好后用 4 条布带捆扎固定。（图7-63）

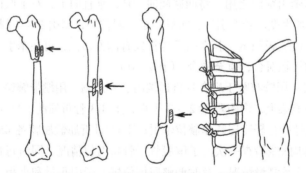

图 7-63　股骨干骨折加压垫、夹板固定

6.药物治疗

初期：行气活血，消肿止痛；中期：和营止痛；后期：补益肝肾。三期内外用药与股骨粗隆间骨折相同。

7.功能锻炼

复位固定后当天即可进行下肢肌肉锻炼，取仰卧位，足跟前蹬使小腿肌肉绷紧，做到适量适度；2 天可进行膝关节锻炼，以被动伸膝锻炼为主，然后根据患者病情逐渐加大练习强度，最后行直腿抬高锻炼；7 天可主动进行髋膝关节锻炼，注意控制锻炼量，避免再次损伤；4 周可指导患者下床活动，并行屈膝锻炼，可给予负重锻炼；2 个月后，可进行力量锻炼，并逐渐加大锻炼强度。定期入院复查X线片，观察患肢愈合情况。

8.观察护理

护理人员需积极与患者沟通，耐心详细地讲解术后初期康复锻炼的重要性，采取多样化的护理方法，尽量转移患者注意力，以减轻患者疼痛感，使患者能够积极配合进行初期康复锻炼。护理人员要协助患者卧床休息，指导患者抬高患肢，并将患肢外展，足尖向上，防止足内、外翻的形成；定期观察患者切口部位，主要观察皮肤颜色、温度、切口是否有渗液等，如发生异常，应立即上报医生，并及时采取对症处理；对于老年骨折患者，应给予按摩、叩背等护理，避免下肢深静脉血栓形成。

观察牵引轴线，牵引滑轮，牵引重量是否正确。如发现滑轮偏移，轴线不对应随时调整。牵引重量不可随意加减。股骨干骨折初期牵引重量一般为6~8千克，骨折重叠纠正手法整复后，牵引重量可用3~5千克维持。

四、股骨髁骨折

股骨髁骨折可并发腘动脉、腘神经及周围软组织的广泛损伤。在伴有相邻结构如侧副韧带、交叉韧带损伤时，可造成膝关节不稳定，造成股骨髁与胫骨平台破坏、改变膝关节正常负荷与传导。股骨髁间骨折易发生骨块分离而不产生塌陷，易发"T"或"Y"形骨折。

（一）病因病机

股骨髁间骨折易发生骨块分离而不产生塌陷，易发生在股骨髁附近，即皮质骨移行成为松质骨薄弱部。

1.直接外力

多见于高速撞击，外力经髌骨将应力变为造成单髁或双髁骨折的楔形力，当外力水平方向作用于髁上区时，常造成髁上骨折。

2.间接外力

由高处坠落，在膝关节伸直位或屈曲位，不同方向的应力，可造成股骨下端不同部位的骨折。按照骨折移位情况，可分为移位型和无移位型骨折；按照骨折的复杂程度，可分为股骨单髁骨折和股骨双髁骨折及粉碎性骨折；按照骨折部位可分为股骨外髁骨折，股骨内髁骨折和股骨髁间骨折。

（二）临床表现

有明确的外伤史。膝关节积血、肿胀、局部疼痛及功能障碍。可出现各种畸形，有异常活动。外髁骨折时膝关节外侧肿胀较甚，有膝外翻畸形，膝向外侧活动较大；内髁骨折时，膝关节内侧肿胀较甚，可有膝内翻畸形，膝向内侧活动度增大。触诊时骨折侧有明显压痛及骨折块的异常活动。常合并半月板或韧带损伤，应注意是否合并血管、神经损伤。（图7-64）

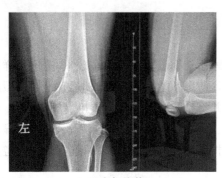
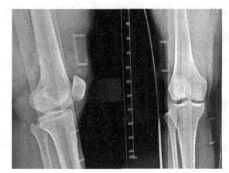

A 手法复位前　　　　　　　　　　　　　B 手法复位后

程X，女，40岁，左股骨髁间骨折

图7-64　股骨髁间骨折

（三）检查

（1）仔细触摸常可触及向两侧分离移位的骨块，挤压两髁时可有剧烈疼痛及骨擦音。
（2）检查足、趾活动情况，足背感觉、足背动脉搏动情况，排除神经、血管损伤的可能。
（3）如果患者情况允许，应同时检查膝部侧副韧带及交叉韧带有否损伤。
（4）X线检查，拍摄膝关节正、侧位片。

（四）诊断

有外伤史，膝关节呈半屈曲位，膝上部肿胀、畸形、压痛，膝部活动疼痛加重可闻及骨擦音，浮髌试验阳性。正、侧位X线检查，可明确诊断和分型。

（五）治疗

股骨髁间骨折属关节内骨折，应尽可能做到良好复位，防止后期创伤性关节炎的发生。以保守治疗为主，避免膝关节因软组织粘连所致的关节僵直。无移位骨折（单髁骨折、双髁骨折、髁上骨折）外敷白公鸡接骨丹，24小时解除后，夹板固定，内服药疗养即可，有移位骨折手法复位治疗。

【手法复位】（适用各型骨折）患者仰卧，膝屈曲30°~50°，先在无菌操作下，抽净关节积液。一助手握持大腿中下段，另一助手握持小腿中上段。术者用两手掌抱髌部，并向中心挤压，以免在牵引时加重两髁旋转分离。在抱髌下，两助手徐徐用力对抗牵引，注意牵引时不要用力过猛，以免加重损伤和造成两髁旋转。当重叠移位纠正后，可用纠正髁上骨折前后移位的方法，术者用手从腘窝部或膝前用力，纠正前后移位。为使关节面平整，术者在维持牵引下，对向两手反复向中心推挤。复位后，放好衬垫及夹板固定，进行X线检查。如果关节面已平整，仅有少许前后移位，在股骨髁或胫骨结节牵引下纠正。若为单侧髁骨折块仍向外移时，用拇指向内推挤。

【手法复位】股骨外髁骨折：临床股骨单髁骨折较少见，内髁骨折更少见，故以外髁整复为例。患者取仰卧位，患膝屈曲，一助手固定大腿中段，另一助手一手持踝上将膝关节屈曲90°，以另一前臂横置小腿后部牵拉。术者两拇指置外髁后部，余指置膝关节内侧。先以两拇指向前推挤外髁，矫正向后上移位，然后两手四指向外提拉膝关节矫正外翻的同时，两拇指再向内推挤外髁矫正向外移位。

【手法复位】股骨髁间骨折：无移位的髁间骨折不需整复。对移位的髁间骨折，可用拔伸牵引挤压法复位。一助手固定大腿，另一助手持小腿下段牵拉，术者两手相扣以掌根挤压两髁复位。

骨折复位后，术者双手掌紧抱骨折断端，令助手屈伸膝关节，使股骨髁关节面更加平滑，由助手牵引小腿，维持复位后的位置。

1.固定方法

夹板应超关节固定，长度由大腿中上 1/3 处，下至小腿中下1/3处，前侧板为大腿部一块，小腿部2块，其余3块都直接由大腿至小腿。夹板一般由薄木板叠合而成，塑形好，符合下肢的形状。

（1）无移位的单髁骨折：膝关节屈曲40°位，夹板固定4～6周左右，X线检查骨折愈合后扶拐下床活动。

（2）有移位的单髁骨折：复位后稳定者，膝关节屈曲40°～60°位，超关节夹板固定，不稳定者足踝牵引套牵引，重量3～4千克维持6～8周左右，X线检查骨折愈合后去除牵引扶拐下床活动。

2.药物治疗

（1）内服药：股骨髁间骨折多瘀肿严重，初期宜活血化瘀、行气止痛内服复元活血汤，肿胀减轻后，可服用骨伤散。夹板固定者与关节僵硬者后期可服用活血止痛汤、舒筋丹。

（2）骨折复位后直接外敷白公鸡接骨丹，24小时后解除，后期关节僵硬者可涂擦冷敷凝胶，外用四肢熏洗剂。

3.功能锻炼

股骨髁部骨折属关节内骨折，关节内瘀血和肿胀都较严重，易遗留关节僵硬和创伤性关节炎。因此，加强不同时期的功能锻炼不但能促进瘀血消散而预防关节粘连，又能通过股骨滑车关节面在胫骨平台上的滚动，使残余的移位得以适度纠正，可预防和减少创伤性关节炎的发生，并可增强股四头肌肌力，增加膝关节的稳定度，减少关节并发症。

初期夹板固定后即可做股骨四头肌的收缩及踝、趾关节屈伸活动；第二周起行膝关节自动屈伸活动。活动范围从小到大、开始时允许患者以手帮忙进行屈伸膝2～3周，范围10°～20°，然后增加到30°～40°，但切忌暴力屈伸。肿胀减轻后应加用指推活髌法，防止髌骨粘连，3～4周后可于原屈膝位做膝的伸展锻炼；4～6周后带夹板进行自主屈伸活动。骨折愈合拄拐不负重下床活动，可逐步采用膝关节的各种自我锻炼和舒筋手法。

4.观察护理

（1）应严密观察患肢末梢温度、足踝感觉、运动变化和胫前、后动脉搏动情况，若有异常应及时给予处理。

（2）若发现血管、神经损伤，应立即行牵引、复位并严密观察，如不缓解，应及时妥善处理，切不可延误时间，否则将造成严重后果。

五、髌骨骨折

髌骨是膝关节的重要组成部分，是人体中最大的籽骨。髌骨能起到保护膝关节，增强股四头肌肌力，组成滑车关节等作用。髌骨骨折后如处理不当，将会严重影响膝关节的活动，甚至造成终身残疾。

（一）病因病机

直接暴力和间接暴力均可引起髌骨骨折。直接暴力多因外力直接打击在髌骨上，如撞伤、踢伤等，骨折多为粉碎性，其髌前腱膜及髌两侧腱膜和关节囊多保持完好，亦可为横断形骨折。间接暴力，多由股四头肌猛力收缩，造成牵拉性损伤，如突然滑倒时，膝关节半屈曲位，股四头肌骤然收缩，牵髌骨向上，而髌韧带固定髌骨下部，造成髌骨骨折。间接暴力为横形骨折，移位大，髌前筋膜及两侧扩张部撕裂严重。

1.直接暴力

由于髌骨位置表浅，且处于膝关节的最前方，因此极易受到直接暴力的损伤，如撞击伤、踢伤等。骨折多为粉碎性，移位较少，伸肌支持带很少损伤。因此，患者尚能主动伸直膝关节。

2.间接暴力

股四头肌突然猛力收缩，超过髌骨内在的应力时，则引起髌骨骨折。骨折多为横形，移位明显，但很少呈粉碎性，伸肌支持带损伤严重，不能主动伸直膝关节。

（二）临床表现

髌骨骨折后常发生膝关节肿胀积血，髌前可见皮肤擦伤及皮下血肿，严重者皮肤可产生水泡，压痛明显，膝关节活动困难，不能自动伸直。有移位的骨折可触及骨折间隙。被动活动时膝关节剧痛，有时可感觉到骨擦感。陈旧性骨折有移位者，因失去股四头肌作用，伸膝无力，行走缓慢，并可有关节活动障碍。髌骨骨折通常按照骨折位置、骨折后的外形及移位的程度进行分类。（图7-65）

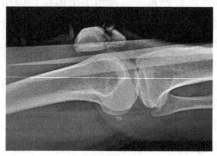 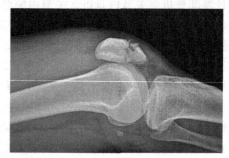

A 手法复位前　　　　　　　　　　B 手法复位后

李XX，女，32岁，左髌骨骨折

图 7-65　髌骨骨折

1.无移位的髌骨骨折

（1）无移位的横形骨折。

（2）无移位的粉碎性骨折。

2.有移位的髌骨骨折

（1）髌骨中1/3横形骨折。

（2）髌骨上极或下极横形骨折。

（3）有移位的粉碎性骨折。

（4）纵形骨折。

（5）骨软骨骨折。骨软骨骨折通常发生于青少年，并且常在创伤性髌骨脱位或半脱位时合并发生。（图7-66）

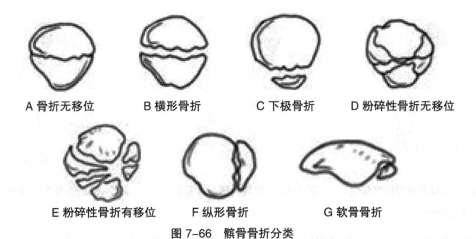

图7-66 髌骨骨折分类

(三) 检查

髌前皮肤擦伤及皮下血肿，压痛明显；有移位的骨折可触及骨折间隙，有时可感觉到骨擦感，如果骨折间隙很大，则提示有支持带的严重撕裂。浮髌试验阳性。

X线检查：摄X线片时应采用膝关节侧位及斜位，包括前后位；侧位可显示横断骨折以及骨折块分离，但不能了解有无纵形骨折以及粉碎性骨折的情况；斜位可常规采用外旋45°位，以避免与股骨髁重叠；既可显示其全貌，更有利于诊断外侧的纵形骨折。如怀疑内侧有损伤时，则可取内旋45°位。X线检查可明确骨折类型及移位情况。

(四) 诊断

有明确的外伤史。膝关节积血、肿胀、局部疼痛及功能障碍。浮髌试验阳性，X线检查是确诊的主要依据。

(五) 治疗

对髌骨骨折的治疗，应最大限度地恢复其关节面的形态，力争使骨折解剖复位，关节面平滑，初期活动膝关节，恢复其功能，防止创伤性关节炎的发生。

【手法复位】对于无移位的粉碎性和纵行骨折无须手法复位。对于有移位大块粉碎性或纵行骨折或分离移位的横形骨折，可采取推挤手法复位。患者仰卧位，膝关节伸直，一助手固定大腿中段，一助手扶持小腿，术者站在患侧，用手掌小鱼际轻柔按摩股四头肌，解除股四头肌的紧张和痉挛；左手固定骨折远端，并尽力向上推；右手拇、食指捏持骨折近端的内外侧，用力向下推按，以母找子，整复分离移位。如系粉碎性骨折，术者用双手虎口处，由外向内侧卡住髌骨，用力向中挤捏，用团抱法使之复位。骨折复位后，为使髌骨关节面平滑，术者用双虎口卡住髌骨，向后按压并上下反复推拉髌骨，使髌骨滑车上下运动得以平滑，手指触摸髌骨前面，骨折线平整，复位成功。(图7-67、图7-68、图7-69)

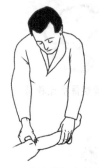 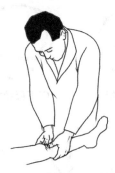 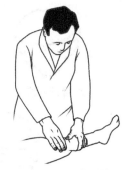

图 7-67　髌骨骨折捏挤复位　　　图 7-68　髌骨骨折上推复位　　　图 7-69　髌骨骨折推挤复位

1.固定方法

对于无移位骨折，可直接外敷白公鸡接骨丹，24小时后解除，用长托板或石膏托固定膝关节于15°左右屈位。2周后带固定下床活动，4～6周骨折愈合后，可解除固定，练习膝关节伸屈活动。

对于移位的横断形、大块粉碎性或纵形骨折，用抱膝圈固定。用中等硬度的金属丝做成比髌骨略大的圆圈，将其塑形使之与髌骨外形相符，作为抱膝圈的圈衬，在圈衬上缠绕绷带，等距离扎4条绷带，制成抱膝圈复位固定。将制好的抱膝圈套在髌骨上，膝下放长度为大腿部到小腿中部木板，宽13厘米厚1厘米，将抱膝圈上的4条绷带结扎于木板后，腘窝部垫一小棉垫，木板的上下端用绷带包裹大小腿进行包扎，将膝关节固定在伸直位。4～6周骨折愈合后去除固定，练习膝关节伸屈活动。（图7-70）

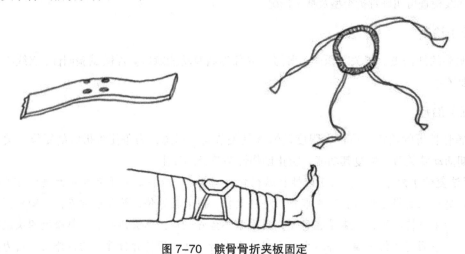

图 7-70　髌骨骨折夹板固定

2.药物治疗

（1）内服药

髌骨骨折多瘀肿严重，初期可用祛瘀消肿方剂，具体方药参照股骨踝间骨折。肿胀消减后可服用活血止痛汤，后期关节疼痛活动受限者，可服舒筋活络汤。

（2）外用药

初期无移位者直接外敷白公鸡接骨丹，去固定后，关节僵硬者可用四肢熏洗剂。

3.功能锻炼

抬高患肢减轻肿胀，密切观察抱膝环的固定情况，及时调整松紧度，防止固定过紧。固定后开始习练大腿肌肉收缩锻炼和踝关节活动，4周左右可拆除抱膝环固定，轻微活动膝关节，但要防止股四头肌收缩过强造成髌骨分离，活动膝关节要以无痛为原则，大约6周左右骨折即可临床愈合。

4.观察护理

（1）注意观察患者的生命体征及全身情况，警惕合并损伤和其他系统并发症，如足趾不能主动活动，皮肤感觉减退，但血液循环良好，提示神经受压，应及时进行相应处理。

（2）注意局部肿胀程度，肢端血液循环变化，观察是否保持有效固定，防止并发症。

六、胫骨平台骨折

胫骨上端与股骨下端形成膝关节，与股骨下端接触的面为胫骨平台，呈两个微凹面，并有内侧、外侧半月板增强凹面，与股骨髁的相对面形成运动轨迹，并增加膝关节的稳定性，胫骨平台是膝的重要负荷结构，一旦发生骨折，使内、外平台受力不均，将产生骨关节改变。由于胫骨平台内、外侧分别有内、外侧副韧带，平台中央有胫骨粗隆，其上有交叉韧带附着，当胫骨平台骨折时，常发生韧带及半月板的损伤。

（一）病因病机

胫骨平台骨折可由间接暴力或直接暴力引起。高处坠落时足先着地，再向侧方倒下，力的传导由足沿胫骨向上，坠落的加速度使体重的力向下传导，共同作用于膝部，加之侧方倒地产生的扭转力，导致胫骨内侧或外侧平台塌陷骨折。当暴力直接打击膝内侧或外侧时，使膝关节发生外翻或内翻，导致外侧或内侧平台骨折或韧带损伤。

（二）临床表现

外伤后不能站立行走，膝关节肿胀疼痛、活动障碍，胫骨上端有瘀血或瘀斑，严重的胫骨内、外髁骨折，可有明显的膝内、外翻畸形，注意检查有无侧副韧带损伤。关节稳定性检查常受到疼痛、肌肉紧张的限制，特别是双髁粉碎性骨折者。骨折局部的压痛程度和部位与骨折类型有直接关系，胫骨外髁骨折或内髁骨折者，其胫骨外髁和内髁的相应部位有明显压痛；而胫骨双骨折者则胫骨内、外髁部均有压痛；单纯的塌陷性骨折压痛多较轻。侧向活动幅度大者，为合并侧副韧带和交叉韧带损伤的征兆；若外翻幅度增大，为合并内侧副韧带或前交叉韧带损伤；内翻幅度增大，为合并外侧副韧带损伤。（图7-71）

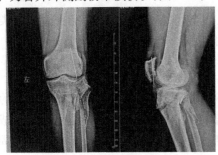

A 手法复位前

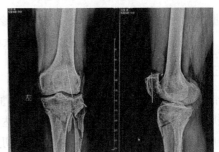

B 手法复位后

刘XX，男，56岁，左胫骨平台、腓骨小头粉碎性骨折

图 7-71 胫骨平台骨折

根据暴力作用的大小、方向不同，胫骨平台骨折可分为以下类型：

（1）单纯胫骨外髁劈裂骨折。

（2）外髁劈裂合并平台塌陷骨折。

（3）单纯平台中央塌陷骨折。

（4）内侧平台塌陷骨折，可表现为单纯胫骨内髁劈裂骨折或内侧平台塌陷骨折。

（5）胫骨内、外髁骨折。

（6）胫骨平台胫骨干骨折同时有胫骨干骺端或胫骨干骨折。（图7-72）

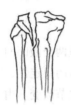 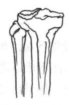 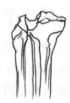

A 单纯胫骨外髁劈裂骨折　　B 外髁劈裂合并平台塌陷骨折　　C 单纯平台中央塌陷骨折

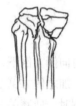 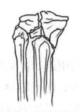 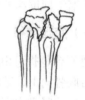

D 内侧平台塌陷骨折　　E 胫骨内、外髁骨折　　F 胫骨平台胫骨干骨折

图7-72　胫骨平台骨折分类

（三）检查

膝部明显瘀肿、疼痛、功能障碍，关节内出血严重，按之有波动。可有膝外、内翻畸形。容易在胫骨髁部触及骨擦感。若侧副韧带撕裂，则膝关节侧向试验阳性；交叉韧带损伤者，抽屉试验阳性；半月板损伤初期检查困难，应仔细检查。临床检查时应检查足背动脉搏动及有无腓总神经损伤征象。常规拍摄膝关节正、侧位X线片，可行膝关节CT扫描及三维重建，疑伴有韧带损伤者，可酌情选用MRI检查。

（四）诊断

根据外伤史和临床症状及体征，即可确诊。正、侧X线片检查，可进一步明确骨折类型和移位程度。伴有韧带损伤者应仔细检查，需注意有无腘动脉、腓总神经等伴发损伤。

（五）治疗

胫骨平台骨折的治疗以恢复关节面的平整和韧带的完整性，保持膝关节活动为目的。胫骨髁间骨折属关节内损伤，整复较困难且要求达到解剖复位。由于胫骨平台系由松质骨构成，骨折发生挤压塌陷，给整复造成一定困难，虽然切开内固定，复位可近似解剖，但由于术后周围软组织粘连，严重影响关节功能，疗效亦不理想。只要初期采用合理整复手法和有效固定方法，结合有效的功能锻炼，即使较严重的关节面碎裂，仍可望获得满意的膝关节功能。具体方法可根据骨折的病理变化，确定合理的复位方案，运用手法和韧带、关节囊等软组织的牵拉作用，使骨折复位。不稳定骨折非手术疗法难以奏效者，采用切开复位。

【手法复位】对无移位和轻度塌陷型胫骨内髁或外髁骨折，无须手法复位。对于移位较大的胫骨内、外髁骨折，以外髁骨折为例：患者仰卧位，一助手固定大腿部，一助手持小腿下段先顺势拔伸牵拉，再逐步内收牵拉，术者站在患侧，先用手法揉摩大腿下部和小腿上部，以消除肿胀，缓解局部痉挛。术者两手相扣于膝内侧，向外牵拉，使小腿内收，增大膝关节外侧间隙的同时，两拇指推挤胫骨外髁向内，使移位回复。对于有移位的骨折，牵引的方向可根据骨折类型来决定。外侧平台骨折应使膝关节在内收位进行；内侧平台骨折，应在膝关节外展位牵引；双侧平台骨折应在中立位下牵引。牵引目的达到后，根据骨折移位情况，使用不同的手法。如单侧平台塌陷骨折，术者两拇指放在骨折块的下侧，余指环抱小腿上端，令牵引小腿的助手使膝关节于中立位，术者拇指用力向上推挤骨折块，同时嘱助手将小腿向骨折侧搬拉，两力共同促使骨折块复位。双侧胫骨平台骨折多有骨折块分离移位，术者双手掌环抱骨折处的内外侧，用力向中心挤压，使骨折合拢。复位后由助手握住骨折处，以维持复位效果。（图7-73、图7-74）

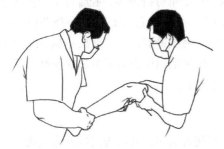
图7-73 胫骨平台骨折端提复位

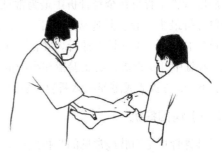
图7-74 胫骨平台骨折推按复位

1.固定方法

根据不同类型，辨证选用固定方法。轻度塌陷性胫骨外髁或内髁骨折和无移位的胫骨单髁或双髁骨折，外敷白公鸡接骨丹，24小时后解除，膝关节置30°~40°屈曲位以小腿皮牵引3~4千克维持，4~6周骨折愈合后去掉牵引，扶拐下床不负重活动。

对于移位较轻的胫骨内髁或外髁骨折，复位后直接外敷白公鸡接骨丹，24小时解除后，配合踝骨牵引，3~4千克重量维持，4~6周骨折愈合后去掉牵引扶拐下床不负重活动。

2.药物治疗

（1）内服药

初期为瘀血阻滞，可根据肿胀程度分别采用活血止痛汤、骨伤散等；肿胀减轻后，和营止痛汤，生骨散等；后期膝关节强硬疼痛可服舒筋活血汤。

（2）外用药

初期无移位或移位不大的骨折，复位后外敷白公鸡接骨丹或外贴接骨止痛膏；去掉固定或牵引后膝关节伸屈障碍者，可外涂伤油膏，并可用四肢熏洗剂温经活血，滑利关节，促进膝关节功能早日恢复。

3.功能锻炼

胫骨平台骨折为膝关节内骨折，治疗以恢复膝关节功能为主。因此，加强不同时期的以操练股四头肌为中心的功能疗法，既可以散瘀消肿，预防关节粘连，又可以通过适当的活动使关节面在磨合中愈合，以预防和减少创伤性关节炎的发生，并可防治股四头肌萎缩和肌力降低，从而保持膝关节的稳定，减少并发症。具体方法：初期可作股四头肌收缩锻炼和踝关节的背伸跖屈活动，肿胀消减后，即应以指推活髌法，防止髌骨粘连。单髁骨折应根据其塌陷和移位的程度及处理方法，分别于1至4周开始做膝关节的屈伸和伸膝抬举等锻炼，4~6周骨愈合后扶拐下床不负重活动。随着骨折愈合程度增加肢体负重，并做小腿带重物伸膝抬举锻炼。后期骨折愈合后，可配合理筋、舒筋等手法治疗，使膝关节功能早日恢复。

4.观察护理

抬高患肢，以利消肿，预防肢体外旋，以免肢体压迫腓总神经，造成腓总神经损伤。应密切观察患肢末梢血液循环情况及感觉情况、足趾活动等，警惕并发腘动脉及腓总神经损伤或骨筋膜室综合征的发生。一旦出现肢体苍白、皮温降低、足背动脉扪不到时，应立即妥善处理。

七、胫腓骨骨干骨折

胫腓骨骨干骨折在全身骨折中最为常见。其中以胫骨干单骨折最多，胫腓骨干双折次之，腓骨干单骨折最少。胫骨是连接股骨下方的支撑体重的主要骨骼，腓骨是附连小腿肌肉的重要骨骼。胫骨中、下1/3处易于骨折。胫骨上1/3骨折移位，易压迫腘动脉，造成小腿下段严重缺血坏死。胫骨中1/3骨折，瘀血潴留在小腿的骨筋膜室，增加室内压力容易造成缺血性肌挛缩。胫骨中、下1/3骨折造成滋养动脉断裂，易引起骨折延迟愈合。

（一）病因病机

胫腓骨骨折是四肢最常见的骨折之一。直接外力损伤者居多，其次为间接外力损伤。直接外力如压砸、冲撞、打击致伤等，骨折线为横断或粉碎形。有时两小腿在同一平面折断，可在暴力作用侧有一三角形碎骨片，骨折后，骨折端多有重叠、成角、旋转移位。软组织损伤常较严重，易造成开放性骨折，常造成血管、神经及软组织受伤。间接暴力多见为高处跌下，跑跳的扭伤或滑倒所致的骨折，骨折线常为斜形或螺旋形，胫骨与腓骨多不在同一平面骨折，腓骨骨折线较胫骨骨折线高，软组织损伤小，但骨折移位骨折尖端穿破皮肤形成穿刺性开放伤的机会较多。骨折移位取决于外力作用的大小、方向，受肌肉收缩和伤肢远端重量等因素影响。小腿外侧受暴力的机会较多，因此可使骨折端向内成角，小腿重力可使骨折端向后侧倾斜成角，足的重量可使骨折远端向外旋转，肌肉收缩又可使两骨折端重叠移位。

（二）临床表现

局部疼痛、肿胀、畸形较显著，表现成角和重叠移位。一般单一的胫骨或腓骨骨折，疼痛多较轻，胫腓骨双骨折疼痛较重，骨折移位大者疼痛较严重。肿胀程度也反映出骨折的严重程度，单一的胫骨或腓骨骨折肿胀较轻，胫腓骨双骨折、粉碎性骨折等多肿胀严重。骨折移位越大肿胀越严重，甚至起大量水泡，并发筋膜间室综合征者，肿胀坚硬。胫腓骨骨折无移位或疲劳骨折尚可勉强行走，胫腓骨双骨折既不能站立也不能行走。胫腓骨双骨折多畸形明显，骨折移位越大，畸形也越明显。胫腓骨不同部位的骨折，可有不同的畸形表现。上段骨折，胫骨近折端受股四头肌腱、半腱肌的影响，多向前内突起成角；中段骨折由于肌肉分布不平衡，也多出现向前、向内突起成角畸形；下段骨折，由于小腿三头肌腹和跟骨结节的支点关系，多呈向后凹陷和成角突起。胫腓骨双骨折，多有程度不同的缩短以及由于足的自然重力关系而表现外旋畸形。对严重的胫腓骨骨折，特别是挤压伤和上段骨折，若合并血管损伤或受压，将有足部发凉，胫前、后动脉搏动减弱或消失。（图7-75）

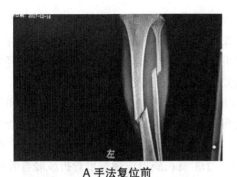
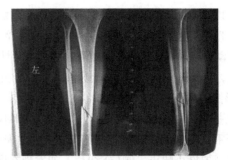

A 手法复位前　　　　　　　　　　　B 手法复位后

徐XX，男，26岁，右胫腓骨双骨折

图 7-75　胫腓骨双骨折

1. 根据骨折部位可分为

上段、中段和下段骨折，以中段骨折为多见。

2. 根据骨折形状可分为

（1）横断骨折：直接暴力以重物打击、踢伤、撞击伤、碾压伤、压砸伤等多见，暴力多来自小腿前外、前内侧，胫腓两骨骨折线多在同一水平面，骨折线多呈横断，软组织常挫伤严重，甚至发生皮肤坏死、骨外露。

（2）斜形骨折：间接暴力多为高处坠下、旋转暴力、扭伤、跌倒等，由传达暴力所造成骨折，骨折多呈斜形或螺旋形，常有不同程度的断端向内、后成角，远端外旋、重叠移位。

（3）粉碎性骨折：巨大暴力或交通事故伤多造成粉碎性骨折。（图7-76）

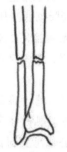 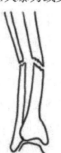 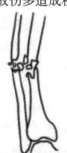 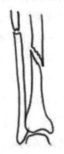 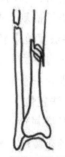

A 横断骨折　　B 短斜形骨折　　C 粉碎性骨折　　D 长斜形骨折　　E 螺旋形骨折

图 7-76　胫腓骨骨折分类

3. 根据骨折稳定程度可分

（1）稳定型骨折：胫腓骨的单一骨折，应有互相支撑作用，故比较稳定，不易错位。

（2）不稳定型骨折：胫腓骨双骨折，因失去相互支撑，多移位明显，且复位固定后容易再错位。

（三）检查

明显外伤史，患肢疼痛、畸形、活动受限或异常活动。重要的是要及时发现骨折合并的胫前、后动、静脉和腓总神经的损伤。触摸足背动脉的搏动、足部感觉、踝关节及拇趾能否进行背屈活动等。对局部损伤比较严重的挤压伤、开放性骨折以及曾有较长时间扎止血带及包扎过紧的伤员，特别要注意观察伤肢有无进行性的肿胀，尤以肌肉丰富处为主，如已发生皮肤紧张、发亮、发凉、起水泡、肌肉发硬、足背动脉扪不出、肢体颜色发绀或苍白等，即是筋膜室综合征的表现。胫骨疲劳性骨折或腓骨的疲劳性骨折，因无外伤史，症状又轻，初期X线检查也无明显改变，故误诊率极高，胫骨好发于上段，多为青少年，有长途跋涉、长跑、跳跃等活动，出现持续性疼痛，休息会减轻，劳动后加重等病史和发病过程。腓骨疲劳性骨折好发于中下段，多见于长跑运动员或经常奔走的妇女，有局部持续性酸疼和与胫骨疲劳性骨折相似的典型病史和发病过程。

影像学检查：X线检查见胫腓骨上有断裂，骨皮质不连续并有切迹者，骨密度增高和骨膜增厚硬化基本上在所有病例中都可以出现，骨小梁粗乱、排列不整齐，并可见模糊不完全性骨折线，严重病例可见骨骼变形及周围软组织的损伤。X线检查可确定骨折类型和移位情况。小腿骨折要常规拍摄小腿正、侧位X线片，如发现在胫骨下1/3有长斜形或螺旋形骨折或胫骨骨折有明显移位时，一定要注意腓骨上端有无骨折。为此需要加拍全长的胫腓骨X线片，否则容易漏诊。一般无须CT及MRI检查，除非疑及软组织损伤时。

（四）诊断

胫骨的位置表浅，局部症状明显，一般诊断不困难。常可在疼痛、肿胀部位扪出移位的骨断端。正、侧位X线片检查，可进一步明确骨折的类型、部位和移位情况。

（五）治疗

胫腓骨干骨折的治疗原则：主要是恢复小腿的长度和负重功能。因此，必须重点处理胫骨骨折。对骨折端的重叠、成角和旋转移位，应完全矫正，以免影响小腿的负重功能和发生关节劳损。无移位骨折可仅用夹板固定，直至骨折愈合。有移位的稳定骨折，可用手法整复、夹板固定。不稳定骨折，可用手法整复、夹板固定，并配合跟骨牵引。开放性骨折应进行彻底清创，同时整复骨折，利用跟骨牵引维持骨折对位，伤口愈合后则加夹板固定。陈旧骨折畸形愈合者，可用手法折骨整复、夹板固定或配合牵引。合并骨筋膜室综合征者，应切开深筋膜彻底减压。

【手法复位】胫腓骨单一骨折：单一骨折以胫骨为多，多无移位，一般无须整复。对于有轻度移位向内前成角者，可用牵拉推挤手法复位。患者仰卧位，一助手固定大腿，另一助手持踝部牵拉，术者一手置小腿后外侧，一手置成角突起处，向外后推挤使之复位。

【手法复位】胫腓骨双骨折：新鲜闭合性胫腓骨骨折，有移位骨折稳定者。患者仰卧位，患膝关节轻度屈曲，术者以掌揉、摩等手法，着重按摩小腿的外后侧，消除局部肌肉痉挛、肿胀等，待经气畅通，肿胀减退后嘱患者深呼吸，以分散注意力，一助手用肘部套住患肢腘窝部，一助手牵引患肢踝部，先顺势缓缓牵引，重叠移位纠正后，即改变牵引方向，延小腿纵轴方向牵引，以矫正骨折的成角畸形。然后把足旋转，置于中立位纠正旋转畸形。术者双手拇指抵住胫骨骨折近端移位侧，其余四指环抱骨折对侧，以纠正骨折前后方向的移位，术者拇指突然用力按压，余指端提使骨折复位。以上1/3骨折为例，因远端常向外、后侧移位，拇指应抵按在骨折近端的前、内侧，余指环抱骨折远端的外、后侧，五指相对用力，使之复位。如果胫骨有侧方移位，或是骨折端相互并拢，可用挤压分骨法，使之复位。术者用双手拇指、食指分别捏住骨折的远、近端，根据骨折侧方移位的方向，双手用力向移位相反的方向用力。胫骨复位后再整复腓骨，因腓骨大部分被肌肉包裹，仅下1/3位于皮下，所以整复时要以拇、食、中3指挤捏，使之复位。复位后术者双手把持断端，令助手左右轻轻摇摆足踝，一手持足底缓缓向上做纵向推挤，使断端进一步对合嵌入。骨折复位后，术者用拇指沿胫骨嵴和胫骨内侧面触摸，了解骨折的对位、对线情况，复位后可以感觉骨嵴平整，骨折端稳定，表明复位成功。斜形或螺旋形双骨折，多有重叠和螺旋形分离移位，可采用牵引推挤法复位。助手同前牵拉矫正重叠后，术者两手掌置两斜形断端相对挤压，配以助手轻微左右扭肢体，使断骨对合。短斜形或粉碎性骨折，可采用牵拉推挤提按法复位。即在助手牵拉下，以上述推挤手法矫正内外错位，然后两拇指置近折端前侧向后按压，余指提远折端向前复位。（图7-77、图7-78、图7-79）

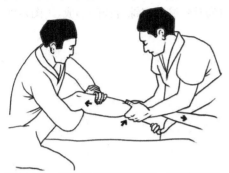

图7-77　胫腓骨骨折端提矫正前后侧移位

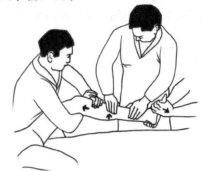

图7-78　胫腓骨骨折分骨挤按矫正远端外侧移位

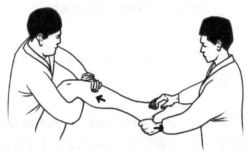

图7-79　胫腓骨骨折内翻加旋转矫正旋转移位

骨牵引：如斜形、螺旋形、粉碎性等胫腓骨折，因骨断端很不稳定，复位后不易维持良好对位，以及骨折部有伤口，皮肤擦伤和肢体严重肿胀，必须密切观察肢体的病例，不能立即以小夹板或石膏夹板固定，最好用跟骨持续牵引。成人牵引4～6千克，共牵引3周左右，换长腿无垫石膏继续固定8周。胫骨骨折的牵引时间不宜过长，也不宜过重，因胫骨中、下1/3部供血较差，稍牵拉过度易发生延迟愈合。

切开复位内固定：对整复不良，成角畸形以致膝、踝关节面不平行，肢体负重线不正，以及多次整复失败，畸形愈合，骨不连者，均应切开复位。

开放骨折：应初期彻底清创，争取一期缝合伤口；如伤后时间不太长，伤口污染不太重，清创比较彻底，手术同时可行内固定。

骨筋膜室综合征的治疗：无论小腿的闭合骨折还是开放骨折，若有骨筋膜室综合征的现象都应作为紧急情况对待，骨折复位后密切观察，抬高伤肢，如不缓解应速施行彻底的筋膜长轴向切开（包括深层筋膜）缓解内压改善血液循环。

1.固定方法

复位后稳定的骨折，以夹板固定。骨折局部可先外敷白公鸡接骨丹，24小时后解除，或外敷消炎膏等活血化瘀中药，用绷带包扎，在胫骨内、中和外上、外下各放一平垫，以保持胫骨的生理屈度，上1/3骨折要超膝关节固定，中1/3胫腓骨骨折，不超膝关节固定，夹板上到胫骨结节，下至踝关节，下1/3骨折要超踝关节固定，前侧两块板可达足背部，根据肢体长度和肿胀程度、骨折部位等，制作夹板。用塑形夹板固定后，膝关节屈曲40°，小腿后垫枕，固定期间应注意夹板的松紧程度，并定时行X线检查，观察肢体末梢血运，发现骨折移位或末梢血运差时应随时进行调整，3～4周可在医护人员的指导下扶双拐下床活动，患肢的负重逐渐增加，以不感患肢疼痛为宜。随着功能锻炼和负重的增加，患肢自觉有力，即可持单拐行走。一般6～8周骨折即可达临床愈合，可根据X线片的骨愈合情况，决定小夹板的拆除。下1/3胫腓骨骨折愈合较慢，应适当延长固定时间。注意预防小腿内侧夹板下皮肤溃疡及骨筋膜室综合征的形成。（图7-80）

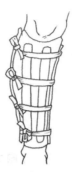

图7-80　胫腓骨骨折夹板固定

2.药物治疗

小腿部骨折，多肿胀且骨折愈合较慢，依三期用药和辨证施治的原则，内、外用药对促进肿胀消除和加速骨折愈合，都有重要意义。

（1）内服药

初期宜用活血消肿，行气止痛药，活血止痛汤加减。中期瘀血凝滞，治则活血生新，接骨续筋，接骨紫金丹加减。后期肝肾不足，补益肝肾，调养气血。生血补髓汤加减。

（2）外用药

对于儿童青枝骨折、裂纹骨折或成人单一骨折，直接外敷白公鸡接骨丹。肿胀瘀血较为严重的胫腓骨双骨折，手法复位后再外敷白公鸡接骨丹，24小时后解除。后期足踝肿胀活动不利者，用四肢熏洗剂，通经活络、滑利关节。

3.功能锻炼

整复固定后即做跖趾、踝关节及股四头肌伸缩活动，加大足踝关节背伸跖屈活动，逐渐增加勾脚绷腿锻炼力度。3～4周开始髋、膝、足关节主动屈伸功能锻炼，对于促进循环、消退肿胀、防止深静脉血栓具有重要意义。6周后增大髋、膝关节屈伸锻炼，继续行直腿抬高，髋部外展功能锻炼，以及屈髋伸膝功能锻炼，幅度逐渐增大；6～8周逐渐增加髋关节活动力度，并开始内旋、外旋，内收、外展活动。骨折愈合后可逐渐负重步行锻炼。

4.观察护理

（1）抬高患肢，以促进静脉、淋巴液回流，预防或减轻肢体肿胀。

（2）观察患肢血液循环和足趾感觉情况，注意有无疼痛、肿胀、肢体麻木等。

（3）注意检查腓总神经的功能，观察足和足趾的背伸、跖屈活动，以及小腿的皮肤颜色、温度和足的感觉，特别是第一——二趾间背侧皮肤感觉。

（4）应观察夹板或石膏外固定者足趾的感觉、活动，以及皮肤情况，注意有无压迫。

八、踝关节部骨折

踝关节骨折是下肢骨折中比较常见的骨折。踝关节由胫、腓骨下端和距骨组成。胫骨下端内侧向下的骨突称为内踝，其后缘向下突出者称为后踝，腓骨下端骨突构成外踝。内踝的三角韧带较外踝的腓距、腓跟韧带坚强。内、外、后三踝构成踝穴。胫腓骨下端之间被坚强而有弹性的下胫腓韧带连接在一起。骨折均为关节内骨折，若对位不好，将形成创伤性踝关节炎，伤踝僵硬疼痛，行走困难。

（一）病因病机

踝部损伤原因复杂，类型很多。韧带损伤、骨折和脱位可单独或同时发生。根据受伤姿势可分为内翻、外翻、外旋等多种，其中以内翻损伤最多见，外翻损伤次之，内翻和外翻损伤均可引起下胫腓韧带撕裂。

1.根据骨折脱位的程度，损伤又可分为三度

（1）单踝骨折为一度。

（2）双踝骨折、距骨轻度脱位为二度。

（3）三踝骨折、距骨脱位为三度。踝部骨折多由间接暴力引起。

2.根据暴力的大小、方向和受伤时足所处的位置，可产生外翻骨折和内翻骨折

（二）临床表现

踝关节外伤后踝部疼痛、肿胀，皮下可出现瘀斑、青紫，不敢活动踝关节，不能行走。呈外翻或内翻畸形，压痛和功能障碍。（图7-81、图7-82）

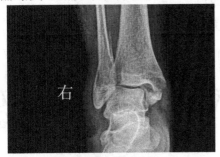
A 手法复位前

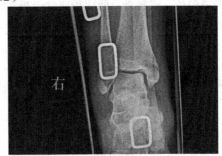
B 手法复位后

孙X，女，52岁，右内外踝双骨折

图 7-81　内外踝双骨折

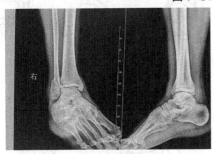
A 手法复位前

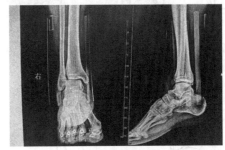
B 手法复位后

乔XX，男，31岁，右外踝骨折

图 7-82　外踝骨折

（1）外翻骨折：外翻骨折受伤时，踝部极度外翻，或重物压于外踝，使踝关节极度外翻。因暴

力强度的不同，可引起不同程度的损伤。轻者为内踝撕脱骨折，称单踝（或Ⅰ度）骨折，骨折线呈横形。若暴力持续，距骨将撞击外踝，造成外踝的斜形骨折或下胫腓韧带撕裂，称两踝（或Ⅱ度）骨折。此时距骨向外移位，可在腓骨下端相当于联合韧带上方，形成扭转外力，造成腓骨下 1/3 或中 1/3 骨折。暴力过大，距骨撞击胫骨下关节面后缘，发生后踝（或Ⅲ度）骨折，即三踝骨折。

（2）内翻骨折：内翻骨折受伤时，踝部极度内翻，可因不同强度的暴力引起不同程度的损伤。轻者可引起外侧副韧带损伤伴有腓骨尖撕脱或外踝横形骨折，称单踝（或Ⅰ度）骨折。若暴力持续，距骨将撞击内踝，引起内踝斜形骨折，称两踝（或Ⅱ度）骨折，有时也可引起下胫腓韧带和距骨跟腓韧带撕裂，使踝关节不稳定，严重暴力可引起双踝骨折和距骨向内半脱位，或在内踝骨折的同时距骨向后撞击距骨后缘，发生后踝（或Ⅲ度）骨折，即三踝骨折。

（3）外旋骨折：当足和小腿相对运动，使足过度外旋，发生下列变化：外踝斜形或螺旋形骨折。骨折无移位或轻微移位，骨折面前后重叠，侧位可见由前下至后上的斜形（Ⅰ度）骨折线。暴力持续，距骨撞击内踝，引起内踝斜形骨折，称双踝（Ⅱ度）骨折。暴力较大，距骨和外踝向外、后侧旋转，将胫骨后缘撞折，形成三踝（Ⅲ度）骨折。

（4）纵向压挤骨折：高处坠落，足跟垂直落地时，可致胫骨前缘骨折，伴踝关节前脱位。如果暴力过大，可造成胫骨下关节面粉碎性骨折。

（5）侧方压挤骨折：暴力来自内、外方向，直接作用在踝部，骨折无移位或轻微移位，多引起踝部粉碎性骨折，一般为双踝骨折，可合并有局部开放性损伤。

（6）垂直压挤骨折：由高处落下所引起的踝部压缩性骨折。足跟着地，足背屈致胫骨前缘骨折，距骨前脱位，或胫骨及两踝粉碎性骨折。（图7-83）

凡严重外伤，发生三踝骨折时，踝关节完全失去稳定性并发生显著脱位。

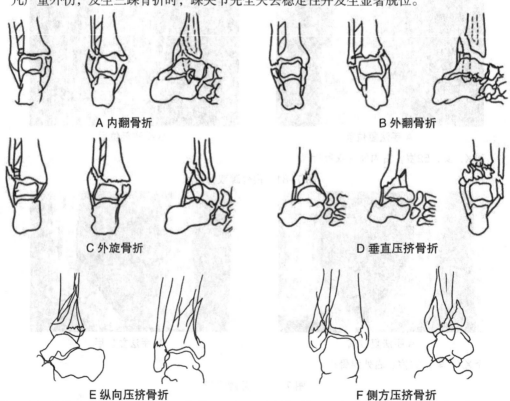

A 内翻骨折　　　　　　　　　　B 外翻骨折

C 外旋骨折　　　　　　　　　　D 垂直压挤骨折

E 纵向压挤骨折　　　　　　　　F 侧方压挤骨折

图 7-83　内外踝骨折分类

(三)检查

踝关节骨折后踝关节畸形,异常活动、扪及骨擦感,局部压痛明显。如果踝关节骨折伴有韧带断裂,容易导致关节脱位,患者走路会感觉不稳,查体时可以扪及某个部位的空虚感、弹性固定等症状。踝关节正、侧位X线片可明确骨折的部位、类型、移位方向。

(四)诊断

局部瘀肿、疼痛和压痛,功能障碍,可闻及骨擦音。外翻骨折多呈外翻畸形,内翻骨折多呈内翻畸形,距骨脱位时,则畸形更加明显。X线片可显示骨折脱位程度和损伤类型。

(五)治疗

踝部骨折是关节内骨折,所以复位要求正确,固定要牢固。

(1)无移位的单踝或双踝骨折一般只需用小夹板固定,或用管形石膏将踝关节固定于中立位。4周后拆除外固定,开始行走。

(2)有移位的单踝或双踝骨折,手法复位和小夹板固定,或小腿管形石膏固定。复位手法视骨折的类型而采用不同的方法,基本原则是与暴力相反的方向进行复位。

【手法复位】外翻骨折:两助手各握住伤足和小腿,向相反的方向拔伸牵引。术者一手顶住内踝上方,另一手将外踝和足外侧向内挤压,同时将踝部置于内翻位。若下胫腓韧带同时有断裂,距骨向外侧移位。术者可用两掌挤压两踝部,使之复位。如果合并外旋骨折,复位时加用内旋手法。

【手法复位】内翻骨折:在牵引下,术者一手顶住外踝上方,另一手将内踝和足内侧向外挤压,同时将踝部置于外翻位。若距骨向后脱位,应先将跟部向前推,然后外翻伤足,保持足于外翻背屈位。

【手法复位】不论是外翻骨折或内翻骨折,经整复后,X线片显示内踝断端间对合不良,特别是侧位片显示内踝断端分离者,说明其间有骨膜或韧带嵌夹,应将受嵌夹的软组织撬开,重新对合复位。

【手法复位】三踝骨折:由一助手用肘部套在患侧腘窝下,另一助手一手握足跟,一手持足尖,两人对抗牵引。术者立于患侧,先以揉、摩、搓等手法松解小腿下端瘀血肿胀,缓解软组织痉挛和紧张,令患者做深呼吸,两助手加大牵引力度,顺骨折原始畸形方向牵引,即外翻骨折外翻位牵引,内翻骨折内翻位牵引。骨折处牵开后,将足置于中立位牵引,以纠正踝关节的畸形,继续牵引。由于外翻损伤常有外旋因素,内翻损伤常有内旋,故牵引的助手应再次改变牵引方向,外翻骨折改为内翻牵引,内翻骨折变成外翻位牵引。术者在内外踝对抗挤压,整复内、外踝骨折移位,消除下胫腓骨联合分离,然后使后踝复位。后踝复位时,足部应先稍跖屈使距骨不致因跟腱的牵拉压迫胫骨下端关节面,然后用力将足跟向前方推挤,以纠正距骨后移,然后背伸踝关节,用紧张的后侧关节囊拉下后踝,直至与胫骨下关节面相平,则后踝的骨折片可复位。

【手法复位】纵向压挤型骨折:对轻度压缩而移位不大者,可用牵拉推挤按压法整复,术者以两手置踝关节两侧相对挤压,再行前后按压,以矫正胫骨下端前后、内外的膨出移位。

【手法复位】侧方压挤骨折:该型为直接暴力挤压所致,骨折多为粉碎性而移位多不大,若皮肤完整,可采用牵拉、推挤、屈伸法复位。助手牵拉同前,术者两手置踝关节两侧相对推挤,并同时配以牵拉。助手在保持牵拉力下做踝关节的背伸跖屈活动,使粉碎折片进一步吻合。此复位方法适用于垂直压挤型骨折。(图7-84、图7-85、图7-86)

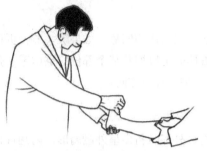
图 7-84 内外踝骨折复位背曲外旋

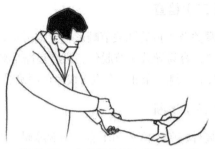
图 7-85 内外踝骨折内翻旋转复位

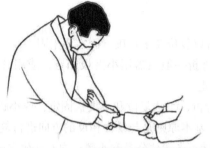
图 7-86 内外踝骨折端提挤按复位

1.固定方法

（1）对单踝骨折可外敷白公鸡接骨丹后，用踝关节塑形夹板，固定踝关节于中立位，4~5周即可。

（2）单纯的下胫骨关节分离，手法复位后塑性夹板固定4~5周即可。

（3）内、外踝双骨折或三踝骨折手法复位后，由助手把持踝关节位置，踝关节两侧衬以棉垫或用绷带缠绕，踝关节用塑性夹板，将5块夹板摆放好，先用4条布带在踝关节上分段捆扎，注意布带的松紧度，不宜过紧。用绷带先把内、外、后侧夹板下端超出足底部分连同患足固定，即内翻骨折固定于外翻位；外翻骨折固定在内翻位；后踝骨折和距骨后脱位者固定在背伸位；垂直压缩固定于中立位。固定后要定期观察松紧度，随着肿胀的消失及时调整布带的松紧度。（图7-87）

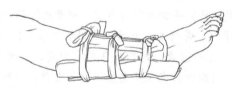
图 7-87 内外踝骨折夹板固定

手法复位失败者，踝部多处骨折并有胫腓骨下端分离，合并有踝部神经、血管伤或开放伤，需施行清创术或探查修复者，可考虑手术固定。

2.药物治疗

（1）内服药：以三期用药和辨证施治为原则，着重于调整全身阴阳气血的平衡，消除由于骨折造成全身的病理因素，为骨折修复创造有利条件。

（2）外用药：初期肿胀严重者，可外涂消肿止痛膏，起水泡者，穿刺抽吸后，敷料覆盖外敷白公鸡接骨丹；单纯无移位骨折，直接外敷白公鸡接骨丹，解除后夹板固定，后期去固定后，关节功能障碍者可用温经活血、舒筋利节类药外用熏洗，方选四肢熏洗剂，并可按摩推拿通经活络，滑利关节。

3.功能锻炼

初期的功能锻炼都是以主动锻炼为主。比如足趾抓屈伸展锻炼、小腿三头肌收缩锻炼、大腿肌肉长收缩锻炼等，这些锻炼是为了促进血液循环而达到消肿的目的。

骨折愈合，夹板解除后，踝关节处于自然状态，然后进行足趾间关节的运动，做踝部的跖屈和背伸锻炼。内踝骨折损伤者开始做踝内翻主动练习；外踝骨折损伤者开始做踝外翻主动练习。逐步增加踝屈伸、趾屈伸的抗阻练习，内踝骨折者可做踝外翻主动练习和踝内翻抗阻练习，外踝骨折者可增加踝内翻主动练习和踝外翻抗阻练习，开始做踝屈伸的关节牵引。踝关节僵硬较重者，可用捏揉通络、摇摆松筋、牵趾抖动等理筋手法，并可采用推足背伸、按压跖屈、牵拉旋转、牵趾伸屈等手法活筋，以加快关节功能恢复。

4.观察护理

复位后，初期卧床休息抬高患足，促进血液回流，减轻瘀肿。定期观察患足远端皮肤温度、颜色、动脉搏动、毛细血管充盈时间及脚趾活动情况，防止肢体肿胀与外固定过紧导致血运障碍，发现异常及时调整处理。

九、距骨骨折

临床上距骨骨折并不多见，但随着交通和建筑业的发展，发病率有不断上升的趋势。由于距骨复杂的解剖特点和特殊的解剖位置——距骨藏于踝穴内，起着重要的力量传导、转化的作用，且距骨无单独的血供，易发生缺血坏死。距骨位于胫骨、腓骨及跟骨之间，它支撑身体并将重力传导至足。距骨分为头、颈、体三部分。距骨上有五个关节面，连接踝、距跟、距舟三个关节。距骨是踝部关节中十分关键的骨头之一，它是连接腿部和足部的桥梁，并且牵涉多种正常踝关节运动功能。胫距关节（胫骨跟距骨接合面）决定着踝关节的上下运动，而距下关节（跟骨同距骨接合面）决定着内翻和外翻运动。正是因为距骨牵涉到多重关节交接面，所以距骨的损伤可能会影响到踝关节的多种运动功能。

（一）病因病机

距骨体骨折多为高处跌下，暴力直接冲击所致。距骨体可在横的平面发生骨折，也可形成纵的劈裂骨折。骨折可呈线状、星状或粉碎性。距骨体骨折往往波及踝关节及距下关节，虽然移位很轻，但可导致上述关节的阶梯状畸形，最终产生创伤性关节炎，因此，距骨体骨折预后比距骨颈骨折更差。

（二）临床表现

伤后踝关节下部肿胀、疼痛、不能站立和负重行走。功能障碍明显，易与单纯踝关节扭伤混淆。距骨颈Ⅱ度骨折，踝关节前下部有压痛和足的纵轴冲挤痛。若为距骨后突骨折，除踝关节后部压痛外，足呈跖屈状，踝关节背伸跖屈均可使疼痛加重；若为纵形劈裂骨折，踝关节肿胀严重或有大片瘀血斑，呈内翻状畸形。

1.距骨颈及体部骨折

多由高处坠地，足跟着地，暴力沿胫骨向下，反作用力从足跟向上，足前部强力背屈，使胫骨下端前缘插入距骨的颈、体之间，造成距骨体或距骨颈骨折，后者较多。如足强力内翻或外翻，可使距骨发生骨折脱位。足与踝同时背屈，距骨颈撞在胫骨远端的前缘，发生垂直方向的骨折。可分为三型：

（1）Ⅰ型距骨颈垂直骨折，很少或无移位。

（2）Ⅱ型距骨颈骨折合并距下关节脱位。距骨颈发生骨折后足继续背屈，距骨体被固定在踝穴内，足的其余部分过度背屈导致距下关节脱位。

（3）Ⅲ型距骨颈骨折合并距骨体脱位。距骨颈骨折后，背屈外力继续作用，距骨体向内后方旋转而脱位，并交锁于载距突的后方，常同时合并内踝骨折，常为开放性损伤。

2.距骨后突骨折

足强力跖屈被胫骨后缘或跟骨结节上缘冲击而致距骨后突部骨折，一般无移位，或可向内、向上移位。踝强力跖屈时，前关节囊还可将距骨颈部造成撕脱性骨折。

（三）检查

距骨踝关节前下部有压痛和纵向叩击痛，或可触摸到骨折远端边缘。严重骨折即距骨体脱出踝穴者，可在内踝后部触到骨性突起，局部皮色可出现苍白缺血或发绀。距骨体脱出踝穴者，踝关节内后部肿胀严重，局部有明显突起，拇趾多有屈曲挛缩，足外翻、外展。踝关节正、侧位X线检查，可显示骨折脱位和损伤类型。

（四）诊断

根据受伤史、症状、和体征，即可做出诊断。踝关节正、侧位X线检查，可进一步明确骨折的类型和移位程度。

（五）治疗

距骨骨折后一个相对常见的问题是通往距骨的血液循环遭到破坏，从而导致骨头的坏死（又称缺血性坏死）。并不是所有的距骨骨折都会最终发展为缺血性坏死，但是如果发生了，那么一般还会并发胫距以及距下关节炎，以及距骨的塌陷。

故应注意准确复位和严格固定，否则骨无菌性坏死和不连接发生率较高。根据骨折的类型及具体情况不同，采取相应的治疗措施。

无移位距骨颈骨折无须手法复位，仅用支具固定即可；合并颈下关节脱位的距骨颈骨折，多向背侧移位，可用手法复位。合并距下后关节脱位的Ⅱ型距骨颈骨折，可采用推提法复位。

【手法复位】患者仰卧，患髋患膝半屈曲外旋，一助手用肘部套在患肢腘窝，固定小腿，术者先用揉、摩手法在足踝和小腿部施术，以缓解痉挛和消除肿胀。嘱患者做深呼吸运动，以畅气行血，分神疼痛。如为距骨后突骨折，术者一手握前足，一手持足跟，与助手对抗牵引。此时术者略使踝关节背伸，用力向下、前方拉足跟，多可听到复位的弹响声。

【手法复位】距骨体完全脱位的Ⅲ型距骨颈骨折，此型骨折对距骨脱出部的皮肤压迫严重，应尽早复位。术者一手握小腿下端向前拉，另一手握前足，先轻度外翻后再强力跖屈，用力推向后侧，两手共同配合，整复移位。

1.固定方法

复位后经X线检查确认移位和脱位都得以纠正，由助手把持足部，后突骨折患踝处于中立位；颈、体部骨折注意固定于足跖屈位，使远断端对准近断端，进行夹板固定。

距骨后突骨折如移位，骨折片不大者可以切除，骨折片较大影响关节面较多时，可用克氏针固定，石膏靴固定8周。

距骨颈骨折对于无移位的Ⅰ型骨折，选用超关节固定板，在两踝下面各放一平垫，放好夹板后，进行固定。距骨后突骨折固定在踝关节中立位，距骨体、颈部骨折固定在轻度外翻跖屈位，采用绷带包扎，加强固定。亦可用连脚托板或石膏托固定踝关节于功能位，6~8周骨折愈合后，可去固定活动；合并距下关节脱位的Ⅱ型骨折，复位后用前后石膏托固定踝关节于跖屈外翻位，3~4周骨折稳定后，改踝关节功能位，待骨折基本连接后再逐渐矫正至踝关节90°功能位，再固定4~6周，可能达到更坚实的愈合。尽量不要强迫过早负重。距骨体完全脱位的颈Ⅲ型骨折，复位后采用Ⅱ型骨折的固定方法即可，固定时间延长，如有较大的分离，手法复位虽能成功，但要求严格固定10~12周。

2.药物治疗

（1）内服药

距骨骨折的初期用药与踝关节用药相同。及时发现缺血坏死征象，可加重祛瘀生新接骨药物用量，若骨折出现延迟愈合时，可服用生骨散；骨折愈合出现缺血性坏死征象者，可服用生血补髓汤，后期关节疼痛活动不利者，服用养血荣筋汤。

（2）外用药

初期肿胀严重者，稳定性骨折可直接外敷白公鸡接骨丹；骨折愈合有缺血坏死征象者，可外贴活血止痛膏；后期关节活动不利者，可外用温经活络、疏利关节的熏洗剂。

3.功能锻炼

距骨骨折处血循较差，愈合缓慢，复位固定后，即应加强未固定膝和足趾的伸屈活动，以利肢体血循和消肿。3~4周后可扶拐下床活动，走路或者患足的负重在伤后7~14日之内须禁止。距骨一旦愈合，适当的锻炼可以帮助最大限度地恢复踝关节功能。

4.观察护理

（1）距骨骨折的初期，踝关节下部肿胀明显、疼痛剧烈，应注意观察患者面色、情志、伤肢有无水泡、瘀斑等并采取相应的措施。

（2）复位固定后要注意观察足趾皮肤温度和颜色，足背动脉搏动、毛细血管充盈时间，被动活动足趾时的反应。

（3）整复后石膏托外固定患者，应注意观察石膏托松紧度并及时调整。

（4）复位固定后定期进行X线检查，观察骨折愈合情况，距骨体有无缺血征象。

十、跟骨骨折

本病较多发于成年人，常由高处坠下或挤压致伤。经常伴有脊椎骨折、骨盆骨折，头、胸、腹伤。跟骨为松质骨，血循供应比较丰富，骨不连者少见，但如骨折线进入关节面或复位不良，后遗创伤性关节炎及跟骨负重时疼痛者很常见。

（一）病因病机

跟骨骨折，多为间接暴力所致，由高处坠下足跟着地为跟骨骨折最常见原因，由于坠地时，足常不能平稳着地，故可导致不同部位的骨折。

（二）临床表现

典型的跟骨骨折临床表现包括后跟痛、肿胀、瘀血、跟骨横径增宽、跟部外翻畸形、足底扁平，多有外踝下膨出，甚至足呈舟状畸形。踝关节背伸、跖屈及内翻、外翻活动，均明显受限。（图7-88）

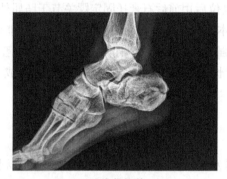 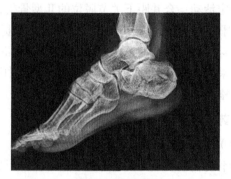

A 手法复位前　　　　　　　　　　　　　B 手法复位后

刘XX，男，52岁，右跟骨粉碎骨折

图 7-88　跟骨骨折

1.骨折类型

因跟骨骨折部位不同可能导致有无移位产生，移位主要受到跟腱或韧带牵拉以及外力的影响。跟骨骨折根据骨折是否进入关节面可分两类：

（1）骨折不影响关节面者约有五种类型：

①跟骨结节纵形骨折：多为高处跌下时，足跟外翻位结节底部着地，结节的内侧隆起部受剪应力所致。

②跟骨结节横形骨折：为跟腱撕脱骨折的一种。如撕脱骨块小，不致影响跟腱功能。

③载距突骨折：为足内翻位时，载距突受到距骨内下方冲击而引起，极少见。

④跟骨前端骨折：较少见。损伤机制为前足强烈内收加上跖屈。

⑤靠近跟距关节的骨折：为跟骨体的骨折，损伤机制亦为高处跌下跟着地，或足跟受到从下向上的反冲击力而引起。骨折线为斜形。

（2）骨折影响关节面者可分为两型：

①跟距关节面部分塌陷骨折：多系高处跌下，骨折线进入跟距关节，常因重力挤压使跟骨外侧关节面发生塌陷。

②跟距关节面全部塌陷骨折：最常见。跟骨体完全粉碎，关节面中部塌陷，向两侧崩裂。（图7-89、图7-90）

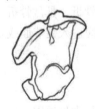 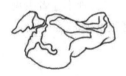 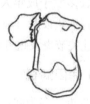

A 跟骨结节纵行骨折　　　　B 跟骨结节横形骨折　　　　C 载距突骨折

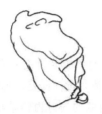
D 跟骨前端骨折

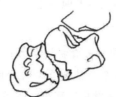
E、F 靠近跟距关节的骨折

图 7-89 跟骨骨折分类

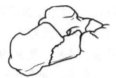 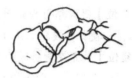

A 跟距关节面部分塌陷骨折

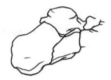 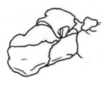 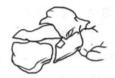

B 跟距关节面全部塌陷骨折

图 7-90 跟骨骨折分类

（三）检查

伤后足跟部肿胀、瘀斑、疼痛、压痛明显，足跟部横径增宽，严重者足弓变平。X线片表现：跟骨侧位及轴位片对了解骨折移位，分型至关重要。其中侧位片对识别骨折线，关节面塌陷及骨片旋转程度有一定帮助；轴位片能清晰显示距下关节面的载距突解剖形态及内外侧壁骨折移位情况，以及跟骨结节、跟骨体部内/外翻及移位情况。常规检查是否有合并症，如颅底骨折、脊柱骨折。个别病例需CT或MRI检查。

（四）诊断

（1）有明确外伤史。
（2）好发于青壮年，多由高处坠下致伤。
（3）跟部肿胀，疼痛剧烈，压痛和冲击痛敏锐，明显皮下瘀斑，骨折严重者可呈现足底扁平、增宽或外翻畸形。
（4）X线检查可明确骨折诊断及分类。

（五）治疗

治疗目的为恢复跟骨外形（足弓高度和宽度）以及距下关节面的平整，重建距下关节面和跟骰关节面，恢复关节活动功能。跟骨骨折治疗的重点是恢复跟距关节的对位关系和结节关节角。

1. 无移位的跟骨骨折

无移位的各型骨折，无须整复，仅外敷白公鸡接骨丹夹板固定即可，包括骨折线通向关节者，或小腿石膏托制动 4~6 周，待临床愈合后即拆除夹板、石膏，同时进行功能锻炼，但下地行走不宜过早,一般在伤后12周以后下地行走。

2.有移位的骨折

【手法复位】跟骨结节纵形骨折:骨折块一般移位不大者,予以挤按对位即可;如骨折片超过结节的 1/3 且有旋转及严重倾斜,或向上牵拉严重者,可采用分神复位和固定,麻醉下进行,患者仰卧屈膝下垂于床边,术者面对患膝而坐,用两手掌扣挤跟骨两侧的同时内侧掌根并向下推按上移骨块向下复位。用长腿石膏靴固定患肢于屈膝、踝关节跖屈位。一般固定 8 周左右,拆除石膏,练习踝关节功能。

【手法复位】跟骨结节横形骨折:取仰卧位屈膝,一助手握膝部,术者两手拇指置跟腱两侧由上向下推挤,使骨片复位。用小腿石膏靴固定踝关节于跖屈位,固定 4~6 周即可。

【手法复位】载距突骨折采用外翻推挤法复位。仰卧位,髋膝外展、外旋、屈曲 90°位,小腿下垫枕,足部悬空。一助手固定小腿保持体位,术者两拇指置于内踝下,向外上推挤的同时,余指置踝关节及踝外侧,使踝关节和跟骨内翻。

【手法复位】近跟距关节跟骨体骨折:取健侧卧位,髋膝屈曲,足悬空于床边,采用牵拉挤压法复位。一助手固定小腿,术者两手交叉相扣,以掌根夹持跟骨两侧相对挤压,矫正侧方移位的同时并向后牵拉,以矫正向后上移位,恢复结节角。

3.波及跟距关节面骨折的治疗

【手法复位】对有关节面塌陷、粉碎而移位较多者,患者仰卧或俯卧位,术者用手掌扣挤足跟,尽量矫正跟骨体增宽,手法宜稳,在摇晃足跟时,同时向下用力,以尽可能纠正结节关节角。

针拨复位法:对于波及跟距关节的跟骨骨折,有时手法复位很难获得成功,此时可在X线监视下,用骨圆针撬拨复位。如为中部的压缩塌陷,则可以骨圆针穿入其塌陷下方撬起,将骨折块与距骨贯穿固定;如骨折块连于后部,则自后方沿跟骨纵轴穿针,利用杠杆作用将骨折块抬起,并向跟骨前部贯穿固定。

跟骨结节牵引:适用于跟骨结节骨骺分离,骨折片明显上移,或跟骨体部冠状位骨折,后骨折段向上移位者。在常规无菌操作下,用一骨圆针,在跟骨结节部的后上方穿入,做向后向下的牵引,使向上移位的跟骨结节得以复位,恢复跟骨结节关节角下部的正常位置。牵引时间 3~4 周,并初期进行功能锻炼。(图7-91、图7-92、图7-93)

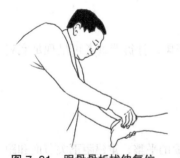 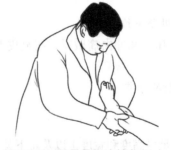 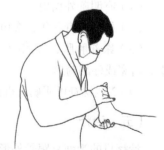

图 7-91　跟骨骨折拔伸复位　　图 7-92　跟骨骨折夹挤复位　　图 7-93　跟骨骨折揉捏复位

4.夹板固定

无移位骨折一般不做固定。对有移位的跟骨结节横断骨折,接近跟距关节骨折和波及跟距关节面未用钢针固定者,可用夹板固定。即在跟骨两侧各置一棒形压垫,用小腿两侧弧形夹板作超踝关节固定，前面用一弓形夹板维持患足于跖屈位，小腿后侧弓形板下端抵于跟骨结节之上缘，足底放一平垫，维持膝关节屈曲 30°位，一般固定 6~8 周。

5.药物治疗

按骨折三期辨证用药，初期骨断筋伤，气滞血瘀，治宜行气活血，消肿止痛。方选复元活血汤方加减。中期瘀血未尽，筋骨未愈，治宜活血和营，接骨续筋，方选血府逐瘀汤加减。后期气血运循不畅，瘀血未尽，治则通经养血，方选养血荣筋汤。

外治：解除夹板外固定后辅以中药外敷或熏洗。熏洗方选海桐皮汤，以舒筋活络，舒利关节。

6.功能锻炼

跟骨骨折以后受到影响最大的关节即踝关节，因为踝关节离跟骨骨折处比较近，屈伸活动时可能会存在一定的疼痛，因而患者很多时候不愿意进行踝关节屈伸练习，如此一来容易造成踝关节粘连。同时，跟腱附着于跟骨上，不恰当的踝关节活动可能会引起骨折移位。

（1）骨折初期应该进行轻柔、持续、缓慢的踝关节屈伸活动，10 次为 1 组，1 天进行 5~10 组。足趾屈伸活动非常重要，且不会影响骨折的稳定性，足趾的屈伸活动，每天应进行 200 次左右，分组进行。

（2）卧床期间应注意加强股四头肌等长收缩、直腿抬高练习，预防肌肉萎缩。

（3）骨折初期应严格限制足部负重，以免造成骨折移位，一般在 6 周左右，骨骼达到临床愈合，可以拄拐进行部分负重行走，逐渐增加负重的重量。

7.观察护理

（1）对于跟骨骨折的患者，无论是保守治疗，还是手术治疗的，都需要严格卧床休息进行保护，千万不能过早下地活动，否则会影响患者骨折愈合，甚至有再次引起骨折错位的风险。

（2）需要抬高患肢，这样有利于静脉回流，利于肿胀消除，一般需抬高于心脏位置。

（3）骨折整复固定后，初期主动活动足趾与小腿肌肉，拆除固定后循序渐进地增加活动量。累及跟距关节者，外固定拆除初期不可做过量的足背伸活动，后期以锻炼时无锐痛，活动后无不适为度。保持针眼伤口干燥，预防感染。

十一、跖骨骨折

跖骨骨折多因重物打击足背、碾压及足内翻扭伤引起。跖骨干骨折因有相邻跖骨的支持，一般移位不大。第二、第三跖骨颈部易发生应力骨折（疲劳骨折）。第五跖骨基部骨折常由于足突然内翻，腓骨短肌猛烈收缩撕脱造成，很少移位，需与该部位未闭合的骨骺相鉴别。

（一）病因病机

（1）较常见的是由于直接暴力所造成，多因重物打击足背、碾压、足内翻扭伤或误踢硬物引起。直接暴力、撞击、扭伤及力传导而导致的间接暴力均可致伤。

（2）也有些骨折是由积累性劳损所造成，如长期、反复、轻微的直接或间接损伤可致使肢体某一特定部位骨折，如远距离行走易致第二、第三跖骨骨折。

（二）临床表现

外伤性跖骨骨折局部肿胀、瘀斑，骨折处压痛，行走受限。疲劳骨折多在不自觉中发生，无

外伤史，症状不重，仅初期患足稍痛，局部轻度肿胀，感觉足部疲劳不适，有时有较多骨痂发生才被发现。（图7-94）

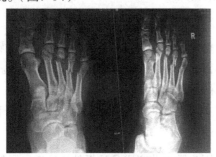
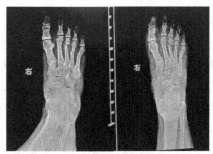

A 手法复位前　　　　　　　　　　　B 手法复位后

张XX，男，48岁，右脚跖骨多发骨折

图7-94　跖骨骨折

（三）检查

X线可显示骨折，但应力性骨折在二周后方能显示骨折，且有骨膜增生反应。

（四）诊断

跖骨骨折的诊断一般较容易，其外伤史多较明确，且该骨骼表浅，易于检查，X线片可明确诊断。

（五）治疗

根据骨折有无移位及复位情况，酌情选择相应的治疗措施。

1.无移位的骨折

伤后或复位后以支具或小腿石膏固定4～6周。

2.有移位的骨折

第二、第三、第四跖骨颈骨折如有移位，应手法复位。

【手法复位】拔伸推挤法：术者一手先牵引骨折部对应足趾，以矫正成角畸形及重叠移位，同时用另一手的拇指从足底部推压远折端向背，使其复位。如仍残留有侧方移位，在保持牵引下，在跖骨之间用拇、食二指，用夹挤分骨法迫使其复位。（图7-95）

【手法复位】拉推按捏法：患者仰卧位屈膝，一助手握小腿，另一助手握趾部，对抗牵引数分钟，术者用双拇指，置于足背骨折骨突处，余四指置于足底部折端突起处，对向提按，矫正足底背侧移位。跖骨骨折上下重叠移位或向足底突起成角必须纠正，否则会妨碍将来足的行走功能，侧方移位时行走功能受影响较小。夹板或石膏固定4～6周。

第五跖骨基部撕脱骨折：一般无移位，绷带包扎固定，必要时夹板或用石膏靴（带橡皮跟可行走）固定约6周，其他跖骨基部骨折无移位也可用同法治疗。

疲劳骨折：适当休息，初期用足弓支持，胶布固定包扎或石膏固定约3周，可防止过多骨痂形成。

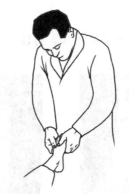

图 7-95　跖骨拔伸推挤法

3.夹板固定

骨折整复后，用纸卷成圆形置于骨折部两侧跖骨间，并用胶布固定，防止骨折端左右移动，足底可用硬纸板或夹板固定，一般成弧形，以适应足背及足底形状。上方再放置固定垫，然后取纸筒，剪成足背样大小，上下各放置一个，加压包扎。或将托板放在足底，在放好分骨垫及压力垫后，加压包扎。一般固定4～6周。

4.药物治疗

按骨折三期辨证用药，初期内服骨伤散，无移位者外敷白公鸡接骨丹，中期内服生骨散，后期内服舒筋丹，疲劳骨折可服用强筋壮骨汤。解除固定后，用下肢熏洗剂熏洗。

5.功能锻炼

可以嘱咐患者仰卧位，抬高双下肢，进行蹬车动作锻炼，以有效地锻炼下肢肌肉，防止肌肉萎缩。还可以让患者进行初期的足趾趾间关节活动，避免发生关节强直。

6.观察护理

（1）指导患者做摇足旋转和跖屈提跟训练，特别加强足和趾的跖屈锻炼，增强足的屈肌力量，恢复和维持足的纵弓形态。

（　）在做好自主锻炼的同时，可给患者做足部的摇摆松筋、牵扯抖动等各项理筋手法以及按压跖屈、推足背伸、牵拉旋足、牵扯伸屈等各种活筋手法，以促使足部功能的恢复。

十二、趾骨骨折

足趾具有增强足的附着力的功能，可防止人在行走中滑倒，并有辅助足的推进与弹跳活动的作用。故对趾骨骨折的治疗，应要求维持跖趾关节的灵活性和保证足趾跖面没有骨折断端突起。

（一）病因病机

趾骨骨折多因重物砸伤或踢碰硬物所致。前者多为粉碎或纵裂骨折，后者多为横断或斜形骨折，且常合并皮肤或甲床的损伤。第五趾骨由于踢碰外伤的机会多，因此骨折较常见。第二、第四趾骨骨折较少发生。第一趾骨较粗大，其功能也较重要，第一趾骨近端骨折亦较常见，远端多为粉碎性骨折。

（二）临床表现

趾骨骨折后，伤趾疼痛、肿胀、有青紫瘀斑。有移位者外观可有畸形，合并皮肤和指甲损伤者，局部容易引起感染。（图7-96）

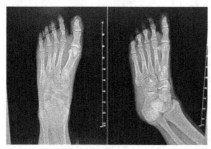
A 手法复位前

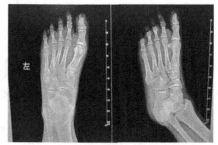
B 手法复位后

张XX，女，21岁，左脚第二、第三趾近节骨折

图7-96　趾骨骨折

（三）检查

外伤压痛明显，触诊可闻及骨擦音，骨折处伴有滑动感，此类骨折多有移位。X线检查即可诊断。

（四）诊断

趾骨骨折，有瘀血肿胀、疼痛、畸形，行走足趾部翘起，不敢着地。

（五）治疗

对无移位的趾骨骨折，可用消肿接骨中药外敷，3～4周即可治愈，并鼓励患者初期进行功能锻炼。

【手法复位】有移位的骨折，应手法复位。患者正坐，术者用一手拇、食二指捏住患趾近端的内外侧，另一手拇、食二指捏住患趾远端上下侧，在牵引下，将远骨折端向近端推挤捺正，用竹片小夹板或邻趾固定，3～4周即可撤除固定。有甲下血肿，可在趾甲上开小窗引出。开放性骨折，清创时拔去趾甲，清除小碎骨，用跖侧皮瓣闭合创口包扎固定。（图7-97、图7-98）

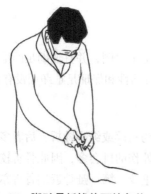

图7-97　脚趾骨折拔伸下按复位

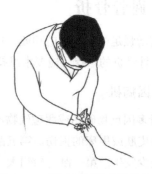

图7-98　脚趾骨折拔伸挤按复位

1.药物治疗

按骨折三期辨证用药，疲劳骨折服用补肾益气活血汤。解除固定后，用下肢熏洗剂熏洗。

2.功能锻炼

骨折以后限制脚趾部位的屈伸和负重活动 4～6 周。限制脚趾部位活动很容易导致将来脚趾部位韧带、关节囊出现粘连、挛缩，从而引起脚趾部位明显的僵硬和活动受限的情况。所以在出现这种情况以后可以多行脚趾部位的屈伸功能锻炼。

3.观察护理

观察末端的血运和感觉，防止由于固定过紧，损伤血管和神经，同时也不能太松，如果太松就失去了对于骨折局部保护的作用。另外，对于肿得厉害的，需要抬高患肢，这样有利于静脉回流，减轻肿胀。

第三节 躯干骨折

脊柱是人体的支柱，对身体的负重、运动、保持平衡、吸收震荡和保护脊髓等均起重要作用。脊柱骨折常因车祸、高处坠落及重物打击所致，以胸腰段骨折发生率最高，其次为颈、腰椎，胸椎最少。单纯骨折，一般对脊柱的稳定性影响不大，合并脊髓神经损伤却很严重，甚则终身残疾。肌肉的强烈收缩可造成附着的脊柱附件，如棘突或横突撕脱性骨折，但不破坏脊柱的稳定性。治疗不当的单纯压缩性骨折，亦可遗留慢性腰痛。

（一）病因病机

老年人或严重骨质疏松的患者，即使没有暴力也可以出现脊柱骨折。另外，对于脊柱有疾患的患者来说，比如脊柱长肿瘤，脊柱有感染，脊柱结核之类的，即使没有暴力的情况下也可以出现脊柱骨折。该病的病发程度也大不相同，一般会是单个椎体发病，但也会出现多个椎体发病的情况，且发病的主要部位为胸、腰椎。对于年轻且没有骨质疏松的患者来说，脊柱骨折多数是外力暴力所致。

1.间接暴力

患者高处坠落，头、肩或臀、足部先着地，身体向下的冲击力与地面的反冲力相互作用；可使脊柱骤然过度屈曲，垂直力造成挤压性骨折，脊柱体前部挤压形成楔形骨折，脊柱后突畸形；颈、胸、腰椎多为横突或棘突骨折；骶椎多为横断形或粉碎性骨折。

2.直接暴力

躯干损伤的损伤暴力强大，损伤机制复杂，往往合并内脏损伤，多系直接暴力作用于躯干，如道路交通伤、垮塌伤、锐器打击伤等。汽车等快速行进物体碰撞腰背部，使脊柱骤然过度伸展，造成附件骨折，甚至椎体分离而脱位。

（二）常见的损伤分类

脊柱骨折按照骨折的部位，可以分成颈椎骨折、胸椎骨折、腰椎骨折，以及骶尾部骨折，又可分为椎体、椎弓、椎板、横突、棘突骨折等；根据骨折是否稳定，可以分为稳定性骨折和不稳定性骨折；根据受力机制可以分为压缩性骨折、屈曲损伤、伸展骨折、旋转形损伤；根据是否伴有脊髓损伤分为单纯骨折和骨折伴有脊髓损伤。

一、颈椎骨折

颈椎骨折多由间接外力引起，多见男性青壮年，少数由直接外力引起。

（一）病因病机

颈椎受到直接或间接暴力、肌肉牵拉、病理性损伤引起不同部位、不同类型的骨折或脱位。

（二）临床表现

颈部疼痛，活动障碍，颈肌痉挛，颈部广泛压痛，并且发麻发胀，局部症状严重。

1. 单纯楔形骨折

颈部疼痛和运动功能受限，有时颈部呈前倾僵直状态，合并神经压迫者会出现相应的临床表现。

2. 爆裂性骨折

颈部疼痛和运动功能丧失是最常见症状。神经根受压出现肩臂和手部麻木，疼痛和感觉过敏。脊髓损伤多比较严重，在损伤平面以下感觉、运动和括约肌功能障碍。

3. 椎板骨折

老年人受伤或青壮年人受到剧烈外伤后，颈部疼痛，活动受限，若有骨碎片突入椎管中可出现不同程度的神经受压症状。

4. 棘突骨折

棘突骨折多发生在棘突基底的上方，颈项部疼痛，活动受限，以前屈为著，此骨折多不伴神经根及脊髓受压临床表现。

5. 颈椎钩突骨折

有明确外伤史，颈部疼痛，活动受限，若神经根受压，则出现相应的症状。

（三）检查

检查时要详细询问病史、受伤方式、受伤时姿势，伤后有无感觉及运动障碍。注意多发伤，多发伤病例往往合并颅脑，胸、腹脏器的损伤。用手指从上至下逐个按压棘突，如发现位于中线部位的局部肿胀和明显的局部压痛，提示后柱已有损伤。尤其是颈部的屈伸活动功能受限最为明显，寰枢椎骨折的患者，颈椎的旋转功能受限最为明显，活动时疼痛加重。严重的患者可以出现颈髓神经的损伤，表现为四肢肌力及感觉的减退，甚至会出现感觉、运动功能的丧失，大小便功能障碍。

X线、CT或MRI检查能够明确颈椎骨折的严重程度以及是否合并颈髓神经的损伤。

1. 单纯楔形（压缩性）骨折

X线片侧位可见椎体前部压缩，整个椎体呈楔形，有时可见小关节骨折。

2.爆裂性骨折

（1）侧位X线片显示椎体粉碎性骨折，骨折片向前突出，颈椎前缘弧线向后进入椎管。正位片显示椎体压缩性骨折。

（2）CT扫描横断层，可清楚显示椎体爆裂程度，骨折块的移位及椎管大小的改变。

3.椎板骨折

（1）X线片示：正位片不易显示，侧位片显示椎板断裂程度。

（2）CT能清晰显示椎板骨折程度及骨碎片向椎管移位的程度。

4.棘突骨折

X线片：侧位片显示骨折线自上斜向下方，骨折棘突向下方移位并可与上位棘突分离。

5.颈椎钩突骨折

（1）普通X线片可显示骨折片的压缩情况。

（2）CT片可清晰显示骨折部位及移位情况。

（四）诊断

局部疼痛，活动受限，肿胀可不明显，但局部有压痛及叩击痛，合并脊髓损伤者在相应节段出现感觉、肌力障碍，以及腱反射异常；有明确的外伤史，颈肩部疼痛、肿胀、肌肉痉挛，局部触痛。上、下肢感觉及运动障碍，X线检查可明确骨折部位、形态、移位方向。

（五）治疗

1.单纯楔形压缩性骨折

（1）轻度压缩者，可直接应用头颈胸石膏或石膏围领固定。

（2）楔形变明显者采用枕颌套牵引。颈椎略呈伸展15°～30°，牵引重量3～5千克，牵引一般为2～3周，后改用头颈胸石膏固定，一般2～3个月。

2.爆裂性骨折

（1）无脊髓损伤，经急救和合并伤处理后，应施行颅骨牵引，牵引重量一般7～9千克，持续2～3个月，最大限度恢复颈椎的正常排列，后改用头颈胸石膏固定。

（2）有脊髓损伤或椎管内有碎骨片者，应尽早手术治疗。

3.椎板骨折

不合并脊髓受压及颈椎管内无骨碎片突入，可行颅骨或枕颌套牵引，牵引重量一般为2～3千克，牵引时间2～3周，后改用头颈胸石膏固定。

4.棘突骨折

（1）无移位骨折，可用颈围领或颈托固定，固定时间2～3个月，直至骨折愈合。

（2）有移位者，应用枕颌套牵引，牵引重量2～3千克，体位以颈椎略伸展位。

5.颈椎钩突骨折

（1）轻度骨折采用颈托或头颈胸石膏固定。

（2）有移位者则应先采用枕颌套牵引，复位后石膏托固定。

6.药物治疗

初期气滞血瘀，内服方选桃红四物汤加减，活血化瘀，理气止痛，外敷消肿止痛散。中期和营止痛，内服方选丹参芍药汤，调和气血，行滞化瘀，外敷藤花接骨散。后期损伤日久，瘀血凝结，内服方选养血荣筋汤，通经养血，祛风止痛，外敷温经通络散。

7.功能锻炼

（1）颈椎左右侧屈训练：深呼吸，在吸气同时颈椎向左侧偏伸，呼气同时回到中立位，右偏侧屈同上，以上动作重复5～6次。

（2）颈部前屈后伸训练：深呼吸，在吸气同时颈部向前屈曲，呼气时颈部回到中立位，后伸训练同上，以上动作重复5～6次。

（3）颈部旋转训练：头颈向右后上方尽力转，双目转视右后方，似向天回望月亮，左侧旋转训练同上，以上动作重复5～6次。

二、胸腰椎骨折

胸腰椎骨折是指外力造成胸腰椎骨质连续性的破坏，是最常见的脊柱损伤，多发于下胸段和上腰段，解剖学上表现为脊柱的完整性和稳定性破坏。

（一）病因病机

胸腰椎骨折多数因传导暴力致伤，90%由于间接暴力使脊柱过度屈伸所致，少数由直接外力引起，如压伤、撞伤。

（二）临床表现

（1）胸腰椎压缩性骨折多发于下胸段和上腰段。应仔细了解损伤史，患者主诉背痛，不敢活动，可妨碍站立行走。如果压缩程度较重，后柱的棘突或韧带有损伤，产生局部后凸畸形，或出现肿胀瘀斑。压痛叩击痛，胸腰椎活动受限。有的时候压缩性骨折还会带有臀部附近的放射痛或者肋部的放射痛，或伴有腹胀的症状。胸腰椎压缩性骨折大部分为稳定性骨折，少有脊髓损伤瘫痪者。

（2）可有不全或完全瘫痪的表现。感觉、运动功能丧失，如四肢无力、手脚麻木，大小便障碍等。还有一种，在脊柱骨折以后，会出现多发性的损伤，除了脊柱脊髓损伤以外，还会伴有胸腔脏器，腹腔脏器的损伤，一旦遇到这种患者，往往病情比较危急，还会出现失血性休克、呼吸困难、剧烈腹痛等情况。

（3）影像表现：①椎体骨折。最常见的是椎体压缩骨折，好发于第十一、第十二胸椎，第一、第二腰椎。受损部位多涉及椎体的上部，尤以前方为甚。明显的压缩骨折在正位X线片上显示为椎体上部的塌陷，骨松质因压缩而增密，骨小梁排列紊乱；在侧位X线片上，压损的椎体呈楔形改变，椎体的前方变狭窄，后方较宽，上缘向下倾斜，骨皮质有折断和凹陷现象。②椎弓和关节突骨折。椎弓骨折最常见于下腰段，以腰椎斜位X线片观察为佳。关节突骨折可见于过伸性或过屈性外伤，一般以腰段和颈段较多。③棘突和横突骨折可合并发生于椎体骨折，亦可单独出现，骨折线常呈横断形或斜形。（图7-99）

第七章 骨折

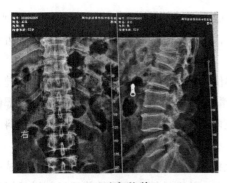
A 手法复位前

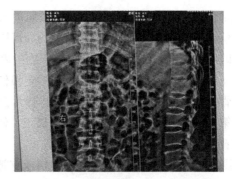
B 手法复位后

王X，男，52岁，第一腰椎压缩性骨折

图7-99 腰椎骨折

1.单纯性楔形压缩性骨折

此类骨折通常为高空坠落伤，足、臀部着地，身体猛烈屈曲，产生了椎体前半部分压缩。

2.稳定性爆裂性骨折

常见于脊柱前柱和中柱损伤，脊柱的后柱不受影响，脊柱的稳定性一般得以保留，但破碎的椎体与椎间盘可以突出于椎管前方，损伤了脊髓而产生神经受损症状。

3.不稳定性爆裂性骨折

椎体前、中、后三柱同时损伤。暴力来自垂直方向压缩以及顺时针的旋转，由于脊柱不稳定，会出现创伤后脊柱后突和进行性神经功能障碍症状。

4.脊柱骨折脱位

又名移动性损伤，属于直接暴力损伤，暴力直接来自背部后方的撞击，或弯腰工作时，重物自高空坠落直接打击背部，在强大暴力作用下，椎管的对线对位完全被破坏，在损伤平面，椎沿横面产生移位，通常三个柱均毁于剪力，损伤平面通常通过椎间盘，同时还有旋转力量的参与，因此脱位程度重于骨折，当关节突完全脱位时，下关节突移至下一节脊椎骨上关节突的前方，互相阻挡，称关节突交锁，这类极为严重的脊椎损伤，预后较差。（图7-100）

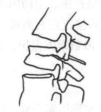
A 楔形压缩性骨折

B 稳定性爆裂性骨折

C 爆裂性骨折

图 7-100 腰椎骨折分类

（三）检查

（1）检查脊柱时暴露面应足够，必须用手指从上至下逐个按压棘突，病变椎骨的棘突后凸、压痛、叩击痛（叩击时，若有传电感至下肢，则为神经通路尚未完全切断，预后较好），两侧筋膜有明显压痛、紧张变硬，脊柱可有侧弯或后凸畸形。损伤平面以下深、浅感觉迟钝或消失（应注意其部位、范围、性质、程度),下肢肌肉松软或紧张,肌力减弱,反射亢进、减弱或消失。如发现位于中线部位的局部肿胀和明显的局部压痛,提示后柱已有损伤,胸腰段脊椎骨折常可摸到后突畸形。检查有无脊髓或马尾神经损伤的表现。

(2)影像学检查有助于明确诊断,确定损伤部位,类型和移位情况。老年人感觉迟钝,胸腰段脊柱骨折往往主诉为下腰痛,单纯腰椎摄片会遗漏下胸椎骨折,因此,必须注明摄片部位包括胸椎(第十一—第十二)在内,通常要拍摄正、侧位两张X线片,必要时加拍斜位片,在斜位片上则可以看到有无椎弓峡部骨折。

X线检查有其局限性,凡有中柱损伤或有神经症状者均须作CT检查。CT检查可以显示出椎体的骨折情况,还可显示出有无碎骨片突出于椎管内,并可计算出椎管的前后径与横径损失了多少。CT片不能显示脊髓损伤情况,必要时应做MRI检查,在MRI片上可以看到椎体骨折出血所致的信号改变和前方的血肿,还可看到因脊髓损伤所表现出的异常信号。

(四)诊断

(1)有明确的外伤史或者老年人骨质疏松症病史。
(2)颈、胸、腰、背部的明显疼痛,活动受限,脊柱外观改变,后凸畸形等。
(3)影像学检查有助于明确诊断。

(五)治疗

1.急救搬运

脊柱骨折者从受伤现场运输至医院内的急救搬运方式至关重要,一人抬头,一人抬脚或用搂抱的搬运方法十分危险,因这些方法会增加脊柱的弯曲度,可将碎骨片向后挤入椎管内,加重脊髓的损伤。正确的方法是采用担架,木板甚至门板运送。先使伤员双下肢伸直,木板放在伤员一侧,三人用手将伤员平托至门板上,或二三人采用滚动法,使伤员保持平直状态,成一整体滚动至木板上。治疗有其他严重多发伤者,应优先治疗基础损伤,以挽救伤员生命为主。

2.胸腰椎骨折的治疗

胸腰椎单纯性压缩性骨折治疗的主要目的是恢复并维持伤椎高度,这对恢复胸腰段脊柱生物力学性能和减少后遗症有积极意义。临床观察,初期及时正确采用包括垫枕法、中药内服、外用,配合功能锻炼治疗该病疗效满意,X线复查显示压缩骨折椎体可恢复到接近正常高度,功能恢复良好。一般应严格卧床4~6周,宜卧硬板床。6周开始下床活动,须佩戴腰围保护,伤后3个月内应避免向前弯腰动作。

(1)单纯性楔形压缩性骨折

单纯性胸腰椎压缩性骨折多为稳定性骨折,无神经损伤症状,少数椎体楔形压缩严重,位于脊椎后方的附件,即椎弓可有张力性损伤,则表现为不稳定性骨折。在急性期需平卧硬板床,平衡翻身,即看护者手持患者肩部和髋部同时用力滚动式翻身,避免躯干扭曲,患者配合绷紧躯干的肌肉。

①垫枕法:伤椎垫枕利用患者体重使受伤部位脊柱恢复生理曲度,垫枕能促使骨凸部位缓慢回复,而且使椎体维持在一个稳定的姿势,使前纵韧带和椎间盘纤维环产生被动的牵张力,从而维持伤椎的复位状态。伤椎垫枕方法为伤椎下垫谷子枕,规格为30厘米×15厘米×8~16厘米,谷子枕不要装满,允许有流动性。另外,亦可用枕巾折叠置于腰部,并可逐渐加高,使脊柱过伸,也可达到同样效果,且患者感觉较舒适,易接受。

②拔伸按压法（本法适用于稳定性椎体楔形严重，年龄较轻者）：患者俯卧位，双手抓住床头，一助手置于患者腋下把定上身，另一助手双手握住患者双踝拔伸牵拉并逐渐抬高患肢，术者立于患者左侧，先以按、揉等手法放松患者腰背部肌肉，然后双手叠压在伤椎上，上半身前倾，肘部绷直，嘱患者大声咳嗽，此时术者双手用力快速向下按压伤椎两三次，随即助手放松牵拉，术者揉摸脊柱疏通经络，床边复查腰椎X线片确认腰椎前缘压缩基本恢复后，患者改为仰卧位，并在伤椎背部逐步垫枕，高度 10～15 厘米，以此做支点利用躯干重力使脊柱保持背伸，以牵拉楔形压缩的椎体，纠正畸形，使骨折复位。根据X线检查骨折愈合后，站立行走需佩戴胸背支具。（图7-101）

③悬空过伸法：可用两张高度相差 20 厘米的桌子，每桌各放一软枕，患者俯卧位，头部置于高桌上，两手抓住桌边，两大腿放于低桌上，使胸椎至盆骨段悬空，利用悬垂的体重逐渐复位，时间约 10～30 分钟，X线检查复位后即可移至病床垫枕疗养，或石膏背心固定，时间 2～3 个月。（图7-102）

④双踝悬吊法：患者俯卧位，患者移向手术台之一端，使其颈部位于台之边缘，用双手拉住床头，额部垫软枕，在踝关节部包棉垫，然后在踝部套上牵引带，利用滑轮装置将双下肢逐渐拉高，直至骨盆离开台面约 10 厘米为止。依靠悬垂的腹部和经下肢的纵向牵拉，可使脊柱过伸，后突消失，压缩成楔状的椎体即可复位。术者一手托住髂嵴，另一手扪摸有凸的棘突，检查是否已复位，如果仍有后凸，术者可用手掌施力于后凸的棘突处，使皱褶的前纵韧带绷紧，压缩的前半部椎体得以复位。棘突重新互相靠拢和后凸的消失，提示压缩的椎体已复位，复位后在此位置包过伸石膏背心或腰挺支具固定。鼓励伤员起床活动，固定时间约 2～3 个月，在固定期间，坚持每天做背肌锻炼，并逐日增加锻炼时间。（图7-103）

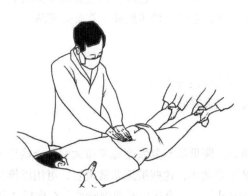

图 7-101　腰椎拔伸按压复位法

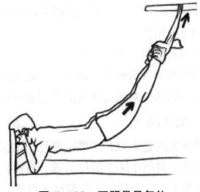

图 7-102　双踝悬吊复位

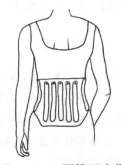

图7-103　腰椎固定带

（2）爆裂性骨折

对没有神经症状的爆裂性骨折的患者，经CT证实没有骨块挤入椎管内者，可以采用双踝悬吊法复位，因其纵向牵引力较大，比较安全，但需小心谨慎。有神经症状和有骨折块挤入椎管内者，不宜复位，对此类伤员宜经侧前方途径，去除突出椎管内的骨折片以及椎间盘组织，然后施行椎体间植骨融合术。

（3）脊柱骨折脱位

脊柱损伤的功能恢复主要取决于脊髓损伤程度，但及早解除对脊髓的压迫是保证脊髓功能恢复的首要问题。手术治疗是对脊髓损伤患者全面康复治疗的重要途径。手术目的是恢复脊柱正常轴线，恢复椎管内径，直接或间接地解除骨片或对脊髓神经根的压迫，稳定脊柱。

3.药物治疗

（1）内服药

根据骨折三期治疗，辨证论治用药。椎体压缩性骨折，此类病例中便秘，腹胀是最常见的临床表现，首先应采用活血化瘀，通下导滞之法。

初期：局部出血多，精神萎靡不振，舌苔薄白、脉芤。初期辨证为气虚血脱。治则为补气养血，方用补血汤。

伤后（1～2周）：局部疼痛剧，行气烈、肿胀、大便秘结、纳呆、苔薄白、脉弦紧者。辨证为气滞血瘀。治则为活血、消肿止痛，方用自拟桃仁四物汤。

中期（3～6周）：肿胀虽消未尽，局部仍有疼痛，活动受限、舌色暗红、苔薄白、脉弦缓者。辨证为瘀血未尽、筋骨未复。治则为和营止痛、续筋接骨，方选和营止痛汤。

后期（7～12周）：腰酸腿软、肢体无力、活动后局部隐痛、色淡苔白、脉虚细无力者。辨证为肝肾亏虚、气血不足。治则为补益肝肾、调养气血，方用生骨汤加减、养血荣筋汤。

（2）外用药

初期外敷白公鸡接骨丹。

中期局部外敷通络活血散，温通筋脉或熥敷剂熥敷以消肿止痛。

后期局部外敷通络活血散或用加味拈痛散熏洗以温通筋脉。

4.功能锻炼

腰背肌功能锻炼对于维持复位，增强腰背肌肌力，降低腰痛复发率意义重大。功能锻炼方法循序渐进，可以于床上进行抬腿、屈伸，或者踩单车等动作，这些锻炼非常重要，可用以维持肌肉的正常形态、力量。上肢锻炼可以维持患者上肢的灵活性、血运以及肌肉营养。在伤后1周内练习直腿抬高及五点支撑法，第2周开始三点支撑法练习，逐渐过渡到飞燕式，功能锻炼共持续3～6个月。

5.观察护理

脊柱骨折的护理需根据患者的骨折部位、类型、病情严重程度、治疗方式等而定。一般情况下，轻度骨折患者需绝对卧床治疗，因此，在卧床期间应进行四肢功能锻炼、轴线翻身等，防止静脉血栓等并发症的发生；而对于严重骨折的患者，截瘫风险较高，在护理时应注意监测生命体征变化，避免发生呼吸道感染、泌尿系感染等并发症。对躯干受压部位保持清洁、干燥，定时翻身，或在受压部位加软垫、气垫以减少褥疮的发生。

三、肋骨骨折

肋骨共 12 对，平均分布在胸部两侧，前与胸骨，后与胸椎相连，构成一个完整的胸廓。胸部损伤时，无论是闭合性损伤或开放性损伤，肋骨骨折最为常见，尤其是老年人，肋骨弹性减弱，容易骨折。

（一）病因病机

肋骨骨折一般由外来暴力所致，直接暴力作用于胸部时，肋骨骨折常发生于受打击部位，骨折端向内折断，同时胸内脏器受到损伤；间接暴力作用于胸部时，如胸部受暴力的挤压，肋骨骨折则发生于暴力作用点以外的部位，骨折端向外，容易损伤胸壁软组织，产生胸部血肿；开放性骨折多见于火器或锐器直接损伤；当肋骨有病理性改变，如骨质疏松、骨质软化，或在原发性和转移性肋骨肿瘤的基础上，也容易发生病理性肋骨骨折。

（二）临床表现

（1）局部疼痛是肋骨骨折最明显的症状，且随咳嗽，深呼吸或身体转动等活动而加重，有时患者可自己听到骨摩擦音，或感觉到骨摩擦感。

（2）疼痛以及胸廓稳定性受破坏，可使呼吸运动度受限，呼吸浅快，患者不敢咳嗽。严重的多根、多段的肋骨骨折，甚至可以触及胸壁的软化、塌陷，呼吸受限。此外，肋骨骨折易损伤周围脏器，损伤肺部可以造成气胸，若出现肋骨骨折移位还可刺激肋间神经，出现肋间神经疼痛等情况，同时还需警惕肝脾损伤的可能性。

（3）当患者出现两根以上相邻肋骨各自发生两处或两处以上骨折（又称"连枷胸"），吸气时，胸腔负压增加，软化部分胸壁向内凹陷；呼气时，胸腔压力增高，损伤的胸壁浮动凸出，出现反常呼吸，反常呼吸可使两侧胸腔压力不平衡，纵膈随呼吸向左右来回摆动，影响血液回流，造成循环功能紊乱，可导致和加重休克。

（4）X线片表现主要是出现肋骨部位的连续性和完整性的中断，并且对于移位骨折，还会看到有明显的肋骨重叠成角的移位情况，而对于粉碎性的骨折，还能够发现骨折断端有明显的骨折碎块，有骨折移位的情况。

分类：（1）一处骨折：骨折发生于少数肋骨。局部肿痛，压痛，胸廓挤压征阳性，少见并发气胸、血胸者。（2）多数肋骨一处骨折：骨折发生于多根肋骨。除肿痛，胸廓挤压征阳性外，常出现呼吸困难等，严重者可并发气胸、血胸。（3）肋骨多处骨折：骨折发生于多根多处肋骨。除肿痛，胸廓挤压征阳性外，表现为反常呼吸、呼吸困难等，严重者可并发气胸、血胸，常可出现连枷胸。（图7-104）

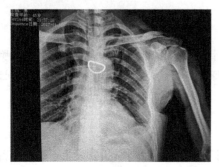 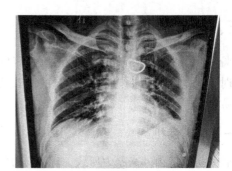

A 手法复位前　　　　　　　　　　B 手法复位后

张XX，男，45岁，左第五、第六、第七肋骨骨折

图7-104　肋骨骨折

（三）检查

肋骨骨折是胸部常见损伤，严重的肋骨骨折常合并气胸、血胸、血气胸，连枷胸可引起反常呼吸，导致循环系统紊乱，甚至休克。肋骨骨折体格检查应从以下方面进行：

（1）局部按压法：局部如果骨折移位比较明显，可以摸到局部的畸形、骨头摩擦的感觉。但是如果是局部的裂纹骨折，移位不明显，只能够摸到局部的肿胀、压痛。

（2）双侧挤压法：用双侧手掌心，分别置于胸前区的胸骨位置、背部的胸椎后面，然后向中间挤压胸廓。如果挤压的时候肋骨受伤位置出现疼痛，或者在原来疼痛的基础上疼痛加重，胸廓挤压征阳性。

（3）胸部严重损伤应注意了解呼吸、血压、脉搏是否正常，并进行监测。

（4）胸部X线片上大都能够显示肋骨骨折，但对于肋软骨骨折，骨折无错位，或肋骨中段骨折，在胸片上因前后两侧的肋骨相互重叠，均不易发现，应行CT等进一步检查。

（四）诊断

如有胸部外伤史，胸壁有局部疼痛和压痛，肿胀或瘀斑，深呼吸、说话、咳嗽时疼痛加剧。在床上翻身或坐起时可有骨擦感。多根肋骨多处骨折，局部可出现反常呼吸。X线检查可明确骨折部位及类型，有无气胸、血胸，开放伤口的路径，骨折移位情况，气胸、血胸的部位、范围、积血容量及纵膈气肿的范围。如果压痛点可触到摩擦感，胸廓挤压试验阳性，即可确诊。

（五）治疗

单纯肋骨骨折，因有肋间肌固定和其余肋骨支持，多无明显移位，一般不需整复。治疗的重点在于止痛和预防肺部感染。多根或伴有多段骨折，移位明显，甚至造成浮动胸壁出现反常呼吸时，需予复位与固定。

【手法复位】举臂提拉复位法：患者坐于凳上，双手抱住头顶。术者右手握住上臂下段用力向上提拉固定，左手将高突骨折错位处按平。（图7-105）

【手法复位】举臂推挤按压法：患者坐于凳上，双手抱住头顶，助手按住患者手腕部，术者右手扶肩固定，左手手掌按压骨折高突处复位。（图7-106）

【手法复位】举臂推压法：患者坐于凳上，双手抱住头顶，助手按住患者手腕部，术者左手扶住患侧肘部固定，右手拇指及四指推压骨折高突处复位。（图7-107）

【手法复位】举臂指揉法：患者坐于凳上，双手抱住头顶，助手用手掌按住患者背部固定，术者左手支撑患侧肘部，右手拇指揉按骨折高突处复位。如果患者身体虚弱，可以仰卧，背部垫高，骨折也可以通过挤压来修复。（图7-108）

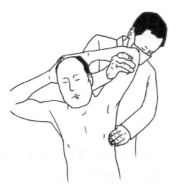

图 7-105　肋骨骨折举臂提拉复位

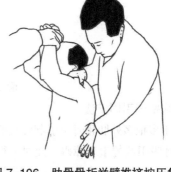

图 7-106　肋骨骨折举臂推挤按压复位

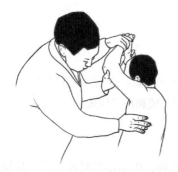

图 7-107　肋骨骨折举臂推按复位

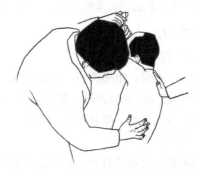

图 7-108　肋骨骨折举臂指揉复位

1.固定方法

（1）胶布固定法

患者正坐，在贴胶布的皮肤上涂复方苯甲酸酊，呼气使胸围缩至最小，然后屏气，用宽7~10厘米的长胶布，自健侧肩胛中线绕过骨折处紧贴到健侧锁骨中线，第二条胶布盖在第一条的上缘，互相重叠1/2，由后向前，由下至上进行固定，直到将骨折区和上下邻近肋骨全部固定为止，固定时间3~4周。

（2）绷带纸板固定法

适用于肋骨一处骨折或多处骨折但无连枷胸者，皮肤过敏患者可用。据肋骨骨折区域，准备长方形纸板，软硬度适中，高度超过骨折区上下2肋，宽度超过胸部前后中线5厘米，四角修剪整齐并塑形，边缘粘贴胶布以保护皮肤。患者坐位，于骨折处敷贴伤药，棉垫保护，再将纸板贴紧骨折区，用宽绷带环胸包扎固定，时间3~4周。

（3）肋骨固定带、胸部支具固定法

适用于肋骨一处骨折或多处骨折但无连枷胸者，包括普通多头带、弹力固定带、弹力钢片固定带等，具有操作简便、舒适有效和不易松动，有利于正常呼吸等特点。患者坐位，于骨折处敷贴伤药，棉垫保护，以骨折区为中心，多头带环胸包绕，各接头分别打结包扎固定。目前多选择成品肋骨固定带，一般为搭扣式弹力固定带，对于多根肋骨骨折、损伤严重者，可选用带钢片支

撑的弹力固定带，固定时间3～4周。（图7-109）

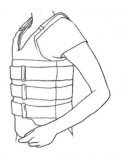

图7-109 肋骨骨折固定

（4）胸壁牵引固定法

适用于多根多处肋骨骨折引起浮动胸壁，连枷胸患者。多根多处肋骨骨折必须迅速固定胸壁，减少反常呼吸引起的生理障碍，此时可行胸壁牵引固定术。方法是：在浮动胸壁中央，选择1～2根下陷严重的肋骨，在局麻下用布巾钳夹住下陷的肋骨，将下陷胸壁提起，用牵引绳通过滑车进行重量持续牵引，从而消除胸壁浮动，牵引时间为2～3周。

2.药物治疗

（1）内服药

初期气滞血瘀，阻遏胸胁，宽胸理气，逐瘀止痛。伤气重者，复元活血汤加减。

中期营卫失调，瘀血凝滞，调和营卫，化瘀和伤，方用三棱和伤汤加减。

后期宜补益气血，强壮筋骨，主方逍遥散加减。

（2）外用药

初期外敷白公鸡接骨丹，亦可选用消肿散，消肿止痛膏，中期用壮骨舒筋膏，后期用万灵膏敷贴，或用海桐皮汤熏洗。

3.功能锻炼

（1）初期：轻者整复固定后即可下地活动，重症者需卧床者，可取斜坡卧位（半坐卧位），肋骨牵引者取平卧位，鼓励患者按胸咳嗽排痰，并锻炼腹式呼吸，待症状减轻，即应下地自由活动。

（2）中期：①深呼吸、吹气球锻炼，增加肺活量。②四肢关节屈伸功能锻炼，渐进式行扩胸运动。③少数肋骨单处骨折患者在保护下可遵医嘱下床进行功能锻炼。

（3）后期：下床锻炼，扩胸运动，步行有氧锻炼。

4.观察与护理

（1）心理疏导：肋骨骨折患者多见疼痛剧烈、呼吸困难，患者多有焦虑、急躁等情绪，并对疾病预后有惊恐心理。故应详细了解病情、采取合理治疗措施，同时给予心理调摄，耐心细致安慰和解释，消除患者的恐惧心理，帮助患者了解损伤修复过程和治疗措施，以配合治疗。

（2）体位调解：嘱咐患者卧床制动，定时翻身，并请家属定时按摩骶尾部，预防压伤和褥疮。注意，只能健侧斜向翻身，注意保护胸肋部，以免加重损伤。

（3）外固定护理：多根肋骨骨折应绝对卧床6周左右方可下床活动。绷带和支具固定松紧要适宜，必要时给以调整；观察固定胶布有无脱落、皮肤有无过敏，过敏轻者给局部涂氟轻松软膏，起水泡或水泡溃破者，可涂以龙胆紫或无菌敷料覆盖，并更换绷带纸夹固定。强调患者即使自我感觉良好，也不可随意下床活动，不可私自去除肋骨外固定，以免骨折断端刺伤肺脏。

（4）饮食调理：饮食宜清淡，应以易消化的饮食或者半流质为主，多吃水果、蔬菜，忌食肥甘厚味、辛辣及易胀气的豆类食物。

5.并发症治疗

前胸或下胸部多根多处肋骨骨折，局部往往有明显反常呼吸，易引起呼吸、循环功能衰竭，且这种骨折往往合并有气胸、血胸、肺挫伤及腹腔脏器损伤等，死亡率较高，所以需积极妥善处理。

（1）气胸：肋骨骨折使胸膜腔的完整性遭到破坏，胸膜腔内积气则为气胸。轻者可无症状，重者呼吸困难，或见纵膈摆动（开放性气胸），或见纵膈偏移（张力性气胸）；X线片：肺萎陷、胸膜腔积气，可有少量积液。①闭合性气胸：积气量小，症状不明显者，不需特殊处理，卧床休息2周左右，积气往往能自行吸收；若积气较多，有胸闷、气急、呼吸困难等症状，可在第二肋间隙锁骨中线处行胸腔穿刺，抽出积气。②开放性气胸：先以凡士林油纱布等填塞伤口包扎，阻止胸腔与外界空气相通，变开放为闭合，待病情好转后，再进行清创术，应注意内脏是否有损伤。③张力性气胸：紧急降低胸腔内压力，之后再行胸腔闭式引流术治疗。

（2）血胸：胸膜腔内积血则为血胸，常合并有气胸，称血气胸。可见胸闷、气促、休克等低血容量表现；X线检查可见液平面；胸膜腔穿刺可明确诊断。①非进行性血胸：小量血胸，无须特殊处理；血胸达中量（0.5～1.0升）以上，则在腋后线第七、第八肋间隙进行胸膜腔穿刺抽液或胸腔闭式引流，积极预防休克和感染。②进行性血胸：持续脉搏加快、血压降低，或虽经扩血容量血压仍不稳定，应考虑进行性血胸，应积极抢救、抗休克，进行开胸探查。

（3）肺部感染：多发性肋骨骨折多因肋骨骨折断端刺激肋间神经产生局部疼痛，呼吸受限，患者不敢咳嗽，痰液潴留，从而引起下呼吸道分泌物梗阻，引起肺部感染，表现为胸闷、咳嗽、咯痰、呼吸困难、发热等症状，严重时引起呼吸和循环功能障碍。初期治疗以清热解毒、止咳祛痰为主，并合理运用抗生素治疗。

四、骨盆骨折

骨盆是由骶骨、尾骨、髋骨、耻骨和坐骨连接而成的漏斗状环形结构，前方有耻骨联合，后方双侧有骶髂关节，均有坚强的韧带相连，具有非常稳定的力学结构，符合机体的运动生理。骨盆骨折是一种严重损伤，通常合并盆腔内血肿及盆腔内脏器的损伤，多由直接暴力使骨盆受挤压所致，多见于交通事故和塌方，战时则为火器伤。骨盆骨折创伤半数以上伴有合并症或多发伤。最严重的是创伤性失血性休克，及盆腔脏器合并伤，救治不当有很高的死亡率。

（一）病因病机

骨盆骨折多由强大的直接外力造成，骨盆左、右侧面或前、后面被驰行车辆或倒塌重物挤压，是最常见的外伤；间接暴力如肌肉骤然猛力收缩偶尔可引起有肌肉附着的骨盆突起处撕脱骨折，如髂前上、下棘和坐骨结节等。骶骨或尾骨受到直接暴力，如下楼梯滑倒，后仰位摔在台阶或地面上时，可以引起骨折或脱位。上述骨折大多不破坏骨盆环的稳定，治疗上相对容易；但机动车交通伤多不仅限于骨盆，在骨盆环受到破坏的同时常合并广泛的软组织伤，盆内脏器伤或其他骨骼及内脏伤。

(二)临床表现

骨盆骨折后局部肿胀,在会阴部耻骨联合处可见皮下瘀斑,常有尿道损伤,可出现尿道口滴血、排尿困难、会阴部有血肿、膀胱破裂、血尿、腹痛、恶心、呕吐等并发症状。疼痛区域广泛,活动下肢或坐位时加重。从两侧髂嵴部位向内挤压或向外分离骨盆环,骨折处均因受到牵扯或挤压而产生疼痛;患侧肢体缩短,患侧从脐至内踝长度缩短。在骶髂关节有脱位时,患侧髂后上棘较健侧明显突起,与棘突间距离也较健侧缩短,表示髂后上棘向后、向上、向中线移位。

依照骨盆骨折后形态分类:

(1)无移位型:骨盆侧方受到撞击致伤,先使其前环薄弱处耻骨上、下支发生骨折,应力继续使髂骨翼向内压(或内翻),在后环骶髂关节或邻近部位发生骨折或脱位,但无移位。

(2)耻骨联合分离型:骨盆受到前、后方向的砸击或两髋分开的暴力,如摔倒在地两髂前部着地,两侧髂骨组成的骨盆环前宽后窄,反冲力使着地重的一侧髂骨翼向外翻,先使前环耻、坐骨支骨折或耻骨联合分离。

(3)耻、坐骨上下支骨折型:骨盆前后挤压致使耻骨联合分离,单侧或双侧耻骨支、坐骨支骨折分离,常将骶髂关节前韧带撕裂造成骶髂关节分离,为不稳定性骨折。

(4)同侧耻骨、坐骨支,同侧骶骨、髂骨骨折型:骨盆两侧受暴力挤压,受作用力较大的一侧发生耻骨支、坐骨支骨折,或耻骨联合交锁,遂即同侧骶骨或髂骨,或骶髂关节后韧带及前韧带先后撕裂,骶髂关节不稳,造成半盆向内旋转移位,为极不稳定性骨折。

根据骨盆环的稳定进行分型可分为A、B、C、D四种类型,是按照严重程度逐渐增加的,每一个分型,还可以分为三个亚型。A型为稳定性骨折,此型骨盆骨折不影响骨盆环的稳定性,例如单纯的髂骨骨折、骨盆边缘的撕脱性骨折。B型骨折为部分稳定性骨折,这类骨折存在着旋转不稳定,但是垂直方向和后方是稳定的。C、D型骨折为不稳定性骨折,是最严重的两种类型,骨盆环稳定性遭到破坏,此型骨折需要积极地进行手术治疗。(图7-110)

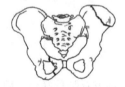 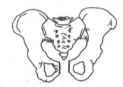 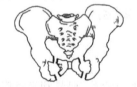 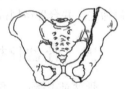

A 无移位型骨折　　　B 耻骨联合分离型　　　C 耻、坐骨上下支骨折型　　　D 同侧耻骨、坐骨支同侧骶骨、髂骨骨折型

图7-110　骨盆骨折分型

(三)检查

观察骨盆是否有明显的畸形,两侧是否对称,皮下是否有明显的瘀血。同时,应该对患者进行骨盆的挤压和分离试验,若患者感到明显的疼痛,则很有可能患有骨折。有腹膜后出血者,腹痛、腹胀、肠鸣音减弱或消失;膀胱或尿道损伤可出现尿痛、血尿或尿困难;直肠损伤时,肛门出血,肛门指诊有血迹;神经损伤时,下肢相应部位神经麻痹。

X线检查能够明确骨折的部位及移位情况。根据情况,可进行骨盆的前后位、入口位、出口位以及髂骨斜位和闭孔斜位的投照,可以清晰地显示骨盆各部位的损伤。对于骨盆有严重创伤以及怀疑有不稳定分离的患者,应考虑做CT检查。CT检查,可在多个平面上清晰显示骶髂关节及其周围骨折或髋臼骨折的移位情况，因此，凡涉及后环和髋臼的骨折应行CT检查，骨盆三维重建CT或螺旋CT检查能从整体显示骨盆损伤后的全貌。

1. 骨盆环骨折

骨折线贯穿骨盆环状结构，使骨盆环中断。单发骨折常见有单侧耻骨支骨折、耻骨联合分离、单侧髂骨骨折、髋臼骨折和单侧骶髂关节脱位伴有小片骨折。多发骨折常见有两侧耻骨支骨折、耻骨支骨折伴耻骨联合分离、耻骨伴髂骨骨折和耻骨骨折伴骶髂关节脱位。由于骨折移位和伴有关节错位，而致骨盆环的完整性遭到破坏，不但导致功能的严重障碍，而且常损伤盆腔内脏器或血管、神经，产生严重后果。

2. 骨盆边缘骨折

常见的有髂骨翼骨折，耻骨单支部分骨折，髋臼边缘骨折和骶尾骨骨折等，骨折线可呈横形或斜形，移位可不甚明显。这类骨折不影响骨盆的完整性，病情较轻。

3. 骨盆撕脱骨折

骨折的部位常位于强大肌肉附着的地方，如髂前上棘、髂前下棘和坐骨结节等，骨折碎片常较少，并常有移位。

（五）诊断

（1）患者有严重外伤史，尤其是骨盆受挤压的外伤史。

（2）局部疼痛、肿胀或皮下瘀斑血肿形成。疼痛广泛，压痛显著，翻身困难，移动下肢时疼痛加剧。髂骨部、耻骨或耻骨联合处可触及骨折端。骶尾部骨折或脱位者肛门指诊有触痛。有移位的骨盆环两处以上骨折常有患侧下肢短缩症状。

（3）X线片可明确骨折部位、类型及移位情况。

（六）治疗

由于骨盆骨折初期死亡率较高，因此在处理骨盆骨折患者时应把抢救创伤性出血性休克放在第一位。根据骨折类型、稳定性、移位、患者的要求及状态进行评价，分别采取以下治疗措施：

（1）骨盆稳定，骨折无移位时，对症保守治疗。

（2）骨盆稳定，旋转移位，可采用切开复位内固定。

（3）骨盆旋转不稳定，可行闭合复位外固定或切开复位内固定。

（4）骨盆旋转和垂直方向均不稳定时，一般要根据骨折部位决定：骨折通过骶髂关节，采用切开复位内固定；骨折线在骶髂关节外通过髂翼或骶骨时，若不合并其他损伤则采用闭合复位外固定。

1. 稳定性骨折

（1）单纯前环耻骨支、坐骨支骨折：不论单侧或双侧，一般不需手法复位，卧床休息，对症服药，卧床休息3~4周即可下床活动。

（2）撕裂性骨折：一般移位不大，卧床休息，改变体位以松弛有关骨块附着的肌肉，减少对骨折块的牵拉，有利于骨折的稳定和愈合，4~6周下床功能锻炼。

（3）尾骨骨折错位：术者右手戴手套，食指伸入肛门内扣住向前移位的尾骨下端，同时拇指按压骶骨下端，两指同时用力提按，将骨折远端向后推即可复位。

2.不稳定性骨折

对于不稳定性骨折的治疗，关键在于整复骶髂关节脱位和骨盆骨折的移位，最大限度地恢复骨盆环的原状。治疗方法应根据骨折脱位的不同类型，采取相应的手法，配合单向或双向的牵引，或用外固定支架、石膏短裤、沙袋等保持复位后的稳定和促进愈合。

【手法复位】双侧耻骨上、下支与坐骨上、下支骨折：整复时患者仰卧屈髋、助手把住腋窝向上牵拉，术者双手扣住耻骨联合处，将骨块向前下方扳提，触摸耻骨联合之两边骨折端平正时，已稳定。整复后，术者以两手对挤髂骨部，使骨折端嵌插稳定。（图7-111）

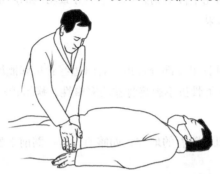

图7-111 骨盆骨折按压复位

【手法复位】髂骨骨折合并耻骨联合分离：患者仰卧，上方助手把住腋窝向上牵引，下方助手握住患肢踝部向下牵引，同时逐渐内旋，术者立于患侧，一手扳住健侧髂骨翼部，一手向前下方推按骨块，触摸耻骨联合平整无间隙，示已复位。

【手法复位】耻骨或坐骨上、下支骨折同侧骶髂关节脱位：患者仰卧，上方助手把住腋窝向上牵引，下方助手握伤肢踝部向下牵引并内旋，术者立于患侧向下推按髂骨翼测量两侧髂嵴最高点在同一水平时，再以对挤手法，挤压两髂翼及两髋部，使骨折端互相嵌插，触摸骨折处无凹凸畸形，即已复位。耻骨联合分离并一侧骶髂关节脱位之复位手法与此基本相同。

【手法复位】骶髂关节脱位合并髂翼骨折外翻移位（分离型）：患者仰卧位，两下肢分别由助手把持做牵引，用宽布带衬厚棉垫绕过会阴部向头侧做对抗牵引，术者站于患侧，两掌从髂翼的外上方向内下方推挤，使之复位，若有残余移位者，再给以侧方对挤，使折面对合更加严密。为保证复位后稳定，需配合骨盆悬吊牵引。

【手法复位】骶髂关节脱位合并髂翼骨折内翻移位（压缩型）：复位步骤同上，唯术者在各助手相对牵引的同时，用手掌在患侧髂骨翼的前内方向外下方推压使之复位，挂上同侧下肢牵引装置，该型骨折不宜悬吊。

【手法复位】髂骨骨折内翻移位合并耻骨联合左右分离：骶髂关节向后上方脱位者可用骨盆支架固定。移位较轻者，手法复位后单用骨盆支架固定，用宽、长略大于髂骨支木板，内衬以厚垫，后方用帆布连接两侧木板，前方用弹性带结扎调节松紧。

【手法复位】对于骨盆环两处断裂者：若病情许可，可手法复位。复位的方法应根据骨折移位情况而定。髂骨翼外旋、耻骨联合分离者，患者仰卧，术者先纵向牵引患侧下肢以纠正半侧骨盆向上移位，然后用两手对挤髂骨部，使骨折整复。或者，使患者侧卧于硬板床上，患侧向上，用推按的手法对骨盆略加压力，使分离的骨折端复位。髂骨翼内旋、耻骨联合向对侧移位者，患者仰卧，术者先纵向牵引纠正患侧骨盆向上移位，然后以两手分别置于两侧髂前上棘向外推按，分离骨盆,使骨折段复位。

3.固定方法

骨盆环单弓断裂无移位骨折,可用多头带及弹力绷带包扎固定,4周解除固定。骨盆环双弓断裂有移位骨折,必须给予有效的固定和牵引。对于双侧耻骨上、下支和坐骨上、下支,一侧耻骨上、下支或坐骨上、下支骨折伴耻骨联合分离者,复位后可用多头带包扎,或用骨盆兜带将骨盆兜住,吊于牵引床的纵杆上固定4~6周即可。对于髂骨骨折合并耻骨联合分离,耻骨上、下支或坐骨上、下支骨折伴同侧骶髂关节脱位,耻骨联合分离并一侧骶髂关节错位者,复位后多不稳定,除用多头带固定外,患肢常需用皮牵引或骨骼牵引,牵引重量为体重的1/7~1/5,床尾抬高。6~8周即可去掉牵引。(图7-112)

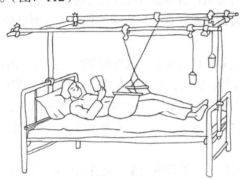

图7-112 骨盆骨折悬吊固定

4.药物治疗

(1)内服药

药物治疗按损伤三期分期辨证治疗,初期应活血化瘀,消肿止痛,方选复元活血汤或活血止痛汤。若合并大出血发生血脱者,应急投独参汤加炮姜、附子等。如伤后肠胃气滞、腹胀纳呆、呕吐、二便不通者,治宜活血顺气,通经止痛,可选用顺气活血汤或大承气汤。中期以续筋接骨为主,内服接骨紫金丹。后期应以补肝肾、养气血、舒筋活络为主,可选用补血生髓汤等。

(2)外用药

稳定性骨折初期直接外敷白公鸡接骨丹,解除后卧床疗养。不稳定性骨折手法复位后外敷白公鸡接骨丹,24小时后解除,固定包扎疗养。中期局部熥敷腰背挫伤熥剂,后期用活血止痛散水煎外洗。

5.功能锻炼

骨盆周围有强健的筋肉,骨折整复后不易再移位,且骨盆为松质骨,血运丰富,容易愈合。未损及骨盆后部负重弓者,伤后第1周练习下肢肌肉收缩及踝关节伸屈,伤后2周练习髋膝关节伸屈,3周后可扶拐下地活动。如骨盆后弓损伤者,牵引期间应加强下肢肌肉收缩锻炼及踝关节活动。解除固定后,即可下床开始扶拐站立与步行锻炼。

6.观察护理

骨盆骨折急性期要尽量减少不必要的搬动,因为骨盆骨折后稳定性下降,骨折会移位,会影响局部的出血。为防止在已经出了很多血的情况下,再度继发出血危及生命,应尽量减少不必要的搬动。骨盆骨折后期,尤其术后,在活动的时候要尽量注意防止患者出现卧床并发症,比如褥疮，因为长时间保持同一个姿势有可能会因局部受压而出现压疮。患者长时间卧床，下肢血液循环受到影响，尤其骨盆骨折对于整个双下肢血液循环都会有严重的影响，极容易出现血栓，为了防止血栓，要进行下肢肌肉主动及被动的收缩活动锻炼，促进血液循环。骨盆骨折后由于患者卧床时间比较长，患者容易出现肺部的炎症，为防止肺部的痰液积聚而引发坠积性肺炎，要鼓励患者咳嗽，把气管里积聚的痰液咳出来。

7.合并症及并发症

（1）腹膜后血肿：骨盆血液供应丰富，伤后巨大腹膜后血肿可蔓延到肾区、膈下或肠系膜。患者常有休克，并可有腹痛、腹胀、肠鸣音减弱及腹肌紧张等腹膜受刺激的症状。

（2）尿道或膀胱损伤：对骨盆骨折的患者应经常考虑下尿路损伤的可能性，尿道损伤远较膀胱损伤为多见。患者可出现排尿困难、尿道口溢血等现象。双侧耻骨支骨折及耻骨联合分离时，尿道膜部损伤的发生率较高。

（3）直肠损伤：除了骨盆骨折伴有阴部开放性损伤时，直肠损伤并不常见，直肠破裂如发生在腹膜反折以上，可引起弥漫性腹膜炎；如发生在反折以下，则可发生直肠周围感染。

（4）神经损伤：多在骶骨骨折时发生，组成腰骶神经干的第一骶椎及第二骶椎最易受损伤，可出现臀肌和小腿腓肠肌群的肌力减弱，小腿后方及足外侧部分感觉丧失。骶神经损伤严重时可出现跟腱反射消失。

应根据全身情况，首先对休克及各种危及生命的并发症进行处理。

①休克的防治。患者因腹膜后大量出血，应严密观察患者并进行输血、输液，若经积极抢救大量输血后，血压仍继续下降，未能纠正休克，可考虑结扎一侧或两侧髂内动脉，或经导管行髂内动脉栓塞术。

②膀胱破裂可进行修补，同时做耻骨上膀胱造瘘术。对尿道断裂，宜先放置导尿管，防止尿外渗及感染，并留置导尿管直至尿道愈合。

③直肠损伤，应进行剖腹探查，做结肠造口术。

第八章

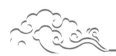

关节脱位

第一节 关节脱位概论

脱位，古称脱骱，又名脱臼，即关节失去了正常的连接。关节的组成是由骨端形成关节面，面上覆盖关节软骨，周围包裹关节囊，中间形成关节腔，腔内含有少量滑液。《素问·五脏生成》篇有"诸筋者皆属于节"的论述，即指骨关节由关节囊、韧带等诸筋联结而成，作为肢体活动的枢纽。《素问·刺禁论》曰："刺关节中液出，不得屈伸。"说明关节内存在关节液，起润滑、营养的作用，若关节液丧失，则关节屈伸活动受到限制。凡可动关节在遭受外来暴力时，都可发生关节脱位。

一、关节脱位的病因病机

临床上可分损伤性脱位、先天性脱位及病理性脱位。脱位多为跌坠压扭等外来暴力所致，其中以间接暴力所致者为常见。其他原因如风寒湿邪侵袭或肝肾虚亏，也可导致关节脱位或习惯性脱位。《正体类要》有"若骨骱接而复脱，肝肾虚也"的精辟论述。另外，关节脱位还与年龄、性别、职业、体质等因素有关。举例说明如下：

1.按脱位的原因分为

（1）外伤性脱位，由外界暴力引起的脱位。

（2）病理性脱位，体弱、肝肾虚亏、筋弛或由关节本身疾病引起的脱位。

（3）先天性脱位，由先天发育引起，出生时即存在的脱位。

（4）习惯性脱位，反复多次发生的脱位，因第一次脱位处理不当，关节囊及周围筋骨肉组织未能很好地修复而引起。

2.按脱位的程度分为

（1）全脱位，相邻骨端相对应的关节面完全无接触。

（2）半脱位，相邻骨端相对应的关节面有部分接触。

3.按脱位的时间分为

（1）新鲜性脱位，脱位时间在2周以内者。

（2）陈旧性脱位，脱位时间超2周仍未复位者。

4.按脱位的方向分为

（1）前脱位。

（2）后脱位。

（3）上脱位。

（4）下脱位。

（5）中心型脱位，股骨头穿过髋臼底部，进入盆腔内，形成髋关节中心型脱位。

又可概括为前下方脱位和后上方脱位两种。

5.按脱位是否有伤口与外界相通可分为

闭合性脱位与开放性脱位。

二、临床表现

外伤性关节脱位后，患处有肿胀、疼痛、功能障碍和畸形，主要表现为患肢缩短或延长，关节侧方或前后增宽，并有明显的突起或凹陷，关节功能丧失，呈弹性固定，肢体畸形姿势不能改变。

1.一般症状

（1）发病突然，疼痛明显，活动患肢时加重。

（2）肿胀，因出血、水肿使关节明显肿胀。

（3）关节脱位后结构失常，关节失去正常活动功能。

2.特殊表现

（1）畸形：关节脱位后肢体出现旋转、内收或外展和外观变长或缩短等畸形，与健侧不对称。关节的正常骨性标志发生改变。

（2）弹性固定：关节脱位后，未撕裂的肌肉和韧带可将脱位的肢体保持在特殊的位置，被动活动时有一种抵抗和弹性阻力的感觉。

（3）关节盂空虚：最初的关节盂空虚较易被触知，但肿胀严重时则难以被触知。

3.X线检查

关节正、侧位片可确定有无脱位、脱位的类型和有无合并骨折，防止漏诊和误诊。

三、关节脱位诊断

（1）有明显外伤史。

（2）临床表现为关节疼痛与肿胀、畸形、弹性固定及关节盂空虚。

（3）X线检查可明确脱位的部位、程度、方向及有无骨折及移位。

四、合并症及并发症

初期全身可合并多发伤、内脏伤和休克等，局部可合并骨折和神经、血管损伤，应详细检查及时发现和处理。后期可发生骨化肌炎，骨缺血坏死和创伤性关节炎等，应注意预防。

1.骨折

多发生在骨端关节面或关节边缘部，少数可合并同侧骨干骨折。

2.神经损伤

较常见，多因压迫或牵拉引起，如肩关节脱位可合并腋神经损伤，肘关节脱位可引起尺神经损伤等。

3.血管伤

多因压迫或牵拉引起，如肘关节脱位，可有肱动脉受压，膝关节脱位时腘动脉可受牵拉和压迫，其中少数可有断裂。

4、骨化肌炎

多见于肘关节和髋关节脱位后。

5.骨缺血性坏死

如髋关节脱位后可引起股骨头缺血性坏死，但多在受伤1~2个月后才能从X线片上看出。

6.创伤性关节炎

如脱位合并关节内骨折、关节软骨损伤、陈旧性脱位、骨缺血性坏死等，后期都容易发生创伤性关节炎。

五、关节脱位治疗

外伤性关节脱位的治疗方法就是复位，应尽量做到正确的一次性复位，避免盲目地反复复位而给关节及周围软组织带来重复创伤。复位早容易成功，功能恢复好；复位晚则困难大，效果差。复位必须达到解剖复位，复位后及时正确的固定是保证软组织损伤修复和防止再脱位的重要措施。

开放复位的适应证：手法复位失败；陈旧性脱位手法复位失败；有关节内骨折，手法复位失败；有软组织嵌入；关节脱位合并撕脱骨折，手法复位失败；习惯性脱位非手术治疗无效者。

新鲜脱位，陈旧性脱位，关节内有骨折、有软组织嵌入，关节脱位合并撕脱性骨折手法复位失败与习惯性脱位非手术治疗无效者，均可考虑手术治疗。开放性关节脱位应争取在6~8小时内进行清创术，在彻底清创后，将脱位整复，缝合关节囊，修复软组织，缝合皮肤，橡皮条引流48小时，外用支具或石膏固定于功能位3~4周，并适当选用抗生素以防感染。

1.固定方法

关节脱位整复后的固定是十分重要的，除可保护受伤的关节囊得到满意的恢复，保证关节功能迅速恢复正常外，也可避免某些关节囊由于修复不好而造成反复发作的习惯性脱位。但另一方面，固定时间又不能过长，否则将造成肌肉萎缩，关节僵硬，功能恢复不良。应根据关节脱位的程度，灵活掌握固定的时间。若合并关节内骨折，则可适当延长固定时间。

2.药物治疗

外伤性关节脱位的中医药治疗，对促进关节囊的修复和改善关节功能有着相当重要的作用。关节脱位之初，筋骨受损，气血离经，瘀血阻滞，络道闭塞，此时内服活血散瘀、消肿定痛的药物，可尽快地吸收血肿，防止关节内血肿机化。解除固定后及时应用外敷膏药、熏洗药，对促进关节功能锻炼也具有显而易见的效果。

3.三期辨证治疗

（1）初期为脱位后1~2周，患肢因肌肉、筋脉损伤，瘀血内留、经络阻塞，气血流通不畅。治疗原则以活血祛瘀为主，佐以行气止痛。主方活血止痛汤加减，外用方双柏散。

（2）中期，即脱位后2~3周，患肢肿胀疼痛逐渐消失，或接近消失，瘀血消散，而吸收未尽，筋骨尚未修复。治疗原则以和营生新，接筋续损为主，主方舒筋活血汤。

（3）后期，即脱位后3周以上，外固定已解除，肿胀消失，但筋脉关节愈合尚不牢固，机体气血虚损，肝肾不足。治疗原则当以补气养血，补益肝肾，温经通络为主，主方强筋壮骨汤，灵仙透骨汤熏洗。

4.功能锻炼

关节脱位复位后，应尽早开始功能锻炼，这是恢复功能的关键。即使在解除固定后，也应循序渐进地加强锻炼，以促进关节功能早日恢复。

第二节　下颌关节脱位

一、下颌关节脱位概述

运动中相互碰撞、张口过大、韧带松弛致使下颌关节向前脱出。症状为张口不能闭合，处于不能说话和下咽的状况，局部疼痛和压痛，口涎外溢，颏部向前突出，下颌小头位置有空凹。按性质可分为急性脱位、复发性脱位、陈旧性脱位；按部位可分单侧脱位和双侧脱位；按髁突脱出的方向、位置可分前方脱位、后方脱位、上方脱位以及侧方脱位，临床上以急性和复发性前脱位较常见。

（一）病因病机

1.急性脱位

在正常情况下，大开口后，髁突和关节盘从关节窝向前滑动，止于关节结节之下方或稍前方。如果有咀嚼肌紊乱或关节结构异常的患者，当大开口时，例如打哈欠、唱歌、咬大块食物、呕吐等，翼外肌继续收缩把髁突过度地向前拉过关节结节，同时闭口肌群发生反射性挛缩，就使髁突脱位于关节结节之前上方，而不能自行复回原位。另外，关节部或下颌骨部，尤其在张口状态下，颏部受到外力可使关节脱位。

2.复发性脱位

发生在急性前脱位后，如未得到及时、正确的治疗，并发关节囊及韧带组织松弛而造成复发性关节脱位；由于长期翼外肌功能亢进，髁突运动过度，使关节诸韧带、关节盘附着及关节囊松弛，也可造成复发性脱位；老年人、慢性长期消耗性疾病、肌张力失常及韧带松弛也常常发生顽固性、复发性脱位。

3.陈旧性脱位

发生关节脱位后数周尚未复位者称为陈旧性脱位。

(二)临床表现

1.双侧急性前脱位症状

(1)下颌运动异常,患者呈开口状,不能闭口,唾液外流,语言不清,咀嚼和吞咽均有困难。

(2)下颌前伸,两颊变平,因此脸型也相应变长。

(3)因髁突脱位,耳屏前方触诊有凹陷,颧弓下可触到脱位的髁突。

2.单侧急性前脱位患者

单侧急性前脱位的症状与双侧急性前脱位类似,只是以上症状在患侧X线片中有显示。(图8-1)

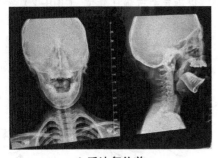
A 手法复位前

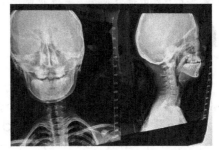
B 手法复位后

孙XX,男,37岁,右下颌关节脱位

图8-1 下颌关节脱位

(三)检查

张口不能合拢,说话不清,流涎,有的患处局部肿胀酸痛,活动时多用手托住下巴,双侧脱位在颧弓下时,可摸到突出的下颌关节突,而在其后有一凹陷。单侧脱位者下颌向一侧歪斜、下垂,可在伤处摸到关节突及下颌窝。

(四)诊断

(1)下颌运动失常,患者呈开口状,不能闭合。

(2)下颌前伸,两颊变平,颏部前突,前牙开颌,反抬。

(3)耳屏前空虚,凹陷,颧弓下可触及脱位的髁状突。

(4)单侧脱位上述症状仅显示在患侧,颏部中线及下前牙中线偏向健侧。

(5)双侧脱位时,颏部中线居中,下颌运动受限,呈大张口状态。

(6)X线检查:急性前脱位关节侧位片可显示髁状突于关节结节的前上方,习惯性脱位关节造影时可见关节囊明显扩大及关节盘附着松弛。

(五)治疗

【手法复位】双侧脱位复位方法:患者低位端坐,头靠椅背或墙壁,下颌牙的咬合面应低于术者两臂下垂时的肘关节,术者站于前方双手拇指(可包以纱布)向后分别放在两侧下颌磨牙的咬合面上，其余手指握住下颌体部。复位时嘱患者放松肌肉，术者两拇指逐渐用力将下颌骨体后端向下加压，余指将颏部稍向上抬，当髁突下降至低于关节平面时顺势将下颌骨向后推动，髁突即可滑回关节凹面复位。在取出拇指时，其余手指一定要控制好下颏，保持髁状突后下移的位置，以防其再度向上翘起，影响复位效果。年龄较大，体形瘦弱，肌肉较松的患者，也可做口腔外复位：两拇指在两关节外侧面捺压下颌骨髁状突，同时托下颌骨复位，方法步骤同前。

【手法复位】单侧脱位手法复位：坐位与前同。先以一手拇指伸进患者口腔，按压尽根牙下脱出的髁状突，而后托下颌骨向上复位，方法与双侧脱位相同。单侧脱位由于肌肉痉挛的拉力较大，往往一手拇指的力度不够，可用两手拇指重叠用力按压，这样力度较大，易于复位。单侧脱位在复位时，有时会出现患侧复位，而健侧又脱位，发生左右交替脱位的现象。此种情况，可用两手伸进口腔内，一手固定健侧，一手按压患侧复位。不要操之过急，要耐心地进行。复位后应详细检查口形是否正常，上下牙齿是否对齐，关节能否开合活动，以确定关节确已复位。（图8-2）

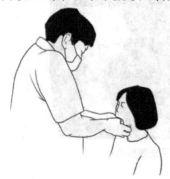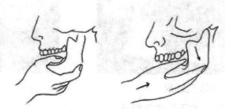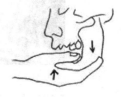

图8-2 下颌关节脱位压托复位

1. 固定方法

复位后立即用头颌绷带固定，限制张口活动两周左右。

2. 药物治疗

（1）内服药

初次脱位者局部疼痛或肿胀，服桃仁四物汤、活血止痛汤。

肝肾不足者，六味地黄汤，肾气丸等方剂加减。

（2）外用药

加味拈痛散，舒筋活血、消肿止痛。

二、习惯性下颌脱位

在人工或自行复位后仍反复发作者，称为习惯性或复发性颞下颌关节脱位。是在初次急性脱位后未能得到妥善治疗，并发关节盘后区弹力纤维损伤，关节囊及韧带等松弛，因此形成滑节（习惯性脱位）。

（一）病因病机

习惯性下颌关节脱位多因新鲜脱位后未能充分固定而过早活动，致使损伤的筋肉未能得到恢复而引起关节松动，年老体衰或肝肾虚损，筋肉不壮者更易发生。《伤科补要》中讲："若脱，则饮食言语不便，由肾虚所致。"其临床表现与初次脱位相同，但发生频繁，轻症一至数月一次，严重病例，仅轻微的下颌运动或稍开口即可发生脱位，甚至一天几次，有的患者刚复位，忽又再脱而返院治疗。

（二）检查

滑节系由多次发生脱位所形成，问清病史即知病情的轻重。患者多为年老体弱者，关节退变，腰膝酸痛，软弱无力，或有头晕、耳鸣、健忘、尿频、尿急、短气、怕冷等肾虚气虚的症状。脉沉细或沉迟，或细而无力。舌质胖嫩、苔白。

（三）治疗

不少患者可托下颌自行复位。如不能复位可用前述口腔内外复位法，一般可顺利复位。本症多有肾虚及元神不足的内因，必须做较长时间的药物调治。

（1）内服药

补肾壮筋汤，治肾经虚损，常失下颏。

（2）外用药

温经活络汤熏洗。

本病自我护理、自我注意很重要。适当进补，开口不能过大，冬季注意保暖，局部尽可能避免外受风寒。睡眠充足，必要时夜间用手帕做下颌固定。打哈欠时要当心，可用双手托住两侧下颌关节。

第三节 上肢关节脱位

一、肩关节脱位

肩关节脱位最常见，这与肩关节的解剖和生理特点有关，肩关节关节盂浅而小，关节囊松弛，其前下方组织薄弱。同时，肩关节活动范围大，遭受外力的机会多等，也容易导致肩关节脱位。肩关节脱位多发生在青壮年，男性较多。

（一）病因病机

肩关节脱位按肱骨头脱位的方向分为前脱位和后脱位。肩关节前脱位者很多见，常因间接暴力所致，如跌倒时上肢外展外旋，手掌或肘部着地，外力沿肱骨纵轴向上冲击，肱骨头自肩胛下肌和大圆肌之间薄弱部撕脱关节囊，向前下脱出，形成前脱位。前脱位中，肱骨头被推至肩胛骨喙突下，形成喙突下脱位，如暴力较大，肱骨头再向前移至锁骨下，形成锁骨下脱位。后脱位很少见，多由于肩关节受到由前向后的暴力作用，或在肩关节内收内旋位跌倒时手部着地引起。后脱位可分为肩胛冈下和肩峰下脱位，肩关节脱位如在初期治疗不当，可发展为习惯性脱位。

（二）临床表现

（1）伤肩肿胀，疼痛，主动和被动活动受限。

（2）患肢弹性固定于轻度外展位，常以健手托患臂，头和躯干向患侧倾斜。

（3）肩三角肌塌陷，呈方肩畸形，在腋窝、喙突下或锁骨下可触及移位的肱骨头，关节盂空虚。

（4）搭肩试验阳性——患侧手靠胸时，手掌不能搭在对侧肩部。（图8-3）

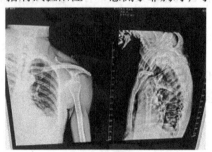
A 手法复位前

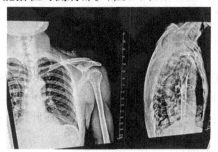
B 手法复位后

师XX，男，46岁，左肩关节前脱位

图 8-3　肩关节脱位

（三）检查

肩关节脱位后，患者感到肩部疼痛，并出现肿胀，不能活动。患者患肢轻度外展，常以健手托患侧前臂、头和身体向患侧倾斜。由于肱骨头脱位，三角肌塌陷，伤肩失去圆形膨隆外形，形成所谓"方肩"畸形。触诊时肩峰下有空虚感，在腋下、喙突下、锁骨下可摸到移位的肱骨头。如让患者患侧肘部紧贴胸壁，则其手掌不能搭到健侧肩部；或手掌搭到健侧肩部，则肘部不能贴近胸壁，X线片可明确脱位类型及有无骨折。

（四）诊断

（1）有肩部或上肢外伤史。
（2）有上述症状和体征。
（3）X线片可明确脱位类型及有无骨折。

（五）治疗

脱位后应尽快复位，选择适当麻醉（臂丛麻醉或全麻），使肌肉松弛并使复位在无痛下进行。老年人或肌力弱者也可在服用止痛剂的情况下进行。习惯性脱位可不用麻醉。复位手法要轻柔，禁用粗暴手法以免发生骨折或神经损伤等附加损伤，常用复位手法有以下几种。

【手法复位】足蹬法：患者仰卧，术者位于患侧，双手握住患肢腕部，足跟置于患侧腋窝，两手用稳定持续的力量牵引，牵引中足跟向外推挤肱骨头，同时旋转、内收上臂，将肱骨头撬挤入关节盂内，当有入白声时复位即告成功。（图8-4）

【手法复位】拔伸托入法：患者取坐位，第一助手立于患者健侧肩后，两手斜行环抱固定患者做反向牵引，第二助手一手握患侧肘部，另手握腕上，向外下方牵引，用力由轻而重，持续牵引，术者立于患肩外侧，两手拇指压其肩峰，其余手指插入腋窝内，在助手对抗牵引下，术者将肱骨头向外上方钩托，同时第二助手逐渐将患肢向内收内旋位牵拉，直至肱骨头有回纳感觉，复位成功。（图8-5）

【手法复位】牵引推拿法：患者仰卧，第一助手用布单套住胸廓向健侧牵拉，第二助手用布单通过腋下套住患肢向外上方牵拉，第三助手握住患肢手腕向下牵引并外旋内收，三方同时徐徐持续牵引。术者用手在腋下将肱骨头向外推送还纳复位，二人也可做牵引复位。

【手法复位】椅背复位法：患者坐在靠背椅上，将患肢放在椅背外侧，腋、肋紧靠椅背，将棉垫置于腋部，保护腋下血管、神经，一助手扶住患者和椅背，术者握住患肢，先外展、外旋牵引，再逐渐内收，并使患肢下垂，然后内旋屈肘，即可复位成功。此法是应用椅背作为杠杆支点整复肩关节脱位的方法，适用于肌力较弱的肩关节脱位者。

【手法复位】悬吊复位法：适用于年老体弱患者。患者俯卧于床，患肢悬垂于床旁，在患肢腕部悬挂2～5千克重物，持续牵引15分钟左右，多可自动复位。

【手法复位】外展旋转法：此法宜在肌肉松弛的情况下进行，切忌用力过猛，防止肱骨颈受到过大的扭转力而发生骨折。患者站立或坐位，屈肘90°；术者一手握腕部，屈肘至90°，并向下用力牵拉；另一手握肘部，持续牵拉，轻度外展，逐渐将上臂外旋，然后内收肘关节，再内旋上臂，此时即可复位，并可听到入臼声。（图8-6）

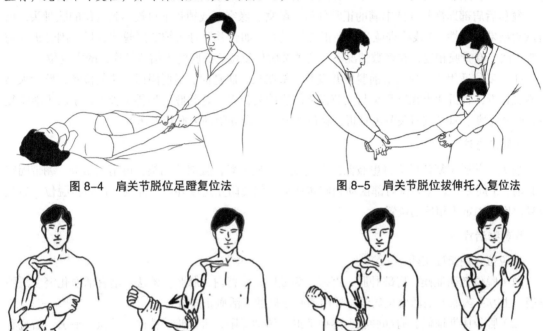

图8-4　肩关节脱位足蹬复位法　　　图8-5　肩关节脱位拔伸托入复位法

图8-6　肩关节脱位外展旋转复位法

1.陈旧性肩关节脱位

肩关节脱位后超过三周尚未复位者，为陈旧性脱位。关节腔内充满瘢痕组织，有的与周围组织粘连，周围的肌肉发生挛缩，合并骨折者形成骨痂或畸形愈合，这些病理改变都会阻碍肱骨头复位。

2.陈旧性肩关节脱位的处理

脱位在三个月以内，年轻体壮，脱位的关节仍有一定的活动范围，X线片显示无骨质疏松和关节内、外骨化者可试行手法复位。复位前1～2周先用推拿按摩手法和中药熏洗，尽量松解肩周围软组织粘连，使关节有一定的活动量。X线检查排除肩关节周围骨折、骨化性肌炎等并发症。做好必要的准备，方可进行复位。患者仰卧位，配合臂丛神经阻滞麻醉，术者先行肩部按摩作轻轻的摇摆活动，以解除粘连，缓解肌肉痉挛，便于复位。当肩关节各方向均有一定活动度，软组织粘连大部分被解除后，采用牵引推拿法或足蹬法，复位后处理与新鲜脱位者相同。必须注意，操作切忌粗暴，以免发生骨折和腋部神经血管损伤。

3.习惯性肩关节前脱位的治疗

习惯性肩关节前脱位多见于青壮年，究其原因，一般认为为首次外伤脱位后造成损伤，虽经复位，但未得到适当有效的固定和休息。由于关节囊撕裂或撕脱和软骨盂唇及盂缘损伤没有得到良好修复，肱骨头后外侧凹陷骨折变平等病理改变，关节变得松弛。以后在轻微外力下或做某些动作，如上肢外展外旋和后伸动作时可反复发生脱位。脱位一次，关节就受伤一次，不但会造成关节软骨磨损或剥离掉落，甚至还会造成上盂唇韧带的撕裂。

对于先天性的习惯性脱位的治疗，由于没有明显病灶，问题出在组织结构松弛上，所以原则上以保守（非手术）复健治疗为主，锻炼肩关节周围的肌肉，以加强肌力来帮助稳定关节，成功率约为80%。除非不得已，才以手术方式缩紧关节囊膜，减少关节活动的范围以维持稳定。

复位后肩部即恢复钝圆丰满的正常外形，腋窝、喙突下或锁骨下再摸不到脱位的肱骨头，搭肩试验结果为阴性，X线检查肱骨头在正常位置上。如合并肱骨大结节撕脱性骨折，因骨折片与肱骨干间多有骨膜相连，在多数情况下，肩关节脱位复位后撕脱的大结节骨片也随之复位。

手术复位适用于：肩关节前脱位并发肱二头肌长头肌腱向后滑脱阻碍手法复位者；肱骨大结节撕脱骨折，骨折片卡在肱骨头与关节盂之间影响复位者；合并肱骨外科颈骨折，手法不能整复者；合并喙突、肩峰或肩关节盂骨折，移位明显者；合并腋部大血管损伤者。

4.固定方法

肩关节前脱位复位后应将患肢保持在内收、内旋位置，腋部放棉垫，再用三角巾、绷带固定于胸前，3周后开始逐渐做肩部摆动和旋转活动，但要防止过度外展、外旋，以防再脱位。后脱位复位后则固定于相反的位置。

5.药物治疗

按脱位三期辨证用药。

（1）脱位初期证候：肩部肿胀、疼痛，痛处固定，苔白，脉弦。治法：治宜活血化瘀、消肿止痛。主方：内服方剂活血止痛汤，外用消肿止痛散或活血止痛散。

（2）脱位中期证候：肩部肿胀、疼痛消退，活动受限，舌质暗，苔白，脉弦。治法：治宜和营生新、接筋续骨。主方：内服方剂养血荣筋汤，外用接骨续筋药膏、舒筋活络药膏等。

（3）脱位后期证候：肩部肿胀、疼痛消退，以活动受限为主，舌质淡暗，苔薄白，脉弦细。治法：宜补肝肾、壮筋骨、养气血，外治宜舒筋活络。主方：内服方用补肾壮筋汤，气血虚弱者内服八珍汤等，外治宜舒筋活络，外用海桐皮汤等熏洗。

6.功能锻炼

固定后即鼓励患者做肱三头肌等长收缩，耸肩及手腕、手指锻炼活动，新鲜脱位1周后去绷带，保留三角巾悬吊前臂，开始练习肩关节前屈、后伸活动；两周后去除三角巾，开始逐渐做肩关节各方向主动功能锻炼，如左右开弓、双手托天、手拉滑车、手指爬墙等运动，并配合按摩、推拿、针灸等。

二、肩锁关节脱位

肩锁关节，由锁骨外侧端和肩胛骨的肩峰构成，为微动关节，在肩胛骨喙突和锁骨之间有喙锁韧带加强。

（一）病因病机

肩锁关节脱位临床常见，多由肩部着地或直接受到撞击引起。如患者跌倒时，上肢后伸，肩部着地所致。尤其骑摩托车或自行车的人急刹车，人由车上倒向侧前方，肩部着地时脱位多见。

（二）临床表现

患者多耸肩，肩关节酸痛，锁骨外侧方突起。局部肿胀，压痛明显，肩关节功能受限，上肢不能上举。

根据伤力及韧带断裂程度，可分为Ⅰ、Ⅱ、Ⅲ型，Ⅰ型：肩锁关节处有少许韧带、关节囊纤维的撕裂，关节稳定，疼痛轻微，X线片显示正常。Ⅱ型：肩锁关节囊、肩锁韧带有撕裂，喙锁韧带无损伤，锁骨外端翘起，呈半脱位状态，按压有浮动感，可有前后移动。X线片显示锁骨外端高于肩峰。Ⅲ型：肩锁韧带、喙锁韧带同时撕裂，引起肩锁关节明显脱位。（图8-7）

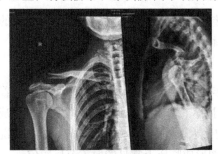
A 手法复位前

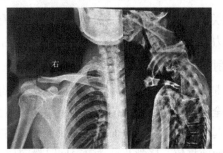
B 手法复位后

曾XX，男，39岁，右肩锁关节脱位

图 8-7　肩锁关节脱位

（三）检查

伤肢外展或上举均较困难，前屈和后伸运动亦受限，局部疼痛加剧，检查时肩锁关节处可摸到一个凹陷，可摸到肩锁关节松动，双侧对比较明显。X线检查，可明显显示锁骨外端向上移位。肩锁关节半脱位者，锁骨外端向上移位轻，肿胀不明显，有时需同时向下牵引两上肢，摄两侧肩锁关节X线片，或使患者站位两手提重物拍摄两肩锁关节正位X线片，对比检查，方可明确诊断。

（四）诊断

有外伤史。由于肩锁关节位于皮下，局部高突，双侧对比较明显，X线检查可明确诊断。

（五）治疗

轻者前臂屈肘90°，三角巾悬吊胸前1～2周即可。对于移位明显者需手法复位，外固定治疗。

【手法复位】 患者端坐，手法轻轻按摩肩部肌肉，使其组织放松，一助手双手环抱于患者腋下，固定患者的同时，术者一手握住肘部，用力向斜下牵拉顺势上托，即可复位。

1.固定方法

重者由肩到肘环绕包扎固定2～3周，亦可用锁骨固定带固定，前臂屈肘90°悬吊胸前。

2.药物治疗

与肩关节脱位相同。

3.功能锻炼

开始做小幅前臂摆动，伸屈腕关节，握拳等活动，解除固定后增加肩关节左右侧方活动，最后增加画圈动作，逐渐增加活动范围，但不超过90°，每个方向每组20～30次，每天1～2组。逐渐加大负荷和被动活动的角度。

三、肘关节脱位

肘关节脱位，是常见的脱位之一，多发生于青壮年男性、老年人，儿童少见。当跌倒时，上肢外展，手掌着地，传达暴力可致肘关节后脱位。脱位的桡、尺骨上端可同时发生桡侧或尺侧移位，也可合并骨折或尺神经损伤。

（一）病因病机

肘关节脱位主要由间接暴力所引起，偶有直接暴力亦可致伤。肘部系前臂和上臂的联结结构，暴力的传导和杠杆作用是引起肘关节脱位的基本外力形式。

1.肘关节后脱位

这是肘关节最常见的一种脱位类型，以青壮年为主要发生对象。当跌倒时，手掌着地，肘关节完全伸展，前臂旋后位，鹰嘴突尖端骤然撞机肱骨下端的鹰嘴窝，在肱尺关节外形成杠杆作用，引起附着于喙突的肱前肌肌腱及关节囊的前壁撕裂，在关节前方缺乏筋肉阻止的情况下，肱骨前端向前移位，桡骨及尺骨冠突同时滑向后方，即形成临床上常见的肘关节后脱位。

2.肘关节前脱位

前脱位者少见，又常合并尺骨鹰嘴骨折。损伤原因多系直接暴力，如肘后直接遭受外力打击或肘部在屈曲位撞击地面等，导致尺骨鹰嘴骨折和尺骨近端向前脱位。

3.肘关节侧方脱位

多见于青少年。当肘部遭受传导暴力时，肘关节处于内翻或外翻位，致肘关节的侧副韧带和关节囊撕裂，肱骨的下端可向桡侧或尺侧关节囊移位。因在强烈内、外翻作用下，前臂伸肌肌群或屈肌肌群猛烈收缩引起肱骨内、外髁撕脱骨折，尤其是肱骨内上髁更易发生骨折，有时骨折片可嵌夹在关节间隙内。

4.肘关节分裂脱位

这种脱位类型极少见。由于上、下传导暴力集中于肘关节时，前臂呈过度旋前位，环状韧带和尺桡骨近侧骨间膜被劈裂，引起桡骨小头向前方脱位，而尺骨近端向后脱位，肱骨下端嵌插在二骨端之间。

（二）临床表现

（1）肘部肿胀、疼痛、畸形，前臂紧贴胸腹前部，患者常用健手托扶伤肢前臂，活动障碍。

（2）后脱位时，肘关节弹性固定于120°～140°半伸位，呈靴状畸形。

（3）肘关节周径增宽，肘前可触及肱骨下端，肘后可摸到高耸之尺骨鹰嘴，肘后三角骨性标志失去正常关系。

（4）后脱位时则肘后方空虚，肘后方可触及向后突出之尺骨鹰嘴，侧方脱位时有肘内、外翻畸形。

(5)有时合并尺神经损伤及其他神经伤、尺骨喙突骨折,前脱位时多伴有尺骨鹰嘴骨折等。
(6)X线检查肘关节正、侧位片可显示脱位类型、合并骨折情况,并与髁上骨折相区别。

(三)检查

肘关节脱位是肘部常见损伤,多发生于青少年,成人和儿童也时有发生。

1.体格检查

关节置于半屈位,伸屈活动受限,肘后脱位,肘后方空虚,鹰嘴向后明显突出;侧方脱位,肘部呈现肘内翻或外翻畸形,肘窝部充盈饱满,肱骨内、外髁及鹰嘴构成的等腰三角形关系改变。

2.X线检查

可确定诊断,是判断骨折类型、合并骨折及移位情况的重要依据。(图8-8)

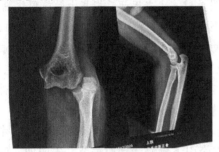
A 手法复位前

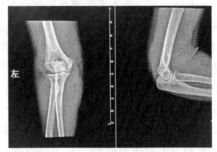
B 手法复位后

刘XX、女、56岁、左肘关节脱位

图 8-8 肘关节脱位

(四)诊断

(1)有外伤史。
(2)肘半屈位弹性固定(约40°~120°),局部肿胀、疼痛及压痛,活动受限。有明显畸形,肘后三点(肱骨内、外髁和尺骨鹰嘴)骨性标志位置改变。前臂缩短,肘关节周径增大。
(3)X线检查:肘关节正、侧位X线片可显示脱位类型、合并骨折情况,陈旧性脱位者有无创伤性骨化。

(五)治疗

新鲜肘关节后脱位:复位前一般不需要麻醉,如有侧方移位,首先矫正侧方移位,再矫正前后脱位。

【手法复位】拔伸屈肘法一:患者坐靠于靠背椅上,助手立于患者背后,双手握患肢上臂,术者站在患者前面,一手握伤肢腕部,与助手相对拔伸,另一手的拇指抵住肱骨下端向后推按,其余四指抵住鹰嘴向前端提,并慢慢将肘关节屈曲,若听到入白声,说明已复位。(图8-9)

【手法复位】拔伸屈肘法二:患者坐位,术者一手按其上段,另一手握住患肢前臂顺势拔伸,听到入白声后,屈曲肘关节。(图8-10)

【手法复位】膝顶拔伸法:患者端坐于椅上,术者立于伤侧前方,一手握其前臂,一手握其腕部,同时以一足踏于椅面上,以膝顶在患肢肘窝上,沿前臂纵轴方向用力拔伸,逐渐屈肘,有入白感后,即复位成功。

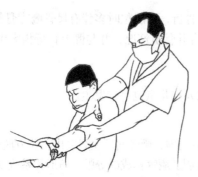 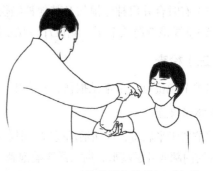

图 8-9　肘关节脱位拔伸屈肘复位法　　　　图 8-10　肘关节脱位拔伸屈肘复位

【手法复位】新鲜肘关节前脱位：前脱位较少见，复位手法简单。患者取坐位或卧位，一助手固定患肢上臂，另一助手握住患肢腕部，顺势牵引前臂，术者用两手拇指由肘前顶住脱出的尺、桡骨上端向下、向后推入，余手指由肘后抵住肱骨下端向上、向前端提，有入臼声，说明已复位。

【手法复位】陈旧性肘关节脱位：由于肘关节脱位后超过 3 周，局部血肿机化，筋腱、关节囊的粘连和挛缩，造成复位困难。若无合并骨折及血管、神经损伤、骨化性肌炎等单纯性脱位，可试行手法复位。复位前配合推拿按摩及舒筋活血药熏洗局部，使关节周围挛缩松解，然后在臂丛神经麻醉下，待患臂肌肉松弛、关节无痛后进行整复。

第一步，舒筋法：用手法舒筋活血，松解粘连。一助手把持上臂，术者握腕部用力牵拉。然后，术者改为一手握患肢肘部，一手仍握腕部，在牵引下慢慢活动肘关节。先屈伸，后内收外展，左右摇摆并做内、外回旋，活动范围由小及大，逐渐用力，切忌使用暴力。在活动过程中可听到瘢痕组织粘连剥脱的撕裂声，而后再用力牵引。如此反复数次后，肘关节的活动范围逐渐增大，肘关节周围的纤维性粘连也随之解脱，关节在脱位的情况下已相当松弛。在伸直位牵引下进行X线检查，如重叠移位已基本矫正，桡骨头和肱骨小头已无重叠，尺骨喙突已达到肱骨滑车面的后缘，方可进行下一步骤。

第二步，复位法：有侧移位者首先矫正侧移位。两助手上下牵引，术者两手分握肘部上下进行推拉，使尺骨鹰嘴的半月状切迹和肱骨的滑车关节面相对应，待侧移位矫正后，术者用两手握住肘部，保持复位。助手改变牵引方向，再整复后移位。一助手把持固定上臂，另一助握住前臂下端与握上臂下端的助手做对抗持续牵引，然后协同术者做前后屈伸、摇摆转动患肘部，摇摆转动的方向由内向外或由外向内，反复交替，活动范围由小到大，用力由轻到重，使关节周围的纤维粘连及瘢痕组织逐渐松解。后脱位及后侧脱位：术者两手拇指置于伤肘后方，这时加强拔伸牵引，当鹰嘴有明显移动时，远端在持续牵引下徐徐屈肘，屈肘时可闻及粘连组织撕裂声，术者进一步用力将鹰嘴向前推进，肘关节逐渐屈曲 90°，当鹰嘴后突畸形消失，肘后三点骨性标志恢复，即复位成功。前脱位：术者改两手拇指置于肘前方，分别按压尺骨鹰嘴和桡骨小头，余指环抱肘后肱骨下，握住上臂及前臂的两助手持续拔伸牵引，摇旋摆动，肘关节得以松解后，术者两拇指用力按压尺骨鹰嘴及桡骨小头，向肘后方向推，余指用力端提肱骨做肘关节过伸位，如此整复反复数次，即可复位。经X线检查复位良好，将肘关节固定于 90° 角位置。

1.固定方法

患肘抬高，保持肘关节 90° 固定，鼓励患者初期活动肩、腕关节，并随时做握拳活动，可防止手指发生肿胀。7～10 日可解除外固定，在三角巾悬吊下，让患者在 90° 范围内自由进行肘关节的屈伸运动。2 周后可解除三角巾，中草药熏洗患处，起到活血化瘀，疏通经络作用，让患者自由活动肘关节进行功能锻炼。

2.药物治疗

初期：宜活血化瘀、消肿止痛。内服舒筋活血汤，外敷消肿止痛膏。

中期：宜和营生新、舒筋活络。内服强筋壮骨汤，外敷灵仙舒筋膏。

后期：关节僵硬者，外用海桐皮汤、上肢熏洗剂等煎汤熏洗。

3.功能锻炼

固定期间，可做肩、腕及掌指关节的活动，去除固定后，积极进行肘关节的主动活动。活动时应以屈肘为主，因伸肘功能容易恢复。功能锻炼时，可配合理疗或轻手法按摩，但必须禁止肘关节的粗暴被动活动，以免增加新的损伤，加大血肿，产生骨化性肌炎。

四、小儿桡骨头半脱位

不满5岁的小儿，桡骨头未发育好，桡骨颈部的环状韧带只是一片薄弱的纤维膜。一旦小儿的前臂被提拉，桡骨头向远端滑移，恢复原位时，环状韧带的上半部不能及时退缩，卡压在肱桡关节内，形成桡骨头半脱位。随着小儿逐渐长大，桡骨头良好发育，环状韧带也增厚增强，即不再发生半脱位。

（一）病因病机

多因患儿肘关节在伸直位，腕部受到纵向牵拉所致，如穿衣或行走时跌倒，幼儿的前臂在旋前位被成人用力提拉，均可造成桡骨小头半脱位。因为1~4岁儿童，肘关节的韧带、肌肉和关节囊较松弛，而桡骨小头尚未发育完全，当肘关节突然受到牵拉即易发生脱位。

（二）临床表现

有上肢被牵拉病史，小儿诉肘部疼痛，啼哭，拒绝触摸。桡骨小头部位有明显压痛，患肢前臂旋前，不敢旋后，不能抬举、取物，不能屈肘。

（三）检查

检查所见体征很少，无肿胀和畸形，肘关节略屈曲，桡骨头处有压痛。

（四）诊断

（1）有牵拉损伤史。

（2）患儿肘部疼痛，啼哭，拒绝使用患肢。

（3）桡骨小头部位有明显压痛。

（4）患肢前臂旋前，不敢旋后，不能抬举、取物，不能屈肘。

（五）治疗

【手法复位】不必任何麻醉。术者一手握住小儿腕部，另一手托住肘部以拇指压在桡骨头部位，肘关节屈曲，轻柔地前后旋转前臂，可听到轻微的弹响声，小儿肯用患侧手来取物说明复位，复位后不必固定，但须告诫家长不可再暴力牵拉，防止复发。5岁后桡骨头长大，即不易脱出。

预防小儿桡骨头半脱位：

（1）平时牵拉（提）小儿手部时，应同时牵拉衣袖。

（2）防止跌仆。

（3）人与小儿嬉闹时应注意方法，不能单牵（提）手。

（4）穿衣服时，应避免手部旋前位牵拉，应和衣袖反方向同时拉扯。

五、桡腕关节脱位

单纯性桡腕关节脱位较少见，在桡腕关节脱位的同时多合并其他部位的骨折与脱位。复杂性桡腕关节脱位，常合并尺、桡骨茎突骨骨折。因外力的作用方向不同，可出现掌、背、桡及尺侧四种脱位。

（一）病因病机

多由间接暴力引起。跌倒时，腕过伸，前臂旋前位掌着地，将桡腕背侧关节囊撕破，桡腕背侧韧带断裂，发生桡腕关节脱位。按照是否合并尺、桡骨茎突骨折或桡骨远端关节面掌侧唇、背侧唇骨折，可分为单纯桡腕关节脱位和复杂性桡腕关节脱位。

（二）临床表现

腕部疼痛、肿胀，局部压痛明显，腕关节活动受限，呈餐叉样畸形。（图8-11）

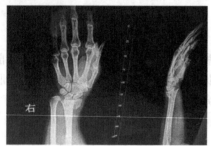
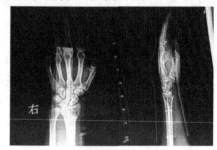

A 手法复位前　　　　　　　　　B 手法复位后

赵XX，女，58岁，右桡腕关节脱位合并右桡骨远端、尺骨茎突骨折

图 8-11　桡腕关节脱位

（三）检查

腕部有明显肿胀及压痛，腕部畸形，功能受限。X线检查为桡腕关节向背侧、桡侧脱位，其中伴有桡骨或尺骨突骨折。

（四）诊断

桡腕关节脱位，多由间接暴力引起，常合并尺、桡骨茎突骨折或桡骨远端关节面掌侧唇、背侧唇骨折，可分为单纯桡腕关节脱位和复杂性桡腕关节脱位。腕关节正、侧位X线片可以确诊。

（五）鉴别诊断

本病应与桡骨远端骨折进行鉴别，两者均有外伤后腕部疼痛、肿胀、腕关节活动受限、餐叉状畸形等症状，但桡骨远端骨折可触及骨折块及骨擦感，依靠腕关节正、侧位X线片可加以鉴别。

（六）治疗

【手法复位】患者取坐位，助手握前臂上段，术者双手握患肢腕部，患肢在旋前位，二者对抗牵引 3~5 分钟，然后术者的食指向背侧托顶桡骨远端，同时牵腕掌屈，继用拇指由背侧向掌侧压腕骨即可复位。

1. 固定方法

复位成功后，前臂掌、背侧夹板固定，前臂中立位，屈肘 90°，三角巾悬吊。

2. 药物治疗

内服中药按骨折三期辨证用药。拆除外固定后，用中药熏洗，促进腕关节功能恢复。

3. 功能锻炼

固定期间，除被固定的腕部外，应鼓励患者做指间、掌指关节的屈、伸活动，以促进患肢消肿，解除固定后，开始腕关节功能锻炼。

六、月骨脱位

月骨脱位是指月骨本身脱离与桡骨和其他腕骨的正常毗邻关系而移位；月骨周围脱位则是指月骨和桡骨的关系正常，周围其他腕骨离位；经舟骨月骨周围脱位，是指舟骨骨折，其骨折近端和月骨与桡骨之间的关系正常，其远端及其他腕骨发生脱位。

（一）病因病机

脱位多由间接外力引起，当跌倒时，手掌先着地，腕部强烈背伸，月骨受到桡骨下端和头状骨挤压而向掌侧移位，即形成前脱位。前脱位后，远侧的半月凹关节面移向掌侧，近侧的月骨凸关节面移向背侧。由于暴力的大小不同，月骨脱位的程度和预后也有所差异。

根据损伤程度与位置分为三型。

（1）月骨向掌侧脱位后，凸面向后，凹面向前。

（2）月骨扭转位于远端前部，凹面向后，凸面向前。

（3）外力更大，月骨移位至桡骨远端掌侧，凸面向后，凹面向前。

（二）临床表现

腕部肿胀。使患者双手摊掌，当月骨脱位时，该侧第 3 掌骨头有明显的短缩。腕部活动受限，手指屈曲困难，腕关节不能背伸，掌腕横纹处有压痛，并可触到脱出的月骨。腕部向尺偏，叩击第 4 掌骨头时，有明显的疼痛，正中神经亦可受压而致手掌桡侧麻木。

（三）检查

腕部活动受限，手指屈曲困难，腕关节不能背伸，掌腕横纹处有压痛，并可触到脱出的月骨。X 线检查：正位片可显示月骨由正常的近方形变成三角形，月骨凸面转向头状骨，头状骨向近侧轻度移位；侧位片显示月骨移位于腕关节掌侧面。

（四）诊断

有明显外伤史，伤后腕关节肿胀、疼痛，活动受限，由于月骨向掌侧脱位，可压迫屈指肌腱，致使手指屈伸受限，并可压迫正中神经，出现桡侧 3 个手指感觉异常，拇指掌侧外展受限。X 线检查可以明确分类与诊断。

（五）治疗

【手法复位】患者取坐位。术者立其伤侧前方，用一手固定其腕部，拇指顶住向掌侧移位的月骨远端，另手握拿除拇指外的其余四个手指，在牵引姿势下，将腕关节极度背伸，使桡骨下端和头状骨的间隙增宽，握腕之手的拇指用力推顶月骨远端的同时，逐渐将腕关节过度掌屈，月骨脱位即可整复。

1.固定方法

用塑形夹板或短臂石膏，将腕部固定于掌屈 30°～40° 位，一周后改为中立位；固定期间手指应做屈曲及伸直活动。月骨脱位合并舟骨骨折，X线片检查证实月骨复位后，用石膏托将腕关节固定于掌屈 45° 位，一周后腕部管石膏固定，舟骨骨折愈合后，解除石膏固定。

【手法复位】针头撬拨复位：在臂丛麻醉下，助手握持患者手指和前臂，并使腕关节背伸，同时向远端牵引。术者用双手握其腕部，以拇指用力挤压腕位的月骨凹面的远侧使其复位。但因月骨较小，拇指的压力点较大，不易将月骨推挤复位。可用 20 号注射针头或细钢针在无菌操作及X线透视下，自掌侧把针刺入月骨凹面的远端。在牵引下，向背侧压迫协助其复位。如中指可以伸直，证明脱位已复位。

【手法复位】月骨与其他腕骨合并脱位治疗：常见的有月骨合并部分舟骨脱位。舟骨骨折后，外力继续挤压，月骨连同舟骨近侧骨块一并向掌侧脱位。新鲜骨折脱位应手法复位，方法与单纯新鲜月骨脱位一样。

手法复位或骨牵引复位失败病例，以及病程较长病例复位困难者，应进行手术。若月骨与掌侧软组织联系已破坏，则应将脱位月骨摘除。

2.药物治疗

（1）内服药

初期瘀血疼痛明显，宜活血化瘀，消肿止痛，内服舒筋活血汤；中期肿痛减轻后，宜舒筋活血、强筋壮骨，内服强筋壮骨汤，气血虚弱者，内服养血荣筋汤。

（2）外治药

初期局部浮肿疼痛较重者，外贴消肿膏，解除固定后可外用海桐皮汤熏洗。

七、腕掌关节脱位

即组成腕掌关节各骨的关节面失去正常对位关系，称为腕掌关节脱位。

（一）病因病机

腕掌关节脱位常见于手外伤患者，如机器碾轧伤、滚筒伤、挤压伤等，故多为开放性脱位。偶尔可见第5掌骨单独发生脱位。

（二）临床表现

1.第一腕掌关节脱位

（1）手背部肿胀、疼痛、拇指活动受限。

（2）腕背侧压痛，第一掌骨头叩击痛。

（3）有松脱感，在腕背侧可触及骨端隆起畸形。

2.第二—第五腕掌关节脱位

（1）手背部肿胀、疼痛，第二—第五指活动受限。

（2）腕背侧压痛明显，患处掌骨头时有松脱感。

（3）掌骨基底部在腕背隆起明显，腕骨相对显得塌陷。（图8-12）

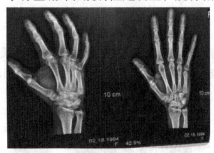
A 手法复位前

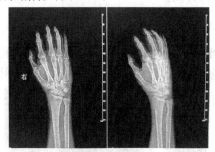
B 手法复位后

蔡XX，男，26岁，右第五掌骨腕掌关节脱位

图 8-12 腕掌关节脱位

（三）检查

腕背侧压痛明显，沿纵轴叩击掌骨头时，掌骨基底部明显隆起，X线片可以明确掌骨移位方向。

（四）诊断

有外伤史，手背肿胀、畸形、局部压痛明显，X线检查可明确诊断。

（五）治疗

【手法复位】 第一腕掌关节脱位，患者取坐位，助手握其前臂，术者一手握拇指在外展位与助手对抗牵引，另一手拇指置于第 1 掌骨基底部，由背侧向掌侧推压，即可复位。

【手法复位】 第二—第五腕掌关节脱位，患者仰卧位，前臂旋前位，助手握前臂，术者双手环抱腕部，在与助手对抗牵引的同时向背侧端提，双拇指将掌骨基底部由背侧向掌侧用力按压，即可复位。

1.固定方法

复位成功后，第一腕掌关节脱位者用塑形夹板或铝板将拇指腕掌关节固定在轻度前屈，外展对掌位。第二—第五腕掌关节脱位者用塑形夹板固定腕掌关节于功能位，并在掌骨基底部背侧加垫，增加固定力。

2.药物治疗

同桡腕关节脱位。

3.功能锻炼

同桡腕关节脱位。

八、掌指关节脱位

掌指关节脱位，以向掌侧移位者为最多，以第1和第2掌指关节脱位最常见。

（一）病因病机

掌指关节脱位，多由指端传导而来的轴向暴力造成，常为在跌倒、碰撞时引起掌指关节极度背伸，掌指关节囊撕裂，掌骨头穿过关节囊的破口，经屈肌腱的一侧滑向掌侧皮下，指骨基底移位于掌骨头背侧。

（二）临床表现

掌指关节脱位，伤处有明显的疼痛、肿胀与畸形，掌侧面突起，指背塌陷，手指长度缩短，指关节呈屈曲状，活动功能丧失，掌指关节弹性固定于过伸位，可触及移位之骨端。（图8-13）

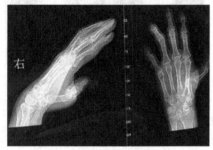
A 手法复位前

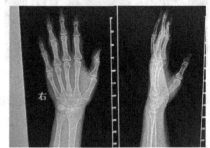
B 手法复位后

韩XX，女，54岁，右手拇指掌指关节脱位

图8-13 拇指掌关节脱位

（三）检查

本病均由外伤或者间接暴力损伤后造成疼痛、活动受限，结合X线片检查，可清晰显示掌骨基底部骨折脱位。

（四）诊断

有明确外伤史，患手拇指基底部肿胀、疼痛、压痛及传导痛，并伴有功能障碍。X线片可明确诊断。

（五）治疗

【手法复位】以第一掌指关节脱位为例，用拔伸扳按屈指复位：患者取坐位，助手握伤肢腕部固定。术者立于患者对面，用一手拇指、食指捏住伤指末节指骨，顺势拔伸牵引，另手拇指顶住第一节指骨基底向掌侧推按，同时食指抵紧掌骨头掌面向背侧扳，拔伸与扳按手法同时进行，并逐渐将掌指关节屈曲，掌指关节脱位即可整复。

（六）固定方法

复位后，将掌指关节用绷带包扎，固定于屈曲位2～3周，解除固定后，用药物熏洗，并逐渐活动掌指关节至痊愈。

九、指间关节脱位

指间关节脱位较常见，各手指的近侧或远侧指间关节都可发生。指间关节是由指骨头与邻近指骨基底构成的关节。

（一）病因病机

指骨间关节为单向活动的屈伸关节，在关节极度过伸、扭转或受到侧方挤压时，可造成关节囊、关节侧副韧带损伤，重者韧带断裂，或伴有撕脱骨折，有时造成关节脱位。脱位的方向大多为远节指骨向背侧移位，同时有侧方偏移。

（二）临床表现

外伤后指关节呈菱形肿胀、疼痛、屈伸受限制、弹性固定、畸形、局部压痛、被动活动时疼痛加剧。若侧副韧带断裂，则出现侧方活动。（图8-14）

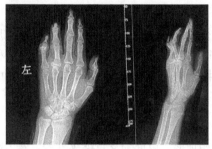
A 手法复位前

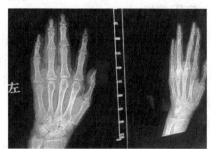
B 手法复位后

阮X，男，27岁，左手小指指间关节脱位

图8-14 指间关节脱位

（三）检查

伤后关节呈菱形肿胀，疼痛、局部压痛，自动伸屈活动受限。如侧副韧带断裂，受累关节有异常侧方偏斜，即分离试验为阳性。X线检查可提示是否伴发指骨基底部撕脱性骨折。

（四）诊断

在指间关节极度过伸、扭转或受到侧方挤压等外力作用时可造成指间关节脱位。有时伴有侧副韧带损伤，严重者侧副韧带断裂。关节脱位后，关节呈梭形肿胀、疼痛、局部压痛，自动伸屈活动障碍，指骨间解剖关系异常。

（五）治疗

【手法复位】指关节脱位的整复手法与掌指关节脱位的整复手法相同。主要是顺势牵开，推捏突出的骨端回复原位，轻屈手指即可。

1. 固定方法

脱位整复后，外敷消瘀退肿膏或用胶布固定1~2周，促使损伤组织愈合。

2. 药物治疗

初期应内服活血化瘀，消肿止痛之剂，可选用舒筋活血汤加减；去除固定后，以上肢熏洗剂熏洗。

3. 功能锻炼

初期需要重视患指以外手指的功能锻炼。去除固定后，可做患指的掌指关节和指间关节的主动伸屈活动，活动范围由小到大，逐渐进行。并可配合手法按摩，以理顺筋络，促进功能恢复。

第四节 下肢关节脱位

一、髋关节脱位

髋关节为一典型的杵臼关节，是人体最稳定的关节，由髋臼和半球状的股骨头构成。髋关节脱位是一种严重损伤，因为髋关节结构稳固，必须有强大的外力才能引起脱位。在脱位的同时软组织损伤亦较严重，且常合并其他部位或多发损伤，因此患者多为活动力强的青壮年。

（一）病因病机

髋关节脱位多由强大的间接暴力所致。根据脱位后股骨头移位的方向，可分为向前脱位、向后脱位、中央型脱位三种类型。股骨头停留在髂前上棘与坐骨结节连线的前方者，被称为前脱位；停留在该线后方者，被称为后脱位；股骨头冲破髋臼底部而进入盆腔者，被称为中央型脱位，以后脱位最常见。

1.前脱位

如髋关节处于外展位，股骨大粗隆与髋臼上缘相顶撞，以此为支点继续外展，暴力沿股骨头长轴冲击，可发生前脱位。股骨头可停留在闭孔或耻骨嵴处。如在下蹲位，两腿外展，遇到由上而下的暴力时，可发生前脱位。

2.后脱位

是由于髋关节在屈曲、内收时，受到来自股骨长轴纵向的暴力，可使韧带撕裂，股骨头向后突破关节囊而造成后脱位。

3.中心脱位

若髋关节在屈曲和轻度内收位，同样外力可使髋臼顶部后缘骨折，股骨头向后脱位。如髋关节在中位或轻度外展位，暴力可引起髋臼骨折，股骨头沿骨折处向盆腔方向移位，叫作中心脱位，很少见。

（二）临床表现

1.前脱位

患肢呈外展、外旋和屈曲畸形，腹股沟处肿胀，可以摸到股骨头。

2.后脱位

髋关节疼痛、不能活动，患肢缩短，髋关节呈屈曲、内收、内旋畸形，在臀部可摸到突出的股骨头，大粗隆上移明显，部分病例有坐骨神经损伤表现。

3.中心脱位

因后腹膜间隙内出血甚多，可以出现失血性休克，伤处肿胀、疼痛，活动障碍，大腿上段外侧方往往有大血肿，肢体短缩情况取决于股骨头内陷的程度，可合并腹腔内脏损伤。（图8-15）

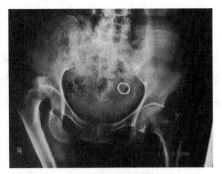 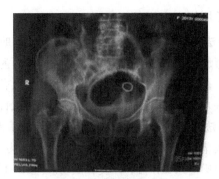

A 手法复位前　　　　　　　　B 手法复位后

何XX，女，76岁，右髋关节脱位

图 8-15　髋关节脱位

（三）检查

1.前脱位

伤肢足外侧可接触床面，功能丧失、髋部肿痛、外侧平坦、臀部凹陷，在腹股沟处可摸到股骨头。

2.后脱位

伤肢畸形，臀部隆起为股骨头所在处，下肢短缩，不能外展和伸直。

3.中心脱位

股骨头移位轻者，仅有局部压痛、肿胀及轻度髋关节活动障碍，无特殊肢体畸形；股骨头移位严重者，除有疼痛、肿胀表现外，可见伤肢外旋、短缩、大转子内移，功能丧失；若骨盆骨折，有血肿形成，伤侧下腹部压痛。

4.陈旧性脱位

可见局部血肿机化。

X线检查：可提示股骨头移位的情况及有无合并骨折。

（四）诊断

有明显外伤史，患髋肿胀、疼痛，活动受限。患髋缩短，髋关节屈曲、内收、内旋或外展畸形。可在臀部摸到脱出的股骨头，大粗隆上移明显。X线检查、CT检查均可确诊。

（五）治疗

新鲜脱位的治疗复位，一般采用腰麻或硬外麻醉。

1.前脱位

【手法复位】反回旋法：即反方向回旋操作法。

【手法复位】侧牵复位法：患者仰卧于床上。一助手以两手按压两髂前上棘以固定骨盆，另一助手用宽布带绕过大腿根部内侧，向外上方牵拉；术者两手分别扶持患膝及踝部，连续伸屈患髋，在伸屈过程中，可慢慢内收、内旋患肢，待感到腿部突然弹动，同时可听到响声，畸形可随着响声消失，示复位成功。

2. 后脱位

【手法复位】屈髋拔伸法：患者仰卧位，助手一人以两手按压髂前上棘以固定骨盆，术者面向患者，弯腰站，或骑跨于患肢上，用双前臂、肘窝扣在其患肢腘窝，使其屈髋、屈膝各90°，顺势拔伸，若内旋、内收较紧，可先在内旋、内收位顺势拔伸，然后垂直向上拔伸牵引，使股骨头接近关节囊裂口，促使股骨头滑入髋臼，当听到入臼声后，再将患肢伸直，即可复位。（图8-16）

【手法复位】回旋法：患者仰卧位，助手固定骨盆，术者一手握住患肢踝部，另一手置于屈曲的膝关节下，沿畸形方向纵向牵引，保持内收、内旋位，屈髋90°，然后外展、外旋，伸直髋关节，当听到入臼声后，即复位成功。（图8-17）

【手法复位】拔伸足蹬法：患者仰卧，术者两手握患肢踝部，用一足外缘蹬于坐骨结节及腹股沟内侧（左髋脱位用左足，右髋脱位用右足）。手拉足蹬，身体后仰，协同用力，即可复位。

3. 中心脱位

【手法复位】拔伸扳拉法，若轻微移位，可用此法。患者仰卧，一助手握患肢踝部，使足中立，髋外展约30°，在此位置拔伸旋转；另一助手把住患者腋窝，行反向牵引。术者立于患侧，先用宽布带绕过患侧大腿根部，一手推骨盆向健侧，另一手抓住绕大腿根部之布带向外拉拔，可将内移之股骨头拉出，触摸大转子，与健侧相比，两侧对称等高，即为复位成功。

【手法复位】牵引扳拉法：患者仰卧位，第一助手固定骨盆，第二助手双手牵拉两侧腋下，第三助手手持患肢小腿下段，向远端牵拉，持续5～10分钟。然后术者站于患侧，以两手交叉把持患肢大腿上段，向外扳拉，将内陷的股骨头拉出而复位。亦可用宽布带绕过患肢大腿上段向外牵拉。

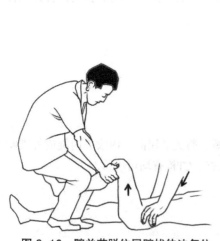

图8-16 髋关节脱位屈髋拔伸法复位

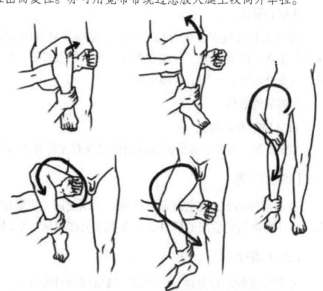

图8-17 髋关节脱位回旋法复位

4. 陈旧性脱位

髋关节陈旧性脱位，因髋臼内充满纤维瘢痕，周围软组织挛缩，手法复位不易成功。可根据脱位时间、局部病变和伤员情况，决定处理方法。脱位未超过三个月者，或试行手法复位。先行骨牵引1～2周，将股骨头拉下至髋臼缘，再在麻醉下试行轻缓手法活动髋关节，以松解粘连，获得充分松动后再按新鲜脱位的手法进行整复，但切忌粗暴，以免发生骨折。手法复位不成功或脱位已超过三个月者应手术复位。

5. 其他疗法

手法复位失败者，应选用手术复位，内固定。陈旧性脱位超过3个月者也应手术复位。如中心脱位髋臼骨折块较大，也应手术复位。如髋臼唇骨折为粉碎性，则不宜手术复位，应考虑用人工髋臼置换术。

6. 固定方法

复位后足穿丁字鞋平卧，用沙袋固定患肢使之呈轻度外展、内旋位，以后可架拐初期活动，但患侧不能负重，待4～6周后，进行X线检查，显示无股骨头坏死时再负重行走。亦可采用皮牵引或骨牵引固定，牵引重量为5～7千克。后脱位：一般维持在髋外展30°～40°中立位3～4周；前脱位：维持在内旋、内收伸直位牵引4周左右，避免髋外展；中心脱位：中立位牵引6～8周，要待髋臼骨折愈合后才可考虑解除牵引；陈旧性脱位皮牵引4周，重量3～5千克。

（七）药物治疗

1. 初期活血祛瘀，消肿止痛

内服桃红四物汤加减，外敷白公鸡接骨丹或消肿膏。

2. 中期和营续损，舒筋活络

内服补血生髓汤，外用壮骨舒筋膏。

3. 后期补益气血，强壮筋骨

内服舒筋活血汤，外用海桐皮汤，煎水熏洗患处。

4. 功能锻炼

整复后，即可在牵引制动下，行股四头肌及踝关节锻炼。解除固定后，可先在床上做屈髋、屈膝及内收、外展、内旋、外旋锻炼，以后逐步作扶拐不负重下地锻炼。3个月后，拍X线片检查，见股骨头供血良好方能下地做下蹲、行走等负重锻炼。中心脱位因关节面有破坏，床上锻炼可适当提早，而负重锻炼则应相对推迟，以减少创伤性关节炎及股骨头无菌性坏死的发生。

二、膝关节脱位

膝关节骨性结构虽不稳定，但关节周围和前节内有较坚强的韧带和肌肉保护，故膝关节脱位较为少见。偶有脱位也是在强大的直接暴力撞击胫骨上端或间接暴力使膝关节受旋转或过伸性损伤，致胫骨上端向后、前两侧脱位。

（一）病因病机

膝关节脱位由强大的直接暴力或间接暴力引起，但以直接暴力居多。如从高处跌下、车祸、塌方等暴力直接撞击股骨下端或胫骨上端。由于作用力不同，胫骨上端向前、向后或向侧方移位，其中以向前及向内侧移位较多见。完全脱位时，不但关节囊发生破裂，关节内十字韧带、内侧副韧带、外侧副韧带亦可发生撕裂，有的可合并胫骨结节撕脱性骨折、半月板破裂，腘窝部的神经、血管也可能受挤压或被撕裂，膝关节内可有明显的积液。

（二）临床表现

膝关节疼痛、肿胀，关节活动受限，下肢功能受限及异常活动等症状，按照脱位的方向分为以下几类。

1. 膝关节前脱位

（1）严重外伤后膝关节剧烈疼痛、肿胀，关节活动受限，下肢功能丧失。

（2）膝部前、后径增大，髌骨下陷，在腘窝部可触及突出于后侧的股骨髁后缘，髌骨前两旁可触及向前移位的胫骨平台前缘。

（3）膝关节畸形，有异常活动，前后抽屉试验可为阳性。

2. 膝关节后脱位

（1）严重外伤后膝关节剧烈疼痛、肿胀，关节活动受限、下肢功能丧失。

（2）胫骨上端下陷，髌骨下缘空虚，腘窝部可触及向后突出的胫骨平台后缘，有明显的异常活动。

（3）膝部畸形，前后抽屉试验可为阳性。

3. 膝关节侧方脱位

（1）受伤后膝关节剧烈疼痛、肿胀，关节活动受限，下肢功能丧失。

（2）内外侧脱位，关节横径增大，侧向活动明显。内侧脱位时，在外侧可扪及股骨髁下缘，在内侧可扪及胫骨平台上缘；外侧脱位时在外侧可扪及肱骨平台外上缘，在内侧可扪及股骨下端。

（3）膝关节畸形，侧向运动试验阳性。

4. 旋转脱位

（1）伤后膝关节疼痛、肿胀，膝关节活动受限，下肢功能丧失。

（2）膝关节畸形，有明显异常活动，侧向运动及抽屉试验阳性。

（3）胫骨上端与股骨下端解剖关系异常。

（三）检查

伤后膝关节剧烈疼痛、肿胀明显、功能丧失，多有不同程度的畸形。膝关节脱位，多合并严重的筋肉组织损伤，关节腔内及周围积血较多。合并十字韧带断裂时，抽屉试验阳性；合并内侧或外侧副韧带断裂时，侧向运动试验阳性。同时，应注意有无并发血管、神经损伤。

影像学检查：正、侧位X线片有助于诊断及鉴别诊断，若需进一步明确韧带损伤情况，可借助MRI检查，CT扫描则有助于对骨折情况的判定。

（四）诊断

根据股骨髁及胫骨髁完全分离或部分分离可分为完全脱位和部分脱位，根据脱位后胫骨上端所处位置及暴力作用方向，可分为前脱位、后脱位和旋转脱位。其中以前脱位最常见，内侧、外侧、旋转脱位较少见。

（五）治疗

【手法复位】膝关节前脱位一般采用牵引提压复位法：患者取仰卧位，一助手用双手固定伤肢大腿下段，另一助手握伤肢踝部及小腿，对抗牵引。术者立于伤侧，一手把持大腿下端后侧向前提，另一手置于小腿上端前方向后压，同时用力，或两手拇指按压，胫骨近端向后，余各手指置于腘窝从后向前托股骨下端，同时用力。如有复位感，畸形消失，即表明已复位。复位后，缓慢的伸、屈膝关节数次，再在屈膝位内收、外展活动小腿，以顺正移位的半月板及蜷缩的关节囊。然后，用注射器抽尽关节内的积液或积血。

【手法复位】膝关节后脱位：一助手抱住患者大腿，另一助手持患肢踝部或小腿远端作对抗牵引。术者站于患侧，一手托住小腿上端后方向前托，另一手置于大腿下端前面向后压，或双拇指按股骨远端向后，两手余四指托胫骨近端向前同时用力，膝关节即可复位。

【手法复位】侧方移位：一助手抱住患者大腿，另一助手持患肢踝部或小腿远端作对抗牵引。若向内侧脱位，术者一手置于大腿下端外侧，另一手置于小腿上端内侧。向外侧脱位时则相反，术者一手置于大腿下端内侧，另一手置于小腿上端外侧，两手同时反向用力，即可复位。

【手法复位】旋转脱位：一助手抱住患者大腿，另一助手持患肢踝部或小腿远端作对抗牵引。在对抗牵引的同时，术者一手握住大腿下端，另一手握小腿上端向形成与脱位力量反方向的用力，或两手同时握持小腿上端，在近端牵引的助手固定大腿，术者向脱位反方向旋转而复位。此术一定要充分拔伸牵引，使有足够的间隙使骨脱端活动。

【手术复位】根据具体情况而选择适当的手术治疗，以重建膝关节的稳定性，常用的有膝关节融合术、人工膝关节置换术等。

1. 固定方法

复位后，用长腿石膏固定于膝关节屈曲 20°~30°，这是一种良好的临时的治疗措施，可避免膝关节再受到其他的损伤。无其他损伤者 5~7 天可改为夹板固定 6~8 周。

2. 药物治疗

（1）内服药

初期肿痛明显，宜活血化瘀、消肿止痛，方用活血止痛汤。中期宜通络、活络、舒筋，用逍遥散。后期可补肝肾、壮筋骨，宜选用补肾壮筋汤。

（2）外用药

脱位整复后，初期外敷白公鸡接骨丹、消肿止痛膏，以消肿止痛。中期可外贴壮骨舒筋膏，以活血舒筋。后期可用四肢熏洗剂，以利关节。

3. 功能锻炼

在固定期间要嘱咐患者充分做股四头肌、髋关节和踝关节的主动活动。4~6 周后，在保持固定姿势下做扶拐不负重的步行锻炼。解除固定后，练习膝关节的屈曲及伸直活动，待股四头肌肌力恢复，在膝关节屈伸活动较稳定的情况下，才能使用伤肢负重行走。若膝关节不稳定，过早负重行走，可并发创伤性关节炎。

三、髌骨脱位

髌骨脱位，多由于骨及软组织发育缺陷，如全身性的关节囊松弛、高位髌、膝关节外翻等，或膝部遭遇直接暴力致使股骨内侧肌及扩张部撕裂，外力促使髌骨向外脱出。

（一）病因病机

髌骨脱位有两种，新鲜脱位和陈旧脱位（或称习惯性脱位），常见为由内向外的暴力使股内侧肌肌膜和内侧的关节囊撕裂造成髌骨向外脱位。也有暴力由外向内侧，使股外侧肌肌膜和外侧关节囊撕裂，致使髌骨向内脱位，这种形式较少见。

1.外伤性脱位

（1）伤后膝部肿胀、疼痛，膝关节呈半屈曲位，不能伸直。

（2）膝前平坦，髌骨可向外、内、下、上方脱位。

2.习惯性髌骨脱位

（1）屈膝时髌骨脱位并伴有响声，出现膝关节畸形，即正常髌骨部塌陷或股骨外侧有明显异常骨性隆起，伸膝时髌骨自行复位。

（2）膝关节疼痛，积液，行走时腿软无力，跑步时常跌倒。

（二）临床表现

伤处肿胀明显、髌骨压痛，活动明显受限，患者感觉膝部无力，膝关节呈半屈曲位，不能伸直，行走困难，伸膝及用手轻推可复位，复位时常可听见"咔哒"声。

（三）检查

包括髌骨活动度检查和推髌屈髋试验，可直接判断有无髌骨不稳。膝关节侧位、轴立位X线片可以确诊外伤性脱位或协助诊断习惯性髌骨脱位并明确类型。

（四）治疗

1.外伤性髌骨脱位

【手法复位】一般不需助手，术者站立患侧，一手持踝，一手持膝上，在向远端牵引的同时，将膝关节伸直，脱出的髌骨即可弹回而复位。若遇髌骨与股骨外髁相嵌顿而不易复位时，可令一助手固定大腿部，另一助手持踝关节将膝关节屈曲，使肌肉松弛，术者双手由外侧持膝，两拇指推压脱位的髌骨内缘，使髌骨更向外翻（即扩大畸形）以松解嵌顿，此时嘱牵踝的助手将膝关节伸直，同时术者推挤髌骨外缘，即可复位。

2.习惯性髌骨脱位

【手法复位】一般不需麻醉，患者取仰卧位。术者站立于患侧，一手握患肢踝部，一手拇指按于髌骨外方，使患膝在微屈状态下逐渐伸直的同时，用拇指将髌骨向内压迫，使其越过股骨外髁而复位。（图8-18）

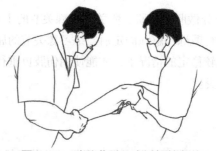

图8-18 膝关节脱位牵引提拉复位

3.手术疗法

适用于外伤性髌骨脱位法复位失败者或有合并症者，习惯性髌骨脱位者。

4.固定方法

复位后用长腿夹板或石膏托,将患肢固定于膝关节稍屈曲的中立位2~3周,即可开始膝关节的功能锻炼。因发育不良引起者,第一次可以用上述方法固定。夹板固定时,应在髌骨外侧加一压垫。

5.药物治疗

内服药:初期宜活血、消肿、止痛,方选活血止痛汤;中期宜养血通经活络,服壮骨养血汤;后期补肝肾、强筋骨,可服健步虎潜丸。外用药:初期可用白公鸡接骨丹以消肿止痛,后期用四肢熏洗剂熏洗患肢以舒利关节。

6.功能锻炼

夹板固定后,抬高患肢,并积极做股四头肌收缩。解除外固定后,有计划地指导加强股内侧肌力的锻炼,逐渐锻炼膝关节屈伸。

四、踝关节脱位

因距骨体处于踝穴中,周围有坚强的韧带包绕,牢固稳定。当踝关节遭受强力损伤时,常常合并踝关节的骨折脱位,而单纯踝关节脱位极为罕见,多合并有骨折。以脱位为主,合并有较轻微骨折的踝部损伤,简称为踝关节脱位。

(一)病因病机

踝关节脱位多为间接暴力所致,如崴、扭而致伤。常见由高处跌下,足部内侧或外侧着地,或行走不平道路,或平地滑跌使足旋转,过度内翻或外翻,往往形成脱位,且常合并骨折。按脱位的方向可分为:外脱位、内脱位、前脱位、后脱位、向上脱位。一般内脱位较多见,其次是外脱位和开放性脱位,后脱位少见,前脱位极少见。

(二)临床表现

受伤后踝关节外翻外旋内踝下高突,外踝下凹陷;内翻外旋外踝下高突,内踝下空虚,足背屈跟骨前移,跟腱紧张。后脱位胫骨、腓骨下端在皮下突出比较明显而且能够触及。胫骨前缘至足跟距离增大,前足变短,踝关节前脱位者距骨体位于前踝皮下,踝关节背屈受限,向上脱位者外观可见伤肢局部短缩,还有剧烈肿胀、疼痛。常合并关节韧带撕裂和关节骨折脱位。(图8-19)

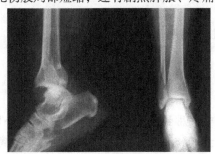 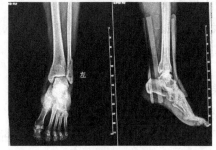

A 手法复位前　　　　　　　　　　B 手法复位后

李XX,女,55岁,左踝关节脱位兼胫骨下端、外踝骨折

图8-19　踝关节脱位

(三）检查

伤后踝关节肿胀，畸形，局部压痛明显。后脱位者胫腓骨下端在皮下突出明显，并可触及，胫骨前沿至足跟的距离增大，前足变短；前脱位者距骨体位于前踝皮下，踝关节背屈受限，上脱位者外观伤肢短缩，常规X线片、CT扫描可明确诊断。

1.踝关节内脱位

踝关节肿胀、疼痛，有瘀斑，踝关节功能丧失。足外翻、外旋畸形，内踝高突，外踝外翻畸形，常合并内踝骨折，或下胫腓韧带撕裂。

正位X线片示：距骨及以下向内侧脱出，往往合并内踝及外踝骨折。

2.踝关节外脱位

踝关节肿胀、疼痛，有瘀斑，踝关节功能丧失。足呈内翻、内旋，外踝下高突，内踝下空虚，若伴有骨折，肿痛更甚。

正位X线片示：距骨及以下向外侧脱出，往往合并有外踝及内踝骨折。有胫腓韧带撕裂者，可见胫腓关节脱位，间隙增宽。

3.踝关节前脱位

踝关节肿胀、疼痛，踝关节功能丧失。足呈极度背屈，足跟前移，跟腱紧张。伤肢两侧可触及胫腓骨下端向后突，跟骨向前移，前足变长。

侧位X线片示：距骨及以下向前脱出，或合并胫骨前唇骨折。

4.踝关节后脱位

踝关节肿胀、疼痛，功能障碍，足跖屈，跟骨后突，跟腱前方空虚，踝关节前方可触及突出的胫骨下端，而其下方空虚，前足变短。

侧位X线片示：距骨及其以下向后方脱出，或合并有后踝骨折。

5.踝关节向上脱位

踝关节肿胀、疼痛，功能障碍，在压缩性损伤下胫腓关节分离，距骨向上突入胫腓骨间。此类脱位罕见，多伴有胫骨下端粉碎性骨折及腓骨骨折。

（四）诊断

踝关节脱位诊断并不困难，常规X线摄片，CT扫描可明确诊断。

（五）治疗

1.踝关节内脱位的治疗

【手法复位】背伸提拉法：患者仰卧位，膝关节半屈曲，一助手固定小腿部，将小腿端起。术者一手持足跗，一手持足跟，顺势牵拉，并扩大畸形。然后两手拇指按压内踝下骨突起部向外，其余指握足，在保持牵拉的情况下，使足极度内翻、背伸，即可复位。复位后，用踝关节塑形夹板，将踝关节固定在内翻位3周，合并骨折者，固定5周。（图8-20）

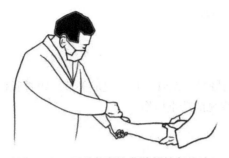

图 8-20　踝关节脱位背伸提拉复位法

2.踝关节外脱位的治疗

【手法复位】牵拉推挤法：患者健侧卧，患肢在上，膝关节半屈曲，一助手固定小腿部，将小腿端起。术者一手持足跗，一手持足跟，顺势牵拉，并扩大畸形，然后两手拇指按压外踝下骨突起部向内，其余指握足，在保持牵拉的情况下，使足极度外翻，即可复位，复位后，用踝关节塑形夹板，将踝关节固定在外翻位 3 周，合并骨折者，固定 5 周。

3.踝关节前脱位的治疗

【手法复位】患者仰卧位，屈膝关节、足背伸，一助手固定小腿部，将小腿端起，术者一手握踝上，一手握足跖，顺势牵拉，当距骨与胫骨前下唇解脱，即推距骨向下向后复位。复位后，用长腿石膏固定足在跖屈位 3 周，后更换足踝背伸位石膏再固定 2～3 周。若有严重骨折，固定时间共需 8～12 周。

4.踝关节后脱位的治疗

【手法复位】患者仰卧位，膝关节屈曲，一助手固定小腿部，将小腿端起，另一助手一手持足跖，一手持足跟，顺势向远端牵拉，并扩大畸形，术者用力按压胫腓骨下端向后，同时牵足的助手在牵拉的同时，提足向前，即可复位。当距骨进入踝穴后，即背伸踝关节，并用长腿石膏固定 5 周。合并有严重骨折按踝关节骨折处理。

5.踝关节向上脱位的治疗

【手法复位】患者仰卧位，膝关节屈曲，助手双手握大腿向上反向牵引，术者握持足向下牵引，当距骨向下至踝穴时，胫腓骨便可复位对合。此时跖屈、背伸踝关节，以矫正踝关节前、后方移位。采用支具或短腿石膏固定，足在微背伸位，要用力挤压内、外踝使之对位。石膏在 2 周时更换，避免肿胀消退后石膏的相对松弛。若伤处软组织肿胀剧烈，复位失败或甚感困难者，可予手术开放复位。

6.药物治疗

（1）内服药。初期宜活血、消肿、止痛，方选复元活血汤；中期宜养血、通经、活络，服舒筋活血汤；后期补肝肾、强筋骨，可服健步虎潜丸。

（2）外用药。初期可用白公鸡接骨丹以消肿止痛；中期外敷南星续筋散，活血化瘀，行气止痛；后期以四肢熏洗剂熏洗患肢以舒利关节。

7.功能锻炼

踝关节要早日开始功能锻炼，不论合并骨折与否，从固定一开始，即需做足趾的活动，两周后带固定下床做不负重活动锻炼。解除外固定后，开始做踝关节的功能锻炼。一周后下床练习负重行走并配合进行踝关节按摩治疗。

五、距骨脱位

距骨古称"马鞍骨",与胫骨、跟骨、舟骨组成关节。距骨脱位,即距骨从胫距、跟距、距舟三个关节脱出,是踝关节少见的严重损伤。

(一)病因病机

造成脱位的暴力,多大且猛,多为足严重旋转或内、外翻或旋转与内、外翻的联合机制而致伤。由于暴力不同产生的结果也不同,比如,当足部急剧内翻,踝关节外侧副韧带断裂,内、外踝骨折时,可发生胫距关节暂时性脱位。

(二)临床表现

患者外伤后踝部突出畸形、皮下瘀血、肿胀疼痛、活动受限。距骨脱位,有距下关节脱位或距骨全脱位之分,距下关节脱位,是指距骨与跟、舟骨的关系改变,而距骨仍停留于踝穴内;距骨全脱位是指距骨自踝穴内完全脱出。(图8-21)

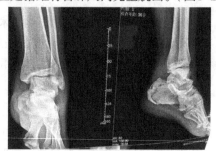
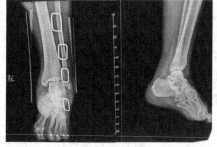

A 手法复位前　　　　　　　　　　B 手法复位后

胡XX,女,37岁,左距关节脱位兼跟骨骨折

图 8-21　距骨脱位

(三)检查

踝足部背伸位有强大暴力损伤史,距骨脱位常有踝穴空虚,足部畸形为内旋、内翻位,并呈弹性固定。而踝部骨折则皮下瘀血更为明显,并可触及骨擦音,X线片可以鉴别,同时也应与跗骨骨折鉴别。

(四)诊断

踝足部的外伤,患足的体位,外力作用的方式,结合其临床表现及局部特有体征,X线片可确诊。

(五)治疗

【手法复位】患者坐在治疗床上,助手双手拉住小腿骨,医生一手握其患肢足跟。另一手握其足面,一拇指按压突出之骨。在与助手相反方向牵拉的同时,摇踝关节 2~3 遍。在摇、拉及拇指下压的情况下,即可复位。

【手法复位】胫距关节脱位:多并发踝部骨折或踝部韧带撕裂伤。在整复骨折时,胫距关节脱位常可一并整复。

【手法复位】距骨下脱位(距—跟—舟状骨脱位):距骨下脱位时,距骨由于其他跟骨的支持而呈下垂畸形。整复方法为，麻醉后，由助手把持小腿，术者一手握住足跟，一手握前足，先将足向跟侧强力屈曲牵引，然后将足外翻、外展即可使之整复。整复后用管形石膏将患足固定于背伸90°中立位。

【手法复位】距骨全脱位：距骨全脱位发生于足部最大内翻位，距骨可以在其垂直轴心上旋转90°，以致距骨头指向内侧，并可沿其长轴再旋转90°，使其下关节指向后侧，因此，距骨体处于外踝之前，距骨颈在内侧，与跟骨相接触的关节面指向后侧，与胫骨相接触的关节面位于皮下，手法复位极困难。须在麻醉下，膝部屈曲位，一助手行对抗牵引，另一助手一手握足跟，一手握前足，跖屈位牵引，增大胫跟间隙，在将足强力内翻的同时，术者用两拇指向内、向后推挤距骨后部，同时沿其纵轴推挤，矫正旋转移位。复位后用下肢石膏固定。

1. 药物治疗

与踝关节脱位相同。

2. 功能锻炼

初期由于局部的血运相对比较差，所以固定的时间比较长，一般初期踝关节或者足部是必须要固定的，但是初期的小腿肌肉，大腿肌肉以及膝关节、髋关节都可以进行多点主动活动功能锻炼，避免关节僵硬以及肌肉萎缩，通常可以做直腿抬高锻炼，或者是小腿肌肉的静力性等长收缩。通常拆除外固定后就可以开始做踝关节的活动功能锻炼，主动与被动活动功能锻炼同时进行。在锻炼之前也可以利用中药熏蒸或者红外线等疗法来促进局部血液循环，松解局部的粘连，这样锻炼起来效果会更好。

六、跖跗关节脱位

内侧、中间、外侧楔骨、骰骨远端关节面，与五个跖骨基底部的近端关节面构成的关节脱位。

（一）病因病机

跖跗关节脱位多因间接暴力，如从高处坠下时足呈外翻、外旋、跖屈位，或直接暴力如车祸，重物压砸所致。

（二）临床表现

足背或前足肿胀、疼痛、功能丧失，皮下有瘀血，压痛明显，足弓塌陷，足变宽畸形，足背可触及翘起的跖骨头。

（三）诊断

有明确的外伤史，外力使足前段内翻、内收，或前后挤压足背跷起，伤后足背肿胀，足跖部可见青瘀斑，有功能障碍，患足短、横径宽，X线检查可确诊。

（四）治疗

【手法复位】新鲜脱位：一助手握住小腿，术者一手握前足，向远端牵拉，一手挤按翘起的脱出骨端向内、向下，即可复位。如单纯第一跖骨向背侧脱位，则在牵引下，术者用拇指直接推压跖骨基底复位；如数个跖骨向内移位者，应向外侧推压；向外侧移位者，则向内侧推压，复位后用支具外固定。

陈旧性脱位手法复位很难成功，应选用手术治疗。

3.药物治疗

（1）内服药

初期以活血化瘀、消肿止痛为主，方用舒筋活络汤；中期舒筋活络为主，用活血止痛汤；后期补肝肾、利关节，用健步虎潜丸。

（2）外用药

在去除外固定后用下肢熏洗剂舒利关节。

4.功能锻炼

整复固定后，即行踝背伸、跖屈动作，初期不宜做旋转及内、外翻锻炼，4～6周后，逐渐练习不负重行走。

七、跖趾关节脱位

跖骨头与趾骨第一节的基底部构成的关节发生脱位，临床上以第一跖趾关节向背脱位多见。

（一）病因病机

跖趾关节及趾间关节脱位多因外伤所致，如高处跌落、足趾踢伤或重物压砸，临床上以第一跖趾关节脱位为最常见，趾间关节脱位好发于拇趾与小趾，脱位机理多因外力使跖趾关节背屈或因挤压外力而致脱位，一般脱向背侧。

（二）临床表现

局部肿胀、疼痛、功能障碍，拇趾背屈、短缩，第一跖骨头突出，关节呈弹性固定，趾间关节屈曲畸形。

（三）诊断

依据外伤史，临床症状，结合X线检查，可确定诊断。

（四）治疗

【手法复位】一般不需麻醉，助手握住小腿并固定，术者一手拇指捏住患趾（或用绷带套住足趾），顺近节趾骨的纵轴方向顺势拔伸牵引，并将患趾过伸，另一手拇指顶住趾骨基底部，向足尖方向推按，食中指扣住跖骨远端向背侧端提，牵引与推提手法配合运用，逐渐将跖趾关节屈曲，有入白感即表明已复位。趾间关节脱位整复较容易，同样可采用前述拔伸牵引与推提手法，然后屈曲足趾，即可复位。

1.固定方法

跖趾关节脱位整复后，用绷带缠绕患部数层，再用硬纸板、小铝板或小木板固定，外加绷带包扎。趾间关节脱位整复后，可用胶布与邻趾固定，固定时间3周左右。

2.药物治疗

初期应活血祛瘀、消肿止痛，内服舒筋活血汤，外敷消肿散；中、后期应强筋壮骨，内服补肾壮筋汤，下肢熏洗方熏洗。

3.功能锻炼

初期可做踝关节屈伸活动，1周后若肿痛减轻，可扶拐用足跟行走。解除固定后，可开始跖趾关节的功能锻炼。4周后可负重行走锻炼。

第九章

筋伤

第一节　筋伤概论

中医骨伤科所指的筋，相当于现代医学解剖学中四肢和躯干部位的软组织。主要指肌腱、筋膜、关节囊、韧带、腱鞘、滑液囊、椎间盘、关节软骨等软组织。筋伤，现代医学称之为软组织损伤，是伤科最常见的疾病之一。凡人体各个部位的关节、筋络、肌肉、筋膜、肌腱、腱鞘、韧带、周围神经、椎间盘、关节软骨等软组织，受外来暴力撞击、强力扭转、牵拉、压迫，或因不慎而跌仆、闪挫，或体虚、劳累过度、风寒湿邪侵袭，以及持续运动、经久积劳等原因，所引起的机能或结构异常而无骨折、脱位或皮肤破损，破坏"骨正筋柔"的常态，均称为筋伤。

一、筋伤的病因病机

中医学认为，由于扭挫、刺割以及劳损等原因而使肌肉、筋膜、肌腱、韧带及软骨、周围神经损伤，均属于筋伤的范围。伤后出现关节屈伸不利和疼痛。医学文献上把筋伤分为筋断、筋走、筋弛、筋强、筋挛、筋翻、筋挫等数种。但在临床应用上，大致可归纳为筋断裂伤与筋不断裂伤两大类。筋伤而未断裂者，在初期出现筋扭、筋粗、筋翻等，在后期则出现筋强、筋缩、筋萎、筋结等。狭义的筋伤相当于现代医学的扭挫伤，一般是指关节附近的韧带，因关节活动超过了其正常范围而引起的损伤，表现为韧带纤维的部分断裂，伴有小血管破裂出血，临床表现为关节活动障碍、局部肿胀和皮肤青紫。肌肉或肌腱也可因外力过猛而使其纤维部分断裂。其他如肌腱、腱鞘、滑囊、滑膜等非化脓性炎症，亦属筋伤的范畴。筋伤断裂者，一般是指韧带、肌腱以及周围神经的断裂和软骨的破裂等，治疗原则均以外伤科手术修补缝合为主。外界暴力是造成筋伤的主要原因，素体虚弱、风寒湿邪入侵等因素与筋肉的损伤亦有密切关系。

（一）外力损伤

1. 暴力

由于外力的打击、挤压或扭转，肢体筋肉可发生急性损伤。引起筋肉损伤的外力，有直接暴力和间接暴力两种，其临床表现大致相同。直接暴力所致的损伤，多发生于外力作用的部位，并且肿胀、皮下瘀血、皮肤青紫等症状出现较早；间接暴力所致的筋肉损伤，多发生于外力作用以外的部位，一般症状出现迟缓，有些在伤后2到3日始有肿胀和疼痛，严重病例亦可立即出现症状。

2. 久劳

因职业关系，经常在单一姿势下进行过久或过度剧烈的操作或运动，虽无外力打击，亦可使局部筋肉组织受累而致伤，这类损伤，是由累积性外力所造成的。如长时间弯腰劳动所引起的腰部筋肉劳损，网球运动员所发生的"网球肘"。本来轻微的损伤是不足以致病的，如反复多次发生，亦可酿成该处筋肉的病变。中医学有"久行筋伤、久坐伤肉"的说法，认为久劳可致筋肉损伤。此种损伤，症状出现缓慢，有的外表无特殊变化，而内部筋肉已有变化，多呈僵硬或筋结。

（二）体质因素

久病、年老、体弱、平素缺乏锻炼，筋肉不够强壮，身体素质较差者，即使在正常情况下，亦可遭受损伤。据临床观察，有些腰部扭伤的病例，仅由于弯腰拾物导致；哈欠伸腰，亦可引起腰椎间盘突出症；轻微负重，就会引起闪腰岔气等，常无明显外伤史。这类损伤非因强大暴力所致，常不足以引起筋肉断裂伤，而以筋出槽、筋移位的病理改变为主，故症状虽重，但痛点常不明确。

（三）风寒湿邪

风寒湿邪最易筋伤，《素问·阴阳应象大论》："地之湿气，感则害皮肉筋脉。"凡睡卧当风，引起的"落枕"；居住湿地日久，引起的腰膝酸软疼痛；暴受风寒湿邪，引起的陈伤急性发作等，均为风寒湿邪引起筋伤的例证。外邪筋伤，虽不至于引起筋断裂，但可使其性质和位置发生异常改变，如筋强、筋挛、筋出槽等。对于损伤之体，或机体过度疲劳后，正气已虚，风寒湿外邪更易内侵，而使筋脉凝滞，气血运行不畅。久之，该处筋肉形成陈伤病变，引起疼痛和功能障碍。

二、分类

（一）急性筋伤

急性筋肉损伤，中医学称之为新伤，指受伤时间不超过2~3周，不论伤情轻重，均属于新伤。临床上根据受伤时外力的性质和受伤的部位，分为扭伤与挫伤两种类型。

1. 扭伤

肢体因外力扭转、牵拉，或肌肉猛烈收缩，使关节周围的筋络、肌肉受到损伤，称为扭伤。扭伤常为间接暴力所引起，多发生于活动极多的关节部位，如四肢关节及颈部、腰部等。根据暴力的大小和方向的不同，关节扭伤时，其筋肉可因过分牵拉而移位，或伴有筋肉的部分断裂，损伤严重者，有可能发生筋的全部断裂。扭伤所致筋移位者，又称筋出槽。古人所谓的筋歪、筋翻和筋走，即属此类。

2.挫伤

外力直接作用于体表所造成的损伤，称为挫伤。引起挫伤的外力，多为钝力。挫伤可发生于人体各个部位，但以头部和躯干部挫伤伤情较为严重。挫伤轻者，以皮下或深部筋肉组织的小血管破裂出血为主；重者，可致筋肉裂伤，甚至伤及脏腑、经脉和气血等，而引起内伤。

挫伤后，局部常有明显的疼痛、压痛、肿胀、瘀斑、青紫、皮温增高等。若挫伤部位在非关节处，可无明显的运动功能障碍。轻者，可无全身病理反应；重者，出现瘀血、发热、疼痛、夜卧不宁等症状。

（二）慢性筋伤

慢性筋肉损伤，又可称陈伤或久伤。凡受伤时间超过2到3周，不论经过治疗与否，均属此类。劳损亦属于慢性筋伤的范畴。

1.陈伤

由于急性损伤未能得到及时、正确的治疗，受伤组织未能及时重新生长修复，或修复不良，致体内遗留病灶，常反复发病，引起疼痛不适等症状。此种损伤从病理上看，是撕裂的筋肉出血，血肿未能彻底吸收消散。久之，血肿机化形成瘢痕，使筋肉组织发生粘连改变。运动时，牵扯粘连组织，而引起疼痛。由于损伤局部血运不良，筋失濡养，每遇气候寒冷，伤处则出现疼痛，故病程日久，症状反复发作，遇寒冷则痛重，遇热则痛减，是陈伤在临床上的表现特点。

2.劳损

长期在单一姿势下劳动，反复或过多使用某些筋肉组织，或先天畸形与筋位不合等，均可导致筋肉组织的积累性损伤。《素问·宣明五气》篇曰："久视伤血，久卧伤气，久坐伤肉，久立伤骨，久行筋伤，是谓五劳所伤。"这是中医学对劳损病因的认识。

陈伤与劳损在临床表现方面大体相同，病史都比较长，可有反复发作，局部变化多不典型，但均可找到压痛点。不同点在于陈伤可发生于机体任何部位，劳损则常发生于关节附近筋肉附着于骨的部位。如肱二头肌长头腱通过肱骨结节间沟，就极易引起该肌腱的劳损等。

三、临床表现

急性筋伤的主要症状是疼痛、瘀肿和功能障碍。筋断裂时可发生关节的异常活动或畸形，如关节的一侧副韧带断裂，则关节远端的肢体向健侧活动度增大或畸形。急性损伤，疼痛较剧烈；慢性损伤，则疼痛多与活动牵扯有关，或仅有轻微疼痛。筋肉损伤的压痛点往往就是病灶的所在部位。

（1）初期，伤后2~3天内，气血瘀滞，疼痛明显，局部肿胀，瘀斑红紫，肢体功能障碍。

（2）中期，受伤4~7天后，瘀血渐化，气机渐通，疼痛渐减，肿胀开始消退，瘀斑转为青紫。筋伤轻者，可获康复，筋伤重者，肿胀消退亦较显著，疼痛明显减轻，功能部分恢复。

（3）后期，筋伤两周以后，疼痛渐不明显，瘀肿大部分消退，瘀斑转为黄褐色，功能轻度障碍，约经3~5周，症状消失，功能亦可恢复。少数患者迁延更多时日，可转为慢性筋伤。慢性筋伤的症状则缺乏典型的演变过程。可有隐痛、酸楚、麻木、肿胀，或功能障碍。

四、筋伤检查

筋伤疾病检查时要仔细确定主要的压痛点，无论急性或慢性筋伤患者，压痛部位往往就是病灶所在，这对筋伤疾病的诊断有直接意义。

（一）运动检查

受伤的肢体由于疼痛和肿胀，大多会出现不同程度的功能障碍。检查关节的运动时要结合触诊和肌肉的抗阻试验，这对于确定筋伤的部位、程度和性质有很大帮助。如果一个关节的运动幅度不足，或某一运动方向的活动幅度超过了正常范围，均应视为异常。超过正常运动范围的多余性活动，对鉴别肌肉、肌腱、韧带等的撕裂或断裂伤有很大的意义。关节的运动范围，一般是被动运动大于主动运动，但还可因年龄、性别、生活方式及熟练程度而不同。相邻关节的运动范围也可受影响或起补偿作用，检查时应考虑到这些特点而做出正确判断。

（二）神经检查

神经系统的损伤可以引起支配区域感觉障碍或肢体功能丧失。因疼痛、肿胀而引起功能障碍的特点是主动活动受限，被动活动尚可。检查时，一般先做主动运动，后做被动运动，并对比其运动范围相差度数，借以区别是关节本身病变引起或神经肌肉麻痹所致。若是关节主动、被动活动均受限，一般是因为损伤后肌肉、肌腱、关节囊粘连挛缩而引起关节活动障碍。

（三）痛点检查

筋伤疾病一个重要的临床症状就是疼痛，绝大多数筋伤患者都有疼痛感，因此寻找疼痛部位的压痛点就成了诊断损伤的重要手段。检查方法主要是触诊，结合局部解剖和压痛处的异常变化，如痉挛、硬结、条索、瘤块等，判断筋伤的部位、程度、性质及病理变化，但多数要配合关节活动进行详细的区分和鉴别，一般压痛点往往就是筋伤疾病的所在部位。

（四）影像学检查

虽然一般X线片不能很清楚地显示筋本身的损伤，但通过CT、MRI检查可以清晰地发现筋伤后其他组织结构形态的变化、损伤性质及程度，如膝关节交叉韧带、侧副韧带断裂等。这对筋伤疾病的诊断和治疗都有积极意义。X线检查在筋伤上主要用于与骨折、脱位及骨病等疾病的鉴别诊断。

另外，急性筋伤须与风湿肿痛、湿热流注等相区别，慢性筋伤还要与骨痨、骨肿瘤等相区别。

五、筋伤诊断

软组织损伤具有其特殊性，故在诊断时应遵循中医传统理论和诊断方法，结合局部临床体征和神经科、放射科等现代医学检查方法进行，以利初期诊断，初期有效治疗，这对软组织损伤预后有重要意义。在诊断中应仔细检查伤部，认真分析伤因、病机，辨其寒热虚实，查其所伤深浅、急慢轻重，有无筋全断或不全断，有无关节不稳体征或神经血管受损断裂等征象，以尽早做出正确诊断。

（一）伤史

有无明显外伤史或过度活动史，有助于判断其是外伤或是劳损。

（二）疼痛

为筋脉受损、气血凝滞或瘀血留内、经络阻塞不通所致。一般急性拉伤造成组织撕裂或关节扭、挫、错，其疼痛多剧烈，呈锐痛、刺痛等；有关节积血者多胀痛不舒；挫伤多为皮肉筋脉等组织受损，气血多壅聚，其疼痛多呈锐痛、胀痛。慢性损伤或劳损，多与脏腑、气血虚弱或复感外邪有关，局部多瘀阻或痹阻络道疼痛，其疼痛多酸胀痛、隐痛，或与天气变化有关。若为增生物压迫神经，则多为放射痛或麻木。若伤部感染炎症，则局部皮肤红、肿、热、痛等。

（三）压痛

压痛程度视急慢、浅深、轻重和部位不同而异，急性伤压痛明显，多拒按。慢性伤压痛不明显，不拒按。躯干部岔气，常疼痛深在，不易触及压痛点，但常在特定动作痛或叩击痛、深呼吸痛。

（四）肿胀

为筋脉受损，组织出血、渗出所致，急性损伤，伤后迅速肿胀。一般挫伤比扭拉伤严重，挫伤多青肿；而关节扭伤，部分患者可见皮瘀、关节肿大，穿刺有积血油滴者，则多有关节内骨折。慢性损伤或劳损，一般不肿，有肿者多慢起，为慢性炎症刺激的气血不畅，络道阻塞所致，以组织渗出液或组织增生肥厚、变性为主，检查易触到粘连变性的痛性硬结、硬块或条索状物等。

（五）功能改变

与伤损程度、部位和时间有关。急性期，因疼痛和肌肉保护性痉挛，其功能受限明显；慢性损伤或劳损，一般功能受限不严重，少数因粘连严重，则有关节强硬或明显功能障碍，韧带、肌肉断裂或关节错缝伤，最易影响功能，多有关节不稳、弹响等体征。

（六）神经血管症状

伴有神经受压或断裂者，除受损神经支配的肌肉的功能有改变外，还有皮肤感觉和腱反射改变。血管受损或断裂者，除患肢很快肿大外，还有肢冷、皮肤苍白、发绀、肢端动脉搏动减弱、消失等症状。

（七）X线检查

对软组织损伤诊断意义不大，但能排除有无骨折、脱位或骨质增生、骨病等改变。

六、并发症

（一）撕脱性骨折

由于肌腱附着点的牵拉而引起骨质撕脱。

（二）神经损伤

随着筋的损伤，神经可因牵拉受损伤，或受损伤血肿，损伤移位组织压迫、卡压而产生肢体运动、感觉功能障碍，肌肉萎缩等。

（三）损伤性骨化

筋伤疾病损伤了关节附近的骨膜，局部血肿较大。若处理不当，随着血肿机化和骨样组织形成，软组织中出现骨化现象，引起疼痛及关节功能障碍。

（四）关节内游离体

多为关节内关节软骨损伤，脱落、钙化而成。

（五）骨性关节炎

关节软骨磨损、增生、骨内骨化，形成骨赘，整个关节变形，关节疼痛、活动受限。

另外，筋伤失治常常会引起筋的挛缩和粘连，使关节活动受限，以致关节僵硬，日久而致局限性骨质疏松或局部的肌肉萎缩。

七、筋伤治疗

治疗筋伤的常用手法有推揉、拿捏、按捺、摩擦、点压、弹拨、拔伸、屈伸、摇晃、旋转、斜扳、击打等十数种。理筋手法是常用的治疗方法，具有使脊柱恢复正常生理曲度，缓解对神经根的压迫，消除肿胀，分解粘连，解除肌肉和血管的痉挛，改善局部血液循环，增加局部血供，促进病变组织的修复，舒筋活络、行气活血、消肿散结、解痉止痛、通理筋络、整复骨缝、松解粘连、温经散寒、祛风除邪等诸多作用，通过手法和经穴的综合运用，起到治疗筋伤的功效。临床使用必须在明确诊断的基础上，根据辨证选用不同的手法，选取不同的穴位和施术部位，灵活运用。在临床运用时要注意手法的禁忌证和慎用证，保证手法治疗的安全性。诊断尚不明确的脊柱损伤、骨髓炎、骨结核、骨恶性肿瘤，或处于妊娠期，有传染性皮肤病等，均不宜做理筋手法。（图9-1、图9-2、图9-3、图9-4、图9-5、图9-6、图9-7、图9-8）

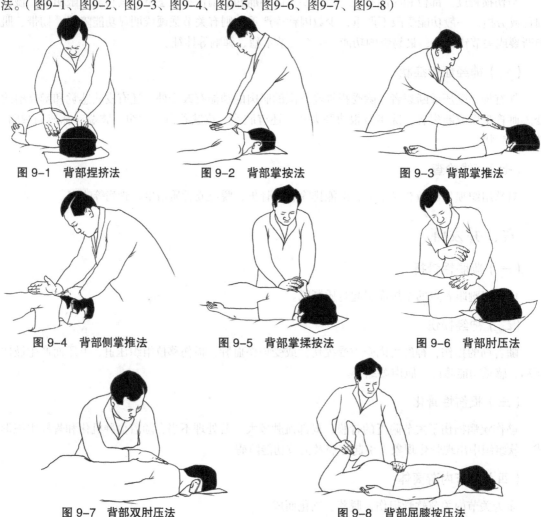

图9-1 背部捏挤法　　图9-2 背部掌按法　　图9-3 背部掌推法

图9-4 背部侧掌推法　　图9-5 背部掌揉按法　　图9-6 背部肘压法

图9-7 背部双肘压法　　图9-8 背部屈膝按压法

1. 药物治疗

药物是治疗筋伤的主要方法之一，分为内治法和外治法两种。遵循局部与整体兼顾，外伤与内损并重的治疗原则。新伤以活血化瘀、消肿止痛为主；如为迁延失治，络道阻碍，血不荣筋，则筋膜僵硬，治宜以养血荣筋为主；若关节筋膜陈旧性损伤反复发作、留瘀未化者，当活血和营、舒筋通络；若患肢肉削形瘦，气血失养，治当重补气血；若筋伤而风寒湿侵袭，则以温经通络为主，辅以化瘀祛风湿；若筋伤感染或血瘀化热，当清热解毒、凉血止血。

（1）内服药

筋伤的初期，气血瘀阻，肿痛剧烈者宜活血祛瘀、理气止痛，可服活血止痛汤；若气滞血瘀，肿痛并见，治宜行气消瘀，方用复元活血汤、桃仁四物汤；以行气为主者方用柴胡疏肝散；行气活血并重者，膈下逐瘀汤，身痛逐瘀汤。中期：疼痛减轻而未消失，主要方药为和营止痛汤、接骨紫金丹；伤肢微肿，关节活动不利者，舒筋活血汤主之。后期：宜养气血、补益肝肾合宣痹通络，常用三痹汤、健步虎潜丸、补肾壮筋汤等；损伤日久，风寒湿邪侵袭经络，关节不利，方用大、小活络丹。对老年体弱者兼夹风寒外邪，宜补益肝肾，宣痹通络，常用舒筋丹等。

（2）外用药

筋伤初期及中期，宜化瘀退肿、理气止痛，常用消肿止痛药膏等。症状较轻者，可用红花油等搽擦局部，以活血舒筋。筋伤后期及慢性筋伤，疼痛持续不愈，活动功能欠利者，以通络止痛为主，用温经通络散外敷。还可用熏洗方煎汤熏洗患肢，有温经止痛、滑利关节的作用。常用的熏洗方有四肢熏洗剂等。陈伤隐痛及风寒痹痛可加味拈痛散热敷，有温经散寒、祛风止痛的作用。

以上药物治疗方法，在临症时由于病情变化多端、错综复杂，上述临床分期治疗，必须灵活变通，辨证施治，不可拘泥和机械套用。

2. 牵引疗法

为临床常用的治疗方法。患者可采用坐位或卧位两种姿势（具体操作方法略），每日或隔日牵引1次，每次牵引20～30分钟为宜，牵引重量应根据患者的伤情、体质、耐受力酌情而定。牵引的作用是：解除肌肉痉挛、缓解疼痛，促进炎症消失，增大椎间隙和椎间孔，使神经根受压得以缓解，神经根和关节囊之间粘连得以松解，牵开被嵌顿的小关节滑膜，整复小关节移位。

3. 拔罐疗法

对于伴有风寒湿邪的慢性筋伤患者采用留罐、闪罐、走罐治疗可以逐寒祛湿、疏通经络、祛除瘀滞、行气活血、消肿止痛、拔毒泻热，具有调整人体的阴阳平衡、解除疲劳、增强体质的功效，从而达到扶正祛邪、治愈疾病的目的。

4. 针灸治疗

扭伤多为关节筋伤，属经筋病，故治疗当以扭伤局部取穴为主，以疏通部位经络，解除局部的气血壅滞，使通则不痛。损伤的初期针刺取穴一般是"以痛为俞"，阿是穴与其邻近穴位相结合，在痛点进针，可收到消肿止痛、舒筋活络的效果；筋伤中、后期则应循经取穴，对症施治；筋伤后期若兼夹风寒湿邪，痹阻经络者，以泻法为主，可起舒筋止痛的作用。因手足同名筋脉相同，故关节扭伤还可以手足同名经络取穴，方法是踝关节与腕关节相对应，膝关节与肘关节相对应，髋关节与肩关节相对应。例如踝关节外侧昆仑、申脉穴位扭伤，病在足太阳经，可在对侧手腕关节手太阳经养老、阳谷穴处寻找有明显压痛的穴位针刺。操作：诸穴均针刺，用泻法，陈旧性损伤可用灸法。

5.针刀治疗

筋伤后造成筋的粘连、挛缩。小针刀通过剥离粘连、缓解痉挛，而达到疏通阻滞，柔筋通脉，促进气血运行的作用。局部消毒皮肤，在局麻下用小针刀刺入皮下，抵达腱鞘，顺势纵向切开腱鞘，起针后局部用消毒纱布包扎。

6.水针疗法

水针疗法作用直接、迅速，对筋伤后期及某些慢性筋伤患者具有较好的疗效。常用的有当归注射液，直接注入病变部位及邻近腧穴，或用适量1%普鲁卡因加确炎舒松混悬液于病灶局部注射。水针疗法必须严格无菌操作，以防感染。

7.臭氧治疗

迅速消除无菌性炎症，改善组织缺氧状态，起到即刻止痛的作用，从而打破疼痛—痉挛—疼痛加重的恶性循环。

8.固定治疗

对肌腱、韧带的撕裂伤等比较严重的筋伤，应给予必要的固定，让损伤的组织有一个静止舒适的休息体位，以减轻疼痛，解除痉挛，防止损伤的加重，为筋伤的修复创造有利的条件。常用的固定方法有绷带或弹力绷带固定法、纸板固定法、支具或木夹板固定法和石膏固定法等。

9.手术治疗

对肌腱、韧带完全断裂的情况，可根据伤情，考虑手术治疗。

10.功能锻炼

功能锻炼是治疗筋伤必不可缺的重要组成部分，是加速损伤愈合过程，防止肌肉萎缩、关节粘连和骨质疏松，帮助肢体恢复正常功能的一项重要步骤。通过锻炼防止筋络粘连，避免筋伤后遗症，加速愈合，缩短疗程，恢复功能。急性筋伤的锻炼参照骨折和关节脱位的锻炼方法。慢性筋伤则在增强全身体质及改善损伤局部功能两方面并重，太极拳等均可选用。锻炼的要点是循序渐进，持之以恒。

第二节　颈部筋伤

一、颈部扭挫伤

各种暴力使颈部过度扭转或受暴力冲击，均可引起颈项扭挫伤，颈部急性扭挫伤是常见的颈部筋伤。

（一）病因病机

颈部扭挫伤的原因很多。如突然跌倒，或与别人嬉戏、扭头时，颈部突然过度扭转，造成颈部一侧肌肉附着点的损伤，或乘车时突然减速致使头部猛然前冲及球类运动员快速奔跑时头部突然后仰，以及跌仆使颈部过度扭转等，均可使颈部突然转动或过度屈伸，肌肉骤然收缩或过度牵拉，造成颈部肌肉起点或肌肤部分纤维撕裂伤而形成颈部扭挫伤。

（二）临床表现

扭伤者伤后即可出现颈部一侧疼痛，头多偏向患侧，颈项部活动受限，在痛处摸到肌肉痉挛，疼痛可放射到一侧或两侧肩部及肩胛骨内侧。挫伤者局部有疼痛、压痛，轻度肿胀，颈项部活动受限。

（三）检查

颈部扭挫伤分为扭伤、挫伤及错缝三型。

（1）颈部扭伤：扭伤多呈现颈部肌肉的一侧疼痛，头多偏向患侧，颈部活动受限，患处可摸到肌肉痉挛及条索状硬结。

（2）颈部挫伤：直接暴力的打击造成挫伤。伤后局部肿胀、压痛，肌肉痉挛，亦可见筋斑。颈部活动受限。

（3）颈椎骨错缝：扭、挫伤均可引起颈椎小关节的微细错动，在颈椎棘突旁有较为明显的压痛点，或再现棘突偏歪。

X线检查可排除颈椎骨折及脱位，但重症患者出现颈神经根刺激和颈椎脊髓受压的症状时，应做CT检查以排除隐蔽的颈椎骨折或脱位或韧带损伤等。

（四）诊断

根据患者的外伤史，临床表现及影像学检查等，可明确诊断，X线检查仅见颈椎生理弧度改变，无颈椎骨折脱位。

（五）治疗

【手法治疗】 有活血理气、通络止痛的作用。患者坐位，术者立于背后，左手扶住患者额部，以右手拇指、食指、中指对握痉挛的颈肌作拿捏手法以放松肌肉痉挛、缓解疼痛，起始手法宜轻。再以右手拇、中指轮换点压风池、天柱、天宗，拿捏肩井等穴。继用右手拇指、食指在患侧做由上而下的按摩，可重复进行几次。

1.药物治疗

以活血理气、通络止痛为主，常用活血止痛汤加减，症状好转时可服小活络丹。外治药以祛瘀止痛为主，局部肿胀者外敷消肿止痛膏，肿胀不明显者可外贴万灵膏。

2.针灸治疗

常取穴风池、肩内俞、肩外俞、肩井、天宗、悬钟及阿是穴等，用泻法。

3.牵引

筋伤后肌肉痉挛，颈部偏歪者，可做颌枕吊带牵引。

4.功能锻炼

症状缓解后练习头颈的俯仰、旋转动作。

二、落枕

多因睡眠姿势不良导致。落枕的常见发病经过是，入睡前并无任何症状，晨起后却感到项背部明显酸痛，颈部活动受限。

(一）病因病机

睡眠时姿势不良，头颈过度偏转，或睡眠时枕头过高、过低或过硬，均可使局部肌肉处于过度紧张状态，持续牵拉而发生落枕。严冬受寒，盛夏贪凉，风寒外邪侵袭使颈背部某些肌肉气血凝滞、僵凝疼痛、功能障碍。

(二）临床表现

一般无外伤史，多因睡眠姿势不良或感受风寒后所致。睡醒后一侧颈部出现疼痛、酸胀，可向上肢或背部放射，活动不利，活动时伤侧疼痛加剧，严重者使头部歪向病侧。检查患侧常有颈肌痉挛，胸锁乳突肌、斜方肌、大小菱形肌及肩胛提肌等处压痛，在肌肉紧张处可触及肿块和条索状改变。

中医辨证：瘀滞型：晨起颈项疼痛，活动不利，活动时患侧疼痛加剧，头部歪向病侧，局部有明显压痛点，有时可见筋结。舌紫暗，脉弦紧。风寒型：颈项背部强痛，拘紧麻木。可兼有淅淅恶风，微发热，头痛等表证，舌淡，苔薄白，脉弦紧。

(三）检查

颈部肌肉有触痛。浅层肌肉有痉挛、僵硬，触之有条索状硬结。由于疼痛，使颈项活动不利，不能自由旋转，严重者俯仰也有困难，甚至头部强直于异常位置，使头偏向病侧。

(四）诊断

因睡眠姿势不良或感受风寒后发病。一侧颈部出现疼痛、酸胀，可向上肢或背部放射，活动不利，活动时患侧疼痛加剧。患侧常有颈肌痉挛等。

(五）治疗

【手法治疗】 按摩法：术者立于落枕者身后，用一指轻按颈部，找出最痛点，然后用拇指从该侧颈上方开始，直到肩背部为止，依次按摩，对最痛点用力按摩，直至感明显酸胀即表示力量已够，如此反复按摩2～3遍，并轻叩按摩过的部位。

【手法治疗】 点按法：两手同时点揉承浆、风府穴约1分钟，手法轻柔，然后双手点揉患部对侧之合谷、后溪穴，强刺激（以患者耐受为度），同时令患者轻缓左右扭颈，尽量扭转至最大限度，约1分钟，然后低头、仰头，活动颈部。若落枕症状较轻，此手法即可获效。头痛严重、颈部不能转动者，可先按揉患侧肩井穴2～3分钟，并嘱患者缓缓转动颈项，当疼痛稍减后，再行治疗，效果更佳。

【手法治疗】 侧扳法：患者端坐于方凳上，施术者站于其旁（以向左侧扳法为例）。施术者右手虎口张开卡在颈部的左侧，左手扳头部右侧，向左用力，嘱患者充分放松，两手呈相反方向。当侧屈至最大角度时，稍用力扳动，可发出"咔哒"响声，然后用同法施于对侧。

【手法治疗】 旋转扳动法：患者端坐于方凳上，施术者站于其后。施术者一手扶头枕部，另一手扶于下颌部，稍加活动后嘱患者充分放松，当旋转至最大角度时，两手成相反方向扭转，并可发出"咔哒"响声，然后用同法施于对侧。

以上述手法为落枕患者正确按摩后，有缓解痉挛、顺筋归位的作用。须注意，在使用颈部扳动法时，应注意角度和力量，切勿猛力扳扭。

1.药物治疗

瘀滞型：宜活血舒筋，常用舒筋活络汤加减。风寒型：疏风祛寒，宜宣痹通络，常用舒筋丹。

2.针灸治疗

瘀滞型：取悬钟、阿是穴、后溪等穴，用泻法。风寒型：取悬钟、风门、阿是穴、外关、后溪等穴，用泻法。

3.牵引

用枕颌布托牵引，以坐位牵引为主，牵引重量为2～5千克，每次30分钟，每日1～2次。

4.功能锻炼

症状相对缓解后可做头颈的俯仰、旋转动作。

（1）头中立位，前屈至极限，回复到中立位；后伸至极限，回复到中立位；左旋至极限，回复到中立位；右旋至极限，回复到中立位；左侧屈至极限，回复到中立位；右侧屈至极限，回复到中立位。动作宜缓慢，稍稍用力。

（2）头中立位，双手十指交叉抱在颈后，头部做缓慢的前屈和后伸运动，与此同时，双手用力对抗头的运动，以锻炼颈椎后侧的肌肉力量以活血和营、舒筋活络。

三、颈椎病

颈椎病又称颈椎综合征。是由多种原因引起的颈椎及附近软组织的急性或慢性软组织损伤，刺激或压迫颈脊神经根、颈脊髓、椎动脉和颈椎交感神经所出现的症状。本病属于中医学痹证、痿证、项强、眩晕等范畴，多因外伤或感受风寒湿邪，以致筋骨劳伤、气血瘀滞或痰阻经络。

（一）病因病机

颈椎间盘退行性变是导致颈椎病的最基本原因。本病大多由于风寒、潮湿、枕头不适或卧姿不当、颈肌劳损、头颈部长时间单一姿势、姿势不良或过度疲劳等造成颈椎间盘、棘突间关节及肌肉、韧带等劳损所致。急性损伤可使原本发生退行性病变的颈椎和颈椎间盘损伤加重，从而诱发颈椎病；慢性损伤（如不良的睡眠、不当的工作姿势、不适当的体育锻炼等）对已处于退行性病变中的颈椎加速其病变过程导致人体提前出现颈椎病。颈椎病，中医根据症状可将其分属痹症、眩晕、痿症等范畴。在病因学上通常认为是外伤、风寒湿邪侵袭、气血不和、经络不通等所致，头晕、目眩、耳鸣则与痰浊、肝风、虚损有关。中医对颈椎病的治疗不仅仅着眼于颈、肩、臂等局部，而且有机地联系脏腑、经络、气血等进行整体辨证施治，并将肝、脾、肾等内脏的功能与筋骨、肌肉、关节功能有机结合，注重二者之间的相互影响、相互促进的作用，故而将颈椎病分为风寒湿痹、经络受阻、肝肾不足、气血虚弱、痰湿困阻及外伤等型。

（二）临床表现

颈椎病的临床表现较为复杂。主要症状有颈背疼痛、上肢无力、手指发麻、下肢乏力、行走困难、头晕、恶心、呕吐、甚至视物模糊、吞咽困难等，还可表现为耳鸣、心动过速、心前区疼痛等一系列症状。颈椎病的临床症状与病变部位、组织受累程度及个体差异有一定关系。

（三）病理分型

1.神经根型

病变在第五颈椎以上者可见颈肩痛或颈枕痛及腕部感觉障碍等。在第五颈椎以下者可见颈僵、活动受限，有一侧或两侧颈、肩、臂放射痛，并伴有手指麻木、肢冷、上肢发沉、无力、持物坠落等症状。

2.脊髓型

脊髓受压者，可出现上肢或下肢，一侧或两侧的麻木、酸软无力、颈颤臂抖，甚者可表现为不同程度的痉挛性不全瘫痪，如活动不便、步态笨拙、走路不稳，以至卧床不起，甚至呼吸困难，四肢肌张力高，腱反射亢进，浅反射减弱或消失，出现病理反射或运动障碍。

3.椎动脉型

椎动脉型颈椎病或表现为颈肩痛或颈枕痛、头晕、恶心、呕吐、位置性眩晕、猝倒、持物坠落、耳鸣耳聋、视物不清等临床症状。上述诸症常因头部转动或侧弯到某一位置而诱发或加重。

4.交感神经型

由于交感神经受刺激而出现枕部痛、头沉、头晕或偏头痛、心慌、胸闷、肢凉、肤温低或手足发热、四肢酸胀等症状，一般无上肢放射痛或麻木感，个别患者也可出现听、视觉异常。

5.混合型

临床上同时存在两型或两型以上的各种症状，即为混合型颈椎病，此型患者较为多见。

（四）辨证分类

1.风寒痹阻证

颈、肩、上肢窜痛麻木，以痛为主，头有沉重感，颈部僵硬，活动不利，恶寒畏风，舌淡红，苔薄白，脉弦紧。

2.气滞血瘀证

颈肩部、上肢刺痛，痛处固定，伴有肢体麻木，舌质暗，脉弦。

3.痰湿阻络证

头晕目眩、头重如裹，四肢麻木，纳呆，舌暗红、苔厚腻，脉弦细。

4.肝肾不足证

眩晕头痛，耳鸣耳聋，失眠多梦，肢体麻木，面红目赤，舌红少苔，脉弦。

5.气血亏虚证

头晕目眩，面色苍白，心悸气短，四肢麻木，倦怠乏力，舌淡苔少，脉细弱。

（五）检查

检查时，下段颈椎棘突或患侧肩胛骨内上角部常有压痛点，部分患者可摸到条索状硬结，颈部活动受限、僵硬。以麻木为主者，可有疼痛减退或握力减弱。当第五—第六颈椎间病变时，刺激颈六神经根引起患侧拇指或拇指、食指感觉减退；当第六—第七颈椎椎间病变时，则刺激颈七神经根而引起食指、中指感觉减退，可做左右对比检查。

1.臂丛牵拉试验

检查者一手扶患者头的患侧，另一手握患侧上肢，将其外展90°，两手做反方向牵拉，若有放射痛或麻木感则为牵拉试验阳性。

2.压头试验

患者坐位,颈后伸,偏向患侧,检查者以左手托其下颌,右手从头顶逐渐下压,若出现颈部疼痛或放射性疼痛则为压头试验阳性。

3.X线检查

正位X线片显示钩椎关节增生,张口位可有齿状突偏歪;侧位X线片显示颈椎曲度变直,椎间隙变窄,椎体后缘有骨质增生、韧带钙化;斜位X线片可见椎间孔变小。高分辨的CT能清楚显示脊椎的形态、结构、椎间盘病变、韧带钙化及黄韧带肥厚,也能清楚显示颈神经根及脊髓的形态、结构。CT及MRI检查对定性、定位诊断有意义。

(六)诊断

(1)有慢性劳损或外伤史,或有颈椎先天性畸形、颈椎退行性病变。
(2)多发于40岁以上中年人,长期低头工作者,往往呈慢性发病。
(3)颈、肩、背疼痛,头痛头晕,颈部板硬,上肢麻木。
(4)颈部活动功能受限,病变颈椎棘突间隙、关节突关节及患侧肩胛骨内上角常有压痛,可摸到条索状硬结,可有上肢肌力减弱和肌肉萎缩,臂丛牵拉试验阳性、压头试验阳性,临床表现与影像学所见相符合者,可以确诊。

(七)治疗

1.手法治疗

先以滚推法、拿揉法等理筋手法放松紧张痉挛的肌肉,时约20分钟,然后以仰卧位拔伸旋转扳法或坐位旋转扳法,以调整椎体及小关节不同方向的移位,错缝及曲度改变,恢复颈椎的正常序列。每个疗程10天。

【手法治疗】患者正坐,术者先分别按揉风池、天鼎、缺盆、肩中俞、肩外俞、肩井、肩髃、曲池、手三里、合谷、小海、内关、外关、神门等穴。然后,术者站于患者身后,用滚法放松颈肩部、上背部的肌肉5~10分钟,再用拿法拿揉颈项部并配合推桥弓、推肩臂部。随后做颈部拔伸法,拔伸时应缓慢均匀用力,切勿大力过度拔伸。拔伸的同时可配合点、按、揉相应压痛点。最后提拿两侧肩井并搓患臂至前臂,反复几次。(图9-9、图9-10、图9-11、图9-12、图9-13、图9-14)

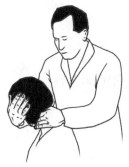
图9-9 颈椎左侧位扳法

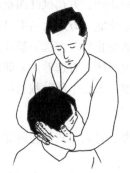
图9-10 颈椎右侧位扳法

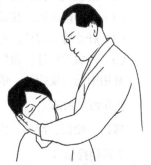
图9-11 颈椎定位旋转法

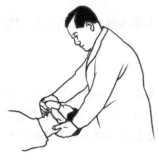 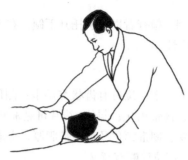 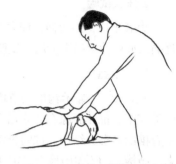

图 9-12　颈椎仰卧位拔伸旋转法　　图 9-13　卧位颈椎侧屈扳法1　　图 9-14　卧位颈椎侧屈扳法2

2.牵引治疗

（1）电动枕颌牵引，一次 20 分钟，根据病变节段和颈部肌肉厚薄不同，设置牵引重量为 7～14 千克，1 日 1 次，10 天为一疗程。

（2）枕颌布带牵引法：为临床常用的治疗方法。患者可采用坐位或卧位两种姿势（具体操作方法略），每日或隔日牵引1次，每次牵引 20～30 分钟为宜，牵引重量应根据患者的伤情、体质、耐受力酌情而定。

3.针灸疗法

针刺取穴原则以局部取穴与循经取穴相结合为主，并配合辨证结果而施以相应穴位，根据患者疼痛部位及疼痛放射走向取穴。头痛者配风池、百会，眩晕者配太冲，痰多者配丰隆，肢体麻木不仁者配手五里、足三里。留针 10～20 分钟。每日 1 次，10 次为一疗程。

4.针刀治疗

对颈椎病的病灶进行精确定位，然后用消毒铺巾在定位处行局部浸润麻醉，用Ⅰ型 4 号小针刀定点加压刺入，在患部进行松解治疗，待针刀下阻力减轻或消失后，拔出针刀，加压止血，术毕伤口以创可贴贴敷，针刀术后三日内禁烫熨治疗。

5.药物治疗

内服中药汤剂（每日一剂）。

（1）风寒痹阻证。祛风散寒、祛湿通络，方选三痹汤加减。

（2）血瘀气滞证。行气活血、通络止痛，方选桃红四物汤加减。

（3）痰湿阻络证。祛湿化痰、通络止痛，方选大活络丹加减。

（4）肝、肾亏虚证。补益肝肾、通络止痛，方选强筋壮骨汤加减。

（5）气血亏虚证。益气温经、和血通痹，方选养血荣筋汤加减。

外用中药熏洗疗法：依据辨证分型，采用中药贴敷患部，每日一次，每次 30 分钟。

6.其他外治法

敷贴、涂擦、刮痧、拔罐、中药离子导入、穴位注射等。

7.其他疗法

神经根压迫严重，出现肌肉麻痹无力，疼痛难忍，经过系统保守治疗无效者，要根据病理变化选取射频消融、热凝、髓核摘除、植骨融合内固定等方法。

8.功能锻炼

通过增加筋肉力量，增强关节稳定性，提高自身保护能力，抵抗急慢性损伤能力，逆转病程演变，在颈椎病的预防、治疗、康复过程中，起到了不可替代的作用。传统的锻炼方法如五禽戏、八段锦等，有时间可多做。李氏正骨根据颈部生理结构，结合多年临床应用经验的整理提炼，总结出一系列简便易行的颈项肌功能锻炼操，强调静力收缩的运动锻炼方式，从而更快捷有效地达到锻炼目的。

（1）回头仰望：头颈向左（右）后上方伸展至极限位，好像仰望天空中的月亮一样，之后尽力向该方向牵拉，保持3～5秒，还原。

（2）往后观瞧：头颈向左（右）后下方伸展至极限位，眼看左（右）后下方（脚跟），之后尽力向该方向牵拉，保持3～5秒，还原。

（3）侧耳贴肩：头颈尽力向左侧（右侧）屈曲，左（右）耳向左（右）肩方向靠拢至极限位，之后尽力向该方向牵拉，保持3～5秒，还原。

（4）头颈前伸：头颈向左（右）前下方伸探，眼看前下方地面，之后利用头部的自然下垂、下颌的向前探伸，尽力向该方向牵拉，保持3～5秒，还原。

（5）颈椎功能操：左顾右盼、仰首观天、项臂争力、转身回首、环绕颈项、擦颈按摩。

禁忌证：严重的脊髓型颈椎病患者、颈部活动容易出现眩晕者，以及有急性神经根性症状的患者应慎用。

第三节　胸部筋伤

一、胸椎小关节紊乱综合征

胸椎小关节紊乱综合征是指上个胸椎下关节突与下个胸椎上关节突构成的关节因外力作用而发生旋转、侧方扭转，表现为关节囊滑膜嵌顿而形成的不完全脱位，并受关节滑膜的阻碍不得复位，刺激压迫或牵拉相应的神经、血管而产生的一系列症状，俗称"岔气"。

（一）病因病机

胸椎小关节紊乱是引起胸背痛的常见原因。多见于体力劳动者，往往因搬提重物时姿势不良，躯干用力扭转或因强力挤压而发生韧带撕裂、小关节位移等。胸段脊柱因有胸廓的其他组织加固，比颈、腰段脊柱稳定，故损伤错位的机会较少。然而胸椎间盘及其椎间韧带等组织的退行性病变，可减弱胸段脊柱的稳定性，而增加损伤的机会。如受到强大外力的挤压，用力过猛的扭转或睡眠姿势不当等，均可造成胸椎后关节的移位、肋椎关节的错缝或半脱位，而刺激肋间神经或胸神经后支，出现急性背、胸部疼痛。久之，这些错位的关节及周围筋肉组织发生无菌性炎症，引起慢性背部疼痛。

（二）临床表现

本症常发生于体力劳动者，多有躯干用力扭转或挤压性外伤史。急性损伤的病例，患者多主诉单侧（或双侧）背肌剧烈疼痛，偶有向肋间隙、胸前部及腰腹部的相应部位放射性疼痛，患者常不能仰卧休息，深呼吸或咳呛时痛剧。慢性损伤，多有背部酸痛及沉重感，久站、久坐、过劳或气候变化时症状加重，但一般无放射性疼痛。

（三）检查

触诊时可发现患椎棘突偏离脊柱中心轴线，患椎棘突旁压痛，深吸气会感觉更痛；附近肌肉紧张或有条索状硬结，棘上韧带肿胀或剥离。X线检查有利于本症的诊断，可排除胸椎结核、肿瘤等。

（四）诊断

有外伤史或长期不良姿势史，患椎节段胸椎棘突明显压痛，依据临床症状及体征可确诊。

（五）治疗

【手法治疗】脊柱旋转复位法：患者端坐于方凳上，两足分开与肩等宽。助手固定患者下肢，以维持其正坐姿势。术者坐其背后，一手从患者胸前握其健侧肩部上方，肘部卡住伤侧肩部，另一手拇指顶住偏歪棘突。此时，嘱患者配合前屈，侧弯及旋转动作，待脊柱旋转力传到拇指时（即指感），拇指协同用力把棘突向对侧上方顶推，指下有错动感或伴响声，示复位成功。

【手法治疗】顶背扳肩复位法：患者坐于低凳上。术者立其背后，一侧下肢呈半屈曲状，足尖踩于凳子上，膝部顶于伤处（患椎棘突或相当于肋骨后端），双手握拿患者两肩前部向上拔伸，嘱患者抬头挺胸，深呼吸，于吸气瞬间，膝协同用力顶背扳肩，此时多闻及复位响声，而后，用拇指按揉、推摸痛点部位2分钟即可。

【手法治疗】按压复位法：患者取俯卧位，医者站一侧。先用滚法或掌揉法作用于患椎两侧骶棘肌5~10分钟。患者双手放松紧贴身体，术者用一手掌根压住偏歪胸椎棘突一侧，另一手掌根压住棘突另一侧，同时向下按压，听到"咔嗒"一声，即说明复位成功。

【手法治疗】拔伸复位法：患者取坐位，术者站于一侧。先用滚法或指推法作用于胸椎两侧骶棘肌5~10分钟。接着，医者双手置患者两侧腋下，或用双手握其上臂，骤然向上向后牵拉，能听到"咔嗒"一声，使错位得以矫正，疼痛顿时消失或明显减轻。

1.药物治疗

以活血理气、通络止痛为主，常用舒筋活络汤加减。外治药以祛瘀止痛为主，局部肿胀者外敷消肿止痛膏，肿胀不明显者可外贴万灵膏。

2.针灸治疗

患者俯卧，双臂垂于床两旁，暴露患处，术者以食、中两指沿胸椎棘突左右两侧，从上向下寻找发生病变的椎体，错位节段或棘突间压痛明显处，用一次性针灸针从患病棘突间开始进针，直至患病椎体下1~2个椎体棘突间为止，斜刺1~1.2寸，得气后起针。

二、胸壁筋肉挫伤

胸壁由骨性胸廓和筋肉组织所构成。当胸壁直接受到外力撞击或挤压，可造成胸壁部筋肉挫伤，引起局部剧烈疼痛，尤其咳呛或深呼吸时症状加重。

（一）病因病机

多为直接暴力撞击。胸壁挫伤后，局部出现血肿、水肿、渗出等创伤性炎症反应，可影响到胸膜壁层发生炎症反应，患者呼吸时引起胸膜摩擦而致局部疼痛。胸壁扭伤多由于过度劳损或外伤性牵拉，可造成肌肉撕裂伤。

（二）临床表现

有明显胸部外伤史。有时伤后数小时或1~2天后才出现症状，3~5天疼痛可达到高峰。胸肋部疼痛可牵涉肩背部，活动时加重，之后逐渐减轻。挫伤及肌肉有撕裂伤者，损伤局部明显肿胀、疼痛，严重者可有皮下瘀斑；肋椎关节错缝者有放射性肋间神经痛，吸气时加重神经压迫，则疼痛加重；表现为"岔气"牵扯颈肩作痛，且感季肋部疼痛不适，胸闷、胸部压迫堵塞感，入夜翻身困难。相应的脊柱神经支配区域组织感觉和运动功能障碍。怒气伤者有胸闷气滞，隐隐窜痛，范围广而深在，胸部无明确压痛点。轻者呼吸、咳嗽时痛，重者往往痰中带血或咯血。慢性损伤久站、久坐、过劳或气候变化时症状加重，多有背部酸痛及沉重感。

（三）检查

受伤胸椎节段棘突有压痛、叩击痛和椎旁压痛，深吸气更甚，棘突偏离脊柱中轴线，后凸隆起或凹陷等。受损胸椎节段旁软组织有触痛、附近肌肉紧张，有时可触及条索状硬结，X线片一般无异常发现。

（四）诊断

有明显胸部外伤史。急性损伤的病例，患者多主诉单侧（或双侧）背肌剧烈疼痛，慢性损伤，多有背部酸痛及沉重感，据此可明确诊断。

（五）治疗

【手法治疗】掌胸拨按压法：患者端坐。术者坐其伤侧，一手将人伤侧上肢拉起展胸，另手食指、中指或双拇指将损伤之筋肉拨正、理顺。而后，拇指顺肋间隙由前向后、再由后向前按压数遍，可达镇痛之目的。如系胸肋关节损伤及肋软骨间关节错位，有胸闷，在呼吸或咳呛时剧痛，局部肿胀，压痛等表现者，可采取下列方法处理。

【手法治疗】捧肋晃动复位法：患者取仰卧位，术者立于右侧，用双手捧住胸廓两侧肋部，由轻而重地左右晃动十数次，以促使胸肋关节复位。

【手法治疗】抹推胸法：接上法，术者用双手一起沿胸骨边缘自上而下（上自锁骨下缘，下到剑突平齐）抹推数次；继之，双手仍自上而下，一前一后向下抹推十数次。如仍有疼痛，可隔2到3日重复手法1次。

1.药物治疗

中药初期治宜以祛瘀、活血、理气为主，可用复元活血汤加减。如受伤时间较久，则治宜以舒筋、活络、止痛为主，可用大、小活络丹等。外用药治宜以祛瘀、消肿、止痛为主，可用伤油膏外擦。

2.功能锻炼

初期疼痛甚者，施理筋手法后可用胶布做适当外固定，2周后行功能锻炼。嘱患者尽量下地行走，可做扩胸、肢体伸展运动，加强深呼吸，鼓励患者咳嗽等。

第四节　腰部筋伤

一、腰部扭挫伤

本病系指腰部筋膜、肌肉、韧带、腰椎小关节、腰骶关节突然遭受间接或直接暴力所致的急性损伤，多发于青壮年和体力劳动者。

（一）病因病机

可分为扭伤和挫伤两大类，一般以扭伤较多见，为突然遭受间接暴力所致，如搬运重物用力过度或体位不正而引起腰部筋肉瘀血郁滞、气机不通，或筋膜扭闪，或骨节错缝等。

（二）临床表现

有明显的外伤史。伤后腰部即出现剧烈疼痛，其疼痛为持续性。腰部僵硬、腰肌紧张，生理前凸改变，不能挺直，仰俯转侧均感困难，严重者不能坐立、行走或卧床难起，有时伴下肢牵涉痛。不同损伤部位出现相应的压痛点。

（1）气滞血瘀：闪挫及强力负重后，腰部剧烈疼痛，腰肌痉挛，腰部不能挺直。俯仰、屈伸、转侧困难。舌暗红或有斑点，苔薄，脉弦紧。

（2）湿热内蕴：劳动时姿势不当或扭闪后腰部板滞疼痛，有灼热感，可伴腹部疼痛，大便秘结，尿黄赤，舌苔黄腻，脉濡数。

（三）检查

检查时见患者腰部僵硬，腰前凸消失，可有脊柱侧弯及骶棘肌痉挛。损伤部位明显压痛。在棘突两旁骶棘肌处，两侧腰椎横突处或髂脊后有压痛处，多为肌肉或筋膜损伤。在棘突两侧较深处压痛者，多为腰椎小关节损伤。在骶髂关节部有压痛者，多为骶髂关节损伤。X线片上主要显示下胸及腰椎生理前凸消失及侧弯，一般不伴有其他改变。

（四）诊断

有明显的外伤史。伤后腰部僵硬、压痛明显，挫伤者腰部疼痛剧烈，肿胀，有瘀斑。轻者尚能工作，但休息后或次日疼痛加重，甚至不能起床，依据临床表现与体征可明确诊断。

（五）治疗

【手法治疗】 按压腧穴法：患者俯卧位，术者用两手在脊柱两侧的骶棘肌，自上而下行按揉、拿捏手法，以松解肌肉的紧张、痉挛；接着按压揉摩阿是穴、腰阳关、命门、肾俞、大肠俞、次髎等穴，以镇静止痛；最后术者用左手压住腰部痛点，用右手托住患侧大腿，同时用力做反方向扳动，并加以摇晃拔伸数次。痛点应作为施术重点区，症状严重者可每日推拿1次，轻者隔日1次。

【手法治疗】 屈伸脊柱按揉法：患者取坐位。术者坐其后方，一手固定肩部，根据需要将脊柱缓慢地前屈与伸直，同时另手拇指按揉数分钟，按揉时注意痛重用力轻，痛轻用力重。而后，掌擦督脉与两侧数分钟，或以热为度。

腰椎小关节错缝或滑膜嵌顿者，用坐位脊柱旋转复位法，对不能坐位施术的患者，可用斜扳法。

1.药物治疗

（1）内服药：初期筋脉损伤、血脉瘀滞，方用丹参芍药汤。后期宜舒筋活络、补益肝肾，内服补肾壮筋汤。

（2）外用药：初期外敷消肿止痛散，后期可配合中药热熨或熏洗。

2.针灸治疗

取穴阿是穴、夹脊穴、委中、腰阳关，用泻法。

3.功能锻炼

损伤初期宜卧硬板床休息，或佩戴腰围固定以减轻疼痛，缓解肌肉痉挛，防止进一步损伤。损伤后期宜做腰部前屈后伸、左右侧屈、左右回旋等各种功能锻炼，以促进气血循行、防止粘连、增强肌力。

二、第三腰椎横突综合征

第3腰椎横突综合征是指由于第3腰椎横突周围组织的损伤，造成慢性腰痛，出现以第3腰椎横突处明显压痛为主要特征的疾病，亦是引起腰腿痛的常见原因。本病多见于青壮年，尤以体力劳动者常见。

（一）病因病机

多因急性腰部损伤未及时处理或长期慢性劳损所致。第三腰椎位居5个腰椎的中点，受力最大，易使肌肉附着处发生撕裂性损伤。第三腰椎横突部的急性损伤或慢性劳损，则产生横突部骨膜增厚与肌肉附着处撕裂、出血、肿胀、肌肉紧张或痉挛，使局部发生炎症反应，引起横突周围瘢痕粘连、筋膜增厚、肌腱挛缩、骨膜、纤维组织、纤维软骨增生等病理改变，风寒湿邪侵袭可加剧局部炎症反应。

（二）临床表现

有腰部扭伤史或慢性至劳损史。多表现为腰部疼痛及同侧肌紧张或痉挛，腰部及臀部弥散性疼痛，有时可向大腿后侧乃至腘窝处扩散，骶棘肌外缘第三腰椎横突尖端处有明显压痛，压迫该处可引起同侧下肢反射痛。腰部活动时疼痛加重，病程长者可出现肌肉萎缩。

（三）检查

检查可见第三腰椎横突尖部有明显压痛，可触及条索状硬结。脊柱生理曲度改变，腰脊多向患侧倾斜。检查时直腿抬举试验阳性，加强试验阴性，X线检查可能发现患侧第三腰椎横突肥大，但仅发现肥大者不能确诊第三腰椎横突综合征。

（四）诊断

有外伤史，腰部剧痛，活动不便，坐卧翻身困难，咳嗽、深呼吸痛剧，用手扶撑腰行走；局部肌肉痉挛，有明显压痛；脊柱生理曲度改变，依据临床表现与体征可明确诊断。

（五）治疗

【手法治疗】患者俯卧位，术者在脊柱两侧的骶棘肌、臀部及大腿后侧，以按、揉、推、滚等手法，并按揉腰腿部的膀胱经腧穴，理顺腰、臀、腿部肌肉，解除痉挛、缓解疼痛。再以拇指及中指分别挤压、弹拨、按揉腰3横突尖端两侧，剥离粘连、活血散瘀、消肿止痛。

【手法治疗】患者俯卧，医生用两手从背部至腰骶部的两侧，正中自上而下，轻揉按摩，再拿捏痛侧肾俞、环跳穴周围，最后扳动大腿，摇晃拉伸数次。

1. 药物治疗

（1）内服药：肾阳虚型治宜温补肾阳，方用补肾活血汤；肾阴虚者治宜滋补肾阴，方用知柏地黄汤；瘀滞型治宜活血化瘀、行气止痛，方用三棱和伤汤；寒湿型治宜宣痹温经通络，方用独活寄生汤。

（2）外用药：外贴消肿膏，亦可配合解痉舒筋散外敷。

2. 针灸治疗

阿是穴、肾俞、腰阳关、白环俞，均用泻法。

3. 功能锻炼

患者身体直立，两足分开，与肩同宽，两手叉腰，两手拇指向后挺压第三腰椎横突，进行揉按。然后旋转、后伸和前屈腰部，以利于舒通筋脉、放松腰肌、解除粘连、消除炎症。

三、腰椎间盘突出症

腰椎间盘突出症是由于椎间盘组织的退行性病变、损伤、纤维环破裂，髓核组织从破裂的纤维环处向后外侧或正后方膨出、突出，压迫脊神经或马尾神经，引起下腰部疼痛和下肢坐骨神经痛的疾病。本病好发于20～45岁的青壮年，男性多于女性，临床上最常见的是第四腰椎—第五腰椎椎间盘和第五腰椎—第一骶椎椎间盘病变。

（一）病因病机

随着年龄的增长以及在日常生活和工作中椎间盘发生退行性病变，为腰椎间盘突出的内因。当腰椎间盘突然或连续受到不平衡外力作用时，椎间盘后部压力增加，发生纤维环破裂、髓核向后侧或后外侧突出，为腰椎间盘突出的外因。腰椎间盘突出的好发部位以第四腰椎—第五腰椎椎间盘发病率最高，第五腰椎—第一骶椎次之。纤维环破裂时，突出的髓核压迫和挤压硬脊膜及神经根，是造成腰腿痛的根本原因。多数髓核向后侧方突出，髓核向后中部突出为中央型。腰椎间盘突出症当属中医学"腰腿痛""痹症"范畴，多因肝肾虚弱，气血不能正常温煦滋养骨髓筋脉；或风寒湿邪侵袭，阻滞气血运行；或跌仆损伤，致气滞血瘀、遏阻气血，出现"不通则痛"。失治误治，病延日久，则气血俱虚，瘀滞凝结而缠绵难愈。

（二）临床表现

腰椎间盘突出症的主要症状是下腰痛和下肢坐骨神经痛。当进行咳嗽、打喷嚏、大便等使腹压增高的活动时，腰腿疼痛可呈阵发性加剧。一般清晨较轻，午后因椎间盘的承重、受压而加重，卧床休息后能有所缓解。除此之外，还有腰部活动受限，步行困难，日久患侧下肢肌肉出现萎缩等症状。若属中央型突出压迫马尾神经时，还可出现马鞍区的麻木、刺痛和二便障碍等现象。

（三）主要体征

1. 腰部畸形

腰肌紧张、痉挛，腰椎生理前凸减少或消失，甚至出现后凸畸形。有不同程度的脊柱侧弯，突出物压迫神经根内下方时（腋下型），脊柱向患侧弯曲，突出物压迫神经根外上方（肩上型），则脊柱向健侧弯曲。

2. 腰部压痛和叩击痛

突出的椎间隙棘突旁有压痛和叩击痛，并沿患侧的大腿后侧向下放射至小腿外侧、足跟部或足背外侧。沿坐骨神经走行部位有压痛。

3. 腰部活动受限

急性发作期腰部活动可完全受限，绝大多数患者腰部伸屈和左右侧弯功能锻炼呈不对称性受限。

4. 皮肤感觉障碍

受累神经根所支配区域的皮肤感觉异常，初期多为皮肤过敏，渐而出现麻木、刺痛及感觉减退。第三、第四腰椎椎间盘突出，压迫第四腰椎神经根，引起大腿前侧、小腿前内侧皮肤感觉异常。第四、第五腰椎椎间盘突出，压迫第五腰椎神经根，引起小腿前外侧、足背前内侧和足底皮肤感觉异常；第五腰椎、第一骶椎椎间盘突出，压迫第一骶椎神经根，引起小腿后外侧、足背外侧皮肤感觉异常；中央型突出则表现为马鞍区麻木，膀胱、肛门括约肌功能障碍。

5. 肌力减退或肌萎缩

受压神经根所支配的肌肉可出现肌力减退，肌萎缩。第四腰椎神经根受压，引起股四头肌肌力减退，肌肉萎缩；第五腰椎神经根受压，引起伸踇肌肌力减退；第一骶椎神经根受压，引起踝跖屈和立位单腿翘足跟力减弱，跟腱反射减弱或消失。

（四）辨证分类

1. 血瘀气滞证

腰部有外伤史，腰腿痛剧烈，痛有定处，刺痛，腰部僵硬，俯仰活动艰难，痛处拒按，舌质暗紫，或有瘀斑，舌苔薄白或薄黄，脉沉涩或脉弦。

2. 寒湿痹阻证

腰腿部冷痛重着，转侧不利，痛有定处，虽静卧亦不减或反而加重，日轻夜重，遇寒痛增，得热则减，舌质胖淡，苔白腻，脉弦紧、弦缓或沉紧。

3. 湿热痹阻证

腰腿痛，痛处伴有热感，或见肢节红肿，口渴不欲饮，苔黄腻，脉濡数或滑数。

4. 肝肾亏虚证

腰腿痛缠绵日久，反复发作，乏力、不耐劳，劳则加重，卧则减轻，包括肝肾阴虚及肝肾阳虚证。阴虚证症见：心烦失眠，口苦咽干，舌红少津，脉弦细而数。阳虚证症见：四肢不温，形寒畏冷，筋脉拘挛，舌质淡胖，脉沉细无力等。

（五）检查

跛行步履，腰椎生理弧度消失、侧突改变，腰部运动障碍，骶棘肌痉挛，棘旁压痛伴患肢放射痛，受压神经根所支配的肌肉可出现肌力减退，肌萎缩。第五腰椎神经根受压，引起伸𧿹肌肌力减退。直腿抬高试验阳性，加强试验阳性，屈颈试验阳性，颈静脉压迫试验阳性。

（1）腰椎X线检查：腰椎平坦、侧突，腰椎间隙变窄或椎间隙左右不对称，椎体上下缘骨质增生。

（2）CT检查：显示椎间盘突出的部位、大小、形态和神经根、硬脊膜囊受压移位，同时可显示椎板及黄韧带肥厚、小关节增生肥大、椎管及侧隐窝狭窄等。

（3）MRI检查：清晰地显示椎间盘突出的形态及其与硬膜囊、神经根等周围组织的关系，另外可鉴别是否存在椎管内其他占位性病变。

（六）诊断

有腰部外伤或慢性损伤史，腰痛伴下肢放射痛，脊柱侧弯，腰椎生理弧度消失，病变部位椎旁有压痛，腰活动受限。直腿抬高低于60°，加强试验阳性。X线检查：脊柱侧弯、腰生理前凸变浅，病变椎间盘可能变窄，相应边缘有骨赘增生。CT或MRI检查可显示椎间盘突出的部位及程度。据此可明确诊断。

（七）治疗

【手法治疗】按摩法：患者俯卧，术者用两手拇指或掌部自上而下按摩脊柱两侧膀胱经，至患肢承扶处改用揉捏，下抵殷门、委中、承山。有舒筋活络作用。

【手法治疗】牵抖法：患者俯卧，两手抓住床头。术者双手握住患者两踝，用力牵拉并上下抖动下肢，带动腰部，力度、幅度因人、因病而异，放松腰部组织，松解粘连。

【手法治疗】叠掌按压法：患者俯卧位，术者两手交叉，右手在上，左手在下，手掌向下用力按压脊柱，力度因人而异，从胸椎至骶椎，缓解、调理腰臀部肌肉痉挛。（图9-15）

【手法治疗】提髋按压法：患者俯卧位，术者一手掌按住对侧患椎以上腰部，另一手自膝上方外侧将腿缓缓扳起，直到最大限度时，再适当推扳1~3次，对侧相同。缓解肌肉痉挛，改善血液循环，解除小关节滑膜的嵌顿。（图9-16）

【手法治疗】斜扳法：患者侧卧位，下肢自然伸直，上面的下肢屈髋屈膝。医者面对患者而立，一肘按住其肩前部，另一手用肘部抵住其臀部，然后双肘协同用力，做相反方向的缓缓推动，使腰椎被动扭动，当旋转到最大限度时，再做一个稍增大幅度的突发性扳动，此时，常可听到"喀嗒"响声，表示手法复位成功。调整腰椎小关节和腰椎椎体序列，使其恢复正常，从而使症状消失。（图9-17）

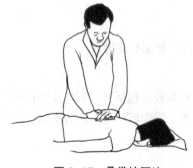
图9-15 叠掌按压法

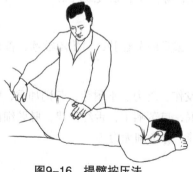
图9-16 提髋按压法

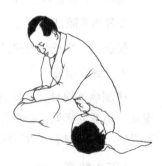
图9-17 斜扳法

1.药物治疗

内服中药每日1剂,分早晚两次服用。

(1)血瘀气滞证:行气活血、祛瘀止痛,方选身痛逐瘀汤加减。

(2)寒湿痹阻证:温经散寒、祛湿通络,方选独活寄生汤加减。

(3)湿热痹阻证:清利湿热、通络止痛,方选三痹汤加减。

(4)肝肾亏虚证:补益肝肾、通络止痛,方选强筋壮骨汤加减。

外用中药熥敷:根据不同的辨证分型,将配制好的中药装入布袋,先用清水浸泡30分钟,上锅蒸10分钟,待温度适宜将药袋放于患处,上面加热宝保温,每日一次,每次15~20分钟。中药贴敷:急性期可外贴消肿膏,缓解期外涂冷敷凝胶。

2.针灸治疗

椎间盘突出症针灸取穴主要是依足太阳膀胱经经络取穴,例如肾俞、承扶、环跳、委中、承山、昆仑等。寒湿重加大肠俞、腰阳关穴;气滞血瘀加大肠俞、阿是穴。具体的针灸方法是:每次为患者选用3~5个穴位,用泻法进行治疗。

3.牵引治疗

纠正变形的脊柱,缓解椎间盘压力,恢复腰椎生理曲度,主要采用骨盆牵引法。患者仰卧床上,在腰胯部缚好骨盆牵引带后,每侧各用1/5体重重量做牵引,并抬高床尾增加对抗牵引的力量,每天牵引一次,每次约20分钟,10次为一个疗程。电动牵引:采取间断或持续的电动骨盆牵引,牵引力为体重的1/5-1/4,每天一次,每次10~20分钟,适用于非急性期患者。

4.臭氧治疗

腰椎间盘突出者在CT下采用5毫升注射器抽取浓度为60微克/毫升的臭氧,首先在椎间盘髓核腔内分次反复注射,经扫描观察臭氧于盘内分布,然后按照测量针尖至突出物中央的距离,缓慢将针退到突出物中央,再次扫描确定针尖位置,缓慢注射60微克/毫升的臭氧5毫升。

5.手术治疗

病程时间长、反复发作、症状严重者及中央型突出压迫马尾神经者,可手术治疗。

6.功能锻炼

腰腿痛症状减轻后,应积极进行腰背肌的功能锻炼,以增强腰腿部肌力,有利于腰椎的平衡稳定。

(1)燕飞式:俯卧在床上,将上肢放置背后,然后用力将头胸部和双腿挺起离开床面,使身体呈反弓形,坚持至稍感疲劳为止。依此法每次锻炼20~50次,每天早晚各锻炼一次,逐渐加量。

(2)五点支撑:仰卧床上,用双肘、双足及头支撑身体,用力向上挺腹,坚持片刻,然后放下,重复数遍,以坚持至稍感疲劳为止。每天早晚各锻炼一次。

(3)屈滚法:仰卧床上,屈膝、屈髋,双手抱膝。锻炼时腰骶部向上使脊柱过屈,反复操作5~6次,可使后纵韧带得到牵拉松解,提高韧带张力,增强椎间盘后位的制约与稳定,同时使椎间隙得到调整,关节得以松解,恢复腰部前屈活动功能。

四、腰椎椎管狭窄症

腰椎椎管狭窄症是指腰椎椎管、神经根管及椎间孔变形或狭窄并引起马尾神经及神经根受压，出现以间歇性跛行和间歇性疼痛为特征的一种腰腿痛疾病，多发于 40 岁以上的中老年人，男性较女性多见，体力劳动者多见。

（一）病因病机

腰椎椎管狭窄分为原发性和继发性两种。原发性即先天性，是椎管本身由于先天性或发育性因素而致的腰椎管狭窄，表现为腰椎管的前后径和横径均匀一致性狭窄。继发性多为后天所致，其中退行性病变是主要发病原因，中年以后腰椎发生退行性病变，可使腰椎椎管内径缩小，椎管容积变小，脊神经根或马尾神经受挤压而发病。若在先天性椎管较为狭小的基础上再加上退变性因素，使椎管容积进一步狭小最易导致本病。

（二）临床表现

长期腰骶部痛、腿痛，双下肢渐进性无力、沉重、发胀、麻木、间歇性跛行、步态不稳、行走困难，麻木可由脚部逐渐向上发展到小腿、大腿及腰骶部，腹部出现束带感，严重时出现大小便异常，长时间未得到治疗可导致瘫痪。腰部后伸受限，并引起小腿疼痛，是本病的一个重要体征。中医学腰椎管狭窄的主要发生是先天肾气不足，后天肾气虚衰，以及劳役伤肾等，反复外伤、慢性劳损和风寒湿邪的侵袭为其常见外因。肾气不固、邪阻经络、气滞血瘀、营卫不和，以致腰腿筋脉痹阻而出现疼痛。分为肾气不足型、风寒湿阻型、气虚血瘀型三种。

肾气不足型：腰部酸痛，腿膝无力，遇劳更甚，卧则减轻，形羸气短，肌肉瘦削。舌质淡，苔薄白，脉沉细。风寒湿阻型：腰腿酸胀重着，时轻时重，拘急不舒，遇冷加重，得热痛缓，舌质淡，苔薄白，脉沉紧。气虚血瘀型：腰痛不耐久坐，疼痛缠绵，不能久行久立，下肢麻木，面色少华，神疲乏力。舌质瘀紫，苔薄，脉弦紧。

（三）检查

检查时大多数病例无阳性体征，少数有脊柱生理性弯曲消失或侧凸，严重者可出现受损神经支配区感觉、运动障碍，反射减弱或消失。

X 线片检查：腰椎平片是最简便测定椎管左右径和椎管前后径的方法。若椎管的左右径小于 2.5 厘米，椎管的前后径小于 1.5 厘米，结合临床表现，可考虑为腰椎管狭窄症，CT、MRI 检查可显示腰椎管全貌。

（四）诊断

长期腰骶部痛，两侧性腿不适，马尾神经受压产生间歇性跛行，静止时体验均无阳性发现等。中年以上慢性腰腿痛以肢体远端症状为主者，且有明显间歇性跛行。腰部 X 线片、CT、MRI 等检查可明确诊断。

（五）治疗

【手法治疗】 一般可采用按揉、滚、点压、提拿等手法，配合斜扳法，以舒筋活络、疏散瘀血、松解粘连，使症状得以缓解或消失。手法宜轻柔，禁止用强烈的旋转手法，以防病情加重。

【手法治疗】 屈髋屈膝旋转法：患者仰卧位，术者一手扶膝，一手抓住患肢小腿踝上部，屈髋屈膝，然后，向外侧旋转拉直，2~3 次。（图9-18）

【手法治疗】 屈髋屈膝拳击法：患者仰卧位，屈髋屈膝，术者一前臂用力压在患者双小腿中部，加大患者屈髋屈膝力度，一手握拳锤击腰椎痛点周围部。（图9-19）

【**手法治疗**】屈髋屈膝挤压法：患者仰卧位，屈髋屈膝，术者双手抓住患者小腿用力推挤，屈髋屈膝，以患者能忍受为度，2～3次。（图9-20）

【**手法治疗**】直腿抬高法：患者仰卧位，术者一手抓住患者足踝后侧，一手按住大腿根部，用力缓缓提起下肢，以患者能忍受为度，2～3次。（图9-21）

【**手法治疗**】提腿按压法：患者俯卧位，术者一手掌按住患椎压痛处，另一手自双膝下方将双腿缓缓扳起，直到最大限度，如此2～3次。（图9-22）

【**手法治疗**】插手提胸法：患者坐位，双手交叉搭在脖子后侧，术者双手自患者双肩穿过压在颈、胸椎部用力向上提起拔伸脊柱，2～3次。（图9-23）

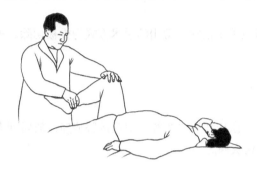

图9-18　屈髋屈膝旋转法

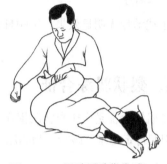

图9-19　屈髋屈膝拳击法

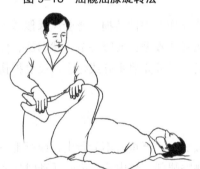

图9-20　屈髋屈膝挤压法

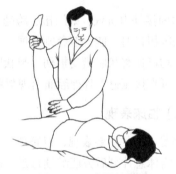

图9-21　直腿抬高法

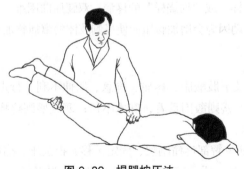

图9-22　提腿按压法

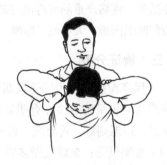

图9-23　插手提胸法

1.药物治疗

肾气不足型：治以偏于肾阳虚者宜温补肾阳，方用补肾壮筋汤加减；偏于肾阴虚者，宜滋补肾阴，可用六味地黄汤。风寒湿阻型：治以祛寒除湿、温经通络，方用独活寄生汤。寒、湿邪偏重者，以三痹汤为主。湿热型腰痛者，治宜清热化湿，方用大活络丹。气虚血瘀型：益气养血，活血化瘀，方用黄芪桂枝五物汤。

2.针灸治疗

肾俞、白环俞、环跳、承扶、殷门、委中、阳陵泉。方法：每次选用3～5个穴位，用泻法。根据疼痛程度可加夹脊穴、阿是穴及循经取穴。

3.功能锻炼

腰腿痛症状减轻后，应积极进行腰背肌的功能锻炼，可采用飞燕式、拱桥式锻炼，以增强腰部肌力；练习行走、下坐、蹬空、侧卧外摆等动作，以增强腿部肌力。

4.手术治疗

经上述治疗无明显效果，影响日常生活者应手术治疗，常用的手术方式为椎板切除、神经根减压。

五、梨状肌综合征

梨状肌综合征是由于梨状肌损伤、炎症，刺激或压迫坐骨神经引起的臀腿痛，放射到大腿后外侧，引起行走困难、跛行，为临床常见的筋伤疾病之一。

（一）病因病机

多由间接外力所致，如闪扭、跨越、反复下蹲等动作及慢性劳损，感受风寒侵袭等引起。腰部遇有跌闪扭伤时，髋关节急剧外展、外旋，梨状肌猛烈收缩；或髋关节突然内旋，使梨状肌受到牵拉，均可使梨状肌遭受损伤。梨状肌遭受损伤后，局部充血水肿或痉挛，反复损伤导致梨状肌肥厚，可直接压迫坐骨神经而出现梨状肌综合征。

（二）临床表现

疼痛是本病的主要表现，以臀部为主，并向下肢放射，严重时不能行走，或行走一段距离疼痛加剧，需休息片刻后方能继续行走。多发生于一侧臀腿部，髋内旋、内收活动时疼痛加重。患者可感觉疼痛位置较深，放射痛主要向同侧下肢的后方或后外侧，有的还会伴有小腿外侧麻木、会阴部不适等。疼痛严重的可诉说臀部呈现"刀割样"或"灼烧样"的疼痛，双腿屈曲困难，双膝跪卧、夜间睡眠困难，大小便、咳嗽、打喷嚏等活动因为会增加腹压而使患侧肢体的窜痛感加重。

（三）辨证分型

（1）风寒湿痹：多为感受风寒引起。臀部及下肢酸胀、疼痛、拘急、屈伸不利、行走不便，风寒瘀滞疼痛可呈游走性并有明显拘紧感。湿气盛则酸困重着，麻木不仁；寒气盛则疼痛剧烈，遇冷更甚，得温则舒，舌质淡，苔薄白，脉弦紧。

（2）血瘀气滞：血瘀气滞多因外伤引起。症见臀部疼痛剧烈、固定不移、拒按压、痛如针刺刀割，入夜尤甚，肌肉坚硬、肢体拘挛、活动不便。舌质暗红有瘀斑，苔薄白，脉弦涩。

（3）湿热阻络：臀部及下肢痛不可近、烧灼难忍，遇热而重，得冷则缓，常有出汗、恶心、口干渴、烦闷躁动。舌红苔黄，脉弦数。

（4）气血亏虚：久病未治，疼痛不愈，酸困隐隐，屈伸不利，行走困难，肌肉瘦削，皮肤感觉迟钝、麻木不仁，身倦乏力，语怯懒言。舌质淡，苔薄白，脉细弱无力。

（四）检查

检查患者梨状肌肌腹有压痛，可触及条索状隆起的肌束或痉挛的肌肉，臀肌可有轻度萎缩，沿坐骨神经可有压痛。直腿抬高试验在小于60°时，梨状肌被拉紧，疼痛明显，而大于60°时，梨状肌不再被拉长，疼痛反而减轻。梨状肌试验阳性，即髋关节内旋、内收活动时疼痛加重（将患肢伸直，做内收、内旋动作，如坐骨神经有放射性疼痛，再迅速将患肢外展、外旋，疼痛随即缓解，即为梨状肌紧张试验阳性）。CT、MRI检查可发现受损的梨状肌信号强度变化。

（五）诊断

有过度旋转髋关节或夜间受凉病史。患侧臀部压痛明显，且向同侧下肢的后侧或后外侧放射，大小便、咳嗽、喷嚏可使疼痛加剧。梨状肌解剖部位，可伴萎缩，触诊可触及弥漫性钝厚，成条索状或梨状肌束，局部变硬等。依据临床表现即可确诊。

（六）治疗

【手法治疗】 患者俯卧位，双下肢后伸，使腰臀部肌肉放松，术者自髂后上棘到股骨大粗隆做一连线，连线中点直下2厘米处即为坐骨神经出梨状肌下孔部位，其两侧即为梨状肌。术者先按摩臀部痛点，使局部略有发热的舒适感，然后术者以双拇指相叠，触摸钝厚变硬的梨状肌，用力深压并用弹拨法来回拨动梨状肌，弹拨方向应与肌纤维相垂直，对较肥胖患者力度不够时，可用肘尖部深压弹拨。弹拨10~20次后，再做痛点按压。最后由外侧向内侧顺梨状肌纤维走行方向做推按捋顺，两手握住患肢踝部牵抖下肢而结束。手法每周2~3次，连续2~3周。

1.药物治疗

急性期筋膜扭伤，气滞血瘀、疼痛剧烈、动作困难，治宜化瘀生新、活络止痛，可用桃红四物汤加减；慢性期病久体亏，经络不通、痛点固定、臀肌萎缩，治宜补养气血、舒筋止痛，方用舒筋丹。兼有风寒湿痹的，可选用独活寄生汤；湿热阻络治则清热祛湿、除风通络，常用三痹汤；气血亏虚者治法为补气养血、舒筋通络，常用养血荣筋汤、活络丸。外用活血化瘀、舒筋通络，可选用四肢熏洗剂，每日2次。

2.针灸治疗

取阿是穴、环跳、殷门、承扶、阳陵泉、足三里等穴，用泻法，以有酸麻感向远端放散为宜。针感不明显者，可加强捻转。急性期每天针刺1次，好转后隔日1次。

3.臭氧治疗

臭氧注射，患者俯卧位，双侧皮肤常规消毒，铺巾。找到压痛点后用一次性注射器抽取浓度为40微克/毫升的医用臭氧10毫升注入。注意臭氧气体应向不同方向多次注射，尽量保证其在梨状肌周围分布范围较大。一般第一次注射后1~2周再次注射为宜。

4.功能锻炼

（1）站立位，腰椎挺直，膝关节绷直，健侧下肢做支撑，将患侧下肢尽力后摆，然后收回，并与健肢并齐（不超过健肢前侧，做钟摆运动），10次/组，2组/次，3次/天。

（2）做髋关节的内外旋、内收外展的被动锻炼。

（3）患侧下肢力量锻炼，如空蹬练习。

（4）腰背肌功能锻炼，如五点支撑法、三点支撑法、飞燕法等。

第五节 上肢筋伤

一、肩部扭挫伤

肩关节是人体活动范围最大的关节，扭掼跌仆容易引起肩部扭挫伤，肩部扭挫伤可并发于脱位或骨折。

（一）病因病机

本病可发生于任何年龄，有明显外伤史，部位多在肩部上方或肩部外侧方，并以闭合伤为其特点。肩关节被动活动过度，可引起关节囊、筋膜的损伤或撕裂。重物打击肩部，可引起肌肉或脉络的损伤，导致气血瘀滞，局部肿胀疼痛，功能障碍。如筋伤严重，瘀肿难以消除，可形成继发性漏肩风等。

（二）临床表现

有明显外伤史，如打击、跌碰、牵拉等。肩部疼痛、肿胀逐渐加重。如损伤范围较大者，有组织纤维的断裂，局部瘀肿，皮下常出现青紫，肩关节功能受限。轻者一周内症状明显缓解，较重病例伴有组织部分纤维断裂并发小的撕脱性骨折损伤者，症状可迁延数日或数周。扭伤的压痛点多在肌腱、韧带的起止点，而挫伤多在损伤部位。一般性挫伤在当时多不在意，休息之后开始出现症状，逐渐加重，瘀肿或不瘀肿，但有压痛。

（三）辨证分型

气血瘀滞型：局部肿胀、疼痛拒按、功能受限，或见瘀血斑。舌质暗或有瘀斑，苔白或薄黄，脉弦或细涩。风寒湿型：多见于后期，以肩部酸胀痛为主，有沉重感，遇风寒则疼痛加重，得温则疼痛减轻。舌质淡，苔薄白或腻，脉紧。

（四）检查

伤后肩部外侧损伤处肿胀、疼痛，肩关节活动功能受限，X线检查肩关节结构关系正常，排除撕脱性骨折及关节脱位。

（五）诊断

有明显的外伤史，如打击、跌碰、牵拉等，肩部肿胀，疼痛逐渐加重，依据临床症状可做出诊断。

（六）治疗

【手法治疗】 主要做自肩部向下至肘部的抚摩，重复五六次。接着缓缓被动外展关节，可重复数次。最后做抖法，连续不断地抖动半分钟左右，可使伤处有轻快感。

1.药物治疗

初期及中期以活血化瘀、理气止痛为主，内服舒筋活血汤，外敷消肿止痛膏，后期以活血舒筋为主，可内服舒筋丹，并配合四肢熏洗方熏洗。

2.针灸治疗

取穴有肩盂、肩髎、肩外俞、巨骨、臑俞、阿是穴等,用泻法。

3.功能锻炼

筋伤较重者,应限制患肩活动,但制动时间不宜太长,要初期锻炼,2周后肿痛减轻,做肩关节功能锻炼,争取尽早恢复功能。

二、肩关节周围炎

肩关节周围炎是一种常见病,患者以中老年人居多,由于疼痛是肩关节周围软组织无菌性炎症导致软组织粘连引起的,疼起来不堪忍受,且不断加重,严重影响肩关节的活动功能。肩周炎初始疼痛症状往往较轻,常因天气变化或劳累而引发,逐渐发展成持续性疼痛,尤其是在肩关节内旋、后伸、上举、外展运动时更加明显,甚至剧痛难忍。在休息时疼痛症状也会加重,尤其是夜间睡眠时,严重者夜不能寐,不能向患侧卧,肩关节活动受限一般发生在疼痛症状明显 3~4 周之后,关节囊、韧带等软组织粘连、挛缩,导致肩关节明显僵硬。肩关节周围炎又称"漏肩风"或"露肩风",因多发于50岁以上患者而又称"五十肩"。

(一)病因病机

肩关节周围炎是肩关节周围肌肉、肌腱、滑囊和关节囊等软组织的慢性无菌性炎症。炎症导致关节内外粘连,从而影响肩关节的活动。其病变特点即疼痛广泛,功能受限广泛,压痛广泛。中医认为,肩周炎乃风寒湿邪侵袭肩周筋脉所引起的慢性疾病,内因营卫虚弱、筋骨衰颓,外邪乘虚而入,伤及肩周筋脉,致使气血不通而痛。若过力劳伤,血瘀气滞均可导致肩痛凝滞,肩痛日久则筋脉失养,而见肩部肌肉萎陷、关节僵硬。或因肩部露卧,风寒湿邪侵袭,筋挛、粘连发为本病。

(二)临床表现

肩周炎的发病特点为慢性过程。初期为炎症期,肩部疼痛难忍,尤以夜间为甚。睡觉时常因肩怕压而特定卧位,翻身困难、疼痛不止、不能入睡。如果初期治疗不当,将逐渐发展为肩关节活动受限,不能上举,呈冻结状。肩周炎常影响日常生活,吃饭穿衣、洗脸梳头均感困难。严重时生活不能自理,肩臂局部肌肉也会萎缩,患者极为痛苦。

(三)中医辨证

1.气血虚型

肩部酸痛,劳累后疼痛加重,伴头晕目眩,气短懒言,心悸失眠,四肢乏力。舌质淡,苔少或白,脉细弱或沉。

2.风寒湿型

肩部窜痛,遇风寒痛增,得温痛缓,畏风恶寒,或肩部有沉重感。舌质淡,苔薄白或腻,脉弦滑或弦紧。

3.瘀滞型

肩部肿胀、疼痛拒按,以夜间为甚。舌质暗或有瘀斑,苔白或薄黄,脉弦或细涩。

(四)检查

检查肩部并不肿胀,肩前、后、外侧均可有压痛,外展功能受限明显,出现典型的"耸肩"现象。病程长者可见肩臂肌肉萎缩,尤以三角肌为明显,X线检查未见异常。

(五)诊断

肩周疼痛,以夜间为甚,常因天气变化而诱发,肩关节活动功能障碍。肩部肌肉萎缩,肩周围均有压痛,肩关节外展功能受限。据此可明确诊断。

与肩袖损伤的鉴别诊断:当今"肩周炎"这个疾病已被大众所熟知,民间就有"四十腰、五十肩"的说法,但肩部的疼痛较为复杂,绝不能在不明原因下草率地认为是"肩周炎"。肩周炎表现为肩关节的周围疼痛,属于自限性疾病,主要是由于盂肱关节僵硬粘连引起的关节囊炎,但如果肩部疼痛超过了一年,夜间疼痛或压迫时疼痛加重,日常肩关节活动明显受限,可能就不是肩周炎了,很可能是另外一种常见疾病——肩袖损伤。

肩袖是附在肩关节周围的四块肌肉,呈"袖带状",它不仅保护肩关节,同时负责肩关节的活动。肩袖损伤主要包括急性撕裂和退行性撕裂两种。急性撕裂主要由于猛拉运动或上肢伸展时摔倒所引起,这种类型的撕裂一般同时伴有锁骨骨折或肩关节脱位;退行性撕裂主要是随着年龄的增长,肌腱退变磨损引起,主要多见于60岁以上的老年人群。

(六)治疗

【手法治疗】急性疼痛期宜做柔和的按摩手法,不宜做肩关节被动活动手法。粘连期宜做局部按摩手法,不宜做肩关节各运动轴方向上的被动活动手法。

【手法治疗】舒筋活络法:此为准备手法。患者取端坐位,医者以右手全掌着力,从手腕部开始,由肘、肩推抚至颈部,由上肢、肩内侧至外侧、后侧,依次推抚,反复施术10余次。

【手法治疗】滚揉法:患者仰卧或坐位,医者用滚法或指揉法施术于患侧肩前部及上肢内侧,反复数次,配合患肢外展、外旋活动。

【手法治疗】环转摇肩法:术者站在患者患侧稍后,一手挟患肩,一手握住患侧腕部或托住肘部,以肩关节为轴做环转运动,幅度由小到大。然后,一手托起前臂,使患侧肘屈曲,前臂内收,患侧手由健肩绕头顶、患肩、面前反复环绕10次。

【手法治疗】提抖法:医者站在患者患侧肩外侧,双手握住患肢腕部稍上方,将患肢提起。用提抖的方法向斜上牵拉,牵拉时要求患者先沉肩屈肘,术者缓缓向斜上方牵拉患肢,活动幅度逐渐增大,手法力量由小到大,注意用力不能过猛,防止意外发生。

1.药物治疗

(1)气血虚型:治宜调补气血、舒筋活络,方用黄芪桂枝五物汤加减。

(2)风寒湿型:治宜祛风散寒、除湿止痛,方用三痹汤加减。

(3)瘀滞型:治宜化瘀通络、蠲痹止痛,方用身痛逐瘀汤加减。

外用药,急性期疼痛,触痛敏感、肩关节活动障碍者,方用上肢熏洗剂熏洗。

2.针灸治疗

(1)气血虚型:取肩髃、肩髎、手三里、足三里等穴,用补法。

(2)风寒湿型:取肩髃、肩髎、巨骨、合谷、曲池等穴,用泻法。

(3)瘀滞型:取肩髃、肩髎、肩外俞、臑俞、阿是穴等,用泻法。

3.功能锻炼

鼓励患者做肩外展、前屈、后伸、旋后等功能锻炼。

（1）屈肘甩手：患者背部靠墙站立，或仰卧在床上，上臂贴身、屈肘，以肘作为支点，进行外旋活动。

（2）手指爬墙：患者面对墙壁站立，用患侧手指沿墙缓缓向上爬动，使上肢尽量高举，到最大限度，在墙上做一记号，然后徐徐向下回原处，反复进行，逐渐增加高度。

（3）体后拉手：患者自然站立，在患侧上肢内旋并向后伸的姿势下，健侧手拉患侧手或腕部，逐步拉向健侧并向上牵拉。

（4）擦汗：患者站立或仰卧均可，患侧肘屈曲，前臂向前、向上并旋前（掌心向上），尽量用肘部擦额部，即擦汗动作。

（5）旋肩：患者站立，患肢自然下垂，肘部伸直，患臂由前向上、向后划圈，幅度由小到大，反复数遍。

可以根据个人的具体情况选择交替锻炼，每天3～5次，一般每个动作做20次左右。

三、冈上肌腱炎

冈上肌腱炎又称冈上肌腱综合征。是指劳损和轻微外伤或受寒后逐渐引起的肌腱退行性改变，属无菌性炎症，以疼痛、功能障碍为主。好发于中青年及强体力劳动者、家庭主妇、运动员。单纯冈上肌腱炎发病缓慢，肩部外侧渐进性疼痛，上臂外展60°～120°（疼痛弧）时肩部疼痛剧烈。

（一）病因病机

由于冈上肌腱易受研磨、撞击、夹挤及本身位置等因素，所以肩袖肌腱群中冈上肌腱退变及肌纤维断裂发生率最高。当肩外展时，冈上肌腱必然受到喙肩韧带和肩峰的挤压和摩擦，日久形成劳损。中年以后肝肾渐亏，气血不足、血不荣筋，冈上肌退行性病变更易发生，成为本病。肩部急性筋伤，或感受风寒湿邪，局部气血凝滞不化，筋膜粘连，肌腱受挤压和摩擦更甚，也可发为冈上肌腱炎。冈上肌腱炎属中医"痹症"范畴，由感受风寒湿邪、劳损、外伤作用所致，引起气血凝滞、脉络痹阻，不通则痛。

（二）临床表现

单纯冈上肌腱炎发病缓慢，肩部外侧渐进性疼痛，上臂外展60°～120°时肩部疼痛剧烈。主要表现为肩前外疼痛、肩胛骨喙突与肱骨头间隙即喙肱韧带部压痛明显。肩关节外旋与后伸受限，而外展、上举无明显受限，患肩下压侧卧疼痛加剧，有时因此而痛醒。

（三）检查

检查时压痛点在肱骨大结节部或肩胛冈上部，"疼痛弧"试验阳性。当冈上肌腱炎患肩外展未到60°时疼痛较轻，被动外展至60°～120°范围内时，疼痛较重，当上举超过120°时，疼痛又减轻。X线片偶见局部有钙化影。

(四)诊断

肩关节活动受限及压痛明显。一般起病缓慢，常因轻微的外伤史或受凉史或单一姿势工作、劳动而诱发本病。急性期或慢性肩痛急性发作者，肩部有剧烈的疼痛，肩部活动、用力时尤其加重。疼痛部位一般在肩外侧、大结节处，并可放射到三角肌止点或手指处。

(五)治疗

【手法治疗】 先用拿捏法拿捏冈上部、肩部、上臂部，自上而下，疏松筋络。然后以冈上及肩部为重点，自上而下揉摩，以舒筋活血。再拨动并点按冈上部及肩部，以理顺筋络。最后采用旋转摇晃法将肩部摇转并尽量外展。肩峰下滑囊炎、肱二头肌长头腱鞘炎及喙肱冲击症理筋手法大致相似，但揉摩部位各有侧重。

1.药物治疗

急性期宜活血化瘀、通络止痛为主，用舒筋活血汤加减，慢性期可服小活络丹。由外感风湿所致者，肩痛偏后，常与背痛并见，治宜祛风化湿，方用三痹汤加减。气血虚弱者可内服独活寄生汤加减。急性期可外敷消肿止痛膏，后期加味拈痛散热熨患处。

2.针灸治疗

取天宗、肩髃、肩髎、臂臑、曲池等穴，用泻法。

3.功能锻炼

急性期肿痛难忍者可作短期三角巾悬吊制动，肿痛缓解后进行功能锻炼，以恢复肩臂活动功能。

四、肱骨外上髁炎

肱骨外上髁炎亦称肱骨外髁骨膜炎，因网球运动员较常见，故又称"网球肘"。

(一)病因病机

人体肘、腕关节活动频繁，前臂伸腕肌起点可反复受到牵拉刺激，引起局部筋膜劳损，发为本病。气血虚亏，血不荣筋为发病内因。多见于特殊工种，如砖瓦工、木工、网球运动员等。

(二)临床表现

本病多数发病缓慢，初期患者只是感到肘关节外侧酸痛，患者自觉肘关节外上方活动痛，疼痛有时可向上或向下放射，感觉酸胀不适，不愿活动。手不能用力握物，如握锹、提壶、拧毛巾等活动可使疼痛加重。一般在肱骨外上髁处有局限性压痛点，有时压痛可向下方扩散，甚至在伸肌腱上也有轻度压痛及活动痛。

(三)检查

局部无红肿，肘关节伸屈不受影响，但前臂旋转活动时可疼痛。严重者做伸指、伸腕或执筷动作时即可引起疼痛。肘外侧压痛，抗阻力屈腕时疼痛较明显。一般不需要拍摄X线片，必要时可通过X线片了解肘关节骨骼是否正常、伸肌腱近端处是否有钙盐沉着。

(四)诊断

肘关节外侧疼痛和压痛，疼痛可沿前臂向手放射，前臂肌肉紧张，肘或腕关节僵硬或活动受限。根据临床表现可明确诊断。

（五）治疗

【手法治疗】 理筋手法多在肘外侧采用按揉、拿捏手法数分钟，缓解疼痛，然后快速屈伸肘关节，同时旋转前臂数次，可松解粘连，减缓疼痛。

1.药物治疗

治宜宣痹通络、养血荣筋，内服小活络丹，外贴万灵膏或用海桐皮汤熏洗。

2.针灸治疗

取阿是穴、曲池及手三里、手五里等穴，或用温针，或用刺络拔罐。

3.水针疗法

亦可选用确炎舒松15毫克加1%普鲁卡因2毫升，每周1次，3～4次为1疗程。

4.功能锻炼

（1）屈肘甩手：患者背部靠墙站立，或仰卧在床上，上臂贴身、屈肘，以肘作为支点，进行外旋活动。

（2）体后拉手：患者自然站立，在患侧上肢内旋并后伸的姿势下，健侧手拉患侧手或腕部，逐步拉向健侧并向上牵拉。

五、肘部扭挫伤

肘关节是屈戌关节，伸屈在0°～140°之间。虽肘关节有内、外侧韧带及屈肌群、伸肌群的肌肉、肌腱所裹覆，但由于肘关节活动较多，所以筋伤较常见。

（一）病因病机

肘部扭伤多由间接外力所致，如跌仆或高处坠下，手掌着地，肘关节处于过度外展、伸直位，造成肘部关节囊、侧副韧带、环状韧带和肌腱不同程度的损伤。扭伤常损伤尺、桡侧副韧带，而以桡侧常见。伤后局部充血、水肿，严重者关节内出血、渗出，影响肘关节活动，直接暴力打击则可造成肘部软组织挫伤。

（二）临床表现

肘部扭挫伤均有明显外伤史。肘关节疼痛，弥漫性肿胀，有的出现青紫瘀斑，肘关节屈伸功能明显受限。压痛点往往在肘关节的内后方和尺侧副韧带附着部。

（三）检查

肘部疼痛，活动无力。关节囊和韧带、筋膜若有撕裂性损伤，做关节被动活动时有"关节松动"的不稳定感，并引起肘部剧烈疼痛。X线检查，明确是否合并有骨折。

（四）诊断

有明显的外伤史，肘关节呈半屈曲位，患者以手托肘，关节活动受限。重者关节伤侧肿痛明显，皮下有瘀斑，甚至有波动感。依据临床表现可明确诊断。

（五）治疗

【手法治疗】 在触摸到压痛点后，医者以两手掌环握患侧肘部，轻揉按压数次，改用大拇指顺侧副韧带行走方向理顺剥离的肌纤维，见肘关节屈曲，再轻轻拉开，然后以两手掌环握肘部，轻轻按压 1~2 分钟，然后用轻按摩拿捏手法，以患者有舒适感为度。

1. 药物治疗

初期治宜化瘀消肿，可内服舒筋活血汤，外敷消肿止痛膏。后期治宜和营通络，可内服舒筋丹，并配合四肢熏洗剂熏洗。

2. 功能锻炼

初期肘关节置于功能位，限制肘关节的伸屈活动。7~10 天肿痛减轻后，初期做握拳活动，中、后期做肘关节的屈伸及旋转活动。2 周后肿痛减轻，可逐步练习肘关节的屈伸功能，应着重于自主锻炼，或辅以被动之按摩，以使粘连机化逐步松解，关节恢复正常。

六、腕部扭挫伤

腕部扭挫伤是骨伤科临床上常见的一种外伤疾病，大多因外力造成腕关节背屈伸、屈曲、尺偏、桡偏或旋转过度而致腕关节肌肉、韧带等软组织损伤。

（一）病因病机

由于腕部结构复杂，活动频繁，筋伤较多发生，腕关节扭挫伤是由外力造成的。跌仆或用力过猛，间接暴力迫使腕部过度背伸、掌屈及旋转和各方向过度活动，均可引起韧带、筋膜、关节囊的扭伤或撕裂。直接暴力可致腕部挫伤。

（二）临床表现

伤后腕部疼痛、肿胀，重者局部瘀斑，腕关节活动功能障碍。桡骨茎突疼痛及压痛多为桡侧副韧带损伤，尺骨茎突疼痛及压痛多为尺侧副韧带损伤，下尺桡关节韧带损伤时，可有腕部酸痛无力，尺骨小头异常突起，按之有松动感。

（三）检查

检查时，将腕关节用力掌屈，背侧出现疼痛，则说明腕背侧韧带与腕伸肌腱损伤。反之，则为腕掌侧韧带或腕屈肌腱损伤。如将腕关节用力向尺侧偏斜，桡骨茎突部出现疼痛，则为桡侧副韧带损伤。反之，则为尺侧副韧带损伤。如腕部各个方向的活动均出现疼痛，而且活动明显受限，则说明是韧带、肌腱等的复合性损伤，X 线检查一般无异常发现。

（四）诊断

有腕关节扭挫伤史。伤后腕部疼痛、肿胀，重者局部瘀斑，腕关节活动功能障碍，依据临床表现与检查可明确诊断。

（五）治疗

【手法治疗】 在腕部伤处先做按揉、拿捏等手法，然后拔伸摇晃腕关节数次，再将腕关节背伸、掌屈、尺偏、桡偏，以理顺筋络。

1.药物治疗

初期治宜活血通络止痛，可外敷消肿止痛膏，或贴万灵膏，后期治宜和营通络，内服小活络丹，并配合海桐皮汤熏洗。

2.功能锻炼

下尺桡关节韧带损伤、关节半脱位时，可用弹力绷带将手腕固定于功能位4周。去除固定后，用护腕保护。

七、桡骨茎突狭窄性腱鞘炎

桡骨茎突部有拇长展肌腱和拇短伸肌腱的共同腱鞘。由于手腕活动频繁，造成该腱鞘纤维管摩擦、劳损而产生充血、水肿、肥厚、管腔变窄，肌腱在鞘管内滑动困难而产生相应的症状，被称为桡骨茎突狭窄性腱鞘炎。

（一）病因病机

手腕部长期过度劳累、积劳可导致本病的发生，气血虚弱、血不荣筋者更易发生本病。如家庭妇女、洗衣工等，由于手活动频繁，使拇长展肌腱和拇短伸肌腱在狭窄的腱鞘内不断收缩摩擦，日久劳损，可发生损伤性炎症，以致该部位发生狭窄性腱鞘炎。

腱鞘炎属中医"筋伤"范畴，系因局部劳作过度，积劳筋伤，或受寒凉，致使气血凝滞，不能濡养经筋而发病。

（二）临床表现

桡骨茎突部疼痛，腕和拇指活动时疼痛加重，局部压痛。本病好发于家庭妇女和手工操作者，女性多于男性，哺乳期及更年期妇女更易患本病。

（三）检查

桡骨茎突和第1掌骨基底部之间有压痛，握拳尺偏试验阳性。部分患者桡骨茎突处有微肿，可有隆起结节。

（四）诊断

发病缓慢，腕部用力或提物时疼痛，桡骨茎突处压痛，可摸到硬结节，依据临床表现可明确诊断。

（五）治疗

【手法治疗】按摩及揉捏局部数分钟，然后弹拨肌腱4～6次，最后在轻度拔伸下将患手缓缓旋转及伸屈，理顺筋络，理筋手法每日或隔日1次。

1.药物治疗

治宜和营通络为主，可内服舒筋丹，外用海桐皮汤熏洗。

2.针灸治疗

取阳溪为主穴，配合谷、曲池、手三里、列缺、外关等穴。

3.小针刀治疗

局部消毒皮肤，在局部麻醉下用小针刀刺入皮下，抵达腱鞘，顺势纵向切开腱鞘，起针后局部用消毒纱布包扎。

4.水针疗法

确炎舒松10毫克加1%普鲁卡因1毫升做局部注射，每周1次，2～4次为1疗程。

八、桡侧伸腕肌腱周围炎

在前臂桡背侧中下1/3处，拇长展肌及拇短伸肌从桡侧腕长伸肌、腕短伸肌上面斜行跨过，二者交叉重叠。由于此处周围没有腱鞘，仅有一层疏松的腱膜覆盖，当腕及拇指活动时，上述肌腱即互相摩擦而容易引起肌腱及其周围劳损，称为桡侧伸腕肌腱周围炎。

（一）病因病机

在桡侧腕长、腕短伸肌将腕关节固定于背伸位的情况下用力握物或提重物，因与拇长展肌腱、拇短伸肌腱运动方向不一而互相摩擦，引起肌腱及其周围筋膜的损伤。多见于木工、砖瓦工等，较长时间的超强劳动也是引起腕伸肌腱周围炎的原因。

（二）临床表现

由于腕部伸屈活动的劳损引起桡侧腕伸肌周围腱膜、筋膜炎症改变，以腕桡侧部疼痛、乏力，前臂中下1/3段桡骨背侧肿胀疼痛明显，做腕关节的伸展活动时疼痛加剧。腱鞘炎属中医"筋伤"范畴，系因局部劳作过度，积劳筋伤，或受寒凉，致使气血凝滞，不能濡养筋经而发病。

（三）检查

检查者用手掌按住患处，患者握拳并作腕关节伸屈时，即可感觉到捻发感或闻及捻发音，前臂桡背侧下桡侧腕伸肌腱呈条索状肿起。

（四）诊断

起病较快，前臂中下段的背桡侧肿胀、疼痛、灼热、压痛，腕部活动受限，依据临床表现可明确诊断。

（五）治疗

【手法治疗】急性期一般不适宜行理筋手法。肿痛消退后可用拇指指腹部在患处按揉、推抹，再捏提伸腕肌腱，最后做相对拔伸牵拉拇指并稍加旋转动作，以使其筋腱舒顺。

1.药物治疗

参照桡骨茎突腱鞘炎用药。

2.功能锻炼

敷药后支具固定腕关节1～2周，以后逐步恢复工作。

九、腕管综合征

腕管综合征是指由于正中神经在腕管中受压，而引起以手指麻痛乏力为主的症候群。夜间或清晨较明显，疼痛有时放射到肘部，有时以拇指外展、对掌无力、动作不灵活为主要表现而形成的综合征。

（一）病因病机

腕部外伤，可引起腕管内各肌腱周围组织的肿胀，引起腕横韧带的增厚；腕管内容物增多，如腕管内有脂肪瘤、腱鞘囊肿等均可引起腕管的相对狭窄，使正中神经受压，发为本病，慢性劳损等因素也可引起本病。

（二）临床表现

起病缓慢渐进，除拇指外其余四个手指的乏力、麻木和刺痛，或呈烧灼样痛，劳动后症状可加重。出现手指感觉减退或散失，以及大鱼际肌肉萎缩是病情严重的表现。

（三）中医辨证

1.气滞血瘀证

由劳损所致，轻者手部麻木，甩手后缓解，重者麻木可放射至前臂，有夜间麻醒史。舌质暗红苔薄白，脉弦细。

2.气血两虚证

局部皮肤发白、发凉，或皮肤干燥、漫肿。手部桡侧三指麻木，对掌活动差，拇短展肌萎缩。后期大鱼际肌可有明显萎缩，拇指对掌功能受限。舌质淡苔薄白，脉弦细无力。

（四）检查

检查可见病久者可有大鱼际肌肉萎缩，拇指不能完成对掌动作，正中神经支配区感觉异常。叩击腕管部或内关穴处的正中神经，可出现手部桡侧掌面三个半手指放射性触电样刺痛感。腕关节掌屈90°，半分钟后可出现手部症状加重。指压腕管或被动背伸腕关节，则出现手部正中神经支配区放射性疼痛。

（五）诊断

拇指、食指、中指麻木疼痛，开始为间歇性，渐呈持续性、进展性，常在夜间或清晨或劳累时加重，甩手、局部按摩或上肢悬垂床边时症状缓解，据此可明确诊断。

（六）治疗

【手法治疗】 术者可用拇、食指腹或指尖按压，按摩患者外关、阳溪、鱼际、合谷、劳宫及阿是穴等穴，然后按压、揉摩阿是穴，轻度拔伸摇晃腕关节，每日做1次。

【手法治疗】 舒筋法：术者左手握住患腕，右手拇、食二指捏住患手指末节，向远心端迅速拔伸，以发生弹响为佳，依次拔伸食指、中指、无名指、小指，以上手法可每日做1次。

【手法治疗】 腕屈伸法：患者坐位，术者左手虎口卡夹于患腕两侧，右手抓住患者四指牵拉并徐徐向掌侧屈腕至最大限度，与此同时左手拇指、食指推压患者桡、尺骨茎突部，屈伸腕关节数十次。

1.药物治疗

（1）气滞血瘀证：活血化瘀、通经活络，方用小活络丹加减。

（2）气血两虚证：益气补血、舒筋散结。方用舒筋丹加减。

外贴万灵膏或用四肢熏洗剂熏洗。

2.针灸治疗

取阳溪、外关、合谷、劳宫等穴，用泻法。

3.水针疗法

确炎舒松10毫克与1%普鲁卡因1毫升混合液注射，以药液注入腕管内为宜。

4.手术治疗

经治疗无效时，可考虑手术治疗。

5.功能锻炼

（1）腕关节无负重屈伸活动10~20次，然后做轻度负重腕屈伸活动5~10次，具体实施可以通过双手互推，每天推3~5次，每次推20~30回，以手指感到腕关节内有压力为止。

（2）手指按压痛点或外关、阳溪、鱼际、合谷等穴位20~30次，然后轻度拔伸患手，旋转10~20次。

十、腕三角纤维软骨损伤

腕三角纤维软骨损伤是骨科临床常见的疾病之一。发生于跌倒时，手掌撑地，腕关节过度背伸，前臂旋前或向尺侧偏斜等扭转挤压的暴力致伤。

（一）病因病机

在各种运动中，腕部三角纤维软骨损伤的发生，绝大多数是由于慢性损伤或劳损所致。主要是因运动中前臂和腕部反复的旋转负荷过度，是软骨盘长期受到碾磨或牵扯，以及桡尺远侧关节受到过度的剪力作用而引起。

（二）临床表现

腕部多有明显外伤史，伤后腕关节之尺侧疼痛、肿胀，腕关节旋转功能障碍。慢性腕尺侧疼痛伴有腕部无力，腕关节功能受限，前臂旋转活动及抗旋转活动时引起疼痛，尤以旋后时疼痛加重。

（三）检查

腕尺侧、桡尺远侧关节压痛，腕部感到软弱无力，当前臂或腕部做旋转活动时疼痛加重，腕关节尺偏挤压试验阳性。

（四）诊断

腕部多有明显外伤史，伤后腕关节之尺侧疼痛、肿胀，腕关节旋转功能障碍，依据临床表现可明确诊断。

（五）治疗

【手法治疗】先拔伸，轻度旋转腕关节并摇晃数次，然后按压痛点，疏通筋络。

1.药物治疗

治宜活血化瘀、理气止痛，外敷消肿止痛膏，内服舒筋丹。肿痛缓解后宜和营通络为主，外用海桐皮汤煎水熏洗。

2.功能锻炼

急性损伤，腕关节固定于功能位 2～4 周，然后在无痛的情况下，逐步进行屈伸活动，最后进行旋转活动。

十一、指间关节扭挫伤

指间关节扭挫伤是指外力作用，如撞击、压轧、过度屈曲或扭转等，使指间关节超过正常活动范围，导致指间关节囊、周围韧带、肌腱及关节软骨出现不同程度的损坏，临床以损伤关节部位的疼痛、肿胀、青紫及活动功能障碍为主要表现的病症。

（一）病因病机

当手指受到间接暴力而过度背伸、掌屈和扭转，或直接暴力撞击压轧等均可引起指间关节扭挫伤。指间关节扭挫伤常可引起关节囊及侧副韧带的损伤，甚至指间关节脱位。

（二）临床表现

一般远侧指间关节扭挫伤多见。伤后，指间关节剧烈疼痛，并迅速肿胀，严重者手指不能伸屈，检查患指关节有明显压痛，做被动活动时疼痛加重。如侧副韧带断裂，则指间关节不稳定，有侧向异常活动，并发半脱位、脱位者，有明显畸形，X线片显示可能伴有关节边缘的骨折及脱位。

（三）检查

患指明显肿胀，被动侧向活动疼痛加重，侧副韧带撕裂或关节囊撕裂时，则出现指间关节活动不稳，右侧向异常活动，并可见手指偏斜畸形，X线检查排除骨折、脱位。

（四）诊断

手部有明显外伤史，伤后指间关节剧烈疼痛，肿胀迅速，指间关节活动功能障碍，依据临床表现与检查可明确诊断。

（五）治疗

【手法治疗】 拔伸牵引，使关节间隙拉宽，舒顺筋膜，伸屈旋转，以滑利关节，最后局部按揉。

1.药物治疗

治宜活血化瘀、消肿止痛，外敷消肿止痛膏或消肿膏，后期用海桐皮汤煎水熏洗。

2.功能锻炼

初期可固定于功能位 2 周，去除固定后用海桐皮汤煎水熏洗并进行锻炼活动，禁止做猛烈被动活动。

十二、指伸、指屈肌腱断裂

手部肌腱损伤多为开放性，以切割伤较多，常合并神经血管伤或骨关节损伤，也可发生闭合性撕裂伤。肌腱断裂后，相应的关节失去活动功能。由于手内肌仍完整，掌指关节屈曲不受影响。伸肌腱不同部位断裂，其相应关节不能伸展，并可出现畸形。

（一）病因病机

锐器切割伤或手指在伸直位时突然受到暴力冲击指端，指伸、指屈肌腱强烈收缩，可造成指伸、指屈肌腱的断裂。

（二）临床表现

本病的临床表现主要是在肌腱断裂后，相应的关节失去活动功能。
（1）指浅屈肌腱断裂，相应指近侧指间关节不能屈曲。
（2）指深屈肌腱断裂，表现为远侧指间关节不能屈曲。
（3）指深、浅屈肌腱均断裂，则远、近侧指间关节均不能屈曲，由于手内肌仍完整，掌指关节屈曲不受影响。
（4）伸肌腱不同部位断裂，其相应关节不能伸展。

（三）检查

指深、浅屈肌腱均断裂时，指骨间关节处于伸直位，做伸腕试验时，手指不能屈。固定近侧指骨间关节时，如不能主动屈曲远侧指间关节，则为指深屈肌腱断裂。检查指浅屈肌腱时，要排除伸肌腱的影响，用手握住一指的两个邻指完全伸直位，如被检查的指浅屈肌腱未断裂，则能主动屈曲近侧指骨间关节，否则不能。固定拇指掌指关节，如不能屈曲拇指间关节，则为拇长屈肌腱断裂。指伸肌腱止点断裂，表现为锤状指畸形，部分患者伴有撕脱骨折。伸肌腱中央束断裂，不及时修复中央束，日久则形成典型的"钮孔"畸形。拍摄指骨间关节正、侧位X线片，以排除外指骨骨折和指间关节脱位。

（四）诊断

有明显的外伤史。本病依据其特征做柔和简单的体格检查可明确诊断。

（五）治疗

1.保守治疗

对于肌腱、韧带较轻1~3度损伤，患指固定于末节指间关节过伸、近节指间关节屈曲位，3~4周后改为末节指间关节过伸位固定2~3周后解除。

2.固定方法

"锤状指"带有撕脱小骨片者，可用铝板将患指近侧指间关节尽量屈曲，远侧指间关节过伸位固定4~6周。当骨片愈合时，末节指骨无力背伸的症状即可消失。其他类型固定肌腱于松弛位：屈肌腱屈腕、屈指位固定；伸肌腱伸指固定，固定时间为4~6周。

3.药物治疗

内服药：桃红四物汤，后期因气血运行不畅，或气血凝滞，内服舒筋丹。
外用药：后期用海桐皮汤熏洗。

4.手术治疗

若指伸、指屈肌腱断裂可根据具体情况行手术治疗。

5.功能锻炼

解除制动后开始练习手指的伸屈活动，一周后逐渐加大活动范围。

十三、指屈肌腱狭窄性腱鞘炎

指屈肌腱腱鞘炎又称"弹响指""扳机指"。多发于拇指，少数患者为多个手指同时发病。

（一）病因病机

当局部劳作过度，积劳筋伤，或受寒凉，气血凝滞，气血不能濡养经筋而发病。掌骨颈和掌指关节掌侧的浅沟与鞘状韧带组成骨性纤维管，指屈肌腱从该管内通过。手指活动频繁，使指屈肌腱与骨性纤维管反复摩擦、挤压，致骨性纤维管发生局部充血、水肿，继之纤维管变性，使管腔狭窄，指屈肌腱受压而发为本病。

（二）临床表现

有手部劳损病史，好发于拇指。初起为手指活动不灵活，患指不能伸屈，用力伸屈时疼痛，并出现弹跳动作，以晨起和劳动后症状较重，活动后或热敷后症状减轻，严重者手指交锁于屈曲位不能伸直或伸直位不能屈曲。

（三）检查

检查时压痛点在掌骨头的掌侧面，并可触及结节，指伸屈活动困难，有弹响或交锁现象。

（四）诊断

患指活动受限和疼痛，掌指关节掌侧压痛，可触及压痛结节，手指活动有时弹响，并有猛然伸直或屈曲现象。依据临床表现可明确诊断。

（五）治疗

【手法治疗】 先用拇指于结节部做按压、纵向推按、横向推动等动作数次，最后背伸掌指关节，握住患指末节向远端迅速拉开1~2次。

1.药物治疗

治疗应遵循活血化瘀、消肿止痛的原则，既要驱除寒湿致病外邪，又需疏通经络、调和气血，以使气血运行通畅，局部循环得以改善，受损组织得以修复，从而达到治愈目的。

2.针灸治疗

取阿是穴针刺，泻法，隔日一次。

3.小针刀治疗

局部消毒、局部麻醉后，用小针刀刺入结节部，沿肌腱走行方向做上下挑割，如弹响已消失，手指活动恢复正常，则表示已切开腱鞘，退刀后以无菌纱布加压包扎。

4.水针疗法

用确炎舒松10毫克加1%普鲁卡因1毫升，鞘管内注射，7天1次，3～4次1疗程。

5.功能锻炼

患者平时做手部动作要缓慢，避免劳累，少用凉水，减少局部刺激。轻轻握起拳头，然后张开，将手指伸直，如此反复练习有助于纾解刺痛。

第六节　下肢筋伤

一、髋部扭挫伤

髋部扭挫伤是指髋关节过度外展、内收、屈曲、过伸，或由于摔跤或从高处坠下，扭挫而至髋部周围肌肉、韧带的撕裂伤或断裂，圆韧带、关节囊水肿，统称为髋部扭挫伤。

（一）病因病机

多因间接暴力使髋关节过度展、收、屈、伸，致其周围肌肉和韧带撕伤或断裂，关节囊撕伤，滑膜充血、水肿等而出现相关症状，直接暴力致髋部挫伤相对少见。

（二）临床表现

多数有下肢过度劳累或扭伤史。受伤后髋部疼痛、肿胀或有瘀斑，跛行，活动或负重功能障碍。髋部疼痛活动时加重，休息静止时疼痛明显减轻。

（三）检查

患侧腹股沟部多有明显压痛，髂前上棘下方、髂嵴后上方、骶髂关节、坐骨结节、股骨大粗隆后方亦可分别有压痛，髋关节各方向被动活动时均可出现疼痛，"4"字试验可阳性，X线检查一般无异常发现。

（四）诊断

有明确的外伤史，髋部疼痛、肿胀、功能障碍。患肢呈保护性姿态，如跛行、拖拉步态、骨盆倾斜等。依据临床表现与检查可明确诊断。

（五）治疗

【手法治疗】患者卧位，先于髋部痛点做按揉，将患肢轻柔地做伸屈、转摇动作2～3次，以理顺肌筋。

【手法治疗】伸转法：术者一手按在腹股沟处，另一手握住小腿下端，将患肢伸直，环转5～7次。

【手法治疗】摇晃法：术者一手托住大腿后侧，另一手握住踝关节，轻柔缓和，用力由小到大，尽量屈曲膝、髋关节，并由内向外或由外向内摇转髋关节3～5次。

【手法治疗】拔伸法：一助手固定骨盆。术者两手握住小腿远端，对抗拔伸髋关节1～2分钟。

1. 药物治疗

治宜活血化瘀、通络止痛，内服活血止痛汤，四肢熏洗剂熏洗每日2次，外贴消肿止痛膏。

2. 功能锻炼

（1）髋关节做外展、内收活动，双膝屈曲约90°，与肩同宽，膝关节做内收、外展运动，持续5~10分钟。

（2）髋关节外旋、内旋活动锻炼法：仰卧位，双下肢伸直，双手置于体侧，两脚分开，与肩同宽，以足跟为轴心，做下肢外旋、内旋活动，持续5~10分钟。

（3）髋关节屈曲位外旋、内旋活动锻炼法：仰卧位，屈髋屈膝，双手抱膝，借用手臂力量反复做外旋、内旋活动，持续5~10分钟。

（4）屈髋法：患者正坐于床边或椅子上，双下肢分开，患肢反复做屈膝、屈髋运动3~5分钟。

（5）抱膝法：患者正坐床边、沙发、椅子上，双下肢分开，双手抱住患肢膝下反复屈肘后拉患肢与主动屈髋运动相配合，加大屈髋力量及幅度。

二、膝关节侧副韧带损伤

膝部筋伤临床上较多见。膝关节侧副韧带损伤为膝关节过度内翻或外翻时，被牵拉的韧带超出生理负荷而发生撕裂、断裂等损伤，以膝关节肿胀、疼痛、功能障碍，有压痛点等为主要表现的疾病。

（一）病因病机

膝关节半屈时侧副韧带较松弛，膝关节相对不稳定，当膝外侧受到暴力打击或重物压迫，使膝关节过度内翻时，可致内侧副韧带损伤或断裂。受伤机制为患者足的位置固定时，膝关节外侧遭受撞击或由于扭伤导致膝关节过度外翻，也就是膝盖向内，足向外，多见于球类运动中的碰撞、跳起落地、扭转等动作。伸直位的损伤易发生于韧带的胫骨附着处，半屈位的损伤多伴旋转，多为股骨附着处。

（二）临床表现

膝关节侧副韧带损伤均有明显外伤史。伤后出现膝关节肿胀、疼痛及活动受限等症状，疼痛位于膝关节内侧，根据损伤的程度不同，严重的可以有皮肤瘀青，局部明显的压痛、肿胀、膝关节屈曲活动受限，患侧多以脚尖着地，跛行。

（三）中医辨证

（1）血瘀气滞证：伤后膝部疼痛、肿胀，皮下瘀斑，膝关节松弛，屈伸障碍。舌暗瘀斑，脉弦或涩。

（2）筋脉失养证：伤后迁延，膝部肿胀未消，钝痛酸痛，喜揉喜按，肌肉萎缩，膝软无力，上下台阶有错落感。舌淡无苔，脉细。

（四）检查

韧带损伤处压痛明显，内侧副韧带损伤或断裂时，压痛点常在股骨内上髁或胫骨内髁的下缘处，还有关节过度外翻或内翻的异常活动，并在局部可扪及凹陷缺损，多伴有半月板或十字韧带损伤或骨折，应予注意。外侧副韧带损伤时，压痛点在股骨外上髁或腓骨小头处，侧向分离试验阳性。X线检查可发现关节间隙增宽或轻度错位及是否伴有撕脱性骨折。

（五）诊断

有明显外伤史，膝部伤侧局部剧痛、肿胀、膝关节功能受限。膝关节内侧压痛，侧向分离试验阳性，完全性断裂时膝关节不稳定，根据病因、临床表现即可做出诊断。

（六）治疗

【手法治疗】损伤初期可用轻手法在膝关节内侧沿韧带走行方向理顺损伤的肌纤维，用捋顺法促进消肿。

【手法治疗】点按法：患者仰卧位，点按血海、内膝眼、梁丘、足三里、解溪、风市等穴，每穴约半分钟。

【手法治疗】拔伸法：助手两手握住患肢股骨下端，术者两手握住膝部，两拇指置于股骨前下线，余指置于胫骨髁后下缘，在拇指推动的同时，余指向下方拔伸1~2分钟。

【手法治疗】揉拨法：患肢屈膝垂足，术者两手掌指抱揉膝关节，直至发热为止。然后术者一手固定膝部，另一手中指沿腘肌纤维方向垂直拨动5~7次。中、后期，可在膝关节压痛点部位及其上下施以指揉法、摩法、擦法。再沿侧副韧带走行方向施以理筋手法，最后扶膝握踝伸屈膝关节，以解除粘连，帮助膝关节功能的恢复。

1.外固定

韧带损伤较重者，将患膝置于15°~20°屈曲位，用膝关节支具或长腿石膏固定，固定时将小腿下段外侧垫一厚棉垫，使膝关节保持内翻位，4~6周后解除固定。练习膝关节屈伸活动，注意锻炼股四头肌。

2.药物治疗

内服药：血瘀气滞证：活血理气、祛瘀止痛。方选桃红四物汤加减。筋脉失养证：滋补肝肾、养血荣筋。方选养血荣筋汤加减。

外用药：损伤中、后期膝关节持续隐痛，轻度肿胀为主，治以活血化瘀、消肿止痛，可用海桐皮汤加减熏洗患处。

3.手术治疗

膝内侧副韧带完全断裂或伴有交叉韧带、半月板损伤，或伴有骨折者应尽早手术治疗。

4.功能锻炼

膝关节功能位固定3~4周，并做股四头肌舒缩锻炼，解除固定后练习膝关节的屈曲活动。

三、膝关节交叉韧带损伤

交叉韧带有前后两条，有稳定膝关节的作用。前交叉韧带起于股骨髁间窝的外后部，止于胫骨髁间隆突的前部，可限制胫骨向前移位；后交叉韧带起于股骨髁间窝的内前部，止于胫骨髁间隆突的后部，限制胫骨向后移位。

（一）病因病机

交叉韧带位置深在，结构稳定，只有非常严重的暴力才会引起交叉韧带的损伤或断裂，且多伴有膝关节脱位、侧副韧带断裂等。一般单纯的膝交叉韧带损伤临床少见。当暴力撞击小腿上端的后方或大腿下端的前方时，可使胫骨相对向前移位，造成前交叉韧带损伤，可伴有胫骨隆突撕脱骨折；当暴力撞击小腿上端的前方或大腿下端的后方时，使胫骨相对向后移位，造成后交叉韧带损伤，可伴有胫骨隆突撕脱骨折。

（二）临床表现

有明显外伤史。外伤时觉有膝关节内撕裂声，随即膝关节软弱无力，关节疼痛剧烈，迅速肿胀，关节内积血，关节周围有皮下瘀斑者常表示关节囊损伤，关节功能障碍。陈旧性损伤患者可出现股四头肌萎缩，打软腿或错动感，运动能力下降。

（三）检查

抽屉试验：屈膝90°，固定股骨，检查者双手握住小腿上端，向前拉或向后推胫骨。如前十字韧带断裂，胫骨有向前异常动度；如后十字韧带断裂，胫骨有向后异常动度。查体可出现前抽屉试验阳性，轴移试验阳性。X线片示可有髁间棘撕脱，抽屉位片可见胫骨前移超过5毫米。

（四）诊断

明确的外伤史，伤后疼痛、很快肿胀、不能承重。抽屉试验阳性，X线片显示可有髁间棘撕脱，抽屉位片可见胫骨前移超过5毫米，据此可做出诊断。

（五）治疗

1.固定治疗

新鲜的单纯膝交叉韧带断裂或不全断裂，初期抽尽积血加压包扎后用支具或长腿石膏固定患膝于屈曲30°位，注意在石膏成形前将患侧胫骨上端向后推，固定4～6周。

2.手术治疗

对有移位的交叉韧带损伤和伴有侧副韧带、半月板损伤者，可考虑手术治疗。

3.理筋手法

陈旧性前交叉韧带损伤，关节松动不稳，运动中腿软，有错动感者，后期以膝部为中心按揉、拿捏、屈伸膝关节。

4.药物治疗

初期治宜活血祛瘀、理气止痛，内服舒筋活血汤，外敷消肿止痛膏。后期治宜和营通络、补养肝肾，内服补肾壮筋汤，外敷消肿化瘀散或用四肢熏洗剂熏洗患处。

5.功能锻炼

功能位固定8～10周。固定期及早进行股四头肌舒缩锻炼，防止肌肉萎缩，4周后可扶拐行走。解除固定后，逐步进行膝关节屈曲练习。

四、半月板损伤

半月板为位于股骨髁与胫骨平台之间的片状纤维软骨,为膝关节内的缓冲装置,有稳定、保护膝关节的功能。半月板损伤多见于球类运动员、搬运工等。

(一)病因病机

引起半月板损伤的外力有两种,撕裂性外力和研磨性外力。膝关节半屈曲状态下超越生理极限的旋转动作,股骨在胫骨上强度旋转,迫使半月板中心部有较大位移,而边缘部受侧副韧带牵动,位移与中心部位不尽一致,此时半月板可发生撕裂,引起撕裂性损伤的旋转力被称为撕裂性外力。长期下蹲位工作,关节面长期受到研磨,可因研磨性外力产生半月板慢性损伤,而见半月板分层破裂,这种研磨性外力产生的半月板慢性损伤以外侧半月板多见。

(二)临床表现

多数有明显外伤史。急性期膝关节有明显疼痛、肿胀和积液,关节屈伸活动障碍。急性期过后,肿胀和积液可自行消退,但活动时关节仍有疼痛,尤以上下楼、上下坡、下蹲起立、跑、跳等动作时疼痛更明显,严重者可跛行或屈伸功能障碍,部分患者有交锁现象,或在膝关节屈伸时有弹响。

(三)检查

将膝置于半屈曲位,在膝关节内侧和外侧间隙,沿胫骨髁的上缘(即半月板的边缘部),用拇指由前往后逐点按压,在半月板损伤处有固定压痛。如在按压的同时,将膝被动屈伸,或内外旋转小腿,疼痛更为显著。X线检查可排除其他骨关节疾患,CT、关节镜检查提示半月板损伤。

(四)诊断

有外伤史,伤后关节疼痛、肿胀,有弹响和交锁现象,膝内外侧间隙压痛;慢性期股四头肌萎缩,以股四头肌内侧尤为明显。依据临床表现、CT、关节镜检查可明确诊断。

(五)治疗

【手法治疗】急性损伤者,仰卧,按摩痛点后徐徐屈曲膝关节并内、外旋转小腿,然后伸直患膝,做一次被动的屈伸活动,以理顺筋膜,减轻疼痛。慢性期,关节边缘的痛点按压,推揉拿捏。

1.药物治疗

初期治宜活血化瘀、理气止痛,外敷消肿止痛膏。内服桃红四物汤加牛膝、防风。后期治宜温经、通络、止痛,可用四肢熏洗剂或海桐皮汤熏洗患处,并选服健步虎潜丸、大活络丹等。

2.功能锻炼

急性损伤期患膝功能位固定,并禁止负重。3~5天后,进行股四头肌的舒缩锻炼,防止肌肉萎缩。2~4周解除固定后,可逐步练习膝关节的伸屈活动和步行,通过上述治疗而不见好转者,可考虑手术治疗。

五、膝关节外伤性滑膜炎

膝关节外伤性滑膜炎是指膝部单纯滑膜损伤或膝部其他损伤的情况下并发膝关节滑膜损伤而

产生的滑膜炎。

（一）病因病机

直接暴力、间接暴力致膝关节骨折、脱位等损伤，均可使膝关节滑膜同时损伤，伤后滑膜迅速充血、积液、瘀湿壅阻、关节胀痛，不能伸屈，称为急性外伤性滑膜炎。膝关节的慢性劳损，而致膝部渐肿，病程较长者，称为慢性外伤性滑膜炎。

（二）临床表现

外伤后膝关节胀痛，屈膝困难，伸屈功能受限。走路跛行、局部皮肤温度高、皮肤肿胀紧张。慢性损伤性滑膜，可能无明显外伤史，主要表现为膝关节发软及活动受限，肿胀持续不退，不敢下蹲，活动增多时加重，休息后减轻，久病者可扪及膝关节囊肥厚感。

本病属于中医学"痹症"范畴，乃因膝关节外伤或劳损，至局部气血运行不畅、正气亏虚，风寒湿邪乘虚而入，瘀滞患处，湿盛则肿，气血不通则痛，筋脉失养则关节功能障碍。

（三）检查

检查发现膝关节屈伸活动受限，下蹲困难并伴疼痛，关节周围可有局限性压痛点，浮髌试验阳性。X线检查骨质无异常。

（四）诊断

急性患者有外伤史，膝关节肿胀、膨隆，膝关节周围局限性压痛，依据临床表现与X线检查可明确诊断。

（五）治疗

【手法治疗】伸直膝关节，然后充分屈曲，再自然伸直，可理顺筋膜，减轻疼痛。在膝关节周围做按揉、拿捏等手法，以活血理气、消肿止痛。

1.药物治疗

急性外伤性滑膜炎，瘀湿壅阻，宜活血祛瘀、除湿通络，内服桃红四物汤加减。慢性期水湿稽留，肌筋弛弱，治宜除湿通络、强壮肌筋，内服健步虎潜丸加减。外用祛风散寒、通经活络、滑利关节的四肢熏洗剂，每日2次，每次30分钟。

2.针灸治疗

针刺常用的穴位有：阳陵泉、阴陵泉、犊鼻穴、足三里、梁丘、血海、委中、承山等，平补平泻，每日一次。

3.臭氧疗法

对膝关节积液较多者，宜穿刺抽除积液后，注入确炎舒松20毫克加1%普鲁卡因2毫升，臭氧治疗浓度：<30微克/毫升，治疗剂量：10～20毫升，注入关节腔，然后加压包扎。治疗频率：1～2次/周，2～4周为一个疗程。

4.功能锻炼

具体的锻炼方法是患者在膝关节无负重的情况下，进行膝关节的屈伸锻炼。同时还要做下肢的肌肉等长收缩练习或者锻炼下肢肌肉力量，以增加膝关节的稳定性，减少对膝关节软骨的刺激和压迫，减少关节液的渗出。

六、髌骨软骨软化症

髌骨软骨软化症主要是指髌骨软骨退行性病变，软骨面被磨损而导致以下蹲时膝关节疼痛为主要症状的疾患。髌骨软骨软化症又称髌骨劳损、髌骨软骨病，是一种很常见的膝关节疾病。临床上以45岁以上妇女多见。

（一）病因病机

年老体衰、肝肾衰惫、筋骨失养，而膝关节在长期伸屈中，髌、股之间反复摩擦、互相撞击，致使软骨面被磨损而致本病。田径运动员、登山运动员、舞蹈演员也可因膝部的过度伸屈活动，使髌、股之间长期猛烈摩擦而引起劳损。

（二）临床表现

本病起病缓慢，最初感膝部隐痛、乏力，后发展为髌后疼痛，劳累后加重，上下楼梯疼痛加重，下蹲时膝关节疼痛加剧，但一般行走平地无明显影响。后期继发滑膜发炎时可出现关节积液，此时浮髌试验阳性，病程长者，有股四头肌萎缩迹象。

（三）中医辨证

（1）血瘀气滞证：有膝关节过度活动或外伤史，膝前疼痛，痛有定处或拒按，上下楼、半蹲时疼痛加重，舌质暗紫，或有瘀斑，脉弦紧或涩。

（2）风寒湿痹证：有受寒湿史，关节发凉、冷痛或肿胀，膝前酸重沉着，疼痛缠绵，活动不利，阴雨寒湿天气加重，上下楼、半蹲时疼，舌淡苔白滑，脉沉紧。

（3）风湿热痹证：患者急性发病，关节局部肿胀、痛不可触，局部皮肤发热，遇热或雨天痛增，活动后痛减，恶热口渴，小便短赤，苔黄腻，脉濡数或弦数。

（4）肝肾亏虚证：病程日久，膝部酸痛乏力、股四头肌萎缩明显，肿胀反复发作，腿膝乏力，劳累更甚，卧则减轻。偏阳虚者面色㿠白、手足不温、少气懒言、腰腿发凉，舌质淡，脉沉细。偏阴虚者，咽干口渴、面色潮红、倦怠乏力、心烦失眠，舌红少苔，脉弦细数。

（四）检查

检查膝部无明显肿胀，典型查体所见为髌骨碾磨试验阳性，有磨擦音，但大关节间隙无压痛。继发滑膜炎可出现关节积液，此时浮髌试验阳性。病程长者，有股四头肌萎缩。X线检查初期没有明显的改变，后期的侧位及切线位片可见到髌骨边缘骨质增生、髌骨关节面粗糙不平、软骨下骨硬化、髌股关节间隙变窄等改变。

（五）诊断

上述临床症状加上典型的膝关节轴位检查可见髌骨侧倾或半脱位，髌股关节外侧间隙变窄，即可诊断。

（六）治疗

【手法治疗】拨髌法：用拇指拨揉髌骨周围的压疼点20次，提拿髌骨，以指尖拿住髌骨，并向上提升5~10次。

【手法治疗】运膝法：患者体位同前，术者一手放于患膝前方，另一手握住踝关节活动患肢，使髋膝关节分别屈曲 90°度，拔伸膝关节研磨、提拿、揉按下肢后侧肌肉然后再做伸髋、伸膝活动，幅度缓慢增加，反复屈伸数次即可。

【手法治疗】提髌捻揉法：患者仰卧，膝关节伸直放松，术者一手掌托于膝下，另一手五指分开拿住髌骨，拇指放在疼处，将髌骨提起，同时指端在疼处揉捻。

1.药物治疗

（1）血瘀气滞证：活血化瘀、行气止痛，方选桃红四物汤加减。

（2）寒湿痹证：祛风散寒、除湿通痹，方选独活寄生汤加减。

（3）风湿热痹证：清热利湿、通络止痛，方选三痹汤加减。

（4）肾亏虚证：补益肝肾、强筋壮骨，方选肾气丸加减。

外用四肢熏洗剂，每日2次，每次半小时。

2.针灸治疗

取穴：内膝眼、外膝眼、阴陵泉、阳陵泉、三阴交、太溪、肾俞、肝俞、血海、膝阳关、足三里、气海、关元等穴，毫针平补平泻。

3.功能锻炼

（1）并起双腿，仰卧于床上，双腿伸直，轻轻抬起，让腿与床成 30°角10秒，每组 10～20次，出现肌肉酸痛的感觉可以停止。

（2）游泳是一种非常好的有氧运动，在膝关节韧带运动的同时不会对膝关节周围的肌肉产生压力。水有浮力，水中运动可以减轻关节的重量负担，增强体质。

（3）患者仰卧，膝下垫一小枕，用手掌扣按髌骨，带动髌骨做上下环绕磨动，磨动时以髌下产生酸胀为宜，手法宜轻柔和缓。

（4）提髌捻揉法：患者仰卧，膝关节伸直放松，术者一手掌托于膝下，另一手五指分开拿住髌骨，拇指放在疼处，将髌骨提起，同时指端在疼处揉捻。

七、踝关节扭挫伤

踝关节扭挫伤，为伤科常见病。临床上分为内翻扭伤和外翻扭伤两类。内翻扭伤中以跖屈内翻扭伤多见，外翻扭伤，由于三角韧带比较坚强，较少发生。本病可发生于任何年龄，但以青壮年多见。

（一）病因病机

在外力作用下，关节骤然向一侧活动而超过其正常活动度时，引起关节周围软组织如关节囊、韧带、肌腱等发生撕裂伤，称为关节扭伤。多由行走时突然踏在不平的地面上或腾空后足跖屈落地时，足部受力不稳，而致踝关节过度内翻或外翻而造成扭伤。轻者仅有部分韧带纤维撕裂、重者可使韧带完全断裂或韧带及关节囊附着处的骨质撕脱。根据受伤时足所处位置不同，可分为内翻扭伤和外翻扭伤，其中以内翻损伤最为常见。

（二）临床表现

受伤后踝关节骤然出现肿胀、疼痛，不能走路或尚可勉强行走，但疼痛加剧，局部压痛，伤后 2～3 天局部可出现瘀斑。内翻扭伤时，在外踝前下方肿胀、压痛明显，若将足部做内翻动作时，则外踝前下方发生剧痛；外翻扭伤时，在内踝前下方肿胀、压痛明显，若将足部做外翻动作时，则内踝前下方发生剧痛。

（三）检查

内翻损伤时，外踝的前下方肿胀和压痛明显，外翻损伤时内踝的前下方肿胀和压痛比较明显，X线检查可显示下胫腓骨间隙增宽，排除外撕脱性骨折。

（四）诊断

有明显的外伤史。受伤后踝关节出现肿胀、疼痛、皮下瘀斑，走路跛行。局部压痛，韧带牵提试验阳性，依据临床表现和检查可明确诊断。

（五）治疗

【手法治疗】对单纯韧带扭伤或韧带部分撕裂者，可于伤后第二日开始进行理筋手法。瘀肿严重者，则不宜重手法。先点按复溜、昆仑、悬钟、丘墟等穴。然后术者一手握足跟，另一手用万花油外擦抚摩，用大、小鱼际肌揉足部以消肿，并从患处向上推按至小腿部，由下而上理顺筋络，反复数次，使瘀肿消散。再用手握足尖，缓缓做踝关节的背伸、跖屈及内外旋转。损伤后期，若局部粘连、肿胀难消，按摩手法力量宜增大，可行揉捏、推按手法，推按应直达小腿中下段，并摇晃踝关节，最后做足外翻或内翻活动以解除肌肉痉挛，松解粘连。

1. 药物治疗

（1）初期治法：活血祛瘀、消肿止痛。主方舒筋活血汤加减。
外用方活血止痛散。

（2）中、后期治法：舒筋活络、活血壮筋。方用舒筋丹加减。
外用下肢熏洗剂熏洗。

2. 针灸治疗

以局部取穴为主穴。内翻取解溪、阿是穴、太溪、丘墟、申脉、昆仑等穴；外翻取商丘、解溪、阿是穴、照海等穴。穴位用75%酒精常规消毒，一寸毫针常规刺法，行针手法泻法，一般每日一次。

3. 功能锻炼

初期敷药后用绷带包扎，内翻扭伤采用外翻固定，外翻扭伤采用内翻固定，暂时限制走路，一般固定3周左右，若韧带完全断裂者固定4~6周。解除固定后，开始锻炼踝关节的伸屈功能，并逐步练习走路。

八、跟腱损伤

跟腱是人体最强的肌腱，主要功能是运动时跖屈踝关节及站立时稳定踝关节，跟腱损伤常发生于活动量较大的青壮年。

（一）病因病机

跟腱损伤可因间接暴力或直接暴力所致。间接暴力：多见于剧烈运动、活动量较大的青壮年，如运动员或搬运工人等。在行走、奔跑或跳跃等活动中，跟腱承受过度的牵拉力而损伤，可引起跟腱部分撕裂或完全断裂。直接暴力：大多见于锐器割裂伤，因此多为开放性损伤，在肌腱处于紧张状态时，被踢伤或器械击伤亦可发生断裂。直接暴力造成的跟腱断裂多为横断形，跟腱断裂后，由于小腿三头肌的收缩而向上回缩。

（二）临床表现

有明显外伤史。伤后跟腱部疼痛、肿胀，有瘀斑，踝关节跖屈活动受限，跛行。跟腱断裂时，患者常听到或自觉足部有断裂声。

（三）检查

跟腱局部压痛明显，足跖屈力明显减弱，跟腱部分撕裂者可摸及伤处变细，跟腱完全断裂者断裂处可摸到凹陷。便捷的检查方法是超声检查，可明确跟腱是否断裂以及断裂的位置。MRI可进一步检查判断跟腱变性的程度，普通X线片可用于判断是否伴有跟腱附着部位的急性撕脱骨折。

（四）诊断

外伤后，跟腱处有伤口，断裂处凹陷，足跖屈功能丧失。闭合损伤，可扪及跟腱完整性消失，压痛，足跖屈功能丧失，依据临床表现与影像学检查可做出诊断。

（五）治疗

【手法治疗】 患足跖屈在小腿三头肌肌腹处做揉摩以松弛肌筋，在肿痛部按揉，拿捏理顺筋膜。

1.固定方法

目前临床多采用支具固定（膝关节保持屈曲20°～35°，踝关节跖屈30°位）固定4周，然后改为短腿支具（保持踝关节跖屈30°位）继续固定2周，然后在跟腱靴保护下进行循序渐进的康复治疗。

2.药物治疗

治宜活血、祛瘀、止痛，内服活血止痛汤或活血舒筋汤。外敷消瘀止痛膏，肿胀不明显者外敷三色敷药，后期用海桐皮汤熏洗。

3.功能锻炼

（1）直抬腿练习：仰卧平躺在床上，先用最大力量把腿伸直，之后抬起腿，大概抬到脚后跟离床面15厘米的高度。每次持续10秒，20次为一组，每天1～2组。

（2）内侧直抬腿：向左边侧身躺好，右腿弯起来，右脚踩在左腿腘窝后，帮助支撑和保持身体的稳定。之后伸直左腿，向上抬起来，到脚踝离开床面10厘米左右。每次持续10秒，20次为一组，每天1～2组。

（3）外侧直抬腿：向右边侧身躺好，右腿弯起来平放在床面上，帮助稳定身体。之后伸直左腿，向上抬起，让两腿分开，大概到两腿分开约60～70厘米的距离。每次持续10秒，20次为一组，每天1～2组。

九、跟腱炎和跟部滑囊炎

跟腱及跟腱周围筋膜、滑囊因慢性损伤而引起的肿痛常被称为跟腱炎和跟部滑囊炎。

(一)病因病机

跟腱反复牵拉和摩擦,可引起跟腱周围滑囊及跟腱的损伤、积劳筋伤而发为本病。

(二)临床表现

多有慢性损伤史。跟腱及跟腱止点部疼痛,稍肿胀,行走过多或剧烈运动后疼痛加剧,X线检查多无异常发现。

(三)检查

跟腱表面不光滑,用指端掐腱时疼痛明显,有时伴有捻发音,跟腱被动伸展痛,踝过度背伸跖屈抗阻痛,跟腱紧张,压痛试验阳性。

(四)诊断

有慢性损伤史。跟腱疼痛和肿胀,行走不便,用手指按压跟腱有压痛,依据临床表现可明确诊断。

(五)治疗

【手法治疗】 患者俯卧位,踝前垫一枕。术者选用揉法、揉捏法、压法、叩击法等将小腿的紧张、僵硬部位放松,跟腱局部压痛部位用轻掐法、压法,以疏通气血,减轻疼痛。每日1次,15日为一疗程。

1.药物治疗

治宜和营、通络、止痛,内服和营止痛汤,外敷消肿止痛散。后期舒筋活血、散结止痛,用海桐皮汤熏洗。

2.水针治疗

可选用确炎舒松10毫克加1%普鲁卡因1毫升做痛点局部封闭,7天1次,2~3次为1疗程。

3.功能锻炼

与跟腱损伤相同。

十、跟痛症

跟痛症主要是指由于跟骨底面跖腱膜的慢性损伤所引起的疼痛,跟痛症多发生于40~60岁的中年人和老年人。

(一)病因病机

跖腱膜起自跟骨跖面结节,止于5个足趾近侧趾节的骨膜上。中、老年人,筋肌松弛,足弓塌陷,跖腱膜起始处受持续的牵拉,可在跖腱膜的跟骨结节附着处发生慢性损伤,引起局部疼痛。属于中医学"骨痹"范畴,发病原因多与年老肾亏劳损,外伤和感受寒湿有关。

(二)临床表现

起病缓慢。典型者早晨起床后站立时或久坐起身站立时跟底部疼痛剧烈,行走片刻后疼痛减轻,但行走过久或站立过久后疼痛又加重。局部检查无明显肿胀，在跟骨跖面的跟骨结节处压痛明显。

中医学认为，足跟痛多由肝肾阴虚、痰湿、血热等因所致。肝主筋、肾主骨，肝肾亏虚，筋骨失养，复感风寒湿邪或慢性劳损便导致经络瘀滞，气血运行受阻，使筋骨肌肉失养而发病，以足跟肿胀、麻木疼痛、局部压痛、行走困难为特征。

（三）检查

一般无肿胀，跟骨底部内侧或外侧有压痛，侧位X线片显示跟骨骨刺，但是有骨刺不一定有足跟痛，跖腱膜炎不一定有骨刺。

（四）诊断

起病缓慢，多为一侧发病疼痛、肿胀、压痛等特点，依据临床表现可作诊断。

（五）治疗

【手法治疗】患者俯卧床上，患肢膝关节屈曲 90°，术者一手拿住患足做背屈固定，使跟腱紧张，另一手用小鱼际处用侧击法治疗跟后，接着手握空拳，用小鱼际部叩打，做按压、推揉手法，以疏通气血，减轻跟下疼痛。

【手法治疗】患者仰卧，下肢伸直。术者先用点按法点按穴位，然后以一手拇指点按、揉捻痛点，再以擦法及捋顺法沿筋膜走行方向进行推擦及捋顺，并使足底发热。

1.药物治疗

（1）肾阴虚证：足胫时热而足跟痛，用六味地黄汤。

（2）肾阳虚证：不能久立而足跟痛，用强筋壮骨汤。

（3）挟湿证：重着而肿，强筋壮骨汤加减。

（4）湿痰流注证：用小活络丹加减。

（5）气血两虚证：用补中益气汤、十全大补汤。

（6）血热证：用桃仁四物汤加知母、黄柏、牛膝。

外用温经通络汤熏洗。

2.针灸治疗

取昆仑、肾俞、志室、太溪、三阴交等穴，用补法，隔日1次。

3.水针治疗

亦可选用确炎舒松10毫克加1%普鲁卡因1毫升做痛点局部封闭。5～7天1次，3～4次为1疗程。

4.功能锻炼

急性期间应注意适当的休息，减少负重，控制剧烈运动。症状缓解后，逐渐进行足底部肌肉的收缩锻炼，以增强足底肌的肌力。注意局部保暖，避免寒冷刺激。

十一、跗管综合征

跗管综合征是指胫后神经在踝部屈肌支持带深面的跗管中被压而引起的以足底、足跟内侧麻痛乏力为主的一组症候群。跗管综合征又称踝管综合征。

（一）病因病机

跗管位于足内踝之后下角，为后上向前下走行的骨纤维管。管内由前向后排列着有胫后肌腱、屈趾长肌腱、胫后神经和胫后动、静脉，屈足拇长肌腱等。若踝部扭伤、劳损、骨折畸形愈合，尤其是屈足拇长肌腱受到反复牵扯，腱鞘充血、水肿，鞘壁增厚，使管腔相对变窄，胫后神经被压而引起跗管综合征。

（二）临床表现

有外伤史或慢性劳损史。跗管综合征起病缓慢，主要症状为足底和足跟内侧疼痛、麻木，劳累后明显，休息后减轻。压迫或叩击跗管部有向足底及足跟放射痛，踝过度背伸并足外翻时可使疼痛增加。

（三）检查

初期暂时性缺血产生疼痛及感觉异常，长时间神经卡压足部出现麻木、肌力减弱与萎缩、神经传导时间延长。

（四）诊断

依据病史、临床表现、X线检查及CT检查即可做出诊断。

（五）治疗

【手法治疗】在内踝后部做推揉、按摩，有活血通络止痛的作用。

药物治疗

治宜活血祛瘀、通络止痛，活血止痛汤加减，或大活络丹，每日1丸。外用温经通络汤熏洗患足，每日1~2次。

第十章

骨错缝

第一节 骨错缝概论

骨缝是指骨与骨相连接处的间隙，也就是关节之间的间隙，包括可动关节和微动关节，这些关节在外力的作用下引起微细的离位，即称为骨错缝。骨错缝实际上是指关节骨缝开错而言，从人体解剖结构来说，凡是关节，只要外力达到一定程度，都可发生关节的完全脱位、半脱位或关节错缝。关节错缝与关节脱位的发生机理是相同的，只是外力大小不同而引起的关节错位的程度不同而已。

骨错缝一般指两种情况，一是骨关节之间，由于不同的损伤，使正常的解剖结构发生微小错位，这种情况在X线检查中没有明显指征，但可出现临床症状，影响生理功能；二是骨缝发生比较严重的参差不齐的半脱位，有一些可在X线片上反映出来，例如腰滑膜嵌顿拍45°斜位（同侧）片可见扩大的关节隙缝。

引起骨错缝的外力作用是多方面的，如直接外力、间接外力、肌肉拉力等，但主要原因是间接外力，如强力扭转、牵拉、躲闪、过伸等，使关节超过正常的生理活动范围，而产生骨错缝。这时因关节失去了正常的解剖位置，关节周围的关节囊、韧带拉紧，而使错缝关节不能自行复位，或错缝时关节内产生负压，将滑膜吸入关节腔内，阻碍关节自行复位，如腰椎滑膜嵌顿症就是这个原因造成的。

早在《素问·五藏生成》篇就记有"诸筋者皆属于节"，正常情况下，筋骨紧密相连，各归其位，通过筋的"束骨"作用，维系着骨关节与周围组织的正常结构，并完成生理范围内的各种功能锻炼。

鉴于骨和筋在生理状态下密切相关，那么其在病理状态下也多相互影响。换言之"骨错缝"和"筋出槽"往往同时发生。不过，"骨错缝"发生时，会有不同程度"筋出槽"的发生；而"筋出槽"发生时并不一定就兼有"骨错缝"的发生。

"骨错缝"与筋伤两者之间有密切的关联。筋的损伤可使骨缝处于绞索错位，例如踝关节的损伤，使踝关节周围的肌腱、韧带撕裂或断裂，踝关节失去了稳定性，就可能造成踝关节的"骨错缝"。筋伤后使筋离开了原来正常的解剖位置，"骨错缝"在筋的牵拉下处于绞索状而不能自行复位。全身的各小关节更易出现这种病理变化。相反，关节扭伤使小关节在外力的作用下出现了细微的错缝，关节周围的关节囊、韧带等软组织，也可相应地发生改变，如关节囊的破裂，韧带、筋膜的撕裂等。

"筋出槽"一般可以自行恢复解剖位置，而骨错缝常需手法纠正才能整复。筋出槽可以单发，但有骨错缝必然伴随筋出槽，而筋出槽久之可引起"骨错缝"。因此临床上常将"筋出槽、骨错缝"合并诊断。

"筋出槽，骨错缝"是一种以骨关节顺应性差，功能障碍为特点，但没有明显的解剖结构改变的临床症候群。手法是治疗"骨错缝，筋出槽"的首选方法。对于单纯的"筋出槽"病症，治疗较易，以松解类手法令其和顺、归槽即可。而对于既有"筋出槽"，又有"骨错缝"者，手法应用以轻巧为主，当先揉筋，轻轻搓摩，令其和软，将筋按捺归原处，再施以矫正关节类手法，使手法作用力深达骨关节部位，令骨缝对合，最终恢复"骨合筋舒"的正常状态。即使未经治疗亦可经一段时间休息而好转，但复发率高，功能锻炼疗法有治本固元的作用，应指导进行正确锻炼。

总之，"骨错缝"与筋伤是相互影响的，"骨错缝"必然导致筋伤，而筋伤如发生在关节部位也可以引起"骨错缝"。在治疗时也往往是这样，在纠正了"骨错缝"之后筋则可自然恢复正常。

中医认为，"筋""骨"紧密相连，各归其位，"骨张筋"，骨对筋具有支撑作用；"筋束骨"，筋对骨起约束作用，通过筋的"束骨"作用，维系骨关节及其与周围组织的正常结构关系，二者处于动态平衡，并完成生理范围内的各种功能锻炼，即"筋骨和合"。

"骨错缝、筋出槽"是骨伤病特有的临床表现，是一种病理状态，它不是一种单独疾病或诊断名词。这里的骨不仅是骨骼，还指各个大小关节；筋也并非现代医学所指的筋膜，同时包括肌肉、肌腱、韧带、神经等。当一个人遭受外伤、慢性劳损、活动不当、风寒湿邪侵袭等病理因素作用下，关节和肌筋平衡失调，脱离了正常的解剖位置，出现"骨错缝，筋出槽"，影响正常的气血运行，气血运行不畅则导致局部肿胀、疼痛或活动不利。中医学对"骨错缝，筋出槽"的认识渊源久远。古代医家对此多有论述，如《医宗金鉴·正骨心法》所云"骨节间微有错落不合缝者"即指"骨错缝"，而"若脊筋隆起，骨缝必错，则成佝偻之。或因跌仆闪失，以致骨缝开错……"则阐述了骨错缝的表现与病因。关于"筋出槽"，早在《仙授理伤续断秘方》已有"差爻""乖张""偏纵"等表述，而《伤科大成》则述及"弛纵、卷挛、翻转、离合各门……"等"筋出槽"的不同分类。"骨错缝，筋出槽"最常见于颈腰椎疾病，如颈椎病、腰椎间盘突出症、腰椎小关节紊乱症、骶髂关节半脱位等。发病除了外伤劳损等外，还见于中老年骨质退变增生。

一、如何判断"骨错缝、筋出槽"

如果一个人因搬拿东西扭伤腰部或无明显原因仅有腰部扭转动作，突然出现腰痛、活动受限，腰部有压痛，用拇指触摸发现脊柱后方棘突有位移、偏歪，再拍X线片检查曲度改变，即可诊断"骨错缝、筋出槽"。少数患者发病无明确诱发因素，有压痛，活动受限，此时触诊最为重要，尤其是拇指触诊，借助X线微细错位的测量技术，可发现椎间隙左右不等、椎间隙变窄、椎体侧弯和后移以及小关节双侧不对称现象，对诊断十分有益，有资料显示在颈椎病患者中寰枢关节骨错缝的发生率高达 81.38%。

首选中医手法治疗，《医宗金鉴》指出"手法者，正骨之首务""当先揉筋，令其和软，再按其骨，徐徐合缝，背膂始直"。《伤科补要》云："轻者仅筋伤肉易治，重则骨缝参差难治，先以手轻轻搓摩，令其骨合筋舒。"手法治疗一方面可以直接纠正骨节错缝，另一方面通过松解筋结和筋挛等而改善筋骨关系，使脊椎关节位置复常，筋骨和合，则气血自畅，疼痛即消。

常用的腰部正骨手法有以下几种。

坐位脊柱旋转复位法：适用于腰椎小关节紊乱、腰椎间盘突出症等。患者坐在方凳上，如果检查右侧偏歪，助手压住左大腿，医生右手经患者腋下按在颈部，左手拇指向左推住向右偏歪的腰椎棘突，在前屈向右旋转的同时，拇指向左推顶棘突，可听到弹响，然后用拇指、食指自上而下理顺棘上韧带。

斜扳法：适用于腰扭伤、腰椎间盘突出症、骶髂关节半脱位等，采用侧卧位，屈髋屈膝，医生面对患者，两手分别按着肩、臀部，做相反方向、轻巧而有弹性的摇晃数次，待腰部放松、腰旋转到一定程度时，稍压力斜扳，这时可听到响声，必要时做两侧斜扳。扳后，在脊柱两旁自上而下按揉、推压脊筋数次。

背捞法：这也是在民间广泛流行的简易疗法，适合腰扭伤、骶髂关节骨错缝、腰椎小关节紊乱等，医生与患者背靠背站立，两臂交叉，肘套肘，医生缓缓将患者背起，颠晃几下。缓解软组织痉挛，达到骨正筋柔、缓解症状之目的。

理筋手法有按摩、推拿、理筋、分筋、弹筋、拨络等，正骨手法与理筋手法往往联合使用。对于单纯筋出槽常采用分筋及理筋手法治疗，如肩关节突然疼痛，不能抬起活动，拇指触压检查可发现肩前外方肱二头肌长头腱处有条索样改变，用手法轻柔复回原位，则手到病除，肩膀可立即抬起，疼痛减轻。正所谓"机触于外，巧生于内，手随心动，法从手出"。

二、预防七点事项

如何预防"骨错缝、筋出槽"呢？一是中医强调五劳学说，尤其避免久坐、久站、久行，防止肌肉、筋膜、骨骼劳损，过早退化增生；二是防止过度运动和剧烈运动，造成关节、韧带、肌肉超负荷损伤；三是预防各种外伤，如摔伤、扭伤等，弯腰搬东西要防止猛然转腰动作伤腰；四是防止风寒乘虚侵入，痹阻经脉，经气不通，瘀肿疼痛；五是日常生活中，凡事不宜急躁，起床翻身宜缓慢，防止腰椎小关节错位；六是加强腰背肌功能锻炼，增强腰部稳定性；七是一旦患病，应到正规医院骨伤科诊治，切勿盲目搬扭颈椎、腰椎，以免酿成后患。

三、骨错缝的病因病机

由于外伤受损，风寒湿邪侵袭，退行性病变等因素致骨关节、软组织损伤后，皮肉筋骨损伤产生瘀血、松弛、扭曲、挛缩、错位等，则不同程度地出现功能障碍，伤后局部软组织出血渗出致经络阻塞、气血瘀滞、正气亏耗、筋骨失养、筋出槽、骨错缝等，这些也是导致督脉瘀阻不畅的重要原因。

四、骨错缝检查

功能障碍，但无神经放射痛，压痛点与痛感点分离，反复检查压痛出现离散现象，自身健侧对照可鉴别。

五、骨错缝诊断

（1）有损伤史，但无明显暴力伤害，常于体位改变时或持续劳损、年老体弱、无力型体格人群中发生。

（2）肢体疼痛、局部活动不顺畅，个别症状明显者会出现剧痛。但多以酸痛、黏滞痛、隐痛为主，试图改变体位寻找舒适的无痛位而出现特殊体态，常于发病数天而就诊。无肿胀、畸形、红热症状，偶有并发于劳累、久卧之后。

（3）X线检查：无明显X线征。

（4）体征检查：功能障碍，但无神经放射痛征，压痛点与痛感点分离，反复检查压痛出现离散现象，自身健侧对照可鉴别。

六、骨错缝治疗

1.手法整复

可选择推、拿、按、摩、滚、摇、扳、拍等法进行局部松解，通过牵引、旋转、按压、斜扳、拔伸等手法，使偏离的筋膜与错落的骨节得以矫正，从而达到调节气血，平衡阴阳之目的。手法是其治疗最佳的手段。

2.药物治疗

内外用药依据辨证施治。

（1）气滞血瘀证：活血化瘀、行气止痛。

（2）寒湿阻络证：祛寒除湿、温经通络。

（3）气血亏虚证：补益气血、濡养经脉。

（4）肝肾亏虚证：滋补肝肾、强筋壮骨。

局部可选用不同剂型药物制成细末装袋加热后局部熥灸或熏洗，每天一次，每次15~30分钟。亦可选用冷敷贴或冷敷膏外涂等。

3.固定治疗

一般不需固定，可建议避免大动作，重体力活动，休息3天左右即可，在一到两周内注意适当防护。

4.功能锻炼

可于治疗后采用与手法治疗相类似的运动方式进行锻炼，每组12次左右为宜，每日一次，每次4组。

第二节　上肢关节错缝

一、肩锁关节错缝

外伤、劳损和过度提起锁骨外端及抬肩运动不协调时，可使锁骨外端离开原位，而出现向上、向前、向后方的轻微错移。

（一）病因病机

当直接暴力自下而上直接冲击肩峰或间接暴力冲击肘、肩前部或肩后部着地，使肩胛骨向后下或前下过度移动，牵拉肩关节向下，致使肩锁关节损伤，关节囊及肩锁韧带、喙锁韧带破裂，相对的关节面错移而形成肩锁关节错缝。

（二）临床表现

伤后肩峰轻微肿胀，局部压痛，对比两侧肩锁关节，患侧锁骨外侧端较健侧隆起，肩关节功能障碍。（图10-1）

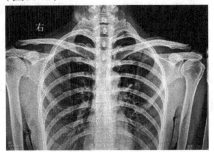
A 手法治疗前

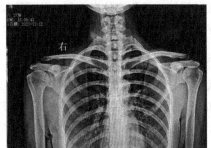
B 手法治疗后

崔X，男，27岁，右肩锁关节骨错缝

图 10-1　肩锁关节错缝

（三）检查

局部隐痛不适，在主动或被动活动肩部时，出现摩擦音，主动耸肩时疼痛，用双掌压住患侧肩峰旋转时，关节内有错动感。X线检查一般无异常，但对上错缝有参考价值（肩峰与锁骨间距增宽）。

（四）诊断

患侧肩部压痛明显，肩部和手臂下垂，锁骨外侧显得突起，依据外伤史，临床表现，可明确诊断。

（五）治疗

【手法治疗】 先在肩锁关节处做摩法，顺锁骨由内向外和在局部旋动。然后，沿着锁骨上下缘的肌肉，由内向外做推法和捏拿法。如有筋结、筋索等软组织异常，做分筋和拨络法，予以解除。

【手法复位】 患者坐位，肘部屈曲、肩部外展。术者立于患侧前方，一手拇指顶于肩峰，四指置于锁骨上窝内锁骨外端内侧，另一手握患侧手腕逆时针方向摇肩，患手至高位瞬间，突然用力顿挫一下，同时置于肩部的拇指向后推肩峰，四指向前扳拉锁骨，使其复位。当即可觉关节内移动，或伴复位声响。

1.固定方法

腋下垫一薄棉垫，用三角巾或颈腕吊带固定。

2.药物治疗

（1）内服药

急性期治宜以舒筋活血、清热止痛为主，可用舒筋活血汤加减；慢性期可用舒筋丹。局部疼痛畏寒者，可服用小活络丹，体弱血虚者可内服养血荣筋汤。

（2）外用药

急性期肿痛较重时外敷消瘀止痛膏，或用熏法或熥敷药热熨患处。

3.功能锻炼

一周内减少患肩活动，无须特殊功能锻炼。

二、肩关节错缝

肩关节错缝，又称牵拉肩、肩关节假性脱位等，肱骨头相对于关节盂出现异常或疼痛的过度活动，导致肩关节原来位置改变产生症状。

（一）病因病机

肩关节囊比较单薄而且松弛，尤以儿童为最。多为儿童上肢在高举位时被牵拉极度外旋所致，比如牵拉跌倒，穿棉衣伸手入袖不恰当等。当牵拉上肢时，肱骨头离开肩胛盂的一刹那间，关节下方松弛的关节滑膜被吸入关节间隙，并被关节挤住不得脱出，致使关节活动发生障碍。

（二）临床表现

常发生于牵拉儿童手臂或举臂提起玩耍以后，手臂呈内收内旋下垂状，肩关节局部有持续性钝痛或呈剧烈撕裂性疼痛，以上臂外展外旋时为甚。患儿不敢抬手拿物，不敢将上肢高举，但前臂及腕部仍然可以在肩部不动时取物或活动，强制活动其肩关节会因疼痛啼哭，惧动，肩关节前外方或腋下处有压痛的感觉。

（三）检查

肩关节局部有持续性钝痛或呈剧烈撕裂性疼痛，以上臂外展外旋时为甚，患儿不敢抬手拿物，不敢将上肢高举，X线片无异常发现。

（四）诊断

依据患儿有上肢高举外旋的外伤史，肩关节前外方或腋下处有压痛的感觉，结合临床表现可确诊。

（五）治疗

【手法复位】 患者端坐（儿童患者则由家长抱坐），术者站立患侧，面向健侧。一手掌心置患肩峰上、拇指和其他四指分置肩部前后捏紧，另一手握患腕。先沿患上肢纵轴向远端牵拉，在保持此牵拉力的同时，做内收—上举—外展—外旋—放下的连续动作。如术中听到"咯吱"声响，是滑膜层被解脱的指征，表示复位成功，儿童患者的手臂功能立即或稍停片刻即可恢复。

1.固定方法

一般不需固定。病程久、复位迟的患者，由于被嵌夹的滑膜充血、水肿，即使解除嵌夹，亦宜休息制动。

2.药物治疗

外用四肢熏洗剂或外敷舒筋活络膏。

3.功能锻炼

一周内减少患肩活动,无须特殊功能锻炼。

三、小儿桡骨头错缝

小儿桡骨头错缝又称"牵拉肘",俗称"肘错环""肘脱环",多发生于5岁以下幼儿,以1~3岁小儿的发病率最高,是临床中常见的肘部损伤,左侧比右侧多见。

(一)病因病机

多因患儿肘关节在伸直位,腕部受到纵向牵拉所致。当幼儿在穿衣或行走时跌倒,其前臂在旋前位被成人用力向上提拉,即可造成桡骨头错缝。发病机制有以下几种:

(1)5岁以下的幼儿桡骨头环状韧带松弛,在肘部被牵拉时,有部分环状韧带被夹在肱桡关节的间隙中所致。

(2)小儿肘关节囊前部及环状韧带松弛,突然牵拉前臂时,肱桡关节间隙加大,关节内负压骤增,肘前关节囊及环状韧带被吸入关节内而发生嵌顿所致。

(3)当肘关节于伸直位受牵拉时,桡骨头从围绕其周围的环状韧带中向下滑脱,由于肱二头肌的收缩,将桡骨头拉向前方,形成桡骨头骨错缝。

(二)临床表现

幼儿的患肢有纵向被牵拉损伤史。患儿因疼痛而啼哭,并拒绝使用患肢,亦怕别人触动。肘关节呈半曲位,不肯屈肘、举臂,前臂旋前,不敢旋后。

(三)检查

触及伤肢肘部和前臂时,患儿哭叫疼痛,桡骨头处有压痛,局部无明显肿胀,运动受限,不能持物上举,穿衣伸袖困难。臂下垂,肘半屈,前臂旋前位,X线检查无异常改变。

(四)诊断

依据外伤史,患儿年龄及临床表现即可确诊。

(五)治疗

【手法复位】嘱家长抱患儿取坐位。术者面对患儿而坐,一手握其伤肘,用拇指于肘中部向外、向后捏压脱出之桡骨头,同时用另一只手握持患儿伤肢腕部,并向下适当用力牵拉,使前臂旋后,然后屈肘,常可听到轻微的入白声,使患儿手触及伤侧肩部,复位即告成功,疼痛立即消失,患儿即能屈伸伤肢。若复位未成,可使患儿前臂旋前,然后屈肘整复。

1.固定方法

复位后,一般不需要制动,可用颈腕吊带或三角巾悬吊前臂2~3天。嘱患儿家长避免用力牵拉其伤臂,以防反复发生而形成习惯性骨错缝。

2.功能锻炼

无须锻炼活动。

四、肘关节肱桡部错缝

肘关节由 3 个关节组成,即肱桡关节、肱尺关节、上桡尺关节,这 3 个关节是在相互配合下发挥作用的,故一个关节有病,即可影响其他两个关节的功能,因此,在临床上应将其看作一个整体。

(一)病因病机

当肘关节于伸直位,手腕或前臂突然受到旋转动作的纵向牵拉,环状韧带下部将产生横行撕裂,向下轻微活动,肱桡关节间隙变大,关节囊及环状韧带上部由于关节腔的负压作用,只需滑过桡骨小头倾斜远端一部分关节面,就可嵌顿于桡骨关节间隙,从而阻止了桡骨小头复位,造成桡骨小头半脱位。从病理上讲只是一个关节囊或韧带嵌顿。如果嵌夹发生在肱桡关节的前部,称"前夹型肘关节肱桡部骨错缝"。反之,嵌夹发生在肱桡关节的后部,则叫"后夹型肘关节肱桡部骨错缝"。

(二)临床表现

肘关节伸屈活动障碍,肘关节轻度肿胀,压痛点位于桡骨小头处,强做旋后活动会引起剧烈疼痛,肘三角关系正常。(图10-2)

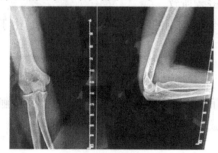
A 手法治疗前

曹XX,男,27岁,左肱桡关节错缝

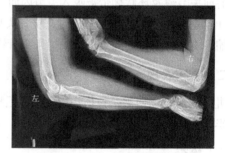
B 手法治疗后左右肘关节侧位对比

图 10-2 肱桡关节错缝

(三)检查

触及伤肢肘部和前臂时,桡骨小头处有压痛,局部轻微肿胀,X线检查很少发现异常改变。

(四)诊断

有外伤史或被牵拉损伤史,肘关节屈曲功能受限,拒绝使用患肢,亦怕别人触动。肘关节呈半曲位,不肯屈肘、举臂,前臂旋前,不敢旋后。

(五)治疗

【手法复位】按压屈曲法:患者坐位,术者面对患者,一手握伤肢肘部,食、拇指按压于桡骨头处,另一手执握伤肢腕部,使伤肘屈曲 90°,并做前臂旋后及旋前活动,此时即可感到桡骨头滑入,复位即告成功。

【手法复位】牵引前推法:术者立于患者对侧,右手持腕部,左手在肘关节后部,拇指放于桡骨小头上部,其他四指放于肘内侧。两手做对抗牵引,牵引时右手屈曲其肘关节,左手拇指向前推桡骨头,将肘关节屈曲至最大限度,桡骨头处即发生弹响,疼痛消失。

【手法复位】过伸旋后法:如为左侧骨错缝,术者左手捏定患肢肱骨下端,然后以右手捏住腕关节上方，将前臂逐渐自然伸直，同时将前臂微微过伸与旋后，此时即可闻滑入之响声，便是复位。

【手法复位】内旋牵拉法：术者一手持患肘，一手持腕部，在前臂内旋情况下牵拉，持肘部拇指按压桡骨小头向后，同时屈曲肘关节，即可复位。

1.固定方法

复位后，一般不需要制动，可用颈腕吊带或三角巾悬吊前臂2~3天。

2.功能锻炼

复位后做腕关节屈伸活动，手指抓握动作，逐渐做肘关节的功能锻炼。

五、腕骨间关节错缝

腕骨间关节错缝，指连接前臂与手的8块腕骨相互之间关节面的骨缝微小开错，临床罕见，偶尔遇见，常因被忽略而误诊、漏治。

（一）病因病机

当跌倒时，腕部处在背伸（或掌屈）位并被钝性或质地较软的重物压砸辗挫时，月骨有可能发生后角向掌侧、前侧、背侧的轻微旋转移位，或者头状骨略向背侧错移的两种形式的错缝。

（二）临床表现

伤后腕部有不同程度的肿胀与疼痛，压痛局限在腕背部或掌侧相当于头状骨与月骨处。典型病例深部触诊可有骨性突起，并有弹性或波动感，腕部运动受限。

（三）检查

主动、被动活动腕部时，关节内有涩滞不吻合摩擦声或摩擦感，并伴有疼痛。背伸和尺偏活动轻度受限。仔细触摸并与健侧对比，可觉头状骨与月骨背侧关系紊乱，头状骨略高突，月骨略低凹。X线检查个别病例可见有骨缝开错，但大多数关节错缝在X线片上不显示。

（四）诊断

有明显掌屈位或背伸位强力扭转的外伤史，腕关节软组织轻微肿胀，背伸和尺偏活动轻度受限，局部压痛。根据病史及临床表现，可诊断为腕骨间关节错缝。

（五）治疗

【手法复位】以掌屈型为例，先在患处施以按揉、推捋、摇晃等手法数分钟，而后，助手握住前臂近端做对抗牵引，术者立于患者对面，以双手拇指按手腕背侧，余四指分别握住患者的大小鱼际牵引并逐渐加大背伸至一定角度后，双拇指与余四指交错用力按提，闻有复位声或手下关节有跳动感时，说明复位成功。背伸型手法步骤同上，唯方向相反。手法整复后再次行按揉、推捋手法，以调达气血、舒筋通络、解痉止痛。

1.药物治疗

内服舒筋活血汤，外用四肢熏洗剂熏洗。

2.功能锻炼

无须固定，无须特殊功能锻炼，不适感和轻微疼痛多在复位后1~3天消失。

六、腕掌骨关节错缝

腕掌骨关节错缝系指大、小多角骨、头状骨、钩骨与第一——第五掌骨之间的关节面发生的轻微移动。

（一）病因病机

当腕掌骨间关节部位被外力扭转或直接冲撞，或在摔倒时，掌骨的远端掌侧或背侧触地，均可发生腕掌骨间关节错缝。拇指腕掌关节错缝多由间接暴力引起，拇指多在外展位遭暴力损伤而错缝。单纯错缝者，第一掌骨基底多向大多角骨背侧移位，若伴有第1掌骨基底部骨折，则多向外侧移动，第二—五腕掌关节错缝常见于手外伤患者。

（二）临床表现

受伤后的腕掌关节部轻微肿胀不适。第一腕掌关节错缝，手背部肿胀、疼痛，拇指活动受限。腕背侧压痛，有松脱感，在腕背侧可触及骨端轻微隆起。第二—第五腕掌关节脱位手背部肿胀、疼痛，第二—第五指活动受限，掌骨基底部在腕背轻微隆起。

（三）检查

触摸腕掌关节时疼痛，沿纵轴叩击掌骨头时有松脱感，掌骨基底部在腕部轻微隆起，X线检查多无明显异常。

（四）诊断

根据病史、临床表现与检查，可诊断为腕掌骨间关节错缝。

（五）治疗

【手法复位】患者端坐，手伸向前方，一助手握住患腕固定，术者握住患指部位进行拔伸牵引，并用另一手拇、食二指相互配合做揉捏或上下活动，觉有响动，局部复平表明骨缝已合位。

1.固定方法

局部用弹力绷带包扎固定3～5天，无须活动锻炼。

2.药物治疗

内服舒筋活血汤，外用四肢熏洗剂熏洗。

第三节 下肢关节错缝

一、骶髂关节骨错缝

骶髂关节是骨盆中的能动关节，它有完整的关节结构，但活动范围微小，关节面不平，有凹陷和隆起互相咬合，借以稳定关节。它的稳定性又依靠坚强的骶髂前后韧带和骶髂间韧带加强。一般没有强烈的外力，骶髂关节是不易错缝的。

（一）病因病机

外力作用使股直肌牵拉，使髂骨绕轴心向前扭转；股后肌牵拉，使髂骨向后扭转；股四头肌牵拉，使髂骨向前移位，下肢用力着地，使髂骨上移；暴力施于髂骨下部，使髂骨向前扭转；暴力旋于髂骨上部，使髂骨向后扭转，如打球、跳高、单侧下肢踩空等，都可以使骶髂关节过度前、后旋转，髂骨遭受向上、向内的外力引起错缝。若妇女处于妊娠晚期和产后初期，在不正常的体位上扭转、牵拉、挫碰等，亦可引起本病。髂骨向上错缝者多见，向下错缝者罕见。

而中老年人由于年老体弱，多病、肥胖，活动量减少，长期久坐，使骶髂关节负重增加，导致骶髂韧带、关节囊松弛，肌张力弹性减弱，拉应力下降，使骶髂关节失去了正常稳定性，是产生骶髂关节骨错缝的主要原因。加之腰骶、骶髂关节的退变，慢性劳损等原因的存在，因此在某种诱因的作用下易发生骶髂关节骨错缝。

（二）临床表现

伤后表现为骶髂关节处臀外上方疼痛，行走呈跛行，弯腰、翻身、仰卧等均可引起疼痛，自觉下肢有延长和缩短。重者患侧下肢麻痛，无力、跛行，触诊骶髂关节处明显压痛、叩击痛，转身疼痛加重，侧卧时痛侧在上则舒服，在下或平卧时疼痛加重。可见骨盆倾斜，脊柱侧凸，呈"歪臀跛行"的特殊姿势，不能挺胸直腰。

骶髂关节错缝分为前错位型、后错位型。前错位型：髂后上棘比对侧凹陷，髂后上棘至后正中线距离增宽，髂嵴水平下降，耻骨联合下移，闭孔纵径高度缩短；后错位型：髂后上棘比对侧高突，髂后上棘至后正中线距离变窄，髂嵴水平上升，耻骨联合上移，闭孔纵径高度增长。（图10-3）

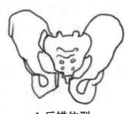
A 后错位型

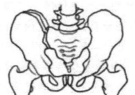
B、C 前错位型

图10-3 骶髂关节骨错缝

（三）辨证分型

1.气滞血瘀证

腰骶痛骤作、疼痛剧烈，刺痛或胀痛，痛有定处，日轻夜重，俯仰旋转受限，痛处拒按。舌质暗紫，或有瘀斑，脉弦紧或涩。

2.寒湿阻络证

腰骶部冷痛重着，活动不利，静卧痛不减，受寒及阴雨天疼痛加重，肢体发凉。舌质淡，苔白或腻，脉沉紧或濡缓。

3.气血亏虚证

腰骶部酸痛，痛连臀腿，遇劳则甚，动作不利，体倦乏力，面色无华。舌质淡，脉细无力。

4.肝肾亏虚证

腰骶隐痛，遇劳更甚，卧则减轻，腰肌酸软无力，腿膝乏力，喜揉喜按。偏阳虚者面色无华，舌质淡，脉沉细；偏阴虚者咽干口渴，舌质红，脉沉细。

（四）检查

查体可见髂后上棘凹陷（或高凸），位置上移或偏下。骶髂关节不对称，双下肢不等长，腰骶肌紧张，骶髂关节处稍肿胀，可触及椭圆形筋结或条索状物。下肢轴向叩击痛阳性，骨盆分离挤压试验阳性，骶髂关节"4"字试验阳性。X线检查多数显示正常，部分患者可见患侧间隙增宽，关节面排列紊乱。

（五）诊断

（1）有急性腰部扭伤史或慢性劳损史，多见于从事体力劳动的青壮年。

（2）一侧或双侧腰骶部疼痛，不能弯腰，患侧下肢站立负重、行走抬腿困难。

（3）骶髂部有明显压痛，两侧髂后上嵴不等高，双下肢假性不等长，严重者可见脊柱侧弯，下腰、大腿部可有放射痛，咳嗽或喷嚏时疼痛加剧。常取健臀着椅（或床），手扶患髋的斜坐（或侧卧）位，手扶患髋才能站立。依据上述症状及临床表现即可确诊。

（六）治疗

【手法复位】 患者俯卧位，医者采用推拿按摩手法，放松腰臀部软组织，并双手拇指点按双侧承扶、秩边、承山，再用肘尖点振双侧环跳，力度由小到大，以患者感到有酸麻胀感为宜。

【手法复位】 前错缝方法：①侧卧位推挤撬压法：患者健侧卧位，身体靠近床边，健侧下肢伸直，患侧屈膝屈髋，术者对面站立，一手按住患肩向后固定其躯体，另一手按住患膝向前、向下做最大限度的撬压，借助杠杆作用，可使骶髂关节错动而复位。②仰卧位复位法：患者仰卧位，术者站于患侧，在将髋膝关节屈曲至最大限度的同时，用力向对侧季肋部顿压，然后于屈髋位做快速伸膝和下肢拔伸动作，反复3~5次。（图10-4、图10-5）

【手法复位】 后错缝方法：①侧卧位复位法：患者健侧卧位，健侧下肢伸直，患侧屈髋屈膝，术者站在身后，一手向前抵住患侧骶髂关节，一手握住患侧踝部，向后拉至最大限度的同时，两手做相反方向的推拉。②俯卧位复位法：患者俯卧位，术者站于健侧，一手向下压住患侧髂后上棘内侧，一手托起患侧下肢，两手对称用力，使患侧下肢后伸至最大限度，在下肢后伸扳动的同时，按髂后上棘内侧之手向外、向上推动。此时，可听到关节复位的响声。复位后症状立即减轻或消失，新鲜性损伤一次复位即可；伤后2周以上的陈旧性损伤，复位后可能再复发，再复发者应及时复位，不能拖延。（图10-6）

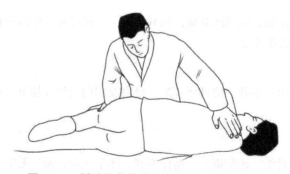

图10-4　骶髂关节骨错缝侧卧位推挤撬压复位

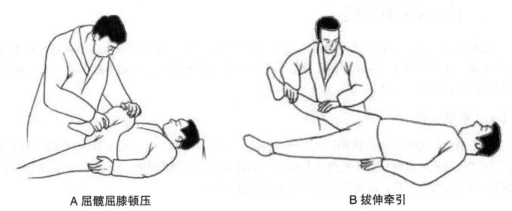

A 屈髋屈膝顿压　　　　　　　　　　　　B 拔伸牵引

图 10-5　骶髂关节骨错缝仰卧位复位法

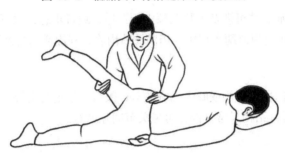

图 10-6　骶髂关节骨错缝俯卧位后伸扳动复位法

1.牵引疗法

患者俯卧牵引床，行小重量牵引，一般以患者体重 1/2 为宜。牵引 5～10 分钟后，术者站于患侧，以手掌根压在病变小关节处，另一手掌叠压手背，先缓慢轻柔地反复做按压—放松的连续动作，逐渐增加压力和加快频率，术中感到或听到患者腰部弹响时停止手法，使患者双下肢后伸以检验手法效果，不痛或疼痛明显减轻为手法有效。

2.药物治疗

内服药：

（1）气滞血瘀：活血化瘀、行气止痛，方选身痛逐瘀汤加减。

（2）寒湿阻络：祛寒除湿、温经通络，方选独活寄生汤加减。

（3）气血亏虚证：补益气血、濡养经脉，方选八珍汤加减。

（4）肝肾亏虚：滋补肝肾、强筋壮骨，方选强筋壮骨汤加减。

外用药：可选用海桐皮汤熏洗，四肢损伤熥敷剂等。

3.针灸治疗

体针取穴：阿是穴、后溪、气海俞、大肠俞、关元俞、秩边、上髎、中髎、次髎、环跳、委中。操作：毫针刺，泻法，得气感强烈后留针 20 分钟，每日 1 次，10 次为一疗程。

4.功能锻炼

复位后仰卧位休息，无须固定，新鲜性损伤休息 1 周，陈旧性损伤休息 2 周。

二、小儿髋关节错缝

小儿髋关节错缝，又名小儿闪胯，小儿髋关节半脱位。是一种股骨头与髋臼窝之间发生微小移动的病症。该病多见于 2～6 岁的儿童，病史中多数无明确伤因，少数有蹦、跳、滑、跌等过程，但发病后仍可行走活动。

（一）病因病机

由于下肢过度外展或内收致伤，如滑倒、摔跤、赛跑、打球等，可致发病。当跳跃、滑闪使髋关节过度外展或内收时，由于股骨头与髋臼的间隙增宽，关节腔内的负压力将关节部分关节囊或滑膜、韧带吸入关节腔，嵌夹在股骨头与关节盂唇之间。

（二）临床表现

突然出现髋关节疼痛，并可涉及大腿及膝内侧不适，跛行步态，双下肢相对长度不等，多数出现患侧腿长，少数亦可有患侧腿短现象，当髋关节内收、外旋活动时范围受限、疼痛加剧。

（三）检查

髋关节疼痛且疼痛向大腿内侧或膝内上方放射，跛行、拒绝行走等，部分患儿可有肢体假性延长表现。X线检查无骨性结构异常，部分可见关节间隙增宽。

（四）诊断

多数有下肢过度劳累或扭伤史，好发于 3～10 岁儿童，患肢跛行，不愿站立、行走，主诉髋或膝关节疼痛，骨盆向患侧倾斜，患肢假性变长在 2 厘米以内，依据外伤史、临床表现，即可诊断。

（五）治疗

【手法复位】患儿仰卧位，术者双手四指并拢，在腹股沟处内收肌群下方，平行于内收肌群方向行推法、按揉法，力度宜轻，起到激发经气、放松肌肉、解除痉挛、纠正股骨头与髋臼相对位置偏移的目的。

【手法复位】患儿取仰卧位，两手交叉于枕下，嘱家长扶持两肘，勿令小儿翻身。助手两手分别压在健侧膝前、髂前上棘，术者一手握住患侧踝部，一手握膝关节，先轻轻做屈髋、屈膝活动，出现疼痛即不强屈，在无痛范围内做伸屈两关节运动，至患儿肌肉放松并能主动配合活动时，突然将髋膝两关节屈至最大限度（大腿紧贴腹壁），停留片刻，待疼痛稍有缓解，然后区别不同症状，体征腿长者做屈髋内收、内旋患肢（如腿短者做屈髋外展、外旋动作），然后将患腿伸直即可复位、有弹动感，症状消失、功能恢复、疼痛缓解，患肢恢复等长。

1.药物治疗

内服舒筋活血汤，外用四肢熏洗剂或将药制成粗粉装袋热敷。

2.功能锻炼

一般无须固定，卧床休息 3～5 天，限制下地活动，防止患肢外展、外旋。

三、髌股关节错缝

膝前痛是常见骨科的症状，可能与髌股关节不稳有关，髌股关节轻微错缝移位、髌骨倾斜是髌股关节不稳定的常见原因,而髌骨排列和运动轨迹异常及由此形成的应力分布异常所造成的关节软骨损伤,是髌股关节疼痛的主要原因,是髌股关节常见病。

(一)病因病机

在过度奔跑、跳跃时股四头肌骤然猛力收缩,超越了髌韧带的制约能力。髌骨遂被拉上,或向上、外方轻微错移,不能自动恢复原位,而形成髌股关节错缝,导致髌股关节软骨面压力不平衡。软骨损伤主要原因是髌骨关节的高接触应力造成的软骨下骨内压升高和并发于髌骨在这个轨迹异常的髌骨软组织病变。

(二)临床表现

多数髌股关节错缝患者有髌骨不稳定和疼痛病史、髌骨脱位史。主要症状包括：膝部突然打软、无力、跪倒、不稳定感。膝盖痛,活动后加重,尤其是上、下楼梯,下蹲、起立时明显,休息后减轻。合并存在髌软骨严重退变者可出现关节肿胀、积液和假性绞索。

(三)检查

膝部髌骨外移或畸形,髌骨活动度过大,若向外推动超过髌骨 1/2,则说明髌骨内侧结构薄弱。髌骨后缘或髌股关节间隙压痛,内外滑动时疼痛,髌骨叩击痛阳性。髌股关节摩擦音,浮髌试验阳性,股四头肌阻抗试验可阳性。

(四)诊断

触诊髌骨周围有软组织挛缩呈条索状,查体髌骨轨迹异常,X线检查髌骨适合角不正常,依据症状、体征和X线检查即可确诊。

(五)治疗

【手法治疗】患者仰卧位,伤肢膝关节微屈,腘部垫枕。术者立于伤侧,用双手大鱼际部或手掌摩揉膝部脂肪垫区和两侧及其上、下,以温热为度。继而,用双手掌指关节滚膝部脂肪垫区,小鱼际滚其髌骨上、下部 3~5 分钟；拇指、食指左右、上下活动髌骨,并沿髌骨两侧间隙上、下滑捏数次,多指捏提髌骨及股四头肌下段数次,疏通肌径。术者一手握拿膝部,另手握踝部,在伸膝位,先将膝关节充分屈曲,再使膝关节过伸,同时手掌用力按压髌骨,一手拇指点、揉、拨、刮髌旁脂肪垫区痛点 2~3 分钟。术者一手按压股后下端固定,另手握拿踝部,将膝关节屈曲 90°进行拔伸牵引,同时内、外旋转小腿,过屈膝关节,再缓缓伸直,解除被嵌夹的脂肪垫,髌骨关节疼痛缓解。

1.药物治疗

术后配合活血、通络止痛中药外敷、熏洗,如四肢熏洗剂。

2.功能锻炼

无须固定,加强股四头肌收缩锻炼和膝关节功能锻炼。

四、膝关节错缝

膝关节错缝是由于膝关节不协调的动作导致内、外侧半月板发生细微的、超越正常的移动,不能自行复位的一种病理改变,可以靠手法协助其归位。

（一）病因病机

膝关节外侧半月板近似"O"形，内侧则近似"C"形，由弹性纤维软骨构成，可随膝关节的活动而发生前、后、左、右的轻微移动，以使胫股的关节面在各个运动方向都更加适应。半月板的主要作用是吸收震荡，加深关节凹，增加关节稳定性。当膝关节发生剧烈的运动，如猛烈的跳跃、不协调的蹲起、过度的扭转等时，均可造成半月板细小的位移而不能回位，导致本病的发生。此外，有部分患者由于半月板先天发育不全，如盘状半月板的存在，就更易导致膝关节错缝的发生。

（二）临床表现

患者多有劳伤史，伤后或休息后起床时膝关节立即处于僵直状，膝关节伸屈功能障碍，跛行；关节绞索于半屈曲位，压痛点一般位于膝眼及膝关节外侧间隙处。膝关节周围肌肉极少痉挛与压痛。

（三）检查

本病除关节僵直，超范围活动疼痛加重外，无任何阳性体征，患肢远端血循、运动、感觉均正常。研磨试验时，有挤压痛和弹响音，这些症状可反复发作。X线片示无膝关节骨质移位、损伤与破坏。

（四）诊断

患者有外伤史或不协调膝关节运动史，膝关节伸屈功能障碍，跛行，膝关节外侧压痛，符合上述临床表现及通过检查排除关节内游离体、半月板撕裂等后，即可诊断此病。

（五）治疗

【手法复位】患者仰卧床上或背靠墙坐位，患肢伸位，嘱其全身放松，配合术者。术者先行膝关节周围肌肉放松手法，再立于患侧，一手握踝上，一手托膝下，在无痛范围内做膝关节屈伸活动，待患者能全身放松，膝关节随医者自然活动时，突然用力将膝关节屈曲至最大限度。在屈膝位停留约数秒钟，再缓缓伸直膝关节，即可屈伸自如。

1.药物治疗

内服药可用舒筋活血汤，配合局部外敷消肿止痛类中药散剂，如消肿止痛散等，并可配合理疗、针灸、中药熏洗等以协助治疗。

2.功能锻炼

手法整复后嘱患者行股四头肌锻炼，先静止于伸膝位行股四头肌等张收缩，再坐床沿伸膝抬腿，逐渐增加次数与力量。

五、踝关节错缝

踝关节错缝是指胫距关节面在受到外来暴力的作用下造成其关节面发生细小错动或将关节滑膜嵌入其关节间隙中所引起的临床症状。

（一）病因病机

踝关节是由胫骨下端与腓骨下端外踝所形成的向上的凹形关节面，距骨体容纳于其中，并由周围的关节囊、内外侧副韧带包绕固定而成。距骨前宽后窄，故当踝关节跖屈时，距骨前方伸出于关节外面，此时关节处于不稳定状态。此时若受不良外力作用，使踝关节内、外翻或旋转，就可造成距、胫关节面之间发生错动。

（二）临床表现

有明显的踝关节扭伤史，伤后踝部即觉疼痛，活动功能障碍，损伤轻者仅局部肿胀，损伤重时整个踝关节均可肿胀，皮下积瘀，皮肤呈青紫色，跛行步态，伤足不敢用力着地，活动时疼痛加剧。

气滞血瘀型（初期）表现是：关节明显肿胀，活动时疼痛加剧，皮下瘀血明显、功能障碍。气血失养、风湿侵袭型（后期）症状是：关节积液粘连，肌力减退，瘀血肿胀、红肿热痛。

（三）检查

内翻损伤时，外踝前下方压痛明显，若将足部做内翻动作时，则外踝前下方疼痛；外翻扭伤者，内踝前下方压痛明显，强力做踝外翻动作时，则内踝前下方剧痛。由于皮下组织、韧带、关节囊撕裂后毛细血管破裂，皮下出血，局部可见瘀血，伤后2～3天更为明显。损伤后因局部出血、组织渗液，踝前外侧和足背部可见肿胀。又由于出血积聚于关节间隙或软组织嵌入关节内，使患者跛行，足跟不敢着地。严重损伤者，在韧带断裂处，可摸到有凹陷，甚至摸到移位的关节面。X检查多无指征，可排除内、外踝的撕脱性骨折。

（四）诊断

有明确的踝部扭伤史，伤后踝关节即时肿胀、疼痛、功能障碍，损伤局部压痛明显，X线检查无骨折征。

（五）治疗

【手法复位】损伤严重，局部瘀肿较甚者，不宜做重手法。对单纯的踝关节失稳或部分韧带撕裂者，患者坐于治疗床上，医者立于一侧，先轻柔和缓地平揉阳陵泉、足三里、悬钟、昆仑、丘墟、解溪诸穴各1分钟左右。然后患者坐位，施术者双手四指握患者足底，双拇指在伤处揉捻，双手相对拔伸，环转摇晃踝部5～6次。在维持牵引的情况下，背伸、跖屈踝关节，拇指在伤处进行戳按，把足拉向正常中立位，结束治疗。恢复期或陈旧性踝关节扭伤者，手法宜重，特别是血肿机化，产生粘连，踝关节功能受损的患者，则可施以牵引摇摆，摇晃屈伸等法，以解除粘连，恢复其功能。

1.固定方法

理筋手法之后可用支具或石膏将踝关节固定于损伤韧带的松弛位置。若为韧带断裂者，可用管形石膏固定，内侧断裂固定于内翻位，外侧断裂固定于外翻位，4～6周。

2.药物治疗

初期治宜活血化瘀、消肿止痛，内服舒筋丹。后期宜舒筋活络、温经止痛，内服小活络丹。可外敷灵仙舒筋膏、消肿止痛膏，中、后期可配合活血舒筋的四肢熏洗药物。

3.功能锻炼

外固定之后，应尽早练习跖趾关节屈伸活动，进而可做踝关节背伸、跖屈活动。肿胀消退后，可指导做踝关节的内翻、外翻的功能锻炼，以防止韧带粘连，增强韧带的力量。

六、跗跖关节错缝

跗跖关节，由三块楔骨和骰骨的远侧面与5个跖骨底构成。跗跖关节错缝是指在外力作用下跗跖关节面发生微小离错，关节滑膜嵌顿，产生疼痛和功能障碍且不能自行复位的情况。

（一）病因病机

多因道路不平或跳跃，造成足踝内翻或外翻而致，一般多轻于踝关节扭伤，可造成韧带撕裂或关节错缝，外翻时多造成第一跗跖关节扭伤，内翻时多造成第四、第五跗跖关节扭伤。损伤日久足跟下或足心部疼痛，足底紧张感，不能久行、久立，每遇劳累、寒湿痛剧，休息或得热后则舒适。

（二）临床表现

外伤后局部疼痛、肿胀，足部不敢用力行走，多以足跟着地，跛行。跗跖关节损伤部位压痛明显，内翻或外翻损伤处疼痛明显。症状特点为足背或脚掌疼痛，尤其在行走、久立时明显。拖延日久会累及踝关节、小腿及膝部。

（三）检查

可见关节间隙有明显压痛，纵向推挤跖骨或牵拉相应足趾可引起受伤关节处的疼痛，X线检查无指征。

（四）诊断

多发生于扭伤或碰撞后，足背或脚掌疼痛，尤其在行走、久立时明显。

（五）治疗

【手法复位】 患者坐位或仰卧位，将患肢垫高，保持松弛。术者面对患者脚底而坐。先以轻手法点按足、踝穴位，放松相关肌腱、韧带，减轻局部张力。双手四指并拢，拇指张开，分别从患足的内、外侧握持患足，两拇指置于涌泉或相应跖骨头下方。轻轻推拉患足数次（足背伸及跖屈），然后握紧并极度跖屈患足，同时向脚趾方向牵引，再快速背伸，同时四指按压跖跗关节背侧，拇指向上推跖骨头（注意动作要干脆利索，力量够但幅度不要过大），如听到骨节间发出清脆弹响，即为复位成功。

【手法复位】 跖屈挤按法：此法可用于整个跗跖关节扭伤，尤其是第二—第四跗跖关节。助手双手固定患足跗骨，术者双手握住跖骨，拇指扣压痛点，相对拔伸环摇，在保持牵引力的情况下使其跖屈，然后迅速背屈，双手拇指将跖骨向下戳按。

药物治疗：治疗期间，配合舒筋通络、活血止痛的熏洗剂熏洗，方选四肢熏洗剂或海桐皮汤等，外贴活血止痛膏。

第四节　下颌及躯干部关节错缝

躯干小关节错缝是指从头颈到腰椎整个躯干的椎后关节的细微移位。其病因往往是由外力所伤，如急剧扭转、急刹车时猛烈摇晃、日常生活中的不协同动作，均可引起躯干小关节的错缝。临床表现主要是病变所在部位疼痛及功能的障碍，活动则会加剧疼痛，因本病是椎小关节的细微移位，所以X线检查无阳性指征。

一、下颌关节错缝

下颌关节是具有转动和滑动运动功能的左右两侧联动关节，其主要功能为参与咀嚼、语言、吞咽和做表情等活动。咀嚼时关节要承受相当大的压力，而言语和表情又需要高度灵活性。因此，对这一关节的要求是既要稳定又要灵活。

（一）病因病机

下颌关节错缝发病的常见原因有嚼咬硬物时张口过大、用力过猛，或直接外力碰撞等。这些原因可引起关节软骨盘损伤或破裂，嵌夹于关节间；引起肌肉痉挛、充血、粘连等，导致一侧关节紧张，而另一侧关节松弛，造成两个关节同时向一侧微小错缝而影响口的闭合。或因风寒湿外邪侵袭，软组织挛缩，以致关节结构紊乱，轻微错骨缝。

（二）临床表现

下颌关节错缝大多开始时为一侧，以后可逐渐累及两侧，不仅关节位置错缝，而且软组织损伤，不能平衡协调。伤后关节活动功能限制，局部疼痛或有弹响声，正常人张口时上、下齿之间距离一般在3.5～5.5厘米，错缝后，张口幅度明显变小，关节部位不舒服，酸痛或呈现僵硬肿胀。口张开，不能闭合，言语困难等。

（三）中医辨证

1.风寒湿痹证

关节酸楚，遇寒加重，开合不利，痛处不红不热，舌淡红，苔薄白或白腻，脉弦紧。

2.风湿热痹证

关节疼痛，得寒则舒，下颌关节处焮红、灼热、肿胀，口渴心烦，舌红，苔黄燥，脉滑数。

3.肝脾虚弱证

张口过大，咀嚼无力，牙根不固，头晕目眩，肢体乏力，胃失和降，大便溏薄或干结，脉细弦或细濡。

（四）检查

颞下颌关节区疼痛，活动时发出弹响声，张口时下颌骨向健侧歪斜，闭口时牙缝不能对齐，咀嚼无力；颞下颌关节周围压痛，可触及条索状筋结或者肌肉肥厚板结，两侧关节不对称。排除颞下颌关节脱位等器质性病变。

（五）诊断

伤后开口活动受限，张口程度较正常小，牙齿咬合不严，下颌关节部有压痛，X线检查无异常，可拟诊为下颌关节错缝。

（六）治疗

【手法复位】 患者端坐在矮凳上，助手立其后固定头部。患者微张口，术者双手拇指与大鱼际和余指，分别握紧两侧下颌体，先左右旋动数次，待患者完全放松后，将下颌确实地向齿缝对齐方向顿挫一下。术中若觉关节内微有移动，术后查门齿缝已能对齐，触摸双下颌关节间隙已等宽，而且张口闭口自如时，则视为复位成功。

【手法复位】 患者端坐在矮凳上，助手立其后固定头部。术者双手拇指包裹纱布，伸入患者口中，置于双侧下白齿近处；余指分别在口外拖握下颌角及下颌体。扣定捏紧后，术者两手先上、下反方向错动数次，最后做一次稳健、确实、有力地提起关节间隙稍宽一侧，压下另一侧顿挫手法。术中若感关节内微有移动，术后又张口、闭口自如，双侧上下齿咬合均紧密有力，而且触摸双侧下颌关节间隙已等宽，则视为复位成功。

1.药物治疗

（1）风寒湿痹型：治宜疏风散寒、通经活络，主方三痹汤加减。

（2）风湿热痹型：治则清热利湿、舒风通络，方用大活络丹加减。

（3）肝脾虚弱型：治宜补益肝肾、舒筋通络，主方知柏地黄汤加减，外用脊柱熥剂磨细末装袋加热后外敷患处，每日一次。

2.针灸治疗

取穴：下关、颊车、地仓、听宫、翳风。配穴：曲池、外关、合谷。平补平泻。

二、寰枢关节错缝

寰枢关节紊乱错位，是指寰椎与枢椎之间轻微错位与失稳。只是轻度的解剖关系紊乱，不涉及周围韧带（翼状韧带、齿状韧带、横韧带等）损伤和半脱位。

（一）病因病机

当外力所伤，使头突然旋转，低头或仰头而使颈部肌肉韧带损伤，或睡眠体位不正使颈部肌肉如斜方肌、胸锁乳突肌受到牵拉弛缓而使寰枢关节失去稳定。

（二）临床表现

患者项强疼痛，头旋转及俯仰困难，头偏向患侧而下颌斜向健侧，侧视时躯干与头同时转动，压痛点在枕下。因此处是寰枢椎部位，常见偏头痛、头晕、视力模糊、失眠、耳鸣、健忘、胸闷、恶心、颈椎歪斜、头位不正等广泛神经系统相应症状。

（三）检查

颈部触诊，枢椎棘突偏歪，有明显压痛及条索状物，有偏歪侧的项肌萎缩，屈颈、旋头试验阳性。枢椎的棘突、横突局部压痛，颈肌紧张。

影像学检查：主要是第一——第二颈椎的张口位X线片（部分张口困难患者可拍摄CT片）：

（1）齿状突形态左右不对称。

（2）齿状突颈部形态左右不对称。

（3）寰枢关节面长度、形态左右不对称。

（4）枢椎棘突向一侧偏位。

(5)枢椎椎弓根断面同向移位。
(6)第二、第三颈椎棘突不在同一轴位上。
(7)寰椎椎关节面错位。

(四)诊断

有颈部外伤史、劳损史,更常见眩晕、头颈痛。体征:第二颈椎棘突偏向一侧,椎旁胀满及压痛、颈椎活动受限,在转头或改变体位时诱发或加剧。X线片表现:侧位片示颈椎生理曲度变浅或变直,正位片见第三颈椎以下椎体不同程度旋转,提示上颈段结构失稳;张口位片见寰齿间距不等;差值在1~4毫米之间,无骨折,据此可明确诊断。

(五)治疗

【手法治疗】通过旋转复位,改善变窄的椎间隙,调整小关节紊乱,使椎动脉骨性通道通畅,改善颈椎动脉的血供,有利于脑血流的灌注。操作方法:患者一般取低坐位,术者先用滚、按、拿、一指禅等轻柔手法在颈椎两侧及肩脊区治疗,然后嘱患者全身自然放松,术者立于患者背后,用拇指腹内侧按于患者偏歪侧棘突的后侧缘(左侧偏用右拇指、右侧偏用左拇指),术者另一手置于患者下颌骨下,用前胸顶压患者头顶部,然后垂直向上提托起整个头部向侧偏棘突方向水平旋转,旋至适当位置时按压在侧偏棘突的拇指与控制旋转的另一手同时用力,可听到弹响,同时拇指下棘突有跳动感,表示复位成功,但切勿以响声作为复位标志。

1.颈椎牵引

当患者无法配合手法复位,或颈椎僵硬难以用手法复位时,可用颈椎牵引法进行复位。

2.针灸治疗

取风府、脑户、玉枕为主穴,令患者伏案正坐,头部充分屈曲,风府穴向下颌方向刺入0.8~1.2寸,禁止向上刺;脑户沿枕骨向下刺1.2~1.5寸,玉枕穴针尖向内下刺1.5~1.8寸。取风池、天柱、百劳穴,用1.5寸毫针快速进针1~1.2寸,手法捻转幅度适度,平补平泻,留针20分钟,10次为1个疗程。

3.针刀治疗

于第一—第二颈椎、第二—第三颈椎棘突间、横突间及硬结节、条索状物压痛点等处行针刀松解术。棘突间进刀时,刀口线与身体纵轴线平行、刀体与颈部垂直。切开棘突间韧带2~3刀;横突间进刀时,刀口线与身体纵轴线平。刀体与颈部皮面垂直刺入,至椎体横突骨面后调转刀口线90°,切开横突间韧带2~3刀;硬结节或条索状物进针刀时,刀口与颈部纵轴平行,针刀垂直刺入硬结节或条索状物处,至刀下有松动感结束。术后切口以无菌敷料覆盖、固定、压迫止血。

4.药物治疗

内服活血祛风、疏经通络药物,方选活血止痛汤加减,或黄芪桂枝五物汤,水煎服,每日一剂,7天为一疗程。

5.功能锻炼

患者症状缓解后即可进行功能锻炼,方法:用双手交叉,放置于颈项部,双掌部用力提拿颈项部肌肉,以自觉舒适为宜,提拿30次,每天3~5次。如前倾型颈曲加大,合并腰骶角加大者配合弯腰锻炼。

三、颈椎小关节错缝

颈椎小关节错缝，是指颈椎的小关节超出正常的活动范围，小关节面之间发生微小的错位，从而引发一系列的临床症状。

（一）病因病机

颈椎的关节突较低，上关节面朝上，偏于后方，下关节突朝下，偏于前方，关节囊较松弛，可以滑动，横突之间往往缺乏横突韧带。由于颈椎的特殊解剖关系，故其稳定性较差，当颈部肌肉扭伤或受到风寒侵袭发生痉挛，睡觉时枕头过高或在放松肌肉的情况下突然翻身；工作中姿势不良，颈部呈现慢性劳损，均可使颈椎小关节超出正常的活动范围，导致颈椎小关节发生移位、错动，同时伴有椎体一定程度的旋转性移位，使上、下关节突所组成的椎间孔的横、纵径皆减小，导致颈椎平衡失调，颈椎失稳。

（二）临床表现

由于颈椎的关节突较低，关节囊较松弛，稳定性较差。在工作、生活中，常因姿势不良、枕头过高等原因，损伤颈部肌肉；或长期低头工作，颈部呈慢性劳损；或运动、快速转动头部等，均可使颈椎小关节超出正常活动范围而发生本病，且多见于中青年。起病较急，颈项强直、疼痛，活动受限，有的患者可出现头昏、视物不清、眼震、面部麻木等头颈综合征。病变颈椎棘突的一侧隆起或偏歪，椎旁有压痛点。本病属中医"痹证""颈部筋伤"范畴。主要由于积劳成伤，血运滞涩，风寒湿邪侵入，阻于经络，气血不畅，久则肝肾亏虚，经脉失养，筋骨懈惰所致。根据临床表现分为：

（三）中医辨证

1. 风寒湿痹证

头、颈、肩、背及四肢疼痛，喜热恶寒、颈部僵硬、活动受限，后颈部可触及索条状物，或有压痛，上肢沉重无力，肢体串痛麻木，遇寒加重，入夜尤甚，或有肌肉萎缩，手指屈伸不利，指端麻木不知痛痒，胸闷食欲不振，舌淡，苔薄白，脉沉弦。

2. 气滞血瘀证

头、颈、肩、背及肢体疼痛，肢端麻木，颈项强痛，其痛多为刺痛，痛点固定不移，拒按，夜晚加重，舌质暗红，脉弦或细涩。

3. 肝肾不足证

头晕眼花，耳聋，头脑胀痛、发空，项背酸沉，视物不清，腰膝酸软无力，步履不稳，活动牵强，肌肉萎缩，口苦咽干，舌红少苔或无苔，脉沉弦细。治宜补益肝肾，调和气血。

（四）检查

伤后立即发生异乎寻常的剧痛，使患者无法忍受。患者往往屈身侧卧，情绪紧张，肌肉紧张，不敢动，生怕别人触碰或搬动，脊柱任何的活动，如咳嗽、震动等都会使疼痛加重。滑膜上端的肿胀可刺激位于椎间孔内的神经根，产生放射性疼痛。X线片有时会发现颈生理曲度变直或反张，错缝的棘突偏离脊正中线。

（五）诊断

（1）有外伤史、劳损史和久伤未愈史。

（2）发病颈椎节段疼痛，活动时有涩滞不吻合摩擦声，活动障碍。依据外伤史和临床症状，可做出诊断，X线片排除其他类型颈椎病。

（六）治疗

【理筋手法】 运用传统推拿、捏法、按法、点法、一指禅推法、揉法、滚法等，疏通经络、运行气血、理筋止痛、缓解痉挛、消除肌肉酸胀和精神疲劳等。

【手法复位】 寰椎关节错位：患者坐位，头部中立位，以右齿间距变窄为例。术者立于患者右后侧，以左手拇指、食指推开软组织，分别压于第二颈椎横突的右、左侧固定第二颈椎椎体，另用其余三指与大鱼际相对夹持固定下颈段。术者之右手掌心对准其右下颌部，握住下颌骨，然后嘱患者头部略向左侧偏斜，以松开患侧寰齿间隙，再用右手将患者头部转向右侧，转到一定程度后再加一脆劲扳动，发力方向是向右并略带上提。此时多能感到指下滚动及关节归位声，示手法成功。复位成功后，患者可立感头晕改善，眼睛明亮。

【手法复位】 第二—第五颈椎后关节错位：患者坐位，头部略前倾30°，术者立于患者身后侧，食指、中指分开分别置于下颌骨上下边缘夹持面颊部，以棘突向右偏斜为例。术者左手拇指后伸顶于患椎左侧，准备向右推顶右手拇指压于患椎右侧横突处准备向前左方向推压。复位时，将患者头部前倾30°并偏向（右）健侧，将其头部向左旋，当拇指感到旋转应力传到患椎时，瞬间发力，用向左向上的脆劲扳动，同时双手拇指一向右推，一向前拉，完成复位。感到拇指下关节轻微错动，并闻及清脆的关节归位声，示手法成功。

【手法复位】 第五—第七颈椎关节后错位：患者坐位，头尽量前屈，以左侧关节错位为例，术者立于患者左后侧，左手从患者颈前绕道其颈右后部，以中指、食指推开软组织后钩住患椎右横突，术者右手拇指则推压患椎棘突左侧痛点处，准备向右上方推顶，复位时，将患者头部尽量前屈并偏向右（健）侧，以增加左（患）侧关节间隙，有利复位。同时，将患者头部向左旋，当感到旋转应力达到患椎时，钩住患者右侧横突的左手中指、食指与压于左侧的右手拇指同时用力，以一个向左并带向上旋提的脆劲扳动，此时多能感到指下滑动及听到清脆的归位声，示手法成功。

1.药物治疗

（1）风寒湿痹：治宜祛风散寒、除湿止痛，宜选独活寄生汤加减。

（2）气滞血瘀：治宜活血化瘀、疏通经脉，宜首选舒筋丹。

（3）肝肾不足证：治宜补益肝肾、调和气血，宜首选肾气丸。

2.针刀治疗

在病变椎体两棘突间，针刀与颈后中线平行，针身与体面垂直，加压进针刀，先纵行剥离2~3刀，再将针身向下倾斜刺，沿上位棘突下缘纵行剥离2~3刀出针，出针后用无菌敷料覆盖。

3.针灸治疗

取穴为风池、天柱、哑门、大椎、完骨、列缺、合谷、后溪及相应夹脊穴等。其中，风池为治风之要穴，天柱为足太阳膀胱经腧穴，有疏解膀胱经气的作用，平补平泻。

4.功能锻炼

首先一定要积极的端正颈部姿势，避免低头，适当地进行体育运动，如打羽毛球，游泳等。

拿捏后颈，侧卧抬头，仰头摇正，加强颈椎的稳定性。避免高枕睡眠，注意肩颈部保暖，避免头颈负重物，避免过度疲劳。长期伏案工作者，应定时改变头部体位，坚持做颈肩部的肌肉锻炼，防止颈椎病的发生。

四、胸锁关节错缝

胸锁关节是一个双重固定关节，固定上肢及胸壁，胸锁关节由锁骨内端的关节面与胸骨柄的锁骨切迹、第一肋软骨构成。胸锁关节错缝，是指锁骨内端连同关节盘一起移位的一种病理改变，它致病的外伤因素，比半脱位轻得多，也没有关节面可以摸出的相互位置的错移。

（一）病因病机

患者均有明显的损伤史，肩部被急剧向后下方猛力牵拉，或屏气用力推顶重物，以及运动中姿势不正确、动作不协调时，均可发生此症。胸锁关节处有触痛点，局部不肿或微肿，前胸有负重感，患胸拒扩，俯卧受限，牵扯痛初轻渐重，咳嗽、喷嚏时痛剧。

（二）临床表现

患者耸肩、含胸，两侧关节不对称，后脱位时可有呼吸困难或发绀等症状，局部少见红肿热，多有胀痛，语言稍弱，吞咽困难。

（三）中医辨证

1. 气滞血瘀证

痛处固定，或胀痛不适，或痛如锥刺，活动不利，甚至不能转侧，痛处拒按。舌质暗青或有瘀斑，脉弦涩或细数。

2. 风寒湿痹证

冷痛重着，转侧不利，遇阴雨天或感风寒后加剧。痛处喜温喜按，肢体欠温。舌淡苔薄白，脉沉细或沉迟。

（四）检查

患者均有明显的损伤史，胸锁关节处有触痛点，局部不肿或微肿，前胸有负重感，患胸拒扩，俯卧受限，牵扯痛初轻渐重，咳嗽、喷嚏痛加剧，X线片无异常改变。

（五）诊断

患者均有明显的损伤史，胸锁关节处有触痛点，局部不肿或微肿，前胸有负重感，患胸拒扩，俯卧受限，据此可做出诊断。

（六）治疗

【理筋手法】先在胸锁关节处，以旋转揉摩，继而沿锁骨上缘和下缘由内向外即沿胸骨前面由上向下推，如有筋结、筋索等异常，用分筋拨络法解除。

【手法复位】患者端坐，两手叉腰，拇指朝前，平视挺胸。术者立于患者背后，将一侧膝关节屈曲，以膝顶住患者的两肩胛骨间，双手分别置于患者双肩，施术前要分散患者的注意力，在患者深吸气用力咳嗽的同时，术者用力向后搬拉患者的双肩，患者自感"吧嗒"的复位声，症状随之减轻或消失，新伤一次可愈。

【手法复位】仰卧位复位手法：先置备一个长约 50 厘米左右、直径约 15 厘米的圆枕头。患者仰卧，将圆枕头垫在其背后，胸椎和腰椎的正中，术者立在患侧，两手分别按住患者双肩，适当用力做下压—放松—下压—放松的连续动作，力量渐增，至最大限度时，稍微顿挫一下，术后症状顿减或消失，则示复位成功。

1.药物治疗

（1）气滞血瘀：行气活血、舒筋通络。主方：身痛逐瘀汤加减。
（2）风寒湿痹：祛风除湿、温经止痛。主方：舒筋丹加减。
局部可选用海桐皮汤药物制成细末装袋加热后局部熥灸，每天一次，每次15 分钟。

2.功能锻炼

无须固定，自由活动。

五、胸椎后关节错缝

胸椎后关节错缝是由于胸椎间盘和韧带组织退变、外伤、长期姿势不良等原因，破坏了胸段脊柱的内外平衡，导致胸椎后关节的轻度错缝，使相应节段的脊神经受到刺激而出现疼痛等症状。

（一）病因病机

身体负重时做大活动量的运动，使胸部椎间关节发生过度旋转，而不能回复，同时关节周围的软组织受到捩伤，产生疼痛，疼痛又反射性地引起周围肌肉痉挛，影响周围的神经使疼痛更加严重。胸椎小关节紊乱症的发生，可以是活动体位不当或经常性疲劳以致局部软组织长时间僵硬，导致胸椎局部劳损、水肿、粘连，压迫神经，致自主神经功能紊乱，从而产生临床症状。

（二）临床表现

多有明显的外伤史，胸背部疼痛，疼痛于损伤后立即产生，疼痛有时向肋间放射，咳嗽、深呼吸或打喷嚏时疼痛加重，行走时稍有不慎亦会引起疼痛明显加重，不能久坐久卧，疼痛范围可广泛，致使身体固定于某一体位。

中医学认为本病属于"胸骨错缝"范畴，由于长期劳损，或用力不当，引起筋伤骨错，而产生疼痛，《医宗金鉴·正骨心法要旨》："若脊筋陇起，骨缝必错，则成伛偻之形。"

（三）中医辨证

1.气滞血瘀证

痛处固定，或胀痛不适，或痛如锥刺，活动不利，甚则不能转侧，痛处拒按。舌质暗青或有瘀斑，脉弦涩或细数。常有外伤、扭挫伤史。

2.风寒湿痹证

冷痛重着，转侧不利，遇阴雨天或感风寒后加剧，痛处喜温喜按，肢体欠温。舌淡苔薄白，脉沉紧或沉迟。

（四）检查

错缝椎节后面可触及压痛点，痛点在胸椎棘突上或棘间韧带处，叩击痛阳性，有明显错缝椎节的可触及棘突偏歪，两侧肌肉僵硬，痉挛强直，患椎处有筋结或条索状物。影像学检查，由于胸椎小关节错缝属于小关节解剖位置上的细微变化，X线片常不易显示。

（五）诊断

患者对应胸椎棘突压痛、椎旁压痛和叩击痛；椎旁软组织触痛、痛性结节等。X线检查排除骨折、结核、肿瘤及风湿性疾病者可确定诊断。

（六）治疗

【理筋手法】 舒筋活血，解痉止痛。

点按法：取穴扭伤穴、夹脊穴、阿是穴。抚摩、按揉、拨理手法。

按揉法：患者取俯卧位，术者立于健侧，用拇指按揉扭伤穴1~2分钟、继之，用双手掌自上而下抚摩、按揉损伤部位数分钟，待局部筋肉组织松软后，选施下列手法进行复位。

【手法复位】 脊柱旋转复位法：患者端坐于方凳上，两足分开与肩等宽，助手固定患者下肢，以维持其正坐姿势。术者坐其背后，一手从患者胸前握其健侧肩部上方，肘部卡住伤侧肩部，另一手拇指顶住偏歪棘突。此时，按需要嘱患者配合前屈、侧弯及旋转动作，待脊柱旋转力传到拇指时（即指感），拇指协同用力把棘突向对侧上方顶推，指下有错动感或伴响声，示复位成功。而后用拇指推揉、按压棘上韧带和两侧骶棘肌数遍。

【手法复位】 端正顶推法：患者坐于低凳上。双下肢自然屈曲，双上肢置于胸前高凳上，术者端坐患者身后高凳上，双手自患者两肩外侧环抱患者上胸，双掌交叉相握置于患者胸骨上端。嘱患者略后仰，上身背靠术者膝顶部，头置于术者右肩。术者上身略前俯，右膝顶住患椎棘突，在患者呼气末时，术者双手用力往下压，右膝往上方顶椎，此时可闻及关节复位声，此法适用于中上段胸椎的复位。

【手法复位】 按压痛点推肩法：患者端坐，两腿分开。术者立于伤侧，以下肢抵紧伤侧膝关节内侧，一手拇指按压背部痛点，另手放于健侧肩前部（嘱患者挺胸）；此时，两手协同用力按压、推肩，将胸部向健侧回旋至最大限度，拇指下有跳动感为佳。继之，用拇指推、按理筋即可。

【手法复位】 俯卧推按法：患者俯卧，自然放松，医者站立于患者患侧，右手掌根按压患椎棘突，左手置于右手背上，嘱患者深呼吸，术者两手掌根随呼气渐用力，于呼气末时，右手掌根向下方给予一小幅度推冲动作，此时可闻及关节复位的响声。此法适用于中、下段胸椎的调整。

俯卧按压扳提法：患者取俯卧位，术者立于健侧，用一手掌根或拇指置于疼痛部位，向前按压，另一手握伤侧肩部向后扳提，两手协同操作，将疼痛部前后活动数次。此时多可闻及响声或手上错位感，示小关节复位或滑膜嵌顿解除。

【手法复位】 立位牵抖复位法：患者取立位，双手交叉置于颈根部。术者站其后方，用上胸部抵紧患者上背部，双手环绕固定患者两肘部，将患者提起（嘱患者全身放松）牵引一分钟，而后上下抖动数次，闻响声缓慢放松牵引；继之，双拇指在患部脊柱及两侧施推理，滑按手法5次结束。

1.药物治疗

（1）气滞血瘀：行气活血、舒筋通络，身痛逐瘀汤。

（2）风寒湿痹：祛风除湿、温经止痛，三痹汤加减。

外用舒筋活血、行气止痛、祛风散寒，通经活络的熏洗剂或熥敷剂。

2.针灸治疗

针刺引起疼痛的脊神经根，肺俞、风门、心俞、膈俞等，针用平补平泻，得气后留针30分钟，然后利用华佗夹脊穴配合火罐疗法。

3.功能锻炼

卧床休息，自由活动。

六、腰椎后关节错缝

腰椎后关节错缝是指姿势不良或突然改变体位致使腰椎小关节的解剖位置发生改变，关节机能障碍而引起以腰痛、活动受限为主要临床症状的一类疾病，属于中医骨伤科急性筋伤的范畴。患者多有屈身旋腰的扭伤史或久坐、久蹲后突然站起等损伤病史，发病后出现腰部剧烈疼痛。

（一）病因病机

腰椎后关节的主要作用是稳定脊柱和引导脊柱运动的方向，并阻止脊椎滑脱。由于腰部负重和活动度大，故后关节的损伤机会较多，常发生于第3腰椎以下的椎间关节。多因站立或弯腰姿势不当，强力扭腰，或扛抬重物或手提重物等单侧腰部运动，导致腰部扭挫伤所致，腰椎后关节在强力扭挫情况下关节错缝，残留关节囊滑膜嵌顿在后关节中，不能复位。

分滑膜嵌顿型与关节错缝型。

1.滑膜嵌顿型

指腰椎后关节在强力扭挫情况下关节错缝，残留关节囊滑膜嵌顿在后关节中，不能复位。表现为腰痛剧烈、腰僵不能活动，呈强迫性体位，腰肌紧张、棘突偏歪、棘突旁压痛明显。

2.关节错缝型

指腰部扭挫伤致腰椎后关节发生微小错位，表现为腰痛，但腰部尚可运动，腰肌紧张不严重，棘突偏歪，棘突旁有压痛。

（二）临床表现

表现为腰痛剧烈，腰僵不能活动，呈强迫性体位，腰肌紧张，棘突偏歪，棘突旁压痛明显。如腰椎后关节发生微小错位，则腰痛，但腰部尚可运动，腰肌紧张不严重，棘突偏歪，棘突旁有压痛。久病患者，长时期固定一个姿势工作，腰部出现僵硬，疼痛加重。症状之轻重与气候变化有关。晨起时腰部剧痛、僵硬，轻微活动后疼痛减轻，过劳后又使疼痛增剧。休息加重，活动减轻是本症之特征。

（三）中医辨证

1.气滞血瘀证

常有腰部扭挫伤史，腰痛较剧，痛处固定，刺痛或胀痛，腰活动困难，甚则不能俯仰转侧，痛处拒按，舌质紫暗或有瘀斑，脉弦或涩。

2.风寒湿痹证

常有感受风寒史，腰部冷痛重着，痛处固定，腰活动及转侧不利，痛处恶寒喜温，舌淡苔薄白或白腻，脉缓或沉紧。

3.肾虚夹瘀证

腰痛反复发作，常有过劳史，腰部酸痛或刺痛，腰活动不利，痛处喜按喜揉，舌红少津或舌淡，或舌有瘀斑，脉弦细或沉细。

（四）检查

腰部活动受限，尤以后仰受限明显，严重者可出现臀部、大腿或骶尾部牵扯痛。站立时髋关节呈半屈位，需双手扶膝以支撑。脊柱任何活动，如咳嗽等震动都会使疼痛加重，部分患者不能确切指出疼痛部位。反复发作者腰部疼痛较轻。突然发作者，自觉腰部突发绞索感，不敢活动，呈强迫性体位，如体位变化疼痛加剧。检查触诊时腰椎患部有棘突偏歪，压痛明显，无放射痛，压痛点多在第四、第五腰椎、第五腰椎、第一骶椎处，椎旁有深压痛。下肢后伸试验阳性，直腿抬高试验阴性。

X线检查：腰椎正位片可见病变腰椎椎体旋转、棘突偏歪，后关节排列不对称，关节间隙左右宽窄不等；CT检查关节突处关节间隙左右不对称；MRI检查可与腰椎间盘突出症、肿瘤、结核相鉴别。

（五）诊断

多有腰部扭伤史，或弯腰取物、搬物在直腰的过程中突然发病。伤后腰部疼痛如折，不敢活动，走路时挺腰屈髋屈膝。依据外伤史与临床症状可作出诊断。

（六）治疗

急性者，应嘱患者俯卧位，在伤病局部施术，手掌抚摩、轻揉手法3～5分钟，而后用双手拇指沿棘突两侧由上而下，再自下而上来回推按数遍，使紧张、痉挛之筋肉松软后，选用下列手法操作。

【手法复位】立位背抖法：术者与患者背靠背站立，术者双上肢从患者肘前穿过，与患者双上肢相扣后，术者腰椎稍前屈，将患者背起行前后、左右抖动30秒，本手法适用于年轻或症状较轻的患者。

【手法复位】坐位旋转复位法：仍以第4至第5腰椎小关节错缝，疼痛及压痛在左侧为例，患者坐在方凳上，助手固定患者右膝。术者坐于患者背后，右手拇指按定第4腰椎棘突左侧，其余四指置于腰部右侧，左手经患者左腋下穿过并把持在患者颈部，嘱患者腰椎前屈30°左右并主动左旋至最大限度，此时术者左手使患者脊柱继续向左侧旋转5°～10°，同时右手拇指将第四腰椎棘突向右侧推挤，双手协调用力，听到患者腰部弹响声或感觉到弹动时手法结束。

1. 药物治疗

（1）气滞血瘀：活血化瘀、理气止痛。主方：身痛逐瘀汤。

（2）风寒湿痹：散寒除湿、温通经络。主方：三痹汤。

（3）肾虚夹瘀：补肾活血、通络止痛。主方：独活寄生汤。

选用活血化瘀、通络止痛类药物，水煎后，在腰背肌处行药熨，以改善肌肉功能，缓解疼痛。

2. 针灸治疗

可选腰部夹脊穴及下肢的环跳、阳陵泉、委中、光明等穴位针刺，泻法，可配合电针治疗。

3. 功能锻炼

术后护腰保护1～2周，2周内尽量避免弯腰、旋转动作或弯腰提拿重物，同时加强腰背肌功能锻炼，以五点支撑法和仰卧起坐法（肩胛离开床面即可）为主。